全国高等中医药院校成人教育教材

中医儿科学

国家中医药管理局人事教育司委托修订

主编单位： 河南中医学院
主　　编： 丁　樱
副 主 编： (按姓氏笔画为序)
韩新民　虞坚尔
编　　者： (按姓氏笔画为序)
丁　樱　马丙祥　云　鹰　丛　丽
石　军　刘　霞　朱盛国　任献青
邢向辉　安笑然　李燕宁　吴力群
赵　鋈　韩新民　翟文生　虞坚尔
主　　审： 汪受传　欧正武

湖南科学技术出版社

《全国高等中医药院校成人教育教材》编审小组

组　　长：黄关亮

副 组 长：周仲瑛　傅春华　郑炳生　黄一九　石　洪

成　　员：（按姓氏笔画为序）

丁　樱　牛　欣　王汝琨　王灿晖　王树荣　田　侃

刘冠军　刘敏如　刘隆棣　朱玉华　朱志珍　张廷模

李凡成　李德新　邵念方　易法银　范永升　金志甲

钟廷机　袁尚荣　郭振球　顾加乐　高汉森　梅国强

隋德俊　喻文球　彭太平　廖品正

办公室主任：黄关亮（兼）　李振琼

出版说明

根据中医事业发展需要，为促进中医人才的培养，进一步提高全国中医院校函授教育的质量，1983年，原卫生部中医司指定成都、湖南、湖北、江西、浙江、长春、辽宁、陕西、南京、黑龙江、河南等11所中医院校联合编写《全国高等中医院校函授教材》，并确定了教材编审组成员。1984年元月，各参编单位在长沙举行了第一次编写会议，会议讨论了教材的编写原则和编写体例。会议一致认为，教材的编写要根据中医高等函授教育的目标，切实做到“体现中医特色，确保大专水平，突出函授特点”。为此，在内容分配上要和全日制大专教材相当；在编写过程中要坚持“一家编，多家审”的原则，广泛征求意见，力求重点明确，通俗易懂。为方便函授教学，教材统一设置了一些指导函授教学的栏目，如“自学指导”、“复习思考题”，考虑基层学员查阅文献有所不便，教材各章附有“参考文献摘录”，将与教学内容密切相关的经典著述附录在课文后，供学员借鉴，加深对课文理解。会议确定全套教材共设19门课程，按函授教学需要的先后顺序，于1985年陆续出版，1988年2月出齐。尔后，根据中医临床的需要和函授师生的反映，经国家中医药管理局同意，决定在19门中医课程教材的基础上，增设5门西医课程教材，分别由北京、广州、南京、河南、湖南5所中医院校主编，并于1988年4月在长沙举行了编写会议，在坚持整套教材编写原则和体例风格的基础上，会议商讨了有关中医学习西医知识教材编写出版事宜。西医课程教材于1990年全部出版。

《全国高等中医院校函授教材》的出版对规范函授中医专业教学内容及人才知识结构起到十分重要的作用。因其有重点突出，内容丰富，编写形式适合在职中医人员业余学习等优点，多年来一直被多数中医院校选用。1995年全国普通高等院校函授部、夜大学教材评估时，对这套教材的编写质量有较高的评价。

10多年来，随着医药科学的发展，知识更新，医学模式转变和中医药教育改革的不断深入，教材内容也需要作相应的修订和完善。1999年12月在成都召开的全国中医药成人教育学会理事会四届一次会议上，全体理事讨论了湖南科学技术出版社提出的《关于修订〈全国高等中医院校函授教材〉的报告》；2000年5月，国家中医药管理局本着政府职能转变的原则要求，为充分发挥学会和中介组织作用，决定委托全国中医药成人教育学会高等教育研究会负责组织《全国高等中医院校函授教材》的修订和编写工作。同时，为适应中医药成人教育的需求，决定将教材更名为《全国高等中医药院校成人教育教材》。根据国家中医药管理局的决定，全国中医药成人教育学会高等教育研究会2000年6月在长沙举行了教材修订主编会议，成都、广州、南京、北京、山东、湖南、河南、辽宁、浙江、黑龙江、湖北、长春、陕西、江西等14所中医药院校的主编出席了会议。会议进一步明确了《全国高等中医药院校成人教育教材》是在1983年编写的《全国高等中医院校函授教材》基础上的修订和补充编写，要求这次修订编写在原函授教材的基础上保持基本架构不变，重在充实完善，要根据教学实践中发现的问题和新形势下成人教育的需要来修订编写。考虑到成人教育主要是培养基层实用型人才，编写教材要求做到“理论够用为度，便于自学，重在实用”。

修订新版的《全国高等中医药院校成人教育教材》由国家中医药管理局人事教育司委托组织编写（修订），实行主编负责制，坚持“一家编，多家审”的原则，强调质量第一。修订后的教材保留适应成人教育、方便业余学习的体例形式，同时结合中医药成人教育改革与发展的趋势，作了进一步改进和完善。为适应当前中医药事业的发展，在课程设置上新教材增设了《推拿学》、《医学心理学》、《药理学》、《预防医学》、《急诊医学》、《卫生法规》等6门课程。为了满足不同层次的教学需要，修订新版教材采用“一书两纲”的形式，即一本教材内容定位在本科教学水准，同时考虑专科教学需要，两本大纲分别指导本科、大专两个层次的教学。教学时数分配，本科部分在中医本科成人教育教学计划未发布以前，暂时参照全日制本科教学计划安排；专科部分按国家中医药管理局确定的成人高等专科教育中医学专业教学计划安排。

中医药成人教育是中医人才队伍建设的一个重要组成部分，尽管我们已取得了相当的成绩，积累了许多宝贵经验，前进的道路仍十分漫长，还有许多课题需要我们去探索，还有许多困难有待我们去克服。教材编写是教育事业的一项基础工作，直接关系到教学质量的提高，编好教材不仅需要作者们呕心沥血，更需要教学师生的关心和支持，诸如课程体系设置是否合理、教学内容详略是否恰当、大纲安排是否切合实际等等，都有待广大师生提出批评和建议，以便今后修订再版时更臻完善。

最后，我们要感谢参编院校的领导和各位主编，他们为教材的编写、修订作出了无私的贡献和积极的努力；感谢使用教材的院校领导和师生，他们一直关心教材的编写、修订，并提出了许多宝贵的建议。我们深信，有编者、读者和出版者的共同努力，《全国高等中医药院校成人教育教材》必将成为中医药园地中一朵绚丽的奇葩。

湖南科学技术出版社

前　言

《中医儿科学》是由国家中医管理局科技教育司委托全国中医药成人教育学会高等教育研究会组织在全国高等中医药院校函授教材的基础上修订了本教材，供全国高等中医院校成人教育中医药专业（本科、专科）使用。

该教材在继承原全国高等中医院校函授教材《中医儿科学》基本内容及其优点的基础上，结合普通高等教育中医药类规划教材《中医儿科学》内容及当今中医儿科发展的需要而编写的。该书坚持以中医为主、中西贯通、突出中医辨证论治的思维规律为原则，按照“理论够用为度，突出成教特色，便于自学，重在实用”的要求，结合成人教育及执业医师考试的特点，力图反映其实用性、先进性和继承性。

本教材内容为本科水平，随教材制定了本科、专科两套教学大纲，以供不同层次的教学选用。

《中医儿科学》为临床课程，总教学时数为90学时，其中面授72学时，指导性自学及临床见习18学时。因本教材以自学为主，各章节所列的学时数仅供参考。

课程内容共分儿科学基础、常见病证、传染病、其他病证、新生儿疾病，共计五章51节。将原《函授》教材删去了乳蛾、呕吐、肠道虫证、疰夏、白喉5个病证，总论中增加了儿科学的范围与任务、预防与康复，常见病证中增加了维生素D缺乏性佝偻病、营养性缺铁性贫血、抽动-秽语综合征、注意力缺陷多动症，传染病中增加了传染性单核细胞增多症，其他病证中增加了皮肤粘膜淋巴结综合征、脑性瘫痪。儿科学基础重点介绍了小儿生长发育、生理病理特点，儿科的诊断和治疗概要。在各论的病证中，分别介绍了每个病证的【目的要求】、【自学时数】、【病因病机】、【诊断要点】、【鉴别诊断】、【辨证论治】、【其他疗法】、【预防调护】、【自学指导】，部分病证中增有【急症处理】。书末附模拟试题及参考答案、中西医结合儿科病历的书写和体格检查特点、7岁以下儿童体重、身高、头围、胸围正常参考值、常见传染病的潜伏期、隔离期和检疫期参考表、预防接种程序参考表、正常小儿临床化验常用检验参考值、儿科常用中成药、方剂索引等。各章节所列的复习思考题，虽多属重点，但并未涵盖全部内容，应结合各章节的【目的要求】全面学习掌握。

本教材的作者均是利用业余时间编写，加之水平有限，遗漏、不妥、甚至谬误之处在所难免，希望各校在使用过程中，提出宝贵意见，以便今后修订提高。

本教材的编写，参考了上海科学技术出版社出版的普通高等教育中医药类规划教材《中医儿科学》（1997年）、人民卫生出版社出版的中医药学高级丛书《中医儿科学》（1998年）、人民卫生出版社出版的全国高等医药院校教材《儿科学》(2001年)，谨向各位作者表示感谢。

本教材的编写，邀请南京中医药大学汪受传教授主审，湖南中医学院欧正武教授参审，两位教授对编写内容精心把关，提出了宝贵意见及建议，在此表示衷心的感谢！

编　者

目　　录

第一章　儿科学基础

本章为中医儿科学总论，是中医儿科学基础，重点介绍中医儿科学发展简史、小儿生长发育、喂养与保健、生理病理特点、四诊概要与治疗概要等。

第一节　中医儿科学的范围与任务

【目的要求】

1. 熟悉中医儿科学的概念与范围。
2. 掌握中医儿科学的研究任务。

【自学时数】

1学时。

中医儿科学是以中医药学理论为指导，研究小儿生长发育、生理病理、预防保健和疾病诊治的一门临床医学科学。

中医儿科学是在我国产生和发展起来的，渊源于中华民族的传统文化和祖国医学，荟萃了中华民族几千年来养育小儿和防治疾病的丰富经验，形成了自己的独特理论和临床实践体系，为中华民族的繁衍昌盛作出了杰出的贡献。儿科学的研究范围包括自胎儿至青少年这一时期所涉及的健康和卫生方面的所有问题，按其工作性质可分为预防儿科学、发育儿科学和儿科诊疗学（即儿科临床学）。预防儿科学，除对传染病的预防外，还包括小儿健康管理，精神、心理、行为、其他器质性疾病的预防和保健，以及先天性疾病的预防和早期筛查、处理等。发育儿科学包括体格生长、语言、智力、心理、行为、运动发育等。中医临床儿科学包括新生儿科、小儿内科、小儿传染科、小儿外科、小儿皮肤科、小儿妇科、小儿五官科等，并与中医基础、中药、方剂、针灸、推拿，以及内科、外科、皮肤科、妇产科、五官科等有着广泛的联系与区别。

中医儿科学作为一门独具特点的临床学科，以其将儿童作为特定的研究对象而区别于中医学其他学科，又以其体现了中医学理论和临床实践体系而区别于西医儿科学及其他传统医学儿科学。中医儿科学的任务是改善小儿体质，降低儿童的发病率和死亡率，保障儿童健康成长。从儿童体格、智能、行为和社会各个方面来研究和保护儿童，促进儿童在德、智、体等方面充分发展。要把科学育儿知识普及到每个家庭，并取得社会各个方面的支持与配合，才能达到保障和促进儿童健康的目的。当医学模式由生物医学模式转变为生物-心理-社会医学模式时，儿科学的发展前途将更加广阔。

自 学 指 导

【重点难点】

1. 理解中医儿科学的概念。中医儿科学的理论基础是中医药学的理论体系，运用的治疗手段是中药、针灸、推拿等中医传统的治疗方法，研究的对象是儿童（胎儿期至青少年期），是一门不同于西医儿科学和中医其他各科的临床医学科学。

2. 明确中医儿科学的范围。凡是小儿时期的健康和卫生问题都是属于儿科学的研究范围。按其工作性质可分为预防儿科学、发育儿科学、儿科诊疗学（儿科临床学）。要注意理解本书包括中医小儿内科学、小儿传染病学、新生儿学和小儿外科学、小儿皮肤科学的部分内容。

3. 明确中医儿科学的任务。其任务是研究小儿生长发育、生理病理、预防保健及疾病诊治，从而降低儿童的发病率和死亡率，保障和促进儿童的健康成长。

【复习思考题】

1. 什么是中医儿科学？
2. 试述儿科学的范围及中医临床儿科学的范围。
3. 中医儿科学的任务是什么？

第二节　中医儿科学发展简史

【目的要求】

1. 了解中医儿科学发展史概况。
2. 重点了解历代重要的儿科医家及代表著作。
3. 熟悉儿科学在宋代以后的重大发展。

【自学时数】

2～4 学时。

自从有了人类，就有了医疗活动。古代人们在长期的生产活动中，为了生存、生活和繁衍后代，已充分注意到保护自身和对下一代的哺育，在与疾病作斗争的过程中，积累了大量的医疗实践经验，从而创造了光辉灿烂的祖国医药学。随着历史的演进和时代的发展，祖国医药学不断地发展，医学分科也越来越细。中医儿科学就是随着祖国医药学的发生、发展而逐渐形成和发展起来的。历代医家为着中华民族的繁衍昌盛，为了保护儿童的身心健康，在小儿保健、预防和医疗等方面积累了丰富经验，为逐步形成中医儿科学理论和实践体系，起了十分重要的作用。

一、中医儿科学的孕育时期——先秦、汉

根据我国古代文献记载，远在春秋战国时期就有了小儿医。《史记·扁鹊仓公列传》："扁鹊……闻秦人爱小儿，即为小儿医。"这是最早关于儿科医生的记载。《内经》也有关于小儿体质特点，疾病诊断及预后判断等方面的记载，如《灵枢·逆顺肥瘦》指出："婴儿者，其肉脆血少气弱。"《素问·通评虚实论》："乳子而病热，脉悬小者，何如？歧伯曰：手足温则生，寒则死。"又云："乳子中风热，喘鸣肩息者，脉如何？歧伯曰：喘鸣肩息者，脉实大也，缓则生，急则死。"这些论述对后世医家进一步认识小儿生理病理特点和疾病诊治，有着重要的指导价值。从秦汉到两晋南北朝，小儿医学在《内经》的基础上又有了进一步发展。

《汉书·艺文志》载有妇人婴儿方19卷。《五十二病方》亦有"婴儿病痉"、"婴儿瘛"的记载。《史记·扁鹊仓公列传》有西汉名医淳于意记载了用"下气汤"治疗婴儿"气鬲病"的儿科医案。《三国志·华佗传》记载了东汉名医华佗用"四物女宛丸"治2岁小儿"下利病"。东汉末年张仲景的《伤寒杂病论》对儿科学有着深远的影响和重要的指导意义，为宋代钱乙创立小儿脏腑辨证体系奠定了基础。西晋王叔和的《脉经》首先论述了小儿脉法，认为"小儿之脉快疾，一息七、八至曰平"，并首次论及小儿变蒸。

二、中医儿科学的萌芽时期——隋、唐

隋唐时代是中医儿科学逐步形成的重要时期。朝廷重视医学教育，《隋书·经籍志》记载南北朝医药书中专门列出儿科、产科、妇女科等医事分科。这 时期，也开始出现了许多儿科专著，如严助的《相儿经》、王末钞的《小儿用药本草》2卷，徐叔响的《疗少小百病杂方》37卷等。在唐朝太医署内由"医博士"教授医学，其中专设少小科，学制5年，促进了儿科专业的发展。

隋代巢元方主持编撰的《诸病源候论》，其中论述小儿疾病6卷，病候达255候，第一次对儿科病病因病理及证候进行了较全面和系统的阐述。唐代杰出的医学家孙思邈，本着"生民之道，莫不以养小为大，若无于小，卒不成大"的观点，在《备急千金要方》中首列"少小婴儒方"2卷。重视小儿优生，从小儿初生护理到伤寒杂病分为9门，专篇论述，收集儿科用方300余首，所用剂型，除汤、丸、膏、丹、散之外，尚有吮剂、乳剂、药粥、熨剂、涂剂、摩剂等，说明当时已重视小儿用药的剂型，便于小儿给药。王焘的《外台秘要》40卷，其中论及小儿疾病的防治多达86门，收载儿科用方400余首。

三、中医儿科学的形成时期——宋、元

中医儿科学在宋代已经形成了一门独立的学科，对小儿的生长发育、喂养保健、生理病理、辨证论治诸方面，都形成了自己的独特体系。

宋太医局将医学分为9科，其中以小方脉为小儿的独立专科，儿科专业医生遍及全国，

儿科专著大量涌现，推动了儿科医学的进步。

相传《颅囟经》是我国最早的儿科专著，但据考查，现存的《颅囟经》是唐末宋初人托巫方所作。书中提出小儿体属“纯阳”的观点，论述了小儿脉法及惊、痫、癫、疳、痢、火丹等疾病的证治。

北宋钱乙，字仲阳，专业儿科40余年，学术造诣精湛，由弟子阎孝忠整理编集的《小儿药证直诀》集中体现了钱乙的主要学术思想。该书把小儿的生理病理概括为“脏腑柔弱，易虚易实，易寒易热”；根据小儿的四诊特点，重视望诊，总结了“面上证”、“目内证”的诊断方法；创立了儿科五脏辨证体系，提出心主惊、肝主风、脾主困、肺主喘、肾主虚五脏辨证纲要；治疗上区分五脏寒热虚实证候，制订治则治法，创立新方，化裁古方，作为五脏补泻方剂，如导赤散、泻白散、地黄丸、白术散、异功散等，至今仍为儿科所常用；所用制剂以丸、散成药为主，方便小儿用药，切合临床应用。此外，对儿科四大要证“痧、痘、惊、疳”的认识有较为详细的记载，提出“急惊宜凉泻，慢惊宜温补”的治疗大法，以及“疳皆脾胃病”的著名论点，对儿科临床有重要的指导意义。由于钱乙对中医儿科学的形成和发展作出了重大贡献，故被后世誉为“儿科之圣”。

北宋年间，天花与麻疹流行，山东名医董汲善用寒凉法治疗，所著的《小儿斑疹备急方论》，深得钱乙嘉许，并为之写序。该书是论述小儿痧、痘、斑、疹的第一本专著。其后，南宋的名医陈文中根据自己长期的临床实践经验，著有《小儿痘疹方论》和《小儿病源方论》。他力倡固养小儿元阳，善用温补扶正。对痘疹类时行疾病，因阳气虚弱，邪毒内陷所致的逆证和坏病，大胆提出用温补方药治疗，并取得起死回生之效，为痘疹类疾病的治疗开辟了新途径。钱乙、董汲主寒凉，陈文中主温补，这两种学术观点，对后世儿科的影响很大。一般认为，后世儿科领域内长期存在的寒、温两种学术思想的争鸣即始于此。两者争鸣，丰富了儿科疾病辨证论治的内容，促进了中医儿科学的发展。

南宋刘昉等编著的《幼幼新书》40卷，医论证治分列500余门，集宋以前各种儿科学术成就之大成，是当时世界上最完备的儿科学专著。稍晚问世的不著撰人姓氏的《小儿卫生总微论方》20卷，对儿科各类疾病广泛收录论述，包括多种先天性疾病，所谓保卫其生，总括精微。其中明确指出新生儿脐风撮口是由于断脐不慎所致，与大人因破伤而得的破伤风是同一种疾病。并提出切戒用冷刀断脐，主张用烙脐饼按脐上烧炙脐带，再用封脐散裹敷，是当时预防脐风的较好方法，不但有消毒作用，而且为小儿给药开辟了新途径。

金元时代是中医临证医学迅速发展的重要时期，当时名医辈出，各家均有所长，促进了临床各科的独立发展。金元四大家在儿科方面也各有贡献。刘完素认为：“小儿病者纯阳，热多冷少也。”主张用寒凉泄热养阴法治疗小儿热病。张从正重用攻下法治疗热病，为小儿热病运用“上病下取”法提供了范例。李杲善用温补，重视调理脾胃，对后世儿科脾胃病的研究具有重要影响。朱震亨认为小儿“阳常有余，阴常不足”，以用养阴法见长。他们的学术争鸣，丰富了儿科学的内容。

元代儿科名医曾世荣编著《活幼口议》20卷和《活幼心书》3卷。其学术特点，一是对初生儿疾病论述较为全面；二是对多种儿科常见病的因证脉治作了精炼而具有指导意义的概括；三是《活幼心书》以七言歌诀形式编撰，便于初学者诵习，对于儿科专业知识的普及和发展，起到了很好的促进作用。

四、中医儿科学的成熟时期——明、清

明清时代，中医儿科学又较前有了进一步的发展，从而步入成熟阶段。儿科专业人员激增，儿科专著大量涌现，儿科理论与临床的研究全面深入。明初徐用宣的《袖珍小儿方》，集明代以前儿科诸家经验，分72门，收624方，证治齐备，叙述详明。寇平的《全幼心鉴》也是明初较完备的著名儿科专著，对儿科医生守则、小儿生理、保育护理、疾病诊治均予汇集说明，其中对面部和指纹的望诊论述尤详。鲁伯嗣的《婴童百问》10卷，列问论述，详究小儿病源与证治，附方800余首。薛铠、薛己父子精于儿科，著《保婴撮要》20卷，共论证200余种。针对当时新生儿破伤风病死率很高，提出预防新生儿破伤风是儿科第一要事，指出此病是由断脐不洁感染所致，采用了烧灼法断脐以预防。对各类小儿外科病证作了较全面的论述，其中记载了小儿外科、眼科、耳鼻咽喉科、口齿科、肛肠科、皮肤科、骨伤科病证约70余种，辨证用药精当，内治为主，配合外治，必要时手术兼施，为中医小儿外科学专科形成作出了重大贡献。

明代名医万全，著有《育婴家秘》、《幼科发挥》、《片玉心书》等儿科专著，其学术成就对后世的影响很大。万氏就不同阶段的小儿，提出了预养以培其元、胎养以保其真、蓐养以防其变、鞠养以慎其疾的"育婴四法"。同时在钱乙"脏腑虚实辨证"的基础上提出了小儿"五脏之中肝有余，脾常不足肾常虚"，"心常有余而肺常不足"的观点，即五脏"二有余三不足"的生理病理特点，丰富了儿科学基本理论。在治疗上重视调理脾胃，《幼科发挥·调理脾胃》说："人以脾胃为本，所当调理，小儿脾常不足，尤不可不调理也。"并认为"调理之法，不专在医，唯调乳母、节饮食、慎医药，使脾胃无伤，则根本常固矣"。对于小儿保育和疾病防治具有重要的临床指导意义。

明代李时珍的《本草纲目》，收集了很多治疗儿科疾病的药、方。王肯堂的《证治准绳·幼科》，集众家之长，又参以己见，内容广博。张介宾的《景岳全书·小儿则》，提出了儿科辨证重在表里寒热虚实，小儿"阳非有余、阴常不足"，"脏气清灵，随拨随应"等观点。

清代儿科医家夏禹铸的《幼科铁镜》重视望诊，重申"有诸内而形诸外"的著名论点，从望面色、审苗窍来辨别脏腑的寒热虚实，重视推拿疗法在儿科的应用。《医宗金鉴·幼科心法要诀》是乾隆年间"敕编钦定"的，把清初以前的儿科学作了一次较全面的整理和总结，立论精当，条理分明，内容极为丰富，适合于临床和教学。谢玉琼的《麻科活人全书》是一部较有影响的麻疹专著，综合各家治麻心得，详细阐述了麻疹各阶段及合并症的辨证治疗。

陈复正是清代具有代表性的儿科医家之一，著有《幼幼集成》。该书详析指纹之义，归纳为"浮沉分表里，红紫辨寒热，淡滞定虚实"；力辟惊风之说，促进了惊风理论的研究与发展；倡导胎教学说，重视"胎禀"、"护胎"；辨证突出八纲，治疗善顾脾胃；广集治疗之法，尤重外治方药，全书共收外治方法20多种，外治方180余首，用于外治的药物150多味。实为一部集大成的儿科名著，对临床有较多的实用价值。

吴瑭不仅是温病大家，在儿科方面也卓有成就。在其《温病条辨·解儿难》中明确提出"小儿稚阳未充，稚阴未长"的体质特点，"易于感触"、"易于传变"的病理特点，"其用药也，稍呆则滞，稍重则伤"的临床用药注意点。按六气病因论述小儿温病，从三焦分证论治，治病求本，与叶桂的卫气营血学说相辅相成。二者为小儿温病学的形成与发展作出了重大贡献，对后世治疗小儿外感热病（包括多种传染病）具有重要的指导价值。

此外，王清任的《医林改错》记载了作者长期观察小儿尸体的解剖学资料，明确提出“灵机记性不在心在脑”的观点，总结了“活血化瘀”治则的实践经验，创制了“血府逐瘀汤”等活血化瘀名方，促进了“活血化瘀法”的研究和发展。

明清时期，麻疹、天花广泛流行，儿科医家在诊治过程中积累了宝贵经验，撰写了大量的麻、痘专著，如胡璟《秘传痘疹寿婴集》、蔡维藩《小儿痘疹袖金方论》、徐谦《仁端录》、万全《痘疹世医心法》、翁仲仁《麻疹心法》、聂尚恒《活幼心法》、谢玉琼《麻科活人全书》、吴建钮《异传稀痘经验良方》等。应用人痘接种预防天花，突出的有郭子章《博集稀痘方论》(1577年)记载用“稀痘方”;《三冈识略》(1653年)载有痘衣法。俞茂鲲《痘疹金镜赋集解》(1727年)说，在明隆庆年间(1567～1572年)，宁国府太平县的人痘接种法已经盛行推广到各地。张琰《种痘新书》(1741年)记载用“佳苗”人工接种。这种“佳苗”即是“熟苗”，是一种比较可靠的疫苗。清代朱奕梁的《种痘心法》说：“其苗传种愈久，则药力之提拔愈清。人工之选炼愈熟，火毒汰尽，精力独存，所以万全而无害也。若时苗连种七次，精加选炼，即为熟苗。”这样的处理过程，基本上是符合现代制作疫苗的原理和要求的。这种“熟苗”已是去除毒性、保留了抗原性的疫苗。我国的人痘接种法后来流传到俄罗斯、朝鲜、日本、土耳其及欧非国家，成为世界免疫学发展的先驱。

清朝后期，西医传入我国，中医学受到巨大的冲击和摧残，但同时，保持和发展中医学的斗争也在不断地进行。在中医儿科方面，出现了不少专著，如张山雷《小儿药证直诀笺正》与《钱氏儿科案疏》、陈守真《儿科萃精》、曾志斋《福幼奇书》等；还有一些医家则主张吸收西医之长，中西医合参，有何炳元《新纂儿科诊断学》、恽铁憔《保赤新书》、顾鸣盛《中西合纂幼科大全》等；在当时均产生了一定的影响。

五、中医儿科学的创新时期——新中国

1949年中华人民共和国成立后，在党的中医政策的支持下，在现代科学技术飞速发展的氛围中，中医儿科学和其他中医学科一样，进入了快速发展的新时期。

在中西医儿科工作者的共同努力下，古代儿科痧、痘、惊、疳四大要证中的“痘”(天花)已经消灭，“痧”(麻疹)已成强弩之末的散发性疾病，“惊”(惊风)的发病率已明显降低，“疳”(疳证)逐渐减少，其中的干疳、疳积也较为少见。由于广泛开展了预防接种工作，控制了传染病的流行，降低了发病率和死亡率。在治疗方面，应用小儿暑温理论指导流行性乙型脑炎的辨证论治，降低了病死率和后遗症发生率；应用胎怯理论指导低出生体重儿的治疗，提高了生长发育速度，增强了体质，降低了死亡率。对肺炎喘嗽、哮喘、泄泻、癫痫、胎黄等儿科常见病的研究不断深入；对厌食、儿童多动综合征、病毒性心肌炎、川崎病等疾病的辨证论治总结出了规律，取得了较好的疗效；对肾病综合征、维生素D缺乏性佝偻病、急性白血病、新生儿硬肿症等疾病的中西医结合治疗研究取得了成果。

医学教育方面，20世纪50年代开始了现代中医中等和高等教育，全国各地建立了中医院校，发展了中医儿科教育。20世纪70年代开始中医儿科学硕士生教育，20世纪80年代开始中医儿科学博士生教育，20世纪90年代又开始进行在职医师的继续教育。与此同时，编写出版了不同层次的中医儿科学教材、参考资料、各种类型的题库，整理出版了大批中医儿科著作。建立起来的这种完整教育体系，为中医儿科界输送了大批人才，使中医儿科队伍素质不断提高，促进了中医儿科事业蓬勃发展。

剂型改革方面，除了进一步研究的丸散膏丹外，同时又研制出了一批新剂型，如颗粒冲剂、口服液、滴鼻剂、栓剂、膜剂、注射液等，以便于儿科临床使用。外治疗法可免除小儿服药困难，深得家长和患儿的欢迎，在医疗保健工作中发挥了重要作用。

近十几年来，中医儿科学术交流十分活跃，全国各省市已建立了中医儿科学会，1983年9月成立了中华全国中医学会儿科学术委员会，对于促进中医儿科界的团结和推动中医儿科学术发展，起到了积极的作用。目前正在研究开展的中医儿科学多媒体网络课程教育，必将促进中医儿科学走向世界，为世界儿童服务。

自学指导

【重点难点】

中医儿科学发展简史，大抵可分为五个阶段。第一阶段为孕育时期（或起源时期），从远古医药的起源至汉代。这一时期主要是人类对小儿的护养哺育，中医医学理论体系的建立对儿科的影响，东汉张仲景《伤寒杂病论》对儿科的指导意义，以及一些零散的儿科医疗活动记录，儿科的理论和临床实践体系尚未建立。第二阶段为萌芽时期，即隋、唐时期。隋唐时代是中医儿科学逐步形成的重要时期，当时医药书中专门列出儿科等医事分科。这一时期，也开始出现了许多儿科专著。在唐朝太医署内专设少小科，教授医学，促进了儿科专业的发展。但此期儿科理论尚未建立，对小儿疾病的认识及其证治方药尚不系统。第三阶段为形成时期，从宋代至金元。中医儿科学在宋代已经形成了一门独立的学科，对小儿的生长发育、喂养保健、生理病理、辨证论治诸方面，都形成了自己的独特体系。这一时期专职儿科医生的出现，儿科专著的涌现，包括金元各家学说对儿科的影响，从而对小儿护养保健、疾病的认识比较深刻，其证治方药较为系统。第四阶段为成熟阶段，即明清时期。明清时期儿科名医辈出，著书立说盛行，学术争鸣促进了儿科理论与临床实践体系更加深入、系统、完整，人痘接种法的应用与推广，以及温病学说对儿科学的影响。第五阶段为解放后儿科学的创新时期，从儿科基础理论到临床诊疗、科学研究、医学教育等方面都取得了很大成就，科学技术的飞速发展，促进了中医儿科学向现代化迈进。

学习中医儿科学发展简史，要对历代重要儿科著作有一个总的了解，对在中医儿科学发展史上有重要贡献的医家有所了解。其中如钱乙、董汲、陈文中、曾世荣、薛己、万全、谢玉琼、陈复正、吴瑭等医家及其著作，应重点了解。同时，要熟悉中医儿科学成于宋代的条件，宋代以后的重大发展，以及人痘接种法的意义。可结合《中国医学史》来学习，以便进一步理解中医儿科学的发展进程。

【复习思考题】

1. 为什么说中医儿科学发展至宋代已经形成？
2. 明清时期中医儿科学的主要成就有哪些？
3. 试述钱乙、万全、陈复正对中医儿科学的主要贡献。

4. 试说出历代重要儿科著作及其作者。
5. 建国后中医儿科学有哪些新发展?

第三节　小儿生长发育

【目的要求】

1. 掌握小儿的年龄分期及各期特点。
2. 熟悉影响生长发育的因素。
3. 熟悉小儿时期生长发育的规律。
4. 熟记小儿时期的标准体重、身长、头围、囟门、胸围、牙齿、呼吸、脉搏等主要生理常数以及其中推算体重、身长、血压的几个常用公式。

【自学时数】

2 学时。

生长发育是小儿时期不同于成人的最根本的生理特征。小儿从生命开始到长大成人，始终处于生长发育的动态过程中，研究从初生至青少年时期的生长发育是儿科学的重要内容之一。一般以“生长”表示形体的量的增长，“发育”表示功能活动的质的进展。生长发育是密切相关，不可分割的，通常“发育”一词包含了机体量和质两方面的动态变化。小儿生长发育主要受先天因素和后天因素两大方面的影响，先天因素与种族遗传、父母构精、孕期状况等有关，后天因素与社会环境、地理气候、饮食营养、预防保健、疾病用药等有关。掌握小儿生长发育知识，对于指导儿童保健和预防疾病具有重要意义。

一、年龄分期

由于不同年龄小儿发育成熟的程度不同，在形体、功能活动、智力上各有特点。受不同的环境、气候、生活条件的影响，在养育保健、患病种类、临床表现上也各有差异。为了更好的指导教养和防治疾病，对儿童阶段按年龄分为以下几个时期。

(一) 胎儿期

从受孕到分娩共 40 周，称为胎儿期。胎儿完全依赖于母亲而生存，孕母的营养、健康、情绪、环境、疾病等均可影响胎儿的生长发育。正如朱震亨《格致余论·慈幼论》所说：“儿之在胎，与母同体，得热则俱热，得寒则俱寒，病则俱病，安则俱安，母之饮食起居，尤当慎密，不可不知也。”古代医学家对胎儿保健十分重视，有“养胎”、“胎教”、“护胎”的论述，如《内经》针对孕妇的精神调摄，提出要居住清静，性情和悦；《备急千金要方》提出孕妇应禁烟及酒浆；《育婴家秘》提出孕妇有疾不可妄投药饵等。

胎儿如茸芽，极易伤损夭折。尤其在妊娠早期 3 个月内，胎儿的各系统器官逐渐分化发育成形。若此时孕妇遭受物理、疾病、药物、营养缺乏、不良心理等不利因素的刺激，可影响胎儿的正常发育，而导致流产、死胎、先天畸形。妊娠中期受到伤害常造成胎萎不长。妊娠后期遭受刺激，可导致早产。因此，要做好胎儿期保健，指导孕期卫生，预防感染，保证饮食营养，劳逸适度，避免精神刺激及放射线照射，减少不必要的用药。

此外，儿科学上还把从胎龄满28周到出生后7足天止，定为围生期。围生期小儿死亡率高，重视优生优育，必须抓好围生期保健。

（二）新生儿期

从出生后脐带结扎到28天内为新生儿期。这一时期婴儿刚脱离母体而独立生活，经历了内外环境的突然变化，机体内部也发生了相应的巨大变化，开始呼吸和调整循环，依靠自己的消化系统摄取营养和泌尿系统排泄代谢产物。这一时期小儿脏腑娇嫩、形气未充的生理特点表现得最为突出。精神发育尚未成熟，脏腑功能未臻健全，机体稚嫩，调节功能不足，对外界的适应能力和防御能力都较差，容易患病，患病后病情变化快，死亡率也高。很多疾病与妊娠、分娩及护理有关，如早产、畸形、胎黄、脐风、脐部疾患等。因此，需要在喂养、保暖、隔离消毒等方面给予特别重视，并应细心护理，防止皮肤、粘膜损伤。

（三）婴儿期

从出生28天后到满1周岁之前为婴儿期。这一时期生长发育极为迅速。1周岁时，体重增长到出生时的3倍，身长增长到出生时的1.5倍。由于生长迅速，机体对营养物质的需求特别旺盛，但由于婴儿脾胃未充，运化力弱，稍有喂养不当，极易发生呕吐、泄泻、腹痛、食滞、疳证等脾胃病证。因此需要合理喂养，及时添加辅食，预防脾胃病发生。同时，婴儿肺脏娇嫩，卫表未固，从母体获得的免疫能力逐渐消失，自身免疫力又未能健全，防御能力低下，容易遭受外邪侵袭，导致肺系疾病和时行疾病的发病率增高。因此要按时预防接种，增强抗病能力，同时要多晒太阳，防止佝偻病。

（四）幼儿期

从1周岁以后到满3周岁之前为幼儿期。这一时期体格增长速度较前减慢，但动作、语言、思维活动发展迅速。随着年龄增长，户外活动增多，感染机会增加，容易发生时行疾病，故应继续做好预防接种工作。同时，小儿饮食已逐步过渡到普通饮食，乳牙渐次长齐，要培养小儿良好的饮食习惯，做到不偏食、不挑食、少吃零食。从小养成爱清洁讲卫生的良好习惯，以防止脾胃病的发生，并应重视对幼儿的早期教育。

（五）学龄前期（幼童期）

从3周岁后到7周岁为学龄前期。这一时期体格发育稳步增长，智力发育迅速，活动能力增强。同时因不知危险而易发生意外，因此，要注意防止误食药物、毒物，防止损伤跌仆、触电、溺水、车祸等意外事故发生。此期抗病能力较以前增强，发病率有所下降，但对有些经常发病未愈的患儿，如反复呼吸道感染、哮喘、厌食等，应抓紧调治，以免迁延至学龄期，影响学习。

（六）学龄期（儿童期）

从7周岁到青春期前（女11～12岁、男13～14岁），称学龄期。这一时期体格发育仍稳步增长，除生殖系统外，其他器官的发育到本期末已接近成人水平。脑的形态发育已与成人基本相同，智能发育更为成熟，控制、理解、分析、综合能力增强，能适应正规的学习生活。学校、家庭、社会都应注意培养他们良好的学习习惯，要注意防止近视和龋齿。这一时期发病率较以前进一步降低，但哮喘、紫癜、急性肾小球肾炎、肾病综合征等疾病增多，应做好预防工作。

（七）青春期（少年期）

青春期个体差异较大，一般女孩从11～12岁开始到17～18岁，男孩从13～14岁开始到18～20岁。青春期初期阶段仍属于儿科范围。这一时期的显著特点是肾气盛，天癸至，生殖系统发育迅速，趋向成熟，女孩乳房发育，月经来潮；男孩喉结显现，发生遗精。体格生长出现第二次高峰，体重、身长显著增长，心理变化也较大。此期应保证营养充足，满足发育所需；及时进行生理卫生教育，做好心理卫生工作；教育他们树立正确的人生观，促进身心健康成长。

二、生长发育

生长是指小儿形体的增长，发育是指功能的演进。通常"发育"一词也包含了两方面的意义。小儿生长发育是一个动态的连续的过程，各个年龄阶段的生长发育并不平衡，一般年龄越小，生长越快；神经系统发育较早，生殖系统发育较晚。生长发育一般遵循由上到下、由近到远、由粗到细、由低级到高级、由简单到复杂的规律。小儿生长发育正常与否是判断小儿健康状况的重要依据。

（一）体格生长

关于小儿体格生长，现代通过大规模的实际测量和统计，得出了各项生理常数，这些生理常数是健康小儿生长发育规律的总结，是用来衡量小儿生长发育水平，判断健康状况的标准，可为某些疾病诊断和临床治疗用药提供依据。

1. 体重：体重是机体内脏腑、筋骨、肌肉等组织质量的总和。测量体重，应在空腹、排空大小便、仅穿内衣的状况下进行。

新生儿出生体重约为3kg。出生后前半年平均每月增长约0.7 kg，后半年平均每月增长0.3～0.4 kg。1周岁以后，平均每年增长约2 kg。临床可用以下公式推算小儿体重：

1～6个月　体重(kg) = 出生时体重(kg) + 月龄 × 0.7

7～12个月　体重(kg) = 出生时体重(kg) + 6 × 0.7(kg) + (月龄 − 6) × 0.4(kg)

2岁～12岁　体重(kg) = 年龄 × 2(kg) + 7(或8)

体重是衡量小儿体格生长和营养状况的重要指标，是临床计算用药量的主要依据之一。正常同年龄、同性别儿童的体重存在着个体差异，但一般波动范围不超过正常的10%。体重增长过快，大于按体重计算的平均标准20%的应考虑肥胖症；体重低于标准15%以上，应考虑营养不良。

2. 身长：身长是指头顶到足底的全身长度。一般3岁以下小儿量卧位时身长，3岁以上小儿测量身高。测量时，应脱去鞋袜，摘帽，取立正姿势，枕、背、臀、足跟均应紧贴测量尺。

新生儿出生时身长约为50cm，出生后第1年增长约25cm，第2年增长速度减慢，平均为10cm，2岁时身长约85cm，2岁以后平均每年增长5～7cm。2～12岁可用下列公式推算：

身长(cm) = 年龄 × 7 + 70

身长主要反映骨骼发育的状况。身长显著异常是疾病的表现，如身长低于正常标准的30%以上，要考虑侏儒症、克汀病、营养不良等。

此外，还有上部量和下部量的测定。上部量从头顶到耻骨联合上缘，下部量从耻骨联合上缘到足底。上部量与脊柱增长有关，下部量与下肢长骨的生长有关。12 岁前上部量大于下部量，12 岁时上、下部量相等，12 岁后下部量大于上部量。

3. 头围：头围是指用软卷尺测量自颞部经过双眉弓上缘，枕骨粗隆最突出处绕头一周的长度。新生儿头围平均约 34cm，生后前半年增长 8cm，后半年增长 4cm，1 周岁时约 46cm。第 2 年增长 2cm，5 岁时 50cm，15 岁时接近成人头围，54～58cm。头围大小与脑的发育有关，并与囟门闭合迟早有关。一般在 2 岁以内测量头围最有价值。

4. 囟门：囟门有前囟与后囟之分。后囟门位于顶骨和枕骨之间，呈三角形，初生时或闭，或微开，最晚于 2～4 个月时闭合。前囟位于顶骨与额骨之间，呈菱形，应在生后 12～18 个月时闭合。量囟门一般是指测量前囟门，即测量前囟菱形两条对边中点连线的长度。囟门反映小儿颅骨发育的情况，对某些疾病诊断有一定意义。囟门早闭合并头围过小，多为小头畸形；囟门迟闭合并头围过大，多为佝偻病或脑积水；囟门凹陷多见于阴伤液竭之脱水；囟门凸出多为颅内压增高所致，可见于脑炎、脑膜炎。

5. 胸围：胸围是指用软卷尺测量自双侧乳头下缘，经过肩胛骨下角下缘绕胸一周的长度。测量时应取呼气和吸气时的平均值。小儿出生时胸围约 32cm，1 岁时约 44cm，接近头围，2 岁后胸围大于头围。胸围大小与肺、胸廓、肌肉、皮下脂肪的发育密切相关。佝偻病及营养不良者胸围较小。

6. 牙齿：小儿出生后 4～10 个月开始出乳牙，12 个月尚未出牙者可视为异常。一般 1 岁时长出 8 颗牙，1 岁以后长出上下左右第一颗乳磨牙，1 岁半长出尖牙，2 岁长出第二颗乳磨牙，于 20～30 个月时出齐 20 颗乳牙。6 岁以后开始换为恒牙，直至 12 岁以后长出第二恒磨牙，至 12～15 岁长满 28 颗恒牙。第三恒磨牙一般在 17～30 岁长出，称为智齿，也有终生不出者。6～24 个月正常小儿牙齿数，可用下列公式计算：

牙齿数 = 月龄 − 4（或 6）

出牙时间延迟或出牙顺序混乱，常见于佝偻病、营养不良、先天不足者。个别小儿出牙时可出现暂时性流涎，睡眠不安等，是一种生理现象。

7. 呼吸、脉搏、血压：小儿新陈代谢旺盛，年龄越小，呼吸、脉搏越快，而血压则随着年龄的增加而上升。小儿呼吸、脉搏、血压易受发热、运动、哭闹等影响，测量时应在安静状态下进行。

小儿呼吸频率：新生儿平均 40～45 次/分，1 岁以内 30～40 次/分，1～3 岁 25～30 次/分，4～7 岁 20～25 次/分，8～14 岁接近于成人 18～20 次/分。

小儿脉率：新生儿平均 120～140 次/分，1 岁以内 110～130 次/分，1～3 岁 100～120 次/分，4～7 岁 80～100 次/分，8～14 岁接近于成人 70～90 次/分。

小儿血压：1 岁以上小儿收缩压可按下列公式计算：

收缩压(mmHg) = 年龄 × 2 + 80[或收缩压(kPa) = 年龄 × 0.27 + 10.5]

舒张压约为收缩压的 2/3

（二）智能发育

智能发育是指神经心理发育。神经心理发育在婴幼儿时期大量地反映在日常的行为之中，故有时也称行为发育。了解小儿智能发育规律，可以适时开发小儿智力，及早发现异常，有利于做好儿童保健工作。

1. 感觉发育

（1）视觉：新生儿眼睛已有感光反应，当给予强光时，可引起闭眼。从第2个月开始，有注视物体的能力；自第3个月开始，可追寻活动的物体和人；自第5个月开始，可以辨认物体的形状和颜色，能认识母亲，并出现眼手协调动作。

（2）听觉：刚出生的新生儿听觉不灵敏，但对强大的声音有瞬目、震颤的反应，出生3～7个月后听力相当好，3个月后对声音有定向反应。

（3）味觉：新生儿味觉已发育完善，对不同的味道如甜、酸、苦已有不同反应，4～5个月的婴儿对食物的微小改变已很敏感，故应适时添加辅食，使之习惯不同味道。

（4）嗅觉：新生儿出生时嗅觉发育已基本成熟，对母乳香味已能有反应。1个月时对强烈气味有不愉快的表示，3～4个月时能区别好闻和难闻的气味，7～8个月时更灵敏，对芳香气味有反应。

（5）皮肤感觉：皮肤感觉可分为触觉、痛觉、温度觉和深感觉。触觉是引起某些反射的基础，新生儿触觉已很灵敏，如在眼、口唇周围、手掌、足底等部位，触之即有闭眼、张口、缩回手足等反应。新生儿已有痛觉，但较迟钝；2个月时才逐渐灵敏。温度觉出生时就很灵敏，对牛奶太冷太热也能感觉到，2～3岁时能通过接触区分物体软、硬、冷、热，5岁时能分辨体积相同、质量不同的物体。

2. 运动发育：小儿运动发育有赖于感知觉（特别是视觉）的参与，与神经、肌肉的发育密切相关。小儿动作发育有一定规律，即由上到下，由不协调到协调，由粗到细地发展。新生儿仅有反射性活动（如吸吮、吞咽等）和不自主地活动，2个月俯卧时能抬头，3个月俯卧位时能抬起前半身，4个月扶着髋部能坐，5个月能有意识抓取眼前感兴趣的物品，扶腋下能站直，6个月能翻身，7个月会爬，8个月能坐起来、躺下去，9个月试独站，10～11个月能独站片刻、扶着椅子或推着车子走几步，12个月能独走。15个月走得好，18个月能爬台阶，2岁能双足跳、会用勺子吃饭，3岁能跑，会骑小三轮车，会洗手等。粗动作发育过程可如民间谚语所说："一听二视三抬头，四撑五抓六翻身，七爬八坐九扶站，一岁娃娃自会走。"

3. 语言发育：语言是表达思维、意识的一种方式。小儿语言发育除与脑的语言中枢发育有关外，还需要有正常的发音器官和听觉，并与后天教养有关。小儿语言发育一般可分为四个阶段。

（1）发音阶段：新生儿除哇哇啼哭外，没有其他发音；2个月能发出和谐喉音；3个月发出喃喃之声；4个月会笑出声。

（2）咿呀学语阶段：5～6个月会发出单调音节；7～8个月会发出复音，如"妈妈"、"爸爸"等，并可重复大人所说的简单音节。

（3）单语单句阶段：1岁以后能说出日常生活简单用语，如"睡，吃，灯"等；15个月能说出自己名字；1岁半能讲单句，能用语言表达自己的要求，如吃饭、睡觉等。

（4）成语阶段：2岁后能简单交谈，4～5岁能用完整的语言表达自己的意思，6～7岁能讲故事，能较好地掌握语言。

（三）变蒸学说

变蒸学说是我国古代医家用来解释小儿生长发育规律，阐述婴幼儿生长发育期间的生理现象的一种学说。变者，变其情智，发其聪明；蒸者，蒸其血脉，长其百骸。小儿生长发育旺盛，其形体、神智都在不断地变异，蒸蒸日上，故称变蒸。

变蒸之名，首见于西晋王叔和《脉经》。以后《诸病源候论》、《备急千金要方》、《小儿药证直诀》等医籍均有小儿变蒸的记载，认为小儿自出生起，32日一变，64日变且蒸，10变5蒸，历320日，小蒸完毕；小蒸以后是大蒸。大蒸共3次，第1、第2次各64日，第3次为128日。合计576日，变蒸完毕。小儿变蒸时，机体脏腑功能会逐步健全完善，其形体、神智也同步协调发展。

变蒸学说总结了婴幼儿生长发育具有这样一些规律：小儿生长发育是一个连续不断的变化过程，并呈现一定的周期变化；每一变蒸，脏腑功能、形体、神智均相应发育，同步发展；变蒸周期在320日内为32日，以后延长为64日、128日，说明婴幼儿生长发育经历着一个逐步减慢的过程，576日后不再有明显的变蒸周期。

变蒸学说揭示的婴幼儿生长发育规律是符合实际的，即小儿在1岁内生长发育迅速，1岁以后逐渐减慢。但变蒸学说认为在发育过程中必定会出现一些发热、汗出等异常现象是不正确的。我们现在应取其精华，去其糟粕，仿其思路，应用现代科学方法进行研究，总结出符合我国现代儿童的生长发育规律。

自学指导

【重点难点】

1. 儿科年龄划分，是为了更好地指导小儿的保健、教养和防治疾病。从出生到18周岁为儿科的诊治范围。18周岁以后就不属于儿科了。

2. 按小儿的年龄特点、发育的成熟程度以及对自然界的反应不同，划分为七个阶段，即胎儿期、新生儿期、婴儿期、幼儿期、学龄前期、学龄期、青春期。应掌握每一时期的年龄范围、特点，以及应加强预防的疾病。

3. 要理解生长发育是否正常是判断小儿健康状况的重要依据，必须掌握有关小儿生长发育的基本知识和生理常数。判断小儿生长发育是否正常，常用下列指标：体重、身长、头围、囟门、胸围、牙齿、呼吸、脉搏、血压，以及感觉发育、运动发育、智能发育等。有关常用公式、生理常数、测量方法、注意事项以及临床意义，均应理解熟记。

4. 了解变蒸学说。

【复习思考题】

1. 小儿年龄分几期？具体时间怎样划分？各期有什么特点？
2. 测量小儿体重、身长有何临床意义？如何计算？
3. 小儿前囟门何时闭合？检查囟门有何意义？
4. 影响小儿生长发育有哪些因素？
5. 试述小儿动作及语言发育的一般规律。
6. 简述小儿“变蒸”的含义。

第四节　喂养与保健

【目的要求】

1. 了解合理喂养对小儿生长发育的重要性。

2. 了解母乳喂养的优点和添加辅食的方法。

3. 了解小儿预防保健的基本内容。

【自学时数】

2～4 学时。

喂养与保健是保证小儿正常生长发育的重要环节。合理的喂养，保证了小儿脾胃功能的正常运化，为机体提供了必需的营养物质，增强了体质，促进了生长发育。正确的预防保健，可以防止传染病的发生发展，降低某些疾病的发病率，保证儿童健康成长。

由于小儿乳食不知自节，寒温不知自调，生活不能自理，故合理喂养和预防保健，必须重视，其中乳婴儿的合理喂养和护理保健尤为重要。

古代医家对小儿喂养和保健积累了非常丰富的经验。如北齐医家徐之才倡导“逐月养胎法”，从孕妇的精神、饮食、起居、用药等方面提出了一系列保护胎儿正常生长发育的措施。《诸病源候论·养小儿候》对初生婴儿的护理，提出了“小儿始生，肌肤未成，不可暖衣……宜时见风日”，要求在“天和暖无风之时，令母将儿抱日中嬉戏，数见风日，则血凝气刚”。《小儿卫生总微论方》立初生论、洗浴论、断脐论等，对小儿保健，提出了较为详尽的措施。此外，《小儿病源方论》中“养子十法”，提出背要暖，腹要暖，足膝要暖，头要凉等，对于小儿的保育也具有一定参考价值。以上这些经验和知识，迄今对小儿保健、预防、护理工作仍具有指导意义。

一、合理喂养

(一) 喂养方式

乳婴儿的喂养方式可分为母乳喂养、人工喂养和混合喂养三种，其中以母乳喂养为最佳。

1. 母乳喂养：生后5～6个月内的婴儿，以母乳为主要食物者，称为母乳喂养。母乳成分随产后不同时间而有不同，可分为初乳（产后5～7天以内），过渡乳（产后7天～满月），成熟乳（2～9个月）和晚乳（10个月以后）。初乳含脂肪少而球蛋白多；过渡乳含脂肪高，蛋白质与矿物质渐少；成熟乳量大，但蛋白质含量更低；晚乳的量和营养成分均减少。

母乳是婴儿最理想的食物，历代医家都主张母乳喂养。《育婴家秘·鞠养以慎其疾》说：“乳为血化美如饧”，并指出：“儿在母腹中，赖血以养之，及其生也，赖乳以养之。”因此，应大力提倡母乳喂养，宣传母乳喂养的优点。母乳营养丰富，最适合婴儿的生理需要；母乳易为婴儿消化吸收；母乳含优质蛋白质、必需氨基酸及乳糖较多，有利于婴儿脑的发育；母乳具有增进婴儿免疫力的作用；母乳喂哺最为简便而又经济；母乳喂养有利于增进母子感情，又便于观察小儿变化，随时照料护理；产后哺乳可刺激子宫收缩早日恢复，推迟月经来潮不易怀孕，哺乳的妇女也较少发生乳腺癌、卵巢癌等。

母乳喂养的方法，以按需喂哺为原则。小儿出生后应在半小时内开奶。通常在婴儿饥饿时或母亲感到乳房充满时进行哺乳。小儿出生后24小时内每1～3小时一次，也可更多些。出生后2～7天内，是母亲泌乳过程，喂奶次数应频繁，当婴儿睡眠时间较长或母亲感到奶胀时，则应唤醒婴儿并喂奶，间隔不要超过3小时。母亲下奶后，通常每24小时8～12次，喂哺的持续时间则取决于婴儿的需求，以吃饱为度。每次哺乳前要用温开水拭净乳头，乳母取坐位，将小儿抱于怀中，让婴儿吸空一侧乳房后再吸另一侧。哺乳完毕后将小儿轻轻抱直，头靠母肩，轻拍其背，使吸乳时吞入胃中的空气排出，可减少溢乳。

母亲患传染病、重症心脏病或肾脏病，或身体过于虚弱者，不宜哺乳。乳头皲裂、感染时可暂停哺乳，但要吸出乳汁，以免病后无乳。

断奶时间可视母婴情况而定，一般随着辅食的增加，逐渐减少哺乳次数，不可突然断奶，以小儿10～12个月时断奶为宜，夏季或小儿患病期间不宜断奶。

2. 人工喂养：因母乳缺乏或其他原因不能喂奶，而改用牛奶、奶粉、奶糕或其他食物喂养者，称为人工喂养。人工喂养应根据条件和生活习惯，因地制宜，选择适合婴儿营养需要的食品。在城市多选用牛奶。哺喂奶量，可按体重计算，每天每千克体重需110mL牛奶，并加入5%～8%糖，以增加牛奶热量。小儿每日喂牛奶量一般以不超过800mL为宜，能量供给不足时可添加辅助食品。生后2周内可用2:1乳（牛奶2份加水1份），逐渐增加至3:1或4:1。2个月左右可不稀释吃全奶。若因牛奶缺乏，亦可用羊奶。羊奶的营养价值与牛奶大致相同。若用奶粉，按质量比为1:8，即50g奶粉加400g水；按体积比为1:4，即1平汤匙奶粉加4平汤匙水（一般一汤匙相当于15mL，故1汤匙奶粉可加水60mL）冲调成全奶，其成分与鲜牛奶相似。

在农村或边远地区，用牛奶或奶粉有困难时，可选用配方奶，也可用大米粉、大豆粉、蛋黄粉等配制代乳品。这既适合小儿营养需要，又简便且价廉。目前市面所出售代乳品较多，应选择含有多种营养成分、适合小儿生长发育需要的代乳品。

为计算方便，人工喂养者每日牛奶量按110 mL/kg，糖按牛奶量的5%，进水量按150 mL/kg计算。

举例：3个月婴儿，体重5 kg

每日需牛奶量　$110\times5=550$ mL（可分5～7次喂）

每日需加糖量　$550\times5\%=27.5$g（约2汤匙）

每日需要水量　$150\times5=750$ mL

除牛奶外应喂水量　$750-550=200$mL（可在2次喂奶期间分服）

3. 混合喂养：因母乳不足或其他原因不能全部用母乳喂养，部分用牛奶或其他代乳品者，称为混合喂养。混合喂养方法有两种：补授法和代授法。

（1）补授法：其为每日母乳喂养的次数照常，每次喂完母乳后加喂一定量的代乳品，直到婴儿吃饱的方法。这种喂养方法可因经常吸吮刺激而维持母乳的分泌，因而较代授法为优。

（2）代授法：指一日内有数次完全喂牛奶或羊乳代替母乳的方法。使用代授法时，每日母乳哺喂次数最好不少于3次，维持夜间喂乳，否则母乳会很快减少。

（二）添加辅食

无论母乳喂养、人工喂养或混合喂养的婴儿，都应按时于一定月龄添加辅助食品。添加辅助食品的原则：由少到多，由稀到稠，由细到粗，由一种到多种。不能同时添加几种，需适应一种食物后再添加另一种，同时应在婴儿健康、消化功能正常时添加。添加辅食是为了适应小儿生长发育需要，也为断奶打好基础。一般认为，增加一次辅食，可以减少一次喂奶。添加辅食的顺序可参照表1-1。

表1-1　　添加辅食顺序

月　龄	添　加　辅　食
1～4个月	菜汤、水果汁、维生素A、D制剂
5～6个月	米汤、米糊、稀粥、蛋黄、鱼泥、菜泥、豆腐
7～9个月	粥、烂面、碎菜、蛋、鱼、肉末、饼干、馒头片、窝窝头、熟土豆等
10～12个月	粥、软饭、挂面等各种饮食，豆制品、碎菜、碎肉、带馅食品等

（三）喂养注意点

1. 母乳喂养者，哺乳越早越好。开奶越早，越有利于母乳乳汁的分泌，有利于乳婴儿的生长。

2. 人工喂养时，制备乳液的用具，要煮沸消毒；添加的食物要清洁，制作果汁、菜泥等要卫生，防止病从口入。

3. 奶瓶上的奶头孔大小应适当，喂乳速度不可过快或过慢；乳液的温度要适宜，不可过热或太冷。

4. 乳制品的量和浓度要适宜。切勿过稀或过浓，过稀则蛋白质含量少，能量不足，日久可致营养不良及抵抗力低下；过浓则因小儿消化能力不足，可导致消化不良，而发生腹胀、腹痛、腹泻等病证。

5. 改变喂养方法，勿过多过勤，改变时要考虑食物的质、量及进食的方法。

6. 喂养要兼顾食物的质与量，不可偏食，应按添加辅食的原则及时添加辅食。

二、预防保健

（一）初生儿的调护

小儿初生，离开母体，从胞宫内转为胎外环境生活，在生理上起了很大变化，其适应力差，抗病力弱，为使其逐渐适应新的生活环境，必须给予细心照料、精心护理。

1. 拭口：初生儿娩出后应及时用消毒纱布清除口腔内的羊水及秽液，以免小儿啼声一发吸入污浊之物而发病。随后可用金银花、野菊花、生甘草各3 g，煎汁拭口，另以少量给小儿吮啜。也可用黄连1～1.5 g，加水少许，隔水蒸服；或用生大黄1 g煎泡，少少饮服，每日2～3次，连用3日，以消解胎毒。

2. 断脐：婴儿娩出后，立即结扎脐带，消毒剪断包扎，勿使污染。防止邪毒入侵，以免引起脐疮和脐风。脐带一般在7天内脱落，尚未脱落时，婴儿洗浴，应注意勿使浴水渍入脐中，并应勤换尿布，不使尿液浸渍脐部。脐带脱落后，若脐眼处尚有渗出物，应撒以消毒滑石粉，也可用消毒龙骨散或煅牡蛎粉撒于脐部，保持干燥。

3. 洗浴：婴儿出生后，用消毒纱布蘸煮沸过的温水轻轻擦身，或用温水淋浴，但应防止浴水浸入脐部及耳内等处。温水一般以36～37℃为宜。轻轻拭去身上血迹，并用消毒棉花蘸植物油少许，将腋下和腹股沟等处积聚的皮脂轻轻揩去。浴后用柔软的纱布拭干周身，随用六一散扑之，再行穿衣。早产儿不宜过早洗浴。

4. 保暖：小儿生后，体温调节不够稳定，特别是早产儿、低出生体重儿。保温可用热水袋进行，水温一般以40～60℃为宜，每1～2小时换水1次，以保持温度恒定，防止烫伤。有条件者可放置于暖箱中。

（二）小儿保健措施

1. 精心调护

小儿出生后，需要在吃、穿、睡等方面给予精心调理，这是小儿保健工作的重要内容。

（1）居住：根据条件与可能，室内应做到阳光充足、空气流通、冷暖湿度适宜。室内经常开窗，但要避免直接吹风，以免外邪侵袭，减少疾病发生。室内应布局合理，防止触电及外伤等意外事故。冬季要注意防止煤气中毒。早产儿体温调节功能差，应注意保暖。

（2）衣着：小儿寒暖需要人照顾，衣着宜柔软、宽松、厚薄适宜，不宜穿得过多，应按气温变化而增减衣服。内衣应以棉织品制成的为好。小儿尿布以质软、色淡、吸水性强的棉布为宜。尿布必须勤换、勤洗、勤晒，同时要注意臀部及腹股沟清洁与干燥。不用橡皮或塑料尿布，否则易致尿布皮炎。

（3）睡眠：充足的睡眠才能保证小儿身体健康，年龄愈小，每天需要的睡眠时间愈长。6个月前每日需睡15～20小时；6～12个月需睡15～16小时；2～3岁需睡12～14小时；4～6岁需睡11～12小时；7岁以上需睡9～10小时。要培养小儿主动入睡习惯，避免抱着睡、摇床或口含乳头、吮手指、咬嘴等不良入睡习惯。

（4）饮食：从小要培养孩子良好的饮食习惯，做到不乱吃零食、不挑食、不偏食等。平时不要让孩子吃太甜、太油腻食物，特别在睡前和进食前不吃糖果等甜食，否则会使食欲减退和发生龋齿。饭前要让孩子洗手，吃饭时不要边吃边玩，也不要强迫进食，以免影响孩子食欲。吃饭时要使小儿精神愉快，并注意营养适当，色香味好，定时进食。

2. 清洁卫生：要培养小儿良好的卫生习惯，经常洗头、洗澡，勤换衣服、勤剪指（趾）甲。婴幼儿皮肤娇嫩，沐浴后必须将水揩干，皮肤皱褶处易糜烂，常可扑些爽身粉或滑石粉。婴儿未出牙前，不要擦洗口腔，以防引起口腔粘膜损伤。幼儿应培养自己洗脸刷牙习惯，做到饭前、便后洗手以及睡前洗脸、洗脚等。从6个月起就可以按时训练其大小便的习惯。

3. 健康检查：小儿定期健康检查，对保障小儿正常生长发育、防止疾病、促进健康成长，有着重要意义。婴幼儿每3个月或半年检查一次，学龄前小儿每年定期检查一次。对体弱多病儿，要经常检查，进行正确的医学指导。

4. 体格锻炼：通过体格锻炼，可以提高小儿对自然环境的适应能力，增强抗病能力，预防疾病，促进健康。小儿锻炼方式应该随年龄增长而循序渐进，主要利用新鲜空气、日光、水进行空气浴、日光浴、水浴或游泳以及体育锻炼。目前对生后2个月的婴儿，已提倡做被动体操；对6岁以上的小儿除体操、舞蹈外，还可利用滑梯、球类等进行锻炼。

5. 合理教育：合理的教育可以促进小儿智力发育，培养其愉悦的精神和优良的品格，促进其身心健康成长。古代医家十分重视小儿的早期教育，如《育婴家秘·鞠养以慎其疾》说："小儿能言，必教之以正言，如鄙俚之言勿语也。能食则教以恭敬，如亵慢之习勿作也……言语回答，教以诚实，勿使欺妄也；对宾客教以拜揖迎送，勿使退避也；衣服、器用、五谷、六畜之类，遇物则教之，使其知之也；或教以方隅，或教以岁月时日之类。如此则不但无疾，而知识亦早也。”指出了对小儿语言、行为、礼貌、知识等正确的教育方法。小儿的教育还可以通过游戏、户外活动、讲故事、看少儿电视节目以及作业劳动来完成。时代在前进，现代交通工具日益发达，家用电器日益增多，小儿年幼，缺乏知识，若不注意，易出现事故，因此安全教育也很重要。总之对儿童的教育，宜循序诱导，讲道理，不能偏袒偏爱、打骂恐吓，以免影响小儿身心健康。

随着社会和科学的发展，儿科的疾病谱发生了较大变化，许多传染病、多发病发病率明显减低，小儿体质明显增强，儿童保健已从单纯躯体保健发展到包括智能发育以及心理、情感、行为、气质、社会适应能力等一系列非智力因素在内的全面保健。

自学指导

【重点难点】

1．了解喂养与保健对小儿生长发育的重要性。掌握母乳喂养、人工喂养、混合喂养的方法，熟悉母乳喂养的优点。无论哪种方式喂养，都应及时地逐渐添加辅食，明确添加辅食的目的，记住添加辅食的原则及顺序。

2．了解初生儿的调护要点，小儿保健在衣食住行方面的注意点。要培养儿童从小养成良好的清洁卫生习惯，做到定期健康检查、按时预防接种，加强体格锻炼、进行合理教育，使他们在身体、精神、心理、行为等方面均正常发展，成为健康的人。

【复习思考题】

1．什么叫母乳喂养、人工喂养、混合喂养？

2．母乳喂养有哪些优点？

3．4个月的婴儿应如何进行人工喂养？

4．为什么要添加辅食？添加辅食的原则及方法是什么？

5．如何培养小儿良好的饮食习惯？

6．儿童保健主要包括哪些内容？

第五节　预防与康复

【目的要求】

1．了解对小儿先天性疾患和常见病进行预防的基本内容及临床意义。

2．了解传染病的三个控制环节。

3. 了解小儿预防接种的注意事项。

4. 了解小儿康复治疗的基本内容及意义。

【自学时数】

2～3 学时。

预防与康复是保证小儿正常生长发育，促进健康成长的重要措施。预防是根据小儿生长发育特点，对儿童疾病进行未病先防，降低其发病率；康复是根据小儿疾病特点，对疾病进行辅助治疗、精心护理、饮食调养、功能训练，阻止疾病发展，降低其死亡率，促进疾病早日痊愈，机体健康恢复。

一、养胎护胎，预防先天性疾病

先天性疾病的发生与胎儿发育正常与否密切相关，因此，预防先天性疾病必须做好胎儿期的预防保健工作，古人谓之“养胎”、“护胎”：即通过对孕妇的产前保健达到保护胎儿健康成长、防止发生先天性疾病的目的。

《幼幼集成·护胎》说：“胎婴在腹，与母同呼吸，共安危，而母之饥饱劳逸、喜怒忧惊、食饮寒温、起居慎肆，莫不相为休戚。”充分说明了孕母起居、寒温气候、饮食饥饱、喜怒情志、劳逸等，都可影响胎儿的正常发育成长。下面归纳古代医家养胎、护胎的主要内容。

（一）饮食调养

饮食调养指孕妇的饮食，应该清淡平和、富有营养、易于消化，以满足胎儿生长发育的需要。胎儿在母腹中，其生长发育全赖孕母气血的濡养，而孕母气血的盈亏，与饮食营养有关。孕母不应过饥过饱，不应过食大冷、大热、甘肥粘腻、辛辣等食物，以免酿生胎寒、胎热、胎萎、胎肥等病证。

饮食调养还包括嗜好有节。孕妇应不吸烟、不喝酒。酒对男性精子和女性卵子都有伤害，因而可使受精卵发育障碍，造成流产、先天性畸形或智能低下等。孕妇吸烟过多，也会伤胎而造成流产、早产，或胎怯、弱智、先天性心脏病等畸形。

（二）精神调摄

精神调摄指妇女怀孕以后，应当随时注意调养心神、陶冶和修养性情，心情舒畅，情绪安宁，居处简静，尽量减少精神刺激，则五脏安和，气血调顺，方保胎儿发育正常。反之，若喜怒无常，忧患过度，突遇惊恐等，导致脏腑功能失调，或气血运行不畅，甚至五志过极，化热生火，皆会影响孕妇本身健康和胎儿正常发育。《内经》就有孕母精神异常而致小儿癫疾的论述，《素问·奇病论》有：“病名为胎病，此得之在母腹中时，其母有所大惊，气上而不下，精气并居，故令子发为颠疾也。”的记载，所以，孕妇应当精神内守，情绪稳定，喜怒哀乐适可而止，避免强烈的精神刺激，才能安养胎儿。

（三）谨避寒温

谨避寒温指孕妇应当注意气候环境的变化，避免时行疫邪的侵袭。因为怀孕以后，血聚养胎，卫外功能较弱，若不注意调寒温避风邪，则外邪容易乘虚而入，使孕妇发生疾病，影响胎儿发育，甚至会导致各种胎病。现代研究表明，各种感染性疾病，尤其是病毒感染，包括风疹病毒、流感病毒、巨细胞病毒、单纯疱疹病毒、水痘病毒、肝炎病毒等，都可能导致先天性畸形、流产或早产。妊娠早期胚胎形成，器官分化，最易受到损害。例如，孕妇妊娠早期风疹病毒感染，可造成小儿先天性白内障、先天性心脏病、耳聋、小头畸形及智力发育障碍等。

(四) 避免外伤

妊娠期间，孕妇要防止各种有形和无形的伤害，以保护自己和胎儿。孕妇要谨防跌扑损伤，如攀高涉险、提挈重物、摸爬滚打、跳跃颠簸等。要注意保护腹部，避免受到挤压和冲撞。进入现代社会,无形损伤的机会更是日益增加,噪声会损害胎儿的听觉,放射线能诱发基因突变,造成染色体异常,铅、汞、苯等化学因子慢性中毒,都可能导致流产或胎儿发育畸形。

妊娠期间还要控制房事，节欲保胎。房事不节，易于伤肾而致胎元不固，造成流产、早产；也易于因交合而酿成胎毒，使孕妇及胎儿宫内感染的机会增多。特别是妊娠头 3 个月和最后 1 个半月，应当禁忌房事。

(五) 劳逸适度

劳逸适度指孕母应当有劳有逸，劳逸结合，使肢体舒展，气血流通，则有利于胎儿的发育与分娩。如果过劳负重，则易动伤气血，引起流产或早产，甚至危及孕母的生命；如过逸则气血运行不畅，胎儿正常营养供应受影响，且易引起气滞难产。正如《万氏妇人科·胎前》说："妇人受胎之后，常宜行动往来，使血气通流，百脉和畅，自无难产。若好逸恶劳，好静恶动，贪卧养娇，则气血凝滞，临产多难。"

(六) 审慎用药

审慎用药是指孕妇如无特殊疾病，不必乱服药物，以免妄伐无辜。即使有病，也应该治病与安胎并举，做到"病去母安，胎亦无殒"。明代李时珍《本草纲目》共载妊娠禁忌药 86 味。现代医学认为，药物多数对胎儿不利，故孕妇应尽量不用药，特别是孕期 14 周内用药会因干扰细胞与组织的正常分化，导致畸形或流产；孕期 14 周后则主要影响胎儿的生长发育和生理生化功能，而导致先天性疾患。

二、小儿常见疾病的预防

小儿时期常见的疾病如呼吸道感染、佝偻病、婴幼儿腹泻、营养不良及寄生虫病等，对小儿的健康危害很大，均应积极预防。应当着重指出，佝偻病和营养不良可使婴幼儿抵抗力降低，易患肺炎、婴幼儿腹泻，常常迁延不愈。因此，应结合具体情况，开展多样的卫生宣教工作，如平时要多让小儿到户外活动，多吸新鲜空气，多参加游戏活动，增强体质，按时进行体格检查，发现疾病苗头，及时预防治疗。

多晒太阳，及时添加鱼肝油制剂，可以防止发生佝偻病。宣传正确的喂养方法，及时合理地添加辅食，注意饮食卫生和小儿消化系统的特点，可以预防营养不良和婴幼儿腹泻等消化系统疾病。注意气候变化，及时增减衣被，防止伤风感寒。避免异物刺激，可以预防哮喘发作和小儿肺炎等呼吸系统疾病。注意皮肤卫生，防止皮肤疮疖，避免风湿雨淋，可以预防急性肾炎等泌尿系统疾病。同时要教育儿童注意个人卫生，勤洗手，勤洗澡，剪短指甲，不穿开裆裤，不随地大小便；搞好环境卫生，如灭蚊、灭蝇等，这些都能对小儿疾病的预防起到良好的作用。

近来，小学儿童的龋齿发生率较高，与多吃糖果有关。要教育儿童少吃糖果，少吃零食，注意口腔卫生，养成早晚两次刷牙习惯，防止发生龋齿。儿童近视也有逐渐增多的趋势，因此，要做好预防措施：①必须教育儿童写字、读书的姿势要端正。不要趴在桌子上或扭着身体看书、写字，书本和眼睛应保持33cm左右的距离，不应该太近或太远。②课堂要有适当的光线，光线最好从左边照射进来。不要在太弱的光线下看书、写字，否则眼睛易疲劳，日子久了就会影响眼球的正常发育，造成近视。在教室内学生应按时轮换座位，以免常向一面看黑板，造成过度疲劳，一般可每月调换一次。③读书写字时间不宜过长，尤其对低年级小学生课时不应太长，让眼睛得到适当休息。④教育学生写字不要过小过密，更不要写斜字、草字。⑤开展眼保健操活动。

三、儿科传染病的预防

传染病具有传染性和流行性，故发病率高，危害性很大。解放前，由于人民生活水平低下，卫生设施简陋，医疗手段落后，传染病容易发生与流行，是导致人们特别是儿童死亡的重要疾病。解放后，随着自然环境和社会环境的变化，卫生条件的改善，医疗水平的提高，特别是预防医学和免疫学的发展，大规模推广预防接种，使其发病率和死亡率都大幅度降低。但由于小儿的免疫功能相对低下，抵抗力较差，故较成人容易患传染病，防治传染病仍是儿科工作者面临的一项重要任务。目前，由于抗生素的广泛使用，对细菌性传染病已经取得较好疗效，而病毒性传染病，由于缺少有效的抗病毒药物，有相对增多的趋势。

防止传染病的流行，必须抓好三个重要环节，即控制传染源（病人和病原携带者），切断传播途径，保护易感人群。儿童属于易感人群，婴幼儿对各种传染病都具有易感性。根据小儿不同年龄，定期进行预防接种，是减少和防止传染病发生、保护易感儿童的有效措施。现阶段预防接种有卡介苗，乙肝疫苗，百日咳、白喉、破伤风菌苗，乙脑疫苗，流脑菌苗，伤寒、副伤寒菌苗等，应定期、按时接种。地段医护人员必须把管段中的易感儿童调查清楚，建立预防接种卡片，有计划地进行各种预防接种（见附5：预防接种程序参考表），提高人群免疫水平，控制传染病的发生流行。

（一）预防接种的注意事项

1. 大力开展宣传工作，使群众认识到预防接种对预防传染病的重大意义。

2. 要认真检查菌苗、疫苗，详细询问儿童的健康情况，必要时先对“健康儿”进行体格检查，才能接种。

3. 严格掌握禁忌证。每种预防接种制剂都有一定的接种对象，也有其禁忌证。一般禁忌证包括有急性传染病接触史而未过检疫期者；急性传染病（包括恢复期）的患者；发热的病人或患严重的慢性疾病如心脏病、肝脏病、肾脏病、活动性结核病、化脓性皮肤病的小儿；有过敏史、有颠痫或惊厥史的小儿。营养不良如无并发症不应列为免疫禁忌证。在不易安排预防接种的地区，轻度上呼吸道感染或腹泻亦不宜作为禁忌证。

4. 接种时，要严格遵守无菌操作规程，每人用一个消毒针头和一个消毒针管，防止交叉感染。

5. 注意预防接种的剂量。每种制剂的说明书上都有规定的接种剂量，应严格按照执行。

6. 注意预防接种的次数。预防接种时应按使用说明书所述次数作全程和加强免疫。加强免疫措施，能很快引起抗体水平提高，称为回忆反应。

7. 注意接种的间隔时间。接种的间隔时间长短要根据每种预防接种制剂的性质，产生免疫反应的快慢，以及注射后机体吸收的快慢来决定。我国目前规定一般不加吸附剂的菌苗，通常间隔7～10天注射1次，类毒素或吸附制剂一般间隔4～8周。

8. 注意预防接种的完成率。预防接种既达到个体免疫又达到人群免疫的目的，就能收到最好的预防效果。一般来说，人群免疫水平要达到80%以上，才能取得控制传染病流行的效果。

（二）预防接种的反应

预防接种制剂对人体来说是一种外来刺激，活菌苗、活疫苗的接种实际上是一次轻度感染，死菌苗、死疫苗对人体是一种异物刺激。因此，有些制品在接种后一般都会引起不同程度的局部和/或全身反应。

1. 局部反应：一般在接种疫苗后24小时左右局部发生红、肿、热、痛等现象。红肿直径在2.5cm以下者为弱反应，2.6～5cm者为中等反应，5cm以上者为强反应。

2. 全身反应：主要表现为发热，体温在37.5℃左右为弱反应，37.5～38.5℃为中等反应，38.6℃以上为强反应。除体温上升外，还有头痛、恶心、呕吐、腹痛、腹泻等症状。

3. 异常反应：一般少见，主要是晕厥。

（三）预防接种反应的处理

目前所用的预防接种制剂绝大多数局部反应和全身反应都是轻微的，也是短暂的，不需要做任何处理，适当休息，第二天可恢复正常。中等度以上的反应极少。若局部反应呈强反应时，引起局部淋巴结肿痛，应进行热敷。全身反应严重者，可对症处理，高热头痛者可口服解热镇痛剂，如复方阿司匹林。一般体温恢复正常后，其他症状自然消失。

晕厥多发生在空腹、精神紧张状态时进行注射者。注射前要做好宣传教育工作，解除紧张心理。一旦发生晕厥，应让小儿立即平卧，保持安静，可以给热开水或热糖水喝，一般不需要使用药物，在短时间内即可恢复正常。数分钟后不恢复正常者，可针刺人中穴，也可以皮下注射1∶1000肾上腺素，剂量是每次0.01～0.03mL/kg。

四、小儿康复

康复治疗是辅助正规治疗疾病的一种重要措施，其所包括的内容十分广泛，各种不同疾病都有相应疾病的康复方法。现就小儿疾病康复的共性问题作一简介。

（一）心理康复

患病使小儿增加心理负担和压力，心情紧张、焦虑、易激动，住院时离开家庭和家长，环境改变，心情更不安，恐惧和孤独，均使患儿心理失去平衡，故医务人员应通过自己的良好医德医风，热心、耐心、细心的服务，亲切的语言，和蔼的态度，取得患儿的信任与配合，有利于患儿机体康复。

1. 调情养性，促进康复：小儿患病有因七情所致者，有因病致情志改变者，都可影响治疗。因此，对患儿的心理护理要注意调情养性，以促进患儿康复。

（1）必须了解患儿的心理状态。可向患儿家长或保育人员了解患儿平时的生活习性、喜恶偏好，以及此次就诊或住院时的心理，以便有针对性地进行心理疏导。

（2）用简单易懂的语言或其他方式，向患儿介绍医院的情况，此次就诊或住院的目的，应该遵守的制度。并使其熟悉环境，解除其恐惧紧张心理。

（3）做好各项医护工作，熟练掌握注射、抽血、喂药等技术，争取患儿配合，减少患儿痛苦。

（4）医护人员态度要和蔼，动作要温柔，语言要亲切，切忌采取恐吓、威胁、欺骗、打骂或变相体罚等不正确方式对待患儿。要取得患儿和家长的信任，争取他们配合，才能便于开展工作，有利于疾病早日痊愈。

2. 以情制情，因病施护：针对各类不同疾病所引起的心理变化，尤其是七情所致者，应根据其年龄和心理特点，以情制情，因病施护，促进疾病痊愈。对于精神神经疾病患儿，如脑瘫、智力低下、忧郁症、孤独症、焦虑症、强迫症、口吃、夜惊、遗尿等，在护理上要做到以情制情，采用心理治疗，正确疏导排解，行为矫正训练等方法，使患儿树立信心，消除自卑，坚持训练和综合治疗，有利于患儿康复。

(二) 饮食调养

合理的饮食调养可以增进小儿食欲，为小儿的生长发育提供重要的物质保证，同时也有利于防病治病，有利于患儿正气的恢复和机体的康复。

《素问·脏气法时论》云："五谷为养，五果为助，五畜为益，五菜为充，气味合而服之，以补益精气。"现代研究认为：瘦肉、家禽或海产品可提供胆碱、卵磷脂、酪氨酸、色氨酸、铁、锌和B族维生素；贝类中钙、碘、铁、蛋白质等含量丰富，不饱和脂肪酸比动物肉类含量更丰富；新鲜水果含丰富的维生素C；绿豆可清除体内多种毒物，促进机体内的新陈代谢；百合含淀粉、蛋白质、脂肪、还原糖、多种维生素、多种生物碱，对肺、胃肠有保健作用；山药含淀粉、糖蛋白、游离氨基酸、多酚氧化酶、维生素C、皂甙、胆碱、粘液质等成分，可用于脾虚泄泻、肺虚咳嗽、肾虚遗尿等病证；生姜中含淀粉、维生素、树脂状物质、天门冬酸、天门冬氨酸、谷氨酸、甘氨酸、挥发油和辣味，可增加消化腺分泌，有消除肠胀气、兴奋心肌、止痛等作用，可用于风寒感冒、胃寒呕吐等等。

中医学认为饮食调养应因人而异，因病而异，根据人的不同体质、不同的疾病辨证选用，才能取得较好的效果。对于小儿脾胃病证，饮食调养得当，更能起到促进康复的作用。饮食调养的优点是显而易见的，随着人们生活水平与健康水平的提高，对疾病的预防保健康复也有了更深刻的认识，饮食调养越来越受到重视。

(三) 功能训练

功能训练主要用于脑瘫、智力低下、乙脑恢复期和后遗症等病证的患儿，对于这一类患儿功能训练是重要的康复手段。针灸、推拿是促进功能训练的传统康复方法。现在有许多用于功能训练的器械，如手摇车、球、吊环、哑铃、杠铃、学步车、踏步车、跑步器、爬栏、小自行车、小三轮车等，可以根据不同的年龄，不同的疾病选用。功能训练项目应遵循由简单到复杂，次数由少到多，强度由轻到强的原则进行。在功能训练中应结合心理康复进行，帮助患儿去除恐惧畏难心理，树立战胜疾病的信心，长期坚持，才能取得效果。

自学指导

【重点难点】

本节"预防与康复"简要介绍了预防先天性疾病、常见病、传染病的主要措施，以及小儿康复的三个共性问题。

加强孕妇妊娠期的医学指导，即胎儿期的保健，是养胎护胎的重要内容，正确的养胎护胎可以预防先天性疾病的发生。合理的饮食喂养，及时的增减衣被，良好的生活习惯，积极的锻炼身体，多晒太阳，注意卫生，可以防止发生小儿常见病。预防接种是防止小儿传染病的重要方法，必须了解控制传染病流行的三个重要环节，即控制传染源，切断传播途径，保护易感人群；了解预防接种的方法和程序，掌握预防接种的注意事项及不良反应的处理。了解心理康复、饮食调养、功能训练对于小儿康复的重要性。

学习本节，应结合学习小儿传染病学、小儿护理学，有利于理解本节内容。

【复习思考题】

1. 简述先天性疾病的预防。
2. 防止传染病流行的三个控制环节是什么？
3. 小儿预防接种有哪些禁忌证？
4. 预防接种的不良反应及处理如何？
5. 小儿康复要点是什么？残疾儿童康复治疗的意义何在？

第六节　生理病理特点

【目的要求】

1. 明确小儿生理病理各特点的基本含义。
2. 掌握小儿生理病理特点对临床的指导意义。

【自学时数】

2～4 学时。

小儿自初生到成年，一直处于不断的生长发育过程中，无论在形体、生理、病理等方面，都与成人有所不同，年龄越小与成人的差别愈大。因此，不能简单地把小儿看成是成人的缩影。历代医家对小儿生理病理特点论述很多，归纳起来，其生理特点主要表现为脏腑娇嫩，形气未充；生机蓬勃，发育迅速。其病理特点主要表现为发病容易，传变迅速；脏气清灵，易趋康复。正确认识并掌握这些特点，对于了解小儿生长发育、健康保育和疾病的发生、发展、诊断、防治等，都具有十分重要的指导意义。

一、生理特点

小儿生理特点，主要有以下两个方面：

（一）脏腑娇嫩，形气未充

脏腑即五脏六腑；娇指娇气，不耐寒热；嫩指柔嫩，未臻成熟；形指形体结构，如四肢百骸、筋肉骨骼、精血津液等；气指生理功能活动，如肺气、脾气、肾气等；充指充实、充任。总的来说，即是指小儿五脏六腑及其机体各系统和器官的形态发育以及生理功能都是不成熟和不完善的。

关于小儿生理特点的论述，最早见于《灵枢·逆顺肥瘦》："婴儿者，其肉脆血少气弱。"这里的"肉脆"是指肌肉脆薄，"血少"是指血液中精微物质相对不足，"气弱"是指脏腑功能活动未臻健全、相对薄弱。《颅囟经·病证》言："孩子气脉未调，脏腑脆薄，腠理开疏。"北宋·钱乙《小儿药证直诀·变蒸》言："五脏六腑成而未全……全而未壮。"明·万全《育婴家秘·发微赋》言："血气未充……肠胃脆薄，精神怯弱。"清·吴鞠通在《温病条辨·解儿难》中把小儿时期的机体柔嫩、气血未足、脾胃薄弱、肾气未充、腠理疏松、神气怯弱、筋骨未坚等特点归纳为"稚阳未充，稚阴未长"，即所谓"稚阴稚阳"之体。这里的"阴"，一般是指体内精、血、津液等物质；"阳"是指体内脏腑的各种生理功能活动。故"稚阴稚阳"的观点更充分说明了小儿无论在物质基础与生理功能上，都是幼稚未充和不完善的。

从脏腑娇嫩的具体内容来看，五脏六腑的形与气皆属不足，其中以肺、脾、肾三脏尤为突出，而心、肝二脏相对有余。这在3岁以下的婴幼儿表现得特别明显。万全在《育婴家秘·五脏证治总论》中提出："五脏之中肝有余，脾常不足肾常虚。"又言："人皆曰肝常有余，脾常不足，予亦曰心常有余，肺常不足……所谓有余不足，非经云虚实之谓。"说明这都是小儿的一种生理现象。肺主一身之气，脾为后天之本，肾为先天之本，三者密切相关。肺者，五脏之华盖，外合皮毛。外邪侵袭，肺先受之。小儿肌肤薄嫩，卫外不固，更易感受外邪，而显肺常虚。肾藏精，内寄元阴元阳，主生长发育。小儿甫生，先天禀受肾气未充，既生之后，需赖后天脾胃运化水谷精微滋养，才能不断补充和化生。初生之后，由于生长发育迅速，对精、血、津液等营养物质的需求比成人大得多，而脾胃运化功能又尚未健旺，故显得脾常不足；小儿处于生长发育阶段，对于肾气生发的需求较成人更为迫切，相对感到肾常虚。

（二）生机蓬勃，发育迅速

这是小儿生理的另一个特点，与上述特点密切相关，是一个问题的两个方面。由于小儿脏腑娇嫩，形气未充，所以，在小儿生长发育的过程中，形体、智力、脏腑、功能等均随着年龄的增长，不断向完善、成熟方面发展，年龄愈小，生长发育的速度越快。所谓"生机"是指各种生理活动功能，"发育"是指生长过程。《诸病源候论·养小儿候》言："小儿始生，生长尚盛。"这种生长旺盛、发育迅速的特点在婴幼儿时期特别明显，主要表现在体格生长和智力发育两方面，并且是按一定规律发展变化的。古代医家把小儿这种生理现象称为"纯阳"，如《颅囟经·脉法》首先提出："凡孩子三岁以下，呼为纯阳，元气未散。"所谓"纯阳"是指3岁以下小儿禀受父母先天之气，真元未耗，在生长发育过程中，表现为生机旺盛，蓬勃发展，好比旭日之初升，草木之方萌，蒸蒸日上，欣欣向荣而言。这里绝不能把"纯阳"理解为"盛阳"或"有阳无阴"，或"阳亢阴亏"。

总之，"稚阴稚阳"和"纯阳"理论，概括了小儿生理特点的两个方面。"稚阴稚阳"是说明小儿肌肤柔嫩，筋骨未坚，气血未充，脏腑娇嫩，阴阳二气均较幼稚不足；"纯阳"是说明小儿在生长发育过程中，生机蓬勃，发育迅速的生理现象。两者相辅相成，相得益彰，不能割裂开来理解，否则是片面的和不完全的。

二、病理特点

小儿病理特点，主要有以下两个方面：

（一）发病容易，传变迅速

由于小儿脏腑娇嫩，形气未充，阴阳二气均属不足，因此，在病理上不仅发病容易而且传变迅速，年龄越小，尤为突出。清·陈修园在《医学三字经·小儿》中曾说："稚阳体，邪易干。"吴鞠通在《温病条辨·解儿难》中亦指出："脏腑薄，藩篱疏，易于传变；肌肤嫩，神气怯，易于感触。"这些均说明小儿病理特点，主要是由小儿生理特点所决定的。

由于小儿对疾病的抵抗力较差，加之寒暖不能自调，乳食不知自节，一旦调护失宜，则外易为六淫所侵，内易为饮食所伤，故临床上以外感时邪和肺、脾二脏的病证最为多见。

小儿"肺常不足"，卫外功能不固，对外界的适应能力较差，寒暖不能自调，六淫之邪不论从口鼻而入，或由皮毛侵袭，均能影响肺之宣肃功能，而出现肺系疾病，如感冒、咳嗽、肺炎喘嗽等病证。正如万全在《育婴家秘·五脏证治总论》中指出："天地之寒热伤人也，感则肺先受之。"

小儿"脾常不足"，消化能力薄弱，稍有乳食不节，喂养不当，饥饱不适，便易损伤脾胃而患病。万全《育婴家秘·五脏证治总论》亦言："水谷之寒热伤人也，感则脾先受之。"所以，临床上呕吐、泄泻、厌食、积滞、疳证等病证，最为常见，严重者可影响小儿生长发育。

《素问·生气通天论》言："阳气者，若天与日，失其所则折寿而不彰。……阳因而上，卫外者也。"阳气即人体的正气，在生理状态下是全身的动力，在病理状态下是抗病的主力。由于小儿体禀"稚阴稚阳"，阴阳二气俱属不足，时行疫疠之气，无论老少，触之皆病，所以小儿罹患各种时行疾病，远较成人为多，如麻疹、风疹、幼儿急疹、猩红热、水痘、流行性腮腺炎、百日咳、流行性乙型脑炎、中毒型菌痢等都为小儿容易发生的急性传染病。

小儿"肝常有余"、"心常有余"。肝藏血，主筋，为风木之脏；心藏神，主血脉，为火脏；两者均需得到肾的滋养而不亢。肾藏精，主骨，为真水之脏。肝肾精血同源，肝得肾水滋养柔而不刚；心得肾水上济则心火不亢。小儿脏腑经络柔嫩，内脏精气不足，感邪之后，邪气易于嚣张，从阳化热，由温化火。温者热之渐，火者热之极。邪热内蕴，则壮热、烦躁，引动肝风，则手足抽搐；肝风心火交相煽动，火热炽盛，真阴亏耗，柔不济刚，筋脉失养，则见壮热、惊搐、昏迷。故临床上神昏、惊厥的病证比成人多见。

肾为先天之本，内寄元阴元阳，主人体的生长发育，藏精、生髓、充骨，髓上注于脑，脑为髓之海。小儿生长发育，赖肾阳以生，肾阴以长。小儿"肾常虚"，若先天肾气虚弱，加之后天脾气失充，影响小儿生长发育，则可见五迟、五软、解颅等先天疾患；若肾阳虚亏，下元虚寒，膀胱闭藏失职，不能制约小便，则发生遗尿。

传变迅速的特点，主要表现在疾病的寒热虚实容易相互转化或同时并见。寒热者辨别疾病之性质，虚实者判断正气的强弱与邪气之盛衰。《小儿药证直诀·原序》明确指出："脏腑柔弱，易虚易实，易寒易热。"这种寒热虚实易变的生理基础是"脏腑柔弱"和"稚阴稚阳"。

"易虚易实"是指小儿一旦患病，则正气易虚而邪气易实，所谓"邪气盛则实，精气夺则虚"（《素问·通评虚实论》）。实证可以迅速转化为虚证，或者转为虚实夹杂；虚证亦可兼见实象，出现错综复杂的证候。例如感冒患儿，可迅速转为肺炎，出现咳嗽、气急、鼻扇等肺气闭塞之证；若失治误治，则又可迅速出现正虚邪陷、心阳不振、气滞血瘀等虚中夹实的证候。又如婴幼儿泄泻，起病多为外感时邪或内伤乳食的实证，但常易迅速出现阴伤液脱或阴竭阳衰的虚脱危证。

"易寒易热"是指小儿在疾病过程中，由于"稚阳未充"，则易伤阳虚脱，出现阴寒之证，所谓“阴胜则寒”(《素问·阴阳应象大论》)。又由于“稚阴未长”，则易伤阴，表现为热的证候，所谓“阳胜则热”(《素问·阴阳应象大论》)。清·叶天士在《临证指南医案·幼科要略》中言：“小儿热病最多者，以体属纯阳，六气着人，气血皆化为热也。”说明了小儿热病多，易从热化的道理。如小儿患风寒外束之表寒证，初起邪在卫分，若不及时疏解祛邪外出，则风寒之邪即可迅速化热传里，转为里热证。又如急惊风在出现高热、抽搐等风火相煽的实热内闭证时，又可因正不敌邪，转瞬出现面色苍白、汗出肢冷、脉微欲绝等阳气外脱的虚寒证候。

(二) 脏气清灵，易趋康复

清指清净、纯洁，灵指灵巧、灵验。脏气清灵，易趋康复，是指小儿患病后，在病情发展转归的过程中，由于体禀“纯阳”，生机蓬勃，发育迅速，精力充沛，组织的修复能力强，并且病因单纯，极少七情劳累伤害，几种疾病同时并见的情况也较少，对药物的反应灵敏。所以，只要辨证正确，治疗及时，护理得当，病情也就比成人好转得快，容易恢复健康。如小儿肝炎、肾炎均比成人恢复快，痊愈者也多。所以，明·张景岳在《景岳全书·小儿则》中指出：“其脏气清灵，随拨随应，但能确得其本而撮取之，则一药可愈，非若男妇损伤积痼痴顽者之比。”这里的“本”，就是指疾病的本质，疾病发病特点、转化规律。在临床上掌握疾病的本质，正确辨证，积极治疗，就能促使疾病向好的方向转化，趋于康复。否则，诊断不明，辨证不清，用药不当，不但不能随拨随应，反而延误病情，危殆立至，甚至危及生命。

总之，小儿患病有易于传变，易虚易实，易寒易热，易于恶化的一面；又有生机蓬勃，脏气清灵，易趋康复的另一面，这是小儿生理病理特点在疾病中的反映。因此，在临床诊疗、预防保健工作中掌握这些特点，具有十分重要的意义。

自学指导

【重点难点】

本节所论述的小儿生理病理特点，是儿科学基础重点内容之一。

小儿生理特点包括脏腑娇嫩、形气未充；生机蓬勃，发育迅速两方面。前者是说明小儿肌肤柔嫩，腠理疏松，气血未充，脾胃薄弱，肾气未足，神志怯弱，筋骨未坚而言；古代医家比喻为“稚阳未充，稚阴未长”，即所谓“稚阴稚阳”之体。后者是说明小儿生长发育旺盛，年龄愈小，生长愈快；古代医家比喻为“纯阳”之体。尤其要指出的是，不能把“纯阳”理解为“盛阳”，或“阴亏阳亢”，或“有阳无阴”等病理概念。从脏腑生理特点表现中，可以看出肺、脾、肾三脏常不足，心、肝二脏常有余。所谓不足、有余，亦并非病理概念、虚实之言，而是指小儿五脏的生理现象。

小儿病理特点包括发病容易，传变迅速；脏气清灵，易趋康复。小儿这些病理特点都是在小儿生理特点的基础上发生的。由于小儿稚阳未充，稚阴未长，脏腑娇嫩，气血未充，抗病力弱，外易为六淫所侵，内易为饮食所伤，故小儿易于患病，也易于传变，特别是肺系、脾胃病多。病后容易化热，容易闭窍动风，故有“易虚易实，易寒易热”的特点。另小儿体禀“纯阳”，生机旺盛，又少七情之害，脏气清灵，反应灵敏，疾病比较单纯，辨病治疗正确，又有容易康复的特点。

小儿生理病理特点，是与成人相比较而言的，就是小儿本身随年龄不同，反应也不一样。掌握这些特点，并认真理解，对于了解小儿生长发育、体质状态、疾病的发生和发展，做好小儿保育、医疗保健是十分重要的。

【复习思考题】

1. 小儿生理特点主要有哪些具体内容？如何理解“稚阴稚阳”和“纯阳”？
2. 怎样理解“肺常不足”、“脾常不足”、“肾常虚”、“肝常有余”？
3. 小儿病理特点主要有哪些内容？
4. 如何理解“易虚易实，易寒易热”？试举例说明之。

第七节　四诊概要

【目的要求】

1. 掌握儿科诊法特点，尤其与成人不同之处。
2. 掌握望诊的重要意义。

【自学时数】

2～4学时。

小儿疾病的诊察方法，同样也是望、闻、问、切四诊合参。但是由于小儿有其生理、病理特点，生长发育和疾病反应均与成人不尽相同，因此四诊与成人有别，有其自身特点。闻诊，诊查范围有限；问诊，婴幼儿不会言语，较大儿童不能正确诉说病情，故儿科有“哑科”之称；切诊，小儿气血未充，脉搏难凭，就诊时常啼哭叫扰，影响医生对脉象气息的诊查，这些都是儿科诊治的困难因素，故历代儿科医家均重视望诊。夏禹铸在《幼科铁镜》中说：“小儿病于内，必形于外，外者内之著也。”由于小儿肌表薄嫩，反应灵敏，脏腑病证每能通过经络反映于体表，且比成人更为明显。儿科诊查以望为主，四诊合参。现代在传统四诊的基础上，又在不断地尝试把听诊、化验检查、影像学检查等诊查方法搜集到的疾病信息资料，充实到四诊检查中来，摸索宏观检查与微观检查相结合的新型诊查方法。

一、望诊

望诊，即医生通过视觉诊查患儿病情的一种重要方法。望诊包括望神色、望形态、审苗窍、辨斑疹、察二便、看指纹等。其中望神色、望形态属于整体望诊，而后四者属于分部望诊。

1. 望神色：望神色，包括望精神状态和面部气色。神色望诊，可以对小儿患病状况有一个初步的了解。

神，广义是指人体生命活动的总称，狭义是指人的精神意识与思维活动。神是脏腑气血精津阴阳是否充足、和调的外在表现，在小儿尤为重要。望神包括望精神、意识、体态、面目等。目为五脏六腑精气之所主，目内通于脑，为肝之窍、心之使，故望神以察目最为重要。

望神主要辨得神与失神。若形体壮实，动作灵活自如，活动睡眠如常，表情活泼，反应灵敏，面色红润光泽，目睛明润灵动，呼吸平顺调匀，语声啼哭清亮，是为得神，表明正气尚充，脏腑功能未衰，无病或病轻；若形体羸弱，精神萎靡不振，反应迟钝，动作迟缓或不由自主，表情淡漠，哭笑反常，面色晦暗，目睛呆滞不活，呼吸浅弱或气促不匀，寡言声轻含糊或惊啼谵语，是为失神，表明正气不足，脏腑功能衰败，病重或病危。

望色主要望面部气色。中国小儿的常色为色微黄、透红润、显光泽。面部气色有五色之偏，所主证候各有区别。

面色赤，因血液充盈面部皮肤络脉所致，多为热证，又有实、虚之分。外感热证，表热常见面红目赤，恶寒发热；里热常见面赤气粗，高热烦渴；虚热常见两颧潮红，低热绵延。若病重者见面红如妆或两颧艳红，多为虚阳上越的戴阳证。新生儿面色嫩红，为正常肤色。小儿因衣被过暖、活动过度、日晒烤火、啼哭不宁等原因而面红者，不属病态。

面色黄而非常色者，常因脾虚失运，水谷、水湿不化所致，多为虚证、湿证。黄疸属湿证，黄而鲜明如橘色是湿热；黄而晦暗如烟熏是寒湿。面色萎黄，是脾胃气虚；面黄浮肿，是脾虚湿滞；面色枯黄，是气血枯竭。有因过食胡萝卜、南瓜、西红柿等食物而面黄者，当另作判断。

面色白，是气血不荣，络脉空虚所致，多为虚证、寒证。外感初起，面白无汗，是风寒外束；阵阵面白，啼哭不宁，常为中寒腹痛；突然苍白，肢冷汗出，多是气阳暴脱；面白无华，爪甲苍白，多为营血亏虚；面白色滞，面肢浮肿，多属阳虚水泛；面色偏白，容易出汗，肌肉松弛，形体虚胖，多为肺脾气虚。若小儿少见风日，面肤白皙，又当别论。

面色青，因气血不畅，经脉阻滞所致，多见于惊风、寒证、痛证、血瘀证。惊风欲作或已作，常见眉间、鼻梁淡青，唇周、爪甲青紫，是为肝风。寒证分虚实，青灰晦暗为阳气虚；乍青乍白为里寒甚。痛证色青多见于腹部中寒，常伴啼哭不宁。血瘀证色青见口唇青紫、面色青灰，乃心阳不振，血脉瘀阻。

面色黑，常因阳气虚衰，水湿不化，气血凝滞所致，主虚寒证、水饮证、血瘀证。小儿面色青黑，四肢厥冷，是阴寒内盛；面色灰黑暗滞，多是肾气虚衰；面唇黧黑，多是心阳久衰；唇指紫黑多是心阳虚衰，血脉瘀滞；面黑浅淡虚浮，常是肾阳亏虚，水饮内停。若因常经日晒风吹，肤色红黑，不属病态。

2. 望形态：望形态，指望形体和望姿态。通过神、色、形、态的望诊，可以初步推断病证的性质。

形，指形体、外形，包括头囟、颈、躯体、四肢、肌肤、筋骨、指趾等。从小儿外形的壮弱，可以测知五脏的盛衰，分析疾病的发生发展及预后。

凡小儿身高正常，胖瘦适中，皮肤柔嫩，肌肉壮实，筋骨强健，身材匀称，毛发黑泽，是先天禀赋充足，发育营养良好的外形表现。若形体矮小，肌肉瘠薄，筋骨不坚，毛发稀细萎黄，是先天禀赋不足，后天调养失宜的发育营养不良表现。头方囟大，毛发稀疏，多为佝偻病；头大囟开，颈不能举，目珠下垂，常为脑积水；鸡胸龟背，筋弱肢软，多为肝肾亏虚之弱证；面浮肢肿，按之凹陷，是为水湿潴留；形体肥胖，躯脂满盈，是为痰湿郁滞；皮肤松弛，肌肉不实，是为脾胃气虚；肌肤干瘦，肤色苍黄，是为气血两虚；四肢枯细，肚腹膨大，是为脾虚夹积；脐部突出为脐疝。

态，指动静姿态。动静姿态反映人体脏腑阴阳总体的平衡协调状态。多动少静为阴亏阳盛；多静少动为阴盛阳虚。

凡坐卧不宁，烦闹不安，是肝阳心火内盛；嗜卧少坐，懒动无力，阳虚阴寒内盛；身体蜷缩，喜偎母怀，常为风寒外感；仰卧伸足，揭衣弃被，常为热势炽盛；鼻煽气喘，端坐难卧，是肺气上逆之哮喘；喘促气短，动则喘甚，属肾不纳气；俯卧抚腹，睡卧不安，多是积滞腹痛；身振目直，四肢抽搐，是为惊风；撮空循摸，谵语妄动，是为心神蒙蔽；背曲肩随，转摇不能，行则振掉，肾气将惫。将患儿具有的动作能力与该年龄组儿童应具备的动作能力相对照，可以及早发现五迟之类发育迟缓的病证。

3. 审苗窍：苗窍指五官九窍。舌为心之苗，肝开窍于目，肺开窍于鼻，脾开窍于口，肾开窍于耳及前后二阴。脏腑病变，每能在苗窍上有所反映。儿科疾病，有些有苗窍的特别表现。

（1）察舌：正常小儿的舌象表现为舌体灵活，伸缩自如，舌质淡红而润，舌苔薄白。

小儿舌常伸出口外，久不回缩，称为吐舌；舌反复伸出舔唇，旋即回缩，称为弄舌。吐舌常因心脾有热，弄舌可为惊风先兆，两者又皆可见于先天禀赋异常、智能低下者。

正常舌色淡红。舌质淡白为气血虚亏；舌质绛红为热入营血；舌红质干为热伤阴津；舌质紫暗为气血瘀滞。舌起粗大红刺，状如杨梅，称杨梅舌，常见于丹痧。

舌苔由胃气所生。新生儿多见薄白苔，少数舌红无苔者常于48小时内转为淡红舌，长出白苔。舌苔白腻为寒湿内滞或食积内停；舌苔黄腻为湿热内蕴或食积化热；舌苔花剥，经久不愈，状如地图，多为胃之气阴不足所致；若舌苔厚腻垢浊不化，伴便秘腹胀者，称"霉酱苔"，为宿食内停，中焦气机阻滞。小儿常有因服药、进食而染苔者，如吃橄榄、乌梅、铁剂等可使舌苔染黑，服青黛可使舌苔染青，吃牛乳、豆浆可使舌苔染白，吃橘子水、蛋黄可使舌苔染黄等，不可误认病苔。

观察小儿舌象时，应注意在自然光线下观察，才能反映舌象的本质，并注意小儿伸舌的姿势，若舌尖上翘，则可造成舌尖和舌边发红；同时应注意区分染苔情况，一般染苔的色泽比较鲜艳而深浅不太均匀，发现疑问稍加追问，不难弄清。

（2）察目：黑睛等圆，目珠灵活，目光有神，眼睑张合自如，是为肝肾精血充沛。眼睑浮肿，是风水相搏；眼睑开合无力，是元气虚惫；寐时睑开不闭，是脾虚之露睛；寤时睑不能闭，是肾虚之睑废。两目呆滞，转动迟钝，是肾精不足；两目直视，瞪目不活，是肝风内动。白睛发黄，是湿热熏蒸；目赤肿痛，是风热上攻。目眶凹陷，啼哭无泪，是阴津大伤；瞳孔散大，对光反射消失，是正气衰亡。

（3）察鼻：鼻塞流清涕，为外感风邪；鼻流黄浊涕，为风热客肺；长期鼻流浊涕，气味腥臭，为肺经郁热；鼻衄鲜血，为肺热迫血妄行；鼻孔干燥，为肺热伤阴；鼻翼煽动，气急喘促，为肺气闭郁。

（4）察口：口，包括口唇、口腔、齿龈、咽喉，舌象已另作专论。

唇色淡白为气血亏虚；唇色淡青为风寒束表；唇色红赤为热；唇色红紫为瘀热互结；环口发青为惊风先兆；面颊潮红，惟口唇周围苍白，是丹痧征象。

口腔内要全面诊查。粘膜色淡为虚为寒；粘膜色红为实为热。口腔破溃糜烂，为心脾积热；口内白屑成片，为鹅口疮毒。上下臼齿间腮腺管口红肿如粟粒，按摩腮部无脓水流出者为痄腮，有脓水流出者为发颐。

齿为骨之余，龈为胃之络。牙齿萌出延迟，为肾气不足；齿衄龈痛，为胃火上冲；寐中磨牙，是肝火内亢或蛔虫所致；牙龈红肿，是胃热熏蒸。新生儿牙龈上有白色斑点，俗称板牙，不必去除，由其自然脱落。

外感时咽红为风热；色淡多风寒。咽部疱疹色红，为外感邪毒；咽部滤泡增生，为瘀热壅结。乳蛾红肿，是肺胃热结；乳蛾溢脓，是热壅肉腐；乳蛾大而不红，称为肥大，多为阴伤瘀热未尽或肺脾气虚不敛。咽喉部有灰白色伪膜，拭之不去，重擦出血，常为白喉。诊察小儿咽喉应在检查最后进行。

（5）察耳：小儿耳壳丰厚，颜色红润，是先天肾气充沛的表现；耳壳薄软，耳舟不清，多为早产儿，是先天肾气未充的表现。耳内疼痛流脓，因风热犯咽传耳或肝胆火盛上炎；耳垂周围漫肿，乃风温邪毒传于少阳经络之痄腮。

（6）察二阴：前阴指生殖器和尿道口，后阴指肛门。男孩阴囊不紧不松，稍有色素沉着，是正常状态。阴囊紧缩不弛，为外感风寒或肾气不足；阴囊弛而不张，为气虚体弱或外感热病。阴囊睾丸肿大不红，照之透光，为鞘膜积液之水疝；阴囊肿物时大时小，上推可消，为小肠下坠之狐疝。阴囊通体肿大光亮阴凉，常见于阳虚阴水；阴囊肿痛阴部潮红灼热，常见于湿热下注；尿道口发红，小便淋漓，亦为湿热下注。

肛门周围粘膜皮肤色红为热，色淡为虚。肛周灼热燥裼为阳明里热伤津；糜烂潮红为大肠湿热下注。肛口弛而不张为元气不足；直肠脱出肛外为中气下陷。肛门瘙痒，会阴部搔痕潮湿，常是蛲虫病。小儿肛周臀部潮湿红痛，证属“红臀”，是尿液浸渍所致。

4．辨斑疹：斑疹见于皮肤。一般说来，点大成片，不高出皮肤，压之不褪色者，称为斑；点小量多，高出皮肤，压之褪色者，称为疹。斑疹在儿科多见于外感时行疾病，如麻疹、奶麻、风痧、丹痧、水痘等，也可见于内伤疾病，如紫癜。

斑分阴阳。阳斑指热毒阳证发斑，多见于温病热入营血，其斑大小不一，色泽鲜红或紫红，伴发热等症。阴斑多因内伤或者伴有外感而发，色淡红者多气不摄血，色淡紫者多阴虚内热，色紫红者多血热夹瘀。

疹有疱疹、丘疹，以疹内是否有液体而区分。疱疹内液色清，见于水痘；疱疹内液混浊，见于脓疱疮。丘疹细小暗红，先稀后密，面部尤多，常见于麻疹；疹细稠密，色如玫瑰，热退出疹，常见于奶麻；疹点稀疏，色泽淡红，身热不甚，常见于风痧；肤红如锦，稠布疹点，环口苍白无疹，身热咽痛，常见于丹痧；斑丘疹大小不一，如云出没，瘙痒难忍，常见于荨麻疹。

5．察二便：新生儿生后24小时内，排出大便呈粘稠糊状，墨绿色，无臭气，称为胎粪。母乳喂养之小儿大便呈卵黄色，偶带绿色，稍有酸臭气，稠度均匀，日行3次左右。牛乳、羊乳喂养为主者，大便色淡黄，质较干硬，有臭气，日行1～2次。小儿饮食过渡到与成人相同时，大便亦与成人相似。

大便性状变稀，次数、数量、容积增加，是为泄泻。大便稀薄如水，色黄夹粘液，气味臭秽，为湿热蕴结肠腑；大便质稀色清，夹泡沫，臭气轻，腹痛重，为风寒湿滞大肠；大便稀薄色淡，夹乳片，气味酸臭，为伤乳积滞泄泻；大便稀薄色黄，夹未消化食物残渣，气味腐臭，为伤食积滞泄泻；大便质稀溏，夹未消化物，色淡不臭，食后易泻，为脾虚食滞不化；大便清稀，完谷不化，滑泄不止，为脾肾阳虚失煦。便泻赤白粘冻，伴里急后重，多为湿热下痢；大便色泽灰白不黄，多系胆道阻滞。

小便清澈量多为寒，包括外感寒邪或阳虚内寒；小便色黄量少为热，包括邪热伤津或阴虚内热。尿色深黄，为湿热内蕴；黄褐如浓茶，见于湿热黄疸。尿色红或镜检红细胞增多为尿血，可由多种病证引起，大体鲜红为血热妄行，淡红为气不摄血，红褐为瘀热内结，暗红为阴虚血热。

6. 看指纹：指纹指示指桡侧的浅表静脉。婴幼儿皮肤薄嫩，络脉易于显露，故儿科对于 3 岁以下小儿常以看指纹作为望诊内容之一。

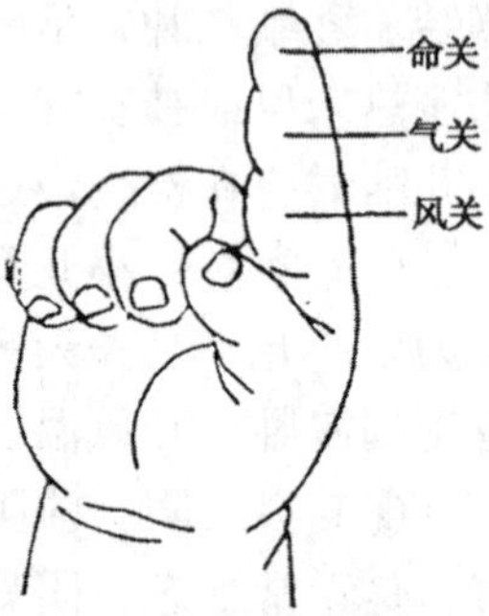

图 1-1　婴幼儿指纹三关

指纹分三关，从虎口到指端，第 1 节为风关，第 2 节为气关，第 3 节为命关（见图 1-1）。看指纹时，要将小儿抱于向光处，检查者用左手示指、拇指握住小儿示指末端，用右手拇指在小儿示指桡侧从命关向风关轻轻按推几次，使指纹显露。

指纹辨证纲要，可以归纳为：浮沉分表里，红紫辨寒热，淡滞定虚实，三关测轻重。浮指指纹浮现，显露于外，主病邪在表；沉指指纹沉伏，深而不显，主病邪在里。纹色鲜红浮露，多为外感风寒；纹色紫红，多为邪热郁滞；纹色淡红，多为内有虚寒；纹色青紫，多为瘀热内结；纹色深紫，多为瘀滞络闭，病情深重。指纹色淡，推之流畅，主气血亏虚；指纹色紫，推之滞涩，复盈缓慢，主实邪内滞，如食积、痰湿、瘀热等。三关是就指纹长短而言，纹在风关，示病邪初入，病情轻浅；纹达气关，示病邪入里，病情较重；纹进命关，示病邪深入，病情加重；纹达指尖，称透关射甲，若非一向如此，则可能提示病情危重。但需注意到，诊指纹应当结合患儿无病时的指纹状况，以及患病后的其他各种临床表现，全面加以分析，才能准确辨证。

二、闻诊

闻诊，是医生运用听觉、嗅觉诊察病情的方法。听声音包括听小儿的啼哭、呼吸、咳嗽、语言等，嗅气味包括嗅口气、大小便臭气等。

1. 啼哭声：小儿的啼哭，有属生理现象，有因某种不适，也有是各种病态的表现。

新生儿刚离母腹，便会发出响亮的啼哭。若初生不啼，便属病态，需紧急抢救。婴儿也常有啼哭，正常小儿哭声清亮而长，并有泪液，无其他症状表现，属于生理现象。

婴幼儿有各种不适时，也常以啼哭表示。例如：衣着过暖，温度过高或过低，口渴，饥饿或过饱，要睡觉，要抚抱，包扎过紧妨碍活动，尿布潮湿，虫咬，受惊等。不适引起的啼哭常哭闹不止，但解除了病因后，啼哭自然停止。

病理性啼哭，若声音洪亮有力者多为实证；细弱无力者多为虚证；哭声尖锐惊怖者多为剧烈头痛、腹痛等急重症；哭声低弱目干无泪者多为气阴衰竭危证。哭声尖锐，阵作阵缓，弯腰曲背，多为腹痛；哭声响亮，面色潮红，注意是否发热；哭而骤止，时作惊惕，须防惊风发作；吮乳进食时啼哭拒进，注意口疮；啼哭声嘶，呼吸不利，谨防咽喉急症；夜卧啼哭，睡眠不宁，为夜啼或积滞；哭声绵长，抽泣呻吟，为疳证体弱；哭声极低，或喑然无声，须防阴竭阳亡。

2. 呼吸声：正常小儿呼吸平稳、均匀，声音轻柔。呼吸气粗急促，是肺气失肃；气粗有力，多为外邪袭肺；气急鼻煽，多为肺气闭郁；气喘痰鸣，为痰壅气道；鼻息稍促，张口呼吸，常为鼻塞；呼吸急迫，面青不咳，须防喉风；呼吸声弱，是为肺气虚弱；呼吸微弱，声低不续，间歇如泣，防肺气将绝。

3. 咳嗽声：有声无痰为咳，有痰无声为嗽，有痰有声为咳嗽。初咳、单咳、咳声不扬为肺气失宣；剧咳、频咳、咳兼喘憋为肺失肃降。咳嗽声重，鼻塞流涕，多为外感风邪，涕清多风寒，涕浊为风热；干咳无痰，咳声稍嘶，为燥热伤津；咳声重浊，痰多喉鸣，为痰浊阻肺；咳声嘶哑如犬吠，须防喉风、白喉、麻疹等疫毒攻喉之症；久咳声哑，为肺阴耗伤；久咳声轻无力，为肺气虚弱；久咳而发作时连咳难止，面红目赤，气急呛咳，涕泪皆出，咳毕回声、作吐，日轻夜重，是为顿咳。

4. 语言声：正常小儿的语言声应当清晰，语调抑扬顿挫有度，语声有力。妄言乱语，语无伦次，声音粗壮，称为谵语，多属热扰心神或邪陷心包；声音细微，语多重复，时断时续，神志不清，称为郑声，多属心气大伤。语声过响，多言躁动，常属阳热有余；语声低弱，断续无力，常属气虚心怯。语声重浊，伴有鼻塞，多为风寒束肺；语声嘶哑，呼吸不利，多为毒结咽喉。小儿惊呼尖叫，多为剧痛、惊风；喃喃独语，多为心虚、痰阻。

5. 嗅气味：正常小儿口中无臭气。口气臭秽，多属脾胃积热；口气酸腐，多属乳食积滞；口气腥臭，有血腥味，多系血证出血；口气腥臭，咯痰脓血，常为肺热肉腐。

大便臭秽为肠腑湿热；大便酸臭为伤食积滞；便稀无臭为虚寒泄泻。小便臊臭短赤多为湿热下注膀胱；小便少臭清长多为脾肾二脏虚寒。矢气频作臭浊者，多为肠胃积滞。

三、问诊

儿科问诊通常以询问患儿亲属或保育者为主，年龄较大的患儿也可以作为问诊的对象，但对其所诉是否可靠要加以分析。儿科问诊要注意询问一般情况和个人史。

1. 问一般情况：一般情况包括姓名、性别、年龄、民族、家长姓名、家庭住址、病史陈述者、节气等。其中年龄一项，对百日内婴儿要问明天数，3 岁内问明月数，较大儿童问明几岁几个月。了解患儿的实际年龄对于判断其生长发育状况，计算体重、饮食量、用药量等，以及某些疾病的诊断，均有重要价值。

2. 问个人史：个人史主要包括生产史、喂养史、生长发育史、预防接种史。生产史与婴幼儿疾病诊断关系密切，要询问胎次、产次，是否足月产，顺产还是难产，出生时情况，出生体重等，必要时还要询问母亲孕期情况、家族中遗传病史等。喂养史包括婴儿期喂养方法、添加辅食情况、平时饮食习惯、起病前有无进不洁饮食或其他特别饮食等。生长发育史包括小儿体格发育、智能发育方面的各项重要指标。预防接种史指接受预防接种的情况，与传染病诊断关系密切。

3. 问病情：

(1) 问寒热：小儿恶寒可从观察测知，如依偎母怀、蜷缩而卧、肤起鸡皮疙瘩等。发热可通过触摸来感觉，还可以用体温计准确测定。恶寒发热为外感表证，寒热往来为半表半里证，但热不寒为里热证，但寒不热为里寒证。

(2) 问出汗：小儿肌肤嫩薄，发育旺盛，较成人易于出汗。无运动、哭闹、过暖等情况而于安静状态下汗出过多才属汗证。日间多汗为自汗，夜寐多汗为盗汗。虽古有自汗属阳气虚、盗汗属阴气虚之说，儿科当综合分析辨证。外感病汗出而热不解，是邪气由表入里的征象。

（3）问头身：婴幼儿头痛常表现为反常哭闹，以手击首或摇头。年长儿可询问其头痛、头晕及部位、性质。头身疼痛，常为外邪束表；头痛剧烈须防邪毒犯脑。关节疼痛，屈伸不利，常见于痹证，肿胀而热多热痹，肿胀不热多寒痹。肢体瘫痪不用，强直屈伸不利为硬瘫，多因风邪留络、瘀血阻络；痿软屈伸不能为软瘫，多因阴血亏虚、络脉失养。

（4）问胸腹：胸部窒闷，痰吼哮鸣，为痰阻肺络；胸痛咳嗽，咯吐脓血，为肺热肉腐。婴儿腹痛，常表现为阵发性反常哭闹，曲腰啼叫，或双手捧腹，辗转不安。脐周腹痛，别无它症，急性发作多因中寒，绵绵缓作多因虚寒。脘腹胀痛，嗳气酸馊，为伤食积滞；两胁作痛，呕恶发热，为热结少阳；右上腹痛，剧如钻顶，时急时缓，呕恶吐蛔，为蛔扰入膈；脘痛隐隐，绵绵发作，嗳气吐酸，食欲不振，为中虚气滞。各种腹痛伴有发热、呕吐、腹泻等症，腹部触痛、反跳痛、肌紧张明显，或可触及包块者，皆当作全面检查，分辨急腹症。

（5）问饮食：包括饮水和纳食两个方面。问饮水，主要询问小儿口渴喜热饮或喜冷饮等情况。渴喜热饮多为寒证，渴喜冷饮多为热证。口渴多饮，唇干舌红为胃阴不足；口干而不欲饮水，多为内有湿热；多饮多尿，可能为糖尿病或尿崩症。问饮食，主要询问进食量多少，有无偏食及食欲情况等。饮食不思，长期进食量少，或有偏食，多为脾胃运纳失常的厌食证。不思饮食，腹胀嗳腐，为伤食积滞。呕吐泄泻，食欲不振，多为脾胃不和，运纳失司。多食善饥，便多完谷不化，面黄肌瘦，为胃强脾弱之疳证。嗜食泥土异物，形瘦腹大，为疳之虫积所致。

（6）问二便：要询问大便的次数、数量、性状、颜色及夹带物等，作为泄泻、积滞、便秘等病辨证的重要依据。小便清长，夜尿频多，为肾阳亏虚；尿频尿急，尿时疼痛，为湿热下注；小便刺痛，尿中见血，常为湿热煎熬之石淋。

（7）问睡眠：要询问小儿每日睡眠时间，睡中是否安宁，有无惊惕、惊叫、啼哭、磨牙等。少寐多啼，常为心火上炎；多寐难醒，常为气虚痰盛；寐中露睛，多为久病脾虚；睡中磨牙，多为肝火内盛或蛔虫所致；寐不安宁，多汗惊惕，常见于心脾气虚之佝偻病。

四、切诊

切诊是医生用手指切按患者体表以诊察疾病的方法。切诊包括脉诊和按诊两部分，都应在尽可能使患儿安静的状态下进行。

1．脉诊：小儿脉诊，一般用于3岁以上儿童。小儿寸口脉位短，切脉时可以用“一指定三关”法，即以医生右手的示指或拇指一指指腹按于患儿寸口部切脉。

正常小儿脉象平和，较成人细软而快。年龄越小，脉搏越快。若按成人正常呼吸定息计算，初生婴儿一息7～8至（120～140次/分），1～3岁6～7至（110～120次/分），4～7岁约6至（100次/分），8～13岁约5至（90次/分）。若因活动、啼哭等而使脉搏加快，不可认作病态。

小儿病理脉象分类，一般比成人简化。儿科基本脉象，分浮、沉、迟、数、有力、无力六种。浮脉主表证，沉脉主里证，迟脉主寒证，数脉主热证，有力主实证，无力主虚证。六种脉象可以兼见，如浮数主外感风热，沉迟主阳气虚弱，脉数有力主实热证，脉数无力主虚热证等。当然，除以上6种脉象之外，其他脉象在儿科也可见到，如滑脉见于热盛、痰湿、食滞，洪脉见于气分热盛，结脉见于气血亏虚或寒凝瘀滞，代脉见于气血虚衰，弦脉见于惊风、腹痛、痰饮积滞等。

2. 按诊：按诊包括按压和触摸头囟、颈腋、四肢、皮肤、胸腹等。

(1) 按头囟：小儿囟门逾期不闭，是肾气不充，发育欠佳；囟门不能应期闭合，反而开大，头缝开解，是为解颅。囟门凹陷，名曰“囟陷”，常为津液亏损，阴伤欲竭；囟门高凸，名曰“囟填”，常为邪热炽盛，肝风内动。

(2) 按颈腋：颏下颈项腋部触及小结节，质稍硬不粘连，是淋巴结。若头面口咽有炎症感染，淋巴结触痛，属痰热壅结之淋巴结炎；连珠成串，质地较硬，推之不易移动者，可能为痰核内结之瘰疬（淋巴结结核）。

(3) 按四肢：四肢厥冷，多属阳虚；皮肤灼热，多属热证。四肢挛急抽掣，属于惊风；四肢细弱无力，属于痿证。

(4) 按皮肤：了解寒、热、出汗情况。肤冷多汗，为阳气不足；肤热无汗，为热盛表束；手足心灼热，为阴虚内热。肌肤肿胀，按之随手而起，属阳水水肿；肌肤肿胀，按之凹陷难起，属阴水水肿。

(5) 按胸腹：胸骨前突为鸡胸，胸椎后突为龟背，胸骨两侧肋骨前端突出称串珠，胸廓在膈部内凹而肋缘处外翻称肋膈沟，均因先天不足、后天调养失宜所致的佝偻病。

小儿腹部应当柔软温和，不胀不痛。左胁肋下按及痞块，属脾肿大；右胁肋下按及痞块，明显增大，属肝肿大。腹痛喜按，按之痛减者，多属虚属寒；腹痛拒按，按之痛剧者，多属实属热。腹部触及包块，在左下腹如腊肠状者常为粪块；在右下腹如圆团状者常为肠痈；大腹触及包块推之不散者常为肠结；大腹触及包块按摩可散者常为虫瘕。腹部胀满，叩之如鼓者为气胀；叩之音浊，随体位移动者为腹内积水或为水臌。

按摸腹部时，应注意从不痛的部位开始，一般从左下腹开始，最后才能触及痛处；按摸时要尽量分散小儿的注意力，同时检查者的手要温，手法要轻巧，由浅入深，由轻到重地按摸，边摸边注意小儿的面部表情，以推测腹部的痛处、肿块、腹内脏腑的情况。

自学指导

【难点重点】

本节介绍了儿科望、闻、问、切四诊的主要内容，侧重于介绍儿科的诊察特点。儿科四诊虽与内科基本相同，但由于小儿有生理病理和疾病表现上的特点，四诊的内容和方法也有所不同。望诊是儿科四诊的重点，历代儿科医家都强调儿科“以望为主”，其中看指纹是儿科特有的，在望神色、望形态、审苗窍、辨斑疹、察二便等方面也有儿科自己的一些特点。另外，闻诊中的听啼哭声；问诊中的问年龄、问性别、问个人史中的生产、喂养、生长发育、预防接种史；切诊中的六种主要脉象以及按头囟等儿科的特点，应在学习中注意掌握。

学习本节应结合复习中医诊断学和中医内科学中的有关四诊内容，并注意比较分析，区别哪些是相同的，哪些是不同的，从中找出中医儿科学的四诊特点。这样有利于理解、记忆、掌握运用。

儿科四诊虽以望诊为主，但其他三诊也不可偏废，尤其是问诊，也是获取疾病信息的重要方法。由于儿科素称哑科，小儿言不达意，述说不清，家长代诉也不能完全真实地反映患儿的病痛感受，故要仔细分析，去伪存真，四诊合参，才能较完整准确地掌握患儿的病情，为疾病的诊断与治疗提供充足的准确资料。

【复习思考题】

1．为什么说在儿科四诊中要特别重视望诊？
2．儿科望诊包括哪些主要内容？
3．看指纹的方法及其临床意义如何？
4．儿科闻诊有哪些主要内容？
5．儿科问诊的主要内容是什么？小儿个人史包括哪些内容？
6．小儿脉诊的方法如何？其主要脉象有哪些？有何临床意义？
7．按摸小儿腹部要注意什么？

第八节　治疗概要

【目的要求】

1．掌握儿科治疗用药的原则特点。
2．熟悉小儿常用内治法及其在儿科临床的运用特点。
3．熟悉小儿常用外治法的临床应用和适应证。

【自学时数】

2～4 学时。

小儿疾病的治疗大法，与成人基本相同。但由于儿童这一具体对象和儿科疾病的特点，在治法选用、剂型选择、给药剂量、给药方法等许多方面，都具有与成人不同的特点。

一、治法特点

（一）治法选用

治疗小儿疾病的方法很多，有内治法、外治法、推拿法、捏脊法、刺四缝疗法、割治疗法、拔罐疗法等。这些疗法的运用，应针对不同疾病，在辨证论治原则的指导下，确定相应的治疗原则，选用适合病情需要的有效疗法，才能达到祛除病邪，调整阴阳，促进患儿早日恢复健康的目的。

中药内服是儿科应用最多的治法，其中汤剂因吸收迅速、生物利用度高、药物加减运用灵活等优点而最为常用；中成药，尤其是新型中成药制剂，如颗粒冲剂、片剂、糖浆、流浸膏、针剂、栓剂等，因储存、运输方便，便于小儿服用，研制和应用越来越受到重视。药物外治使用简便，易为患儿接受，用于辅治或主治部分病症有良好的效果。推拿疗法、艾灸疗法不受条件限制，无痛苦无损伤，受到患儿欢迎。针刺疗法用于儿科，应选用适合小儿的针刺手法。推广腕踝针、头针、激光穴位照射等方法，以增加治疗手段。总之，应根据病证特点及患儿的个体情况选择合适的治法。

（二）治疗原则

儿科治疗原则，同中医其他各科一样，都要在中医整体观念、辨证论治的思想指导下，紧紧抓住“治病求本”这一总的治疗大法，灵活运用“急则治其标，缓则治其本”及“标本兼治”的原则。同时还必须掌握儿科特点，给予正确的治疗与护理，才能充分发挥儿童机体的抗病能力，促使疾病尽早痊愈。

1. 治疗要及时、正确、谨慎：小儿体属“稚阴稚阳”，在病理上发病容易，传变迅速，易寒易热，易虚易实，因此争取时间，及时治疗是非常重要的。在用药时必须做到治疗及时，用药准确，剂量适宜，否则容易造成疾病的发展，由轻变重，由重转危，且不少病例，可以致死亡。由于小儿脏腑娇嫩、形气未充，用药稍有不当，极易损害脏腑功能，并可促使病情剧变，所以清代吴鞠通在《温病条辨·解儿难》中特别提出：“其用药也，稍呆则滞，稍重则伤，稍不对证，则莫知其乡，捉风捕影，转救转剧，转去转远。”因此小儿用药不仅要及时、正确，还必须注意谨慎。

2. 治疗要中病即止：这是小儿用药的另一个特点，小儿机体柔弱，如草木方萌，对药物的反应，较成人灵敏，应用时必须根据患儿个体特点与疾病的轻重，区别对待，特别是大苦、大寒、大辛、大热和有毒、攻伐之品，应用时更须注意，苦寒能削伐生发之气，辛热足以耗损真阴，攻伐之剂用之不当要引起气阴亏损，因此应用时必须中病即止。

（三）中药用法

1. 选择剂型：儿科应用中药，要因人、因病、因时，选择不同剂型，内服汤剂、不同剂型中成药、药物外治法，或单用或合用，择优选用。例如，发热患儿的治疗，一般以汤剂疗效最好，若患儿呕吐而无法服药可改为直肠给药，如需应急可注射给药，昏迷者可鼻饲给药等。

2. 用药剂量：小儿用药剂量，常随年龄大小、个体差异、病情轻重、医者经验而不同，由于小儿服药多有浪费，所以药用剂量相对较大，但辛热、苦寒、攻伐之剂用量须谨慎，如麻黄、附子、细辛、乌头、大黄、巴豆、芒硝等。为计算方便，可采用下列比例用药：新生儿用成人量的1/6，乳婴儿为成人量的1/3～1/2，幼儿及幼童为成人量的2/3或用成人量，学龄儿童用成人量。用药总量的减少，可以通过减少药味和每味药的药量来达到。

3. 煎服方法：煎煮小儿汤剂，一些先煎、后下、包煎和烊冲药物的处理与成人汤剂基本相同。煎出的药量，根据年龄大小来决定：婴儿60～100 mL，幼儿及幼童150～200 mL，学龄期儿童200～250 mL。小儿服中药应根据疾病的性质，确定服药次数。新病、急病要分数次服，慢性疾病可少几次。对服药次数多的，药量可适当增加。必须掌握正确的喂药方法，小儿服汤药不能急于求成，对乳幼儿，可以吃几口药，喂少许甜食。对年龄较大的儿童，尽量讲清道理，争取他们主动配合。对拒服药物的小儿，可固定头部，用小匙将药液送至舌根部，使其自然吞下，切勿捏鼻，以防呛入气管。可以在汤药中加适量调味品，如白糖、冰糖等，若方中有苦寒药黄芩、黄连等，也可加入适量甘草以减轻苦味。婴儿服用丸剂、片剂，须研成细末调服。

二、常用内治法

（一）疏风解表法

主要适用于外邪侵袭肌表所致的表证。由于邪毒郁闭肌表，开合失司，故可出现发热、恶风、汗出或无汗等。可用疏散风邪的药物，使郁于肌表的邪毒从汗而解。风寒外感可用疏散风寒的方药，如麻黄汤、荆防败毒散、葱豉汤等；风热外感可用辛凉解表的方药，如银翘散、桑菊饮等；暑湿外感可用清暑解表的方药，如新加香薷饮；麻疹初起可用透疹解表的方药，如宣毒发表汤、解肌透痧汤等。

（二）止咳平喘法

主要适用于邪郁肺经，痰阻肺络所致的咳喘。寒痰内伏可用温肺散寒、化痰平喘的方药，如小青龙汤、射干麻黄汤等。热痰内蕴可用清热化痰的方药，如清热化痰汤、清宁散；宣肺平喘的方药，如定喘汤、麻杏石甘汤；甚则用泻肺平喘的方药，如葶苈大枣泻肺汤、苏子降气汤。咳喘久病，由肺及肾，可在上方辨证的基础上，加参蛤散或都气丸等。

（三）清热解毒法

主要适用于邪热炽盛的实热证。如温热病、湿热病、斑疹、痢疾、血证等。其中可分为甘凉清热、苦寒清热、苦泄降热、咸寒清热等，应按邪热之在表、在里，属气、属血，入脏、入腑等，分别选方用药。清卫分热常用银翘散；清气分热常用白虎汤；清营凉血常用清营汤、犀角地黄汤。清暑解毒常用五味消毒饮；泻火解毒常用黄连解毒汤；清瘟败毒常用普济消毒饮、清瘟败毒饮。清脏腑热分别有：清肝火的龙胆泻肝汤，清心火的导赤散、泻心导赤汤，清脾热的泻黄散、清热泻脾散，降肾火的知柏地黄汤，利胆退黄的茵陈蒿汤，清肠腑湿热的葛根黄芩黄连汤、白头翁汤，清胃火的玉女煎，清膀胱湿热的八正散等。

（四）凉血止血法

主要适用于有出血的证候，如鼻衄、齿衄、血尿、便血、紫癜等。常用方剂如犀角地黄汤、玉女煎、小蓟饮子、槐花散等，单味参三七、白及、仙鹤草以及成药云南白药等，也有止血作用。血证主要可由血热妄行、血不归经引起，但气不摄血、脾不统血、阴虚火旺等其他原因也可引起出血，可与补气、健脾、养阴等药配合应用。

（五）安蛔驱虫法

主要适用于小儿肠道虫证，如蛔虫、蛲虫等。其中尤其以蛔虫病变化多端，可合并胆道蛔虫病、蛔虫性肠梗阻等，发生这些情况，若用猛烈驱虫药，反易造成虫体躁动，加重病情，此时当先安蛔缓痛为主，方用乌梅丸等，待病势缓和后，再予驱虫。常用驱虫方剂，有追虫丸、下虫丸等。驱蛔虫有效中药有使君子、苦楝根皮等；驱姜片虫有槟榔等；驱蛲虫有大黄、使君子同用，配合百部煎剂灌肠等。

（六）消食导滞法

主要适用于小儿饮食不节，乳食内滞之证，如泄泻、积滞、疳证等。小儿脾胃薄弱，若饮食不节，恣食无度，则脾胃运化无权，轻则呕吐、泄泻、厌食、腹痛，重则为积为疳，影响生长发育。常用方药如保和丸、枳实导滞丸、木香槟榔丸、消乳丸、鸡内金粉等。在消食导滞药物中，麦芽能消乳积，山楂能消肉食油腻，神曲善化谷食积滞，莱菔子能消麦面之积。

（七）镇惊开窍法

主要适用于小儿抽搐、惊痫等证。小儿暴受惊恐，神志不安，可用朱砂安神丸、磁朱丸等安神镇惊；热极生风，项强抽搐，可用羚角钩藤汤等镇惊熄风；热入营血而神昏、惊厥，可用安宫牛黄丸、至宝丹、紫雪丹等镇惊开窍，清热解毒；痰浊上蒙，惊风抽搐，可用苏合香丸、小儿回春丹等豁痰开窍；感受时邪秽浊之气而吐泻昏厥，可用行军散、玉枢丹、红灵丹等辟秽开窍。

（八）通腑泻下法

主要适用于里实内结、腑气不通的证候。有实热内结、寒实内结、食滞内结、虫积瘀阻之分。实热内结，多因外感之证化热入里而致，如肺炎、哮喘、口疮，常用“上病下取”、涤痰通腑的礞石滚痰丸、凉膈散等；腹痛、黄疸、各种传染病所致之大便秘结、腹胀痛拒按等腑实热结证者，都可用清热解毒攻下法，常用方剂如承气汤类。寒实内结，常用方剂如大黄附子汤、温脾汤。食滞内结，常用方剂如枳实导滞丸、木香槟榔丸。虫结瘀阻，常用方剂如下虫丸、乌梅承气汤。

（九）利水消肿法

主要适用于水湿停聚，小便短少而水肿的患儿。若因风水相搏，湿邪内蕴，脾失运化，水溢肌肤者，则为阳水；治疗常用方剂如麻黄连翘赤小豆汤、五苓散、五皮饮、越婢加术汤等。若脾肾阳虚，不能化气行水，水湿内聚为肿，则为阴水；治疗常用方剂如防己黄芪汤、实脾饮、真武汤等。

（十）健脾益气法

主要适用于脾胃虚弱、气虚不足的小儿，如泄泻、疳证及病后体虚等。常用方剂如七味白术散、异功散、补中益气汤等。单味淮山药粉调服，有良好的健脾止泻作用，为儿科临床常用药物。气虚与脾虚，关系密切，治气虚时多从健脾着手，健脾时多借助补气，故两者常配合运用。

（十一）培元补肾法

主要适用于小儿胎禀不足，肾气虚弱及肾不纳气之证，如解颅、五迟、五软、遗尿、哮喘等。常用补肾阴的方剂如六味地黄丸、左归饮；补肾阳的方剂如金匮肾气丸、右归饮；阴阳双补的方剂如河车大造丸、龟鹿二仙胶；补肾纳气的方剂如局方黑锡丹、参蛤散等。

（十二）活血化瘀法

主要适用于各种血瘀之证。如肺炎喘嗽时口唇青紫，肌肤有瘀斑瘀点，以及腹痛如针刺，痛有定处等。常用方剂如桃红四物汤、血府逐瘀汤、少腹逐瘀汤、桃仁承气汤等。基于“气为血之帅，气行则血行”，故活血化瘀方中，常辅以行气的药物。

（十三）回阳救逆法

主要适用于小儿元阳衰脱之危重证候。临床可见面色苍白、神疲肢厥、冷汗淋漓、气息奄奄、脉微欲绝等，此时必须用峻补阳气的方药加以救治。常用方剂如四逆汤、参附龙牡汤等。

三、常用外治法

儿科常用药物外治法有以下各种。

（一）熏洗疗法

熏洗疗法是将药物煎成药液，熏蒸、浸泡、洗涤、沐浴患者局部或全身的外治法。熏洗疗法用于局部、全身的多种疾病。利用煮沸的药液蒸气熏蒸皮肤的方法是熏蒸法，常使用具有疏风散寒、解肌清热、发表透疹等功效的药物，用于麻疹、感冒的治疗及呼吸道感染的预防等，如麻黄、浮萍、芫荽煎煮熏蒸麻疹患儿，可助透疹。煎煮的药液温度降为温热后，浸泡、洗涤局部的方法是浸洗法，常使用具有疏风通络、舒筋活血、驱寒温阳、祛风止痒功效的药物，用于痹证、痿证、外伤、泄泻、脱肛及多种皮肤病。又常与熏法同用先熏后洗，如石榴皮、五倍子、明矾煎汤先熏后洗肛门治疗脱肛。以多量药液沐浴全身的方法是药浴法，常使用具有发汗祛风、解表清热、透疹解毒、活络蠲痹、祛风止痒功效的药物，用于感冒、麻疹、痹证及荨麻疹、湿疹等皮肤病。如苦参、菊花、蛇床子、金银花、白芷、黄柏、地肤子、菖蒲煎汤，温浴，可治疗全身瘙痒症。

（二）雾化吸入疗法

此法是通过雾化装置，将气雾剂雾化，使患儿吸入呼吸道治疗疾病的方法，雾化装置目前常用超声雾化器。雾化吸入疗法常使用具有清肺化痰、止咳平喘功效的药物，用于哮喘、肺炎喘嗽、咳嗽、感冒、鼻渊等肺系疾病。例如，鱼腥草注射液雾化吸入，有清肺解毒之功。

（三）涂敷疗法

涂敷疗法是将药物制成药液，或调制成药糊、药泥等剂型，涂抹、湿敷于体表局部或穴位处的治疗方法。涂敷疗法使用具有清热解毒、温中止泻、活血消肿、止咳平喘、利尿摄尿、燥湿收敛等各种功效的药物，常用于发热、痄腮、哮喘、泄泻、腹痛、遗尿、疮疖、湿疹、烧伤等疾病。例如，复方湿疹液（马齿苋、连翘、百部、苦参、五倍子、生甘草、白芷，煎液）涂敷患处治奶癣；白芥子、胡椒、细辛研末，生姜汁调糊，涂敷肺俞穴，治寒喘；鲜蒲公英捣烂如泥，外敷腮肿处，治痄腮等。

（四）敷贴疗法

敷贴疗法是将药物熬制成膏药、油膏，或将药物加赋型剂做成药饼，或用自然薄型药源、人工加工制作得到的药膜，敷贴在施治部位的治疗方法。敷贴疗法使用具有清热解毒、消痈散结、活血生肌、舒筋通络、化痰平喘、温中健脾、摄涎敛汗等各种功效的药物，常用于感冒、哮喘、肺炎、泄泻、腹痛、遗尿、暑疖、湿疹、烧伤等疾病。例如，暖脐膏贴脐治疗寒凝腹痛泄泻；炒白芥子、面粉等份研末，水调，纱布包裹，敷贴于背部第3、第4胸椎处，皮肤发红则去药，用于肺炎喘嗽协助啰音吸收；蟾皮药膜贴局部用于痄腮、疖肿初起等。

（五）热熨疗法

热熨疗法是将药物、器械或适用的材料经加热处理后，对机体局部进行熨敷的治疗方法。热熨疗法常使用具有温中驱寒、理气止痛、通阳利尿、温经通络功效的药物，用于腹痛、泄泻、积滞、癃闭、痹证、痿证、哮喘等疾病。例如，用食盐炒热，装入布袋，熨腹部治疗腹痛。

（六）药袋疗法

药袋疗法是将药物研末装袋，给小儿佩挂或做成枕头、肚兜的外治法。佩挂常使用具有辟秽免疫、祛风燥湿功效的药物，如山柰、苍术、冰片、白芷、藁本、甘松等做成香囊，用于增强呼吸道反复感染儿童的免疫力。药枕常使用具有宣肺通窍、疏风散寒、清热祛暑功效的药物，用于鼻渊、感冒、疰夏、暑疖、头痛等疾病。如干绿豆皮、干菊花制成的豆菊药枕治疗疰夏。肚兜常使用具有温脾散寒、理气止痛、消食除胀、止吐止泻功效的药物，用于腹痛、泄泻、腹胀、呕吐、厌食等疾病。如茴香、艾叶、甘松、山柰、肉桂、丁香等制成的暖脐肚兜治疗脾胃虚寒性腹痛泄泻。

（七）滴药疗法

滴药疗法是将药液或新鲜药汁点滴于耳、鼻、眼等患处治疗疾病的方法。滴药疗法常使用具有清热解毒、消肿散结、活血定痛、明目退翳功效的药物，用于脓耳、耳疔、鼻渊、鼻窒、天行赤眼、乳蛾等五官疾病。例如，黄连西瓜霜眼药水滴眼治天行赤眼、鲜虎耳草捣汁滴耳治脓耳等。

（八）吹药疗法

此法是将药物研成粉末，用喷粉器或自制工具（细竹管、纸筒等），将药末吹入孔窍等处治疗疾病的方法。吹药疗法常使用具有清热解毒、凉血消肿、燥湿豁痰、利气通窍、熄风解痉功效的药物，用于鹅口口疮、乳蛾喉风、耳疮脓耳、鼻渊鼻窒，以及白喉、丹痧、黄疸、惊风、癫痫、昏迷痰壅等病证。例如，红棉散吹耳治慢性脓耳、西瓜霜喷剂喷咽治急喉痹等。

四、其他治法

儿科常用其他治法很多，这些治法一般不需用药，可根据病种及患儿个体情况，单独使用或配合使用。

（一）推拿疗法

推拿疗法是用推拿手法防治疾病的方法。小儿推拿疗法应用方便有效，不需服药打针，受到患儿及家长的欢迎。推拿疗法有促进气血运行、经络通畅、神气安定、脏腑调和的作用，儿科临床常用于泄泻、呕吐、腹痛、疳证、厌食、感冒、哮喘、遗尿、肌性斜颈、痿证等病证。小儿推拿疗法有儿科特定的穴位。操作手法要求轻快柔和、平稳着实而不飘浮，常用手法有按法、摩法、推法、拿法、掐法、揉法、搓法、滚法等。急性出血性疾病、急性外伤、急腹症，以及局部有皮肤病者，不宜推拿。

捏脊是小儿推拿疗法中常用的一种方法，通过对督脉和膀胱经的捏拿，达到调整阴阳、通理经络、调和气血、恢复脏腑功能的目的。常用治疳证、泄泻、遗尿及脾胃虚弱的患儿。操作方法：患儿俯卧，医生两手半握拳，两示指抵于背脊之上，自尾椎两旁开始，以两手拇指伸向示指前方，合力夹住肌肉提起，而后示指向前，拇指向后退，作翻卷动作，两手同时向前移动，自长强穴起，一直捏到大椎穴，如此反复5次，从第3次起，每捏3把，将皮肤提起1次。每日1次，连续6天为1疗程，休息1天，再进行第2疗程。对脊背皮肤感染、出血的患儿禁用此法。

（二）针灸疗法

针灸疗法包括多种针法和灸法。小儿针灸疗法常用于治疗遗尿、哮喘、泄泻、痢疾、痿证、痹证等病证。小儿针灸疗法所用经穴基本与成人相同，但小儿接受针刺的依从性较差，故一般采用浅刺、速刺的方法，不常深刺和留针；小儿灸治常用艾条间接灸法，与皮肤有适当距离，以皮肤微热微红为宜。

小儿针法除体针外，还常用头针、腕踝针、耳针，这些针法以经络学说、神经学说理论指导，分别于头部、腕踝、耳朵取穴，施针便利，不受季节限制。激光穴位照射更免除了金属针刺，无痛苦、无损伤、无感染，应用日益广泛。

刺四缝疗法是小儿针法中常用的一种。四缝是经外奇穴，位于示指、中指、无名指、小指四指中节正中点，是手三阴经所过之处。针刺四缝有解热除烦、通畅百脉、调和脏腑的功效，常用于治疗疳证、厌食。操作方法：皮肤局部消毒后，用三棱针或粗毫针针刺约1分深，刺后用手挤出黄白色粘液少许，每日1次。

（三）拔罐疗法

儿科拔罐疗法常用口径4～5 cm的竹罐或玻璃罐。本法有促进气血流畅、营卫运行，祛风、散寒、止痛的功效，常用于肺炎喘嗽、哮喘、腹痛、遗尿等病证。操作方法：先在局部涂上凡士林，然后将酒精棉球点燃，置杯内数秒钟，取出后迅速将罐紧罩在选定的皮肤上，由于负压，皮肤被吸入罐内而高起，5～10分钟后取去。取罐时以示指按压罐边皮肤，同时将罐向另一侧倾斜，使空气进入罐内，罐子即自行脱落。若是高热抽风、水肿、出血、严重消瘦、皮肤过敏、皮肤感染者，不宜采用此法。

（四）割治疗法

儿科割治疗法常取两手大鱼际处割治。本法有调和气血、促进脾胃运化功能等功效，常用于疳证、哮喘等病证。操作方法：将两手掌局部消毒后，用大拇指揿住刀口旁约1 cm处，用0.4 cm宽的平口手术刀直戳割治部位，创口长约0.5 cm，然后挤出赤豆大小黄白色脂状物，并迅速剪去，再用红汞棉球覆盖其上，绷带包扎，5天后可解除包扎。术中、术后防止感染。

自学指导

【重点难点】

本节“治疗概要”从总体方面扼要地介绍了儿科治疗的原则，内治用药的剂量、剂型、给药方法，常用内治法则，以及常用外治的方法。儿科治疗原则除提出治疗应及时、果敢、准确、审慎之外，着重于用药应注意轻灵活泼、勿伤元气、照顾脾胃、中病即止。内治给药应注意剂量一般小于成人用量，对于峻烈有毒之品尤应慎用，同时要改革剂型、改进给药方法，以利于小儿的治疗。常用内治法列举了疏风解表、止咳平喘、清热解毒、凉血止血、安蛔驱虫、消食导滞、镇惊开窍、通腑泻下、利水消肿、健脾益气、培元补肾、活血化瘀、回阳救逆十三种。常用外治法介绍了熏洗、雾化吸入、涂敷、敷贴、热熨、药袋、滴药、吹药八种方法及其用途。另外，还介绍了推拿（捏脊）、针灸（刺四缝）、拔罐、割治等其他疗法。

本节的重点首先是要掌握儿科治疗原则及用药特点，这些原则和特点，也是由小儿本身的生理病理特点所决定的。从而切实理解小儿用药不仅仅是用药剂量小于成人，而应该轻灵活泼，中病即止，时时顾其元气，做到攻不伤正，补不碍滞。其次，对于常用内治法与外治、推拿等方法的临床应用，应当掌握或有较深切的了解。无论上述何种内治法或外治法，都应以儿科的治疗原则和用药特点为总的指导原则，这是在临床运用时应着重注意的，也是本节学习上的难点。

儿科治疗原则和用药特点的学习，应结合小儿的生理病理特点来理解。常用内治法的学习，还应结合内科治法加以对照分析，找出其异同。其他治法如外治、推拿、针灸等，可结合其他有关学科来进行学习，加深理解。重点注意这些治法在儿科上的应用特点。另外，还要在临床实践中加以运用，以巩固和深化学到的知识。

【复习思考题】

1. 儿科治疗原则和用药特点如何?

2. 儿科内治用药剂量应如何掌握?

3. 你对小儿用药剂型和给药方法的改革方面有何设想?

4. 儿科常用的内治法有哪些? 它们各自主要用于哪些病证?

5. 试根据小儿的生理、病理特点谈谈在运用疏风解表、清热解毒、通腑泻下、利水消肿等法则时，各注意什么问题?

6. 试述熏洗法、热熨法、敷贴法的操作方法及其适应证。

7. 试述小儿捏脊疗法、刺四缝疗法的操作步骤及其适应证。

（韩新民）

第二章　常见病证

第一节　感　冒

【目的要求】

1. 熟悉感冒的病因及临床表现。
2. 掌握小儿感冒的特点及辨证论治。

【自学时数】

1～2 学时。

感冒是小儿常见疾病，由感受外邪所致，临床以发热、恶寒、鼻塞流涕、咳嗽为特征，四季均可发病，尤以冬春多见。任何年龄均可发生，年幼体弱者较易罹患。婴幼儿发病后可出现夹痰、夹滞、夹惊之兼证。

本病西医称之为急性上呼吸道感染，有流行趋势者称为流行性感冒。

【病因病机】

感冒病因主要系外感风寒、风热时邪。小儿寒暖不能自调，体属稚阴稚阳，肌肤娇嫩，腠理空疏，卫外功能不足。若气候突然变化，寒温失常，坐卧汗出当风，沐浴受凉或调摄不当时，易感受外邪而发。《幼科释谜·感冒》指出："感冒之原，由卫气虚，元府不闭，腠理常疏，虚邪贼风，卫阳受摅。"说明感冒的发生不但与外邪有关，而且与小儿正气强弱也有密切关系。年幼体弱者抗病力差，更易患发本病，且病程较长，反复发作。

肺合皮毛，开窍于鼻，外邪自口鼻皮毛而入，客于肺卫，腠理开合失司，卫阳被遏，肺气失宣，出现恶寒、鼻塞、咳嗽等症。

夏季感受暑湿之邪，暑伤阳气，湿困脾土，导致高热、恶寒、身重困倦、呕吐、泄泻等暑湿感冒之症。

小儿肺脏娇嫩，受邪后肺气失宣，肃降无权，水失通调而化生痰湿，症见咳嗽、痰多等夹痰证候。脾主运化，而小儿脾常不足，外感邪气后可使脾运受阻，乳食停积，而见纳呆、呕吐、泄泻等夹滞证候。婴幼儿神气怯弱，筋脉未盛，若小儿高热，可导致热扰肝经，出现夜卧不宁，惊恐叫扰，甚则惊厥抽搐之夹惊证候。

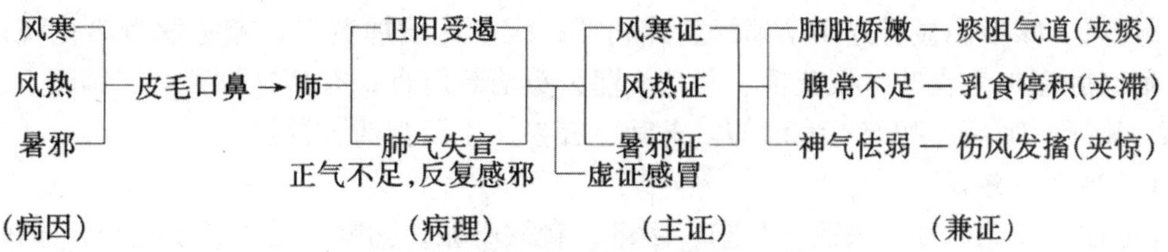

图 2-1 感冒病因病机示意图

【诊断要点】

1. 发热恶寒，鼻塞流涕，喷嚏等症为主，多兼咳嗽，可伴呕吐、泄泻、高热惊厥。

2. 四季均可发病，冬春多见，常因气候骤变而发病。

3. 病毒性感冒白细胞总数正常或减少，中性粒细胞减少，淋巴细胞相对增多；细菌性感冒白细胞总数升高，中性粒细胞增多，淋巴细胞相对减少。

【鉴别诊断】

咳嗽 感冒咳嗽明显者要与急性支气管炎相鉴别，后者有呼吸音粗糙或闻及不固定的湿性啰音，必要时拍胸片以资鉴别。

【辨证论治】

感冒辨证首先辨其寒热，寒热之辨主要在察咽观舌。凡咽红，舌边尖红者属风热无疑，若咽红，即使舌质不红，苔薄白，也可考虑为风热，纵有寒象也以寒包热郁居多。

小儿感冒以实证居多，体虚感冒往往反复发病，面色欠华，发稀，多汗畏寒，常伴有佝偻病、贫血、厌食等疾患。

感冒治疗原则为疏风解表。根据寒热辨证，治法有辛凉、辛温之别。感受暑邪宜祛暑解表；体虚感冒治以扶正解表；有兼证则标本兼治。

(一) 风寒感冒

〔证候〕发热恶寒，无汗，喷嚏，流涕，咳嗽，年长儿可诉头痛，肢体酸痛，咽不红，舌淡红，苔薄白，脉浮紧。

〔辨证〕本证因外感风寒所致，风寒客于腠理，邪正交争。以发热轻，恶寒重，流清涕，无汗，咽不红，舌淡红为特征。多见于感冒初期。

〔治法〕辛温解表。

〔方药〕荆防败毒散加减。荆芥、防风、羌活、柴胡、苏叶、前胡、桔梗、枳壳等。

〔加减〕头痛明显加葛根、白芷散寒止痛；风寒咳嗽重者可选用杏苏散宣肺化痰。

(二) 风热感冒

〔证候〕发热重，恶风，少汗，头痛，鼻塞，或流浊涕，咳嗽声重，痰色黄，口干引饮，咽红或痛，舌红苔薄黄，脉浮数。

〔辨证〕本证为外感风热或寒从热化，以发热重恶寒轻，咽红咽痛，舌红苔薄黄为特点。

〔治法〕辛凉解表。

〔方药〕银翘散加减。金银花、连翘、豆豉、牛蒡子、荆芥、薄荷、桔梗、鲜芦根、竹叶、甘草等。

〔加减〕咳嗽明显者选用桑菊饮宣肺利咽；痰多色黄加黄芩、黛蛤散清热化痰；白睛红赤，咽红肿痛加大青叶、板蓝根、菊花、蒲公英清热解毒；有高热惊厥者加钩藤、僵蚕清热镇惊；流涎，咽痛，咽部见疱疹加大青叶、玄参、生石膏清肺胃热。

（三）暑邪感冒

〔证候〕发热无汗，头痛，鼻塞，困倦，食欲不振，胸闷，泛恶，或呕吐，泄泻，咳嗽，舌红苔薄腻或薄白，脉数。

〔辨证〕本证多发生于夏季，感受暑邪夹湿，除感冒一般症状外，兼有暑湿侵犯上、中二焦的表现，如头痛、胸闷、恶心、呕吐、苔腻等。

〔治法〕清暑解表。

〔方药〕新加香薷饮加减。香薷、豆卷、藿香、佩兰、银花、连翘、厚朴、六一散等。

〔加减〕热甚心烦者加黄连、竹叶清心除烦；泄泻者加葛根、黄芩、黄连清热利湿。

（四）体虚感冒

〔证候〕反复感冒，发热不高，鼻塞流清涕，咳嗽痰白，少气懒言，胃纳不香，自汗，恶风，舌淡苔白，脉浮无力。

〔辨证〕既有风寒感冒的证候，又有肺脾气虚，营虚卫弱的临床表现。病程较长，易反复发作。

〔治法〕调和营卫。

〔方药〕黄芪桂枝五物汤。黄芪、桂枝、白芍、生姜、大枣、茯苓、苏叶、半夏等。

〔加减〕畏寒、鼻塞者加荆芥、防风辛温解表；咳嗽者加杏仁、浙贝母、前胡宣肺止咳；若气阴两虚，病情迁延，证见低热缠绵，咳嗽，口渴咽干，手足心热，舌红少苔者，去桂枝，加玉竹、沙参、百部益气养阴，润肺止咳。

由于小儿特有的生理特点，常见以下兼夹证：

1．夹痰：感冒兼见咳嗽较剧，喉间痰多，或吐出粘痰，色白清稀为风寒，色黄粘稠为风热。偏风寒者治宜辛温解表，宣肺化痰，加用三拗汤合二陈汤；偏风热者治宜辛凉解表，清肺化痰，加用黛蛤散、桑白皮。

2．夹滞：感冒兼见纳呆，腹胀，嗳气，口气臭秽，甚则呕吐泄泻，苔厚腻，脉滑等症，婴幼儿多见。治宜解表药中选加消食导滞之品，如神曲、山楂、麦芽、鸡内金、莱菔子、枳壳等，或用保和丸。如证见大便秘结，小便短赤，壮热口渴，咽红肿痛，舌红苔黄等郁滞化热征象，加用大黄、芒硝、枳实清热导滞，通腑泄热。

3．夹惊：感冒高热，有惊惕啼叫，睡卧不安，甚则惊厥抽搐，目珠上窜。此兼证婴幼儿多见。以往有高热惊厥史，发热后短时间内即抽搐，一般只发生一次，很少反复发作；惊厥发作时间较短暂，容易被控制；抽搐停止后神志清醒，无失语偏瘫及昏迷。治宜解表清热，安神镇惊，加用蝉衣、钩藤、僵蚕等，或用小儿回春丹、琥珀抱龙丸。

【其他疗法】

（一）中药成药

1．午时茶：用于轻证之风寒感冒夹滞者。

2．银黄口服液：用于风热感冒发热者。

3．小柴胡冲剂：用于感冒发热，往来不已者。

（二）单方验方

1. 葱白头连须2～7个，生姜3～5片，浓煎后加糖适量。用于风寒感冒。

2. 羌活5～10 g、板蓝根15～30 g，大青叶15～30 g，水煎服。每日1剂，分次服用。用于冬春感冒，发热身痛，无汗者。

（三）外治疗法

1. 柴胡注射液滴鼻：左右鼻孔每次滴2～3滴，2小时重复1次。用于感冒发热。

2. 中药灌肠：金银花20 g，青蒿10 g，柴胡10 g，生石膏10 g，板蓝根15 g，竹叶5 g。每日1剂，水煎2次，药液温度36～37℃，保留灌肠20～30分钟，每日2次。用于感冒高热。

【预防调护】

1. 根据气候变化，及时增减衣服，避免汗出当风。

2. 冬春感冒流行季节，避免与上呼吸道感染病人接触。

3. 食醋熏蒸室内，每立方米5～10 mL，加水1倍，置容器内加热，任其蒸发，每日1次，连用3天。用于感冒流行期间空气消毒。

4. 患病期间，给患儿多饮开水，进食易消化食物。及时清洗鼻腔分泌物，注意口腔护理、体温变化，防止高热惊厥。

自学指导

【重点难点】

感冒为小儿最常见疾病，由风邪外袭所致，临床以发热、恶寒、鼻塞流涕、头痛、身痛、咳嗽为主症，一年四季均可发病。尤以冬春发病率较高，婴幼儿多见。

小儿肺脏娇嫩，脾常不足，神气怯弱，筋脉未盛，常可出现夹痰、夹滞、夹惊之兼证。

小儿感冒发病率高，易传变，演变成咳嗽、肺炎喘嗽、病毒性心肌炎、惊风等病证。临证需密切观察病情变化，及时诊治。麻疹、水痘、猩红热、百日咳、流行性脑膜炎等，起病时与感冒相似，应根据其临床症状进行鉴别。

小儿感冒证候轻重不一，年长儿症状较轻，而婴幼儿较重，甚则高热惊厥。共同的证候是鼻塞流涕，恶寒发热，咳嗽等。某些特殊类型感冒有其特征性表现，如疱疹性咽峡炎，好发于夏季，表现为突起高热，咽痛，厌食，流涎，咽红，咽部有多个疱疹，疱疹周围有红晕，病程约1周；咽结合膜热常发于春夏季节，以高热，咽炎，眼部结合膜充血为特征，可在儿童机构中流行，病程1～2周；风热乳蛾表现为高热，咽痛，咳嗽，乳蛾红肿，甚则腐烂。根据其临床证候，上述三种感冒类型均属风热感冒。

小儿反复呼吸道感染属于虚证感冒范畴，诊断标准：0～2岁，每年上呼吸道感染7次，下呼吸道感染3次；3～5岁，每年上呼吸道感染6次，下呼吸道感染2次；6～12岁，每年上呼吸道感染5次，下呼吸道感染2次。发病与免疫功能低下、被动吸烟、营养不良、佝偻病等有关。

此外，应注意小儿感冒夹惊的特点：①多发生在半岁至3岁的小儿，4岁以后明显减少，6岁以后极少发生。②抽搐多在发热后24小时内出现；一般只抽搐1次，很少反复抽搐；抽搐时间短，容易被控制；抽后神志清醒。③神经系统无异常体征。

感冒治疗原则主要为疏风解表。风寒感冒治以辛温解表，风热感冒治以辛凉解表，暑邪感冒治以清暑解表，体虚感冒治以调和营卫，扶正解表。夹痰者佐以宣肺化痰，夹滞者佐以消食导滞，夹惊者佐以安神镇惊熄风。

【复习思考题】

1. 小儿感冒为什么多见夹痰、夹滞、夹惊?
2. 分述小儿感冒各型辨证、治法、方药。

【参考文献摘录】

《幼科释谜·感冒》："感者触也，冒其罩乎，触则必犯，犯则内趋，罩则必蒙，蒙则里瘀，当其感冒，成在肌肤，表之则散，发之则祛。"

《仁斋直指方·诸风》："感冒风邪，发热头痛，咳嗽声重，涕唾粘稠。"

《幼科全书·发热》："凡伤风发热，其证汗出身热，呵欠面赤，目涩多肿，恶风喘气。此因解脱受风所致，宜疏风解肌退热，先服柴葛解肌汤，发去风邪……"

（赵鋆）

第二节　咳　　嗽

【目的要求】

1. 熟悉咳嗽病因病机。
2. 掌握咳嗽的辨证论治。

【自学时数】

2～3学时。

咳嗽是小儿肺系疾患中一种常见病证。感受外邪或脏腑失调而影响肺的正常宣肃功能，可致肺气上逆，引起咳嗽。《幼幼集成·咳嗽证治》："凡有声无痰谓之咳，肺气伤也；有痰无声谓之嗽，脾湿动也；有声有痰谓之咳嗽，初伤于肺，继动脾湿也。"

小儿咳嗽一年四季均可发病，以冬春多见，婴幼儿发病率较高，预后一般较好。但若治不及时，调护失宜，可反复迁延，或正虚邪实，病情加重，可进展为肺炎喘嗽。

小儿咳嗽有外感咳嗽、内伤咳嗽之分，临床以外感咳嗽居多。此外古代文献中有"百晬嗽"的记载，这是指乳儿在出生百日内的咳嗽，亦称"乳嗽"或"胎嗽"。

本篇所述咳嗽相当于西医学中的支气管炎。

【病因病机】

小儿咳嗽的病因主要为感受外邪，病位主要在肺脏。

（一）感受外邪

主要为风邪。风邪致病，首先犯肺。肺主气，司呼吸。若风邪从口鼻皮毛而入，使肺失宣降，肺气上逆而咳嗽。风又为百病之长，常夹他邪。若夹寒则鼻塞流涕，咳嗽重浊；夹热则发热，咽痛，鼻流浊涕；夹燥则干咳少痰，咽干口渴。

（二）痰浊内生

小儿脾常不足，易为乳食生冷所伤，导致脾失健运，水谷不能化生精微而酿生痰浊，上贮于肺，壅塞气道，致使肺气失于宣畅，引起咳嗽。此即脾为生痰之源，肺为贮痰之器。此外小儿脏腑失调，心肝火旺，或外感风热，化热入里，均可致火热内盛，灼津为痰，使肺失宣降而咳嗽。

（三）气阴两虚

小儿禀赋不足，素体虚弱，或外感咳嗽，迁延不愈，使气阴耗伤，出现肺脾气虚或肺阴亏虚之证。

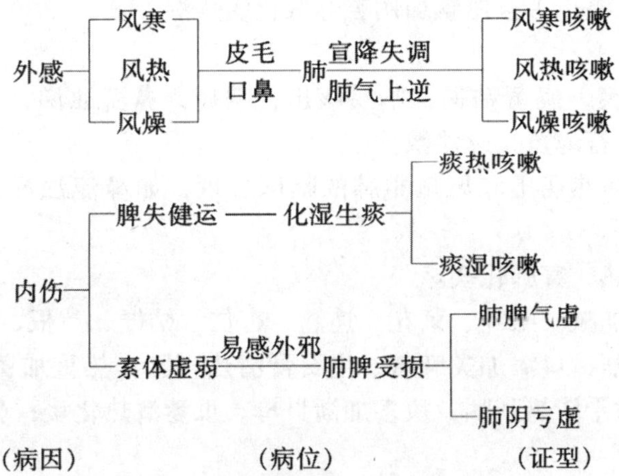

图 2-2 咳嗽病因病机示意图

【诊断要点】

1. 咳嗽为主要症状，多继发于感冒之后；常因气候变化而加重。

2. 肺部听诊，两肺呼吸音粗糙，可闻及干啰音或有少量散在不固定湿啰音。

3. X 线检查可见肺纹理增粗。

【鉴别诊断】

1. 百日咳：百日咳的临床表现为阵发性、痉挛性咳嗽，咳毕吐出痰涎，并伴吸气性鸡鸣样回声，日轻夜重。病程较长，有传染性。

2. 肺炎喘嗽：咳嗽，发热，气急鼻扇，严重时摇身撷肚，口唇发绀，肺部闻及固定细湿啰音，胸部 X 线可见斑片状阴影。

【辨证论治】

咳嗽辨证，首先辨外感内伤。外感咳嗽，起病急，病程短，伴有表证。内伤咳嗽，起病缓，病程长，多兼里证。其次辨寒热虚实，寒咳多见怕冷，痰稀白，舌淡苔白。热咳多见发热痰黄，咽红便秘，舌红苔黄。外感咳嗽以实证居多，内伤咳嗽以虚证居多，或虚实夹杂。

小儿咳嗽的治疗，外感咳嗽以疏散外邪，宣通肺气为主。内伤咳嗽要辨明病位，随证施治。

（一）外感咳嗽

1．风寒咳嗽

〔证候〕初起咳嗽频作，干咳为主，咽痒声重，痰白清稀，鼻塞流涕，恶寒无汗，或发热头痛，舌淡红，苔薄白，脉浮紧。

〔辨证〕本证冬春多见，有明显的感受风寒史，及风寒袭肺的临床表现，如鼻塞流涕，咳嗽咽痒，痰白清稀，脉浮紧等。

〔治法〕疏风散寒，宣通肺气。

〔方药〕金沸草散加减。前胡、金沸草、细辛、茯苓、半夏、荆芥、杏仁等。

〔加减〕表寒较重，有气喘者加炙麻黄辛温宣肺；咳甚加杏仁、桔梗降气止咳；痰多加陈皮、浙贝母理气化痰；舌苔白腻加用杏苏散化痰燥湿。

2．风热咳嗽

〔证候〕咳嗽不爽，痰黄粘稠，不易咳出，咽痛，鼻流浊涕，口渴，或伴发热、头痛、微汗出，舌边尖红，苔薄黄，脉浮数。

〔辨证〕有外感风热病史和风热犯肺的临床表现，如鼻流浊涕，咳嗽痰黄，口渴咽痛，舌边尖红，脉浮数等。

〔治法〕疏风清热，宣肺化痰。

〔方药〕桑菊饮加减。桑叶、菊花、连翘、杏仁、桔梗、芦根、牛蒡子、豆豉等。

〔加减〕咳嗽剧烈，口渴加炙麻黄、生石膏清热宣肺；热重加黄芩清肺泄热；咽喉红赤加大青叶、玄参、射干清热利咽；痰多加浙贝母、瓜蒌清热化痰；鼻衄加白茅根、竹茹凉血清肺。

燥热咳嗽宜清热润肺，选用桑杏汤加减。

3．风燥咳嗽

〔证候〕咳嗽少痰，或痰稠不爽，或干咳无痰，咳声嘶哑，鼻燥咽干，心烦口渴，皮肤干燥，或发热，微恶风寒，咽红，舌偏红，苔薄黄少津，脉细数。

〔辨证〕本证主要见于秋季，以燥邪犯肺，损伤津气为特征，如干咳少痰，鼻燥咽干，声音嘶哑，皮肤干燥，心烦口渴，舌红少津等。

〔治法〕疏风清肺，润燥止咳。

〔方药〕清燥救肺汤加减。桑叶、沙参、麦冬、杏仁、枇杷叶、川贝母、黄芩、栀子等。

〔加减〕热象明显，证属温燥，加桑白皮、菊花辛凉清肺；头目胀痛加菊花、龙胆草清肝泻火；痰中带血加生地黄、鱼腥草、丹皮清肺凉血；鼻衄加白茅根、生地黄凉血止血；痰稠胶粘加黛蛤散、冬瓜仁、桃仁清热化痰。流清涕，恶寒发热，咳嗽重浊，证属凉燥，治宜杏苏散为主，辛开温润，宣肺化痰，常用杏仁、紫苏、前胡、桔梗、枳壳、陈皮、半夏、茯苓、甘草等。

（二）内伤咳嗽

1．痰热咳嗽

〔证候〕咳嗽痰多，粘稠难咳，发热面赤，口渴烦躁，鼻衄，便秘，小便短赤，舌红苔黄，脉滑数。

〔辨证〕大多为风热咳嗽化热入里而来，表热已除，里热炽盛，发热烦渴，大便干结，舌红苔黄，痰多，色黄质粘，甚至痰中带血。

〔治法〕清肺化痰。

〔方药〕清金化痰汤加减。黄芩、栀子、桑白皮、瓜蒌、贝母、知母、桔梗等。

〔加减〕痰多加竹沥、胆南星、葶苈子清肺化痰；咳引胸痛加枳壳、郁金、川楝子理气通络；便秘，鼻衄加白茅根、丹皮、生大黄凉血通腑；舌红少津加沙参、芦根清热生津。

2．痰湿咳嗽

〔证候〕咳嗽痰多，色白而稀，喉间痰声漉漉，胸闷纳呆，神疲困倦，舌淡红，苔白腻，脉滑。

〔辨证〕患儿素体脾虚湿盛，痰从内生，或外感风寒，由肺及脾，肺脾同病，而见脾失健运的证候，咳嗽痰出较爽，色白而稀。

〔治法〕燥湿化痰。

〔方药〕二陈汤加减。陈皮、半夏、茯苓、杏仁、桔梗、白前、款冬花、枇杷叶等。

〔加减〕胸闷不适加枳壳、苏梗理气宽胸；食滞纳呆加莱菔子、山楂消食降气；痰白呈泡沫状加桂枝、苍术温阳化湿；夜寐多汗加麻黄根、煅牡蛎、五味子敛汗止咳。

3．气虚咳嗽

〔证候〕咳嗽无力，痰白清稀，面色苍白，少气懒言，语声低微，喜温畏寒，体虚多汗，纳呆，舌淡苔薄白，脉细无力。

〔辨证〕病程较长，咳嗽无力，有肺脾气虚的证候，平素易于感冒。

〔治法〕健脾益气。

〔方药〕六君子汤加减。党参、茯苓、白术、陈皮、半夏、桔梗、甘草等。

〔加减〕气虚甚加黄芪、党参、黄精培土生金；咳甚痰多加杏仁、炙枇杷叶降气化痰；自汗盗汗加麻黄根、黄芪、煅牡蛎固表止汗。

4．阴虚咳嗽

〔证候〕干咳无痰，或痰少而粘，不易咳出，咽干口渴，喉痒声嘶，手足心热，午后潮热，盗汗，舌红少苔，脉细数。

〔辨证〕病程较长，干咳为主，有阴虚内热证候。

〔治法〕滋阴润肺。

〔方药〕沙参麦冬汤加减。沙参、麦冬、玉竹、桑叶、天花粉、甘草等。

〔加减〕痰中带血丝加白茅根、藕节、阿胶凉血止血；阴虚加玄参、生地以养阴生津；潮热盗汗加地骨皮、青蒿、鳖甲以滋阴退热；干咳咽红加玄参、马勃、板蓝根清利咽喉，养阴止咳；气阴两虚，自汗气短加太子参、黄芪、五味子益气敛汗。

【其他疗法】

（一）中药成药

1. 急支糖浆：用于风热咳嗽。

2. 蛇胆川贝液：用于风热及痰热咳嗽。

3. 半夏露：用于痰湿咳嗽。

（二）单方验方

1. 紫苏 9 g，陈皮 9 g，白萝卜汁 12 g。用水煎，加红糖温服。用于风热咳嗽。

2. 鸭梨去核 1 个，杏仁 9 g，冰糖 15 g，水煎服。用于风热咳嗽。

3. 鱼腥草 60 g，杏仁 9 g，桔梗 12 g，水煎服。用于痰热咳嗽。

4. 川贝母 60 g，雪梨 1 个，冰糖 15 g，水煎服。用于咳嗽时间较长，干咳少痰。

（三）针灸疗法

取穴：①天突、曲池、内关、丰隆；②肺俞、尺泽、太白、太冲。

方法：每天取一组，两组交替使用，每日 1 次，10～15 次为 1 疗程，中等刺激或针后加灸。

【预防调护】

1. 及时彻底治疗感冒、厌食、佝偻病、贫血。

2. 注意室内空气流通，避免有害气体吸入，咳嗽期间少吃冷饮及海腥食物。

自学指导

【重点难点】

咳嗽是小儿肺部疾患中常见病证之一。常分为外感咳嗽与内伤咳嗽两大类。小儿以外感咳嗽居多。病变主要在肺脏。咳必由肺也，但五脏六腑皆令人咳，非独肺也。说明小儿咳嗽虽离不开肺，但和其他脏腑相关，特别是脾肾两脏。咳嗽病机主要为肺气上逆。咳嗽病机属性无论是外感还是内伤均可分为寒（表寒、里寒）、热（表热、里热）。病情有虚实之分。外感咳嗽常起病较急，病程较短，有表证，多属实证。内伤咳嗽发病较缓，病程较长，虚证较多。外感咳嗽和内伤咳嗽可相互影响为病，病久邪实可转为正虚。如外感风热咳嗽失治，即可化热入里，转为痰热咳嗽。痰热咳嗽经治可热去阴伤，导致阴虚咳嗽。脏腑失调，卫外不固，易受外邪而咳嗽加重。如气虚咳嗽在气候突变或风寒侵袭时，形成虚实夹杂之证。

治疗咳嗽当辨表里、寒热、虚实；区别外感内伤。外感咳嗽多为新病，实证居多，其治在肺，治宜疏散风邪，宣通肺气。内伤咳嗽为久病，多属正虚，其治在脾，宜健脾补肺，化痰止咳为主。反复发作多属正虚邪实，平时以健脾益气固表为主，发病时宣肺化痰为主。

外感咳嗽早期忌过用苦寒滋腻收涩镇咳之药，以免留邪。此外尚需节制饮食，适寒温，方可缩短病程。

【复习思考题】

1. 试述小儿咳嗽的病因病机。
2. 试述小儿咳嗽证型辨证及常用方药。

【参考文献摘录】

《婴童百问·伤寒咳嗽伤风》:“然肺主气，应于皮毛，肺为五脏华盖，小儿感于风寒，客于皮肤，入伤肺经，微者咳嗽，重者喘急。肺伤于寒则嗽多痰涎，喉中鸣急；肺伤于暖，则嗽声不通壅滞。伤于寒者，必散寒邪；伤于暖者，必泄壅滞。发散属以辛甘，即桂枝、麻黄、细辛是也；涌泄系以酸苦，即葶苈、大黄是也；更五味子、乌梅之酸，可以敛肺气，亦治咳嗽之要药也。”

《医门法律·咳嗽门》:“凡邪盛咳频，断不可用劫涩药。咳久邪衰，其努力不锐，方可涩之。”

（赵鋆）

第三节　肺炎喘嗽

【目的要求】

1. 熟悉肺炎喘嗽的发病特点及特征。
2. 熟悉肺炎喘嗽的病因病机。
3. 掌握肺炎喘嗽的诊断要点与辨证论治。
4. 掌握肺炎喘嗽的急症处理。

【自学时数】

4学时。

肺炎喘嗽是因感受外邪所引起的肺系疾病之一，临床以发热、咳嗽、气急、鼻煽为主要症状。严重者可出现口唇青紫、张口抬肩、摇身撷肚、神昏抽搐等症状。本病是儿科常见病，一年四季均可发生，冬春季多见，好发于婴幼儿，是我国小儿死亡的第一位原因，为我国儿科重点防治的疾病。

肺炎喘嗽的命名，首见于谢玉琼的《麻科活人全书》，描述了麻疹病程中出现的“喘而无涕，兼之鼻煽”等症状，称之为“肺炎喘嗽”，病机责之于“肺热不清所致”。此前关于肺炎喘嗽的论述大多散在于“肺胀”、“马脾风”等章节中。

【病因病机】

肺炎喘嗽之病因主要是小儿外感风邪，夹寒夹热犯肺所致，亦有麻疹、猩红热、百日咳等时行热病，热毒灼伤肺络引起。婴幼儿脏腑娇嫩，形气未充，卫外功能未固。或有先天禀赋不足，后天失于调摄，正气虚弱，外邪乘虚而入致病。

风寒风热之邪由皮毛口鼻而入，侵犯肺卫，邪正相争，肺气失宣，出现发热咳嗽等症。肺主气而司呼吸，开窍于鼻，邪郁肺络，或酿津成痰，或灼津为痰，使痰阻气逆，影响肺气通调，导致肺气闭阻，出现咳嗽痰多，气急鼻扇等症。

气为血帅，气行则血行，气滞则血瘀；肺主气朝百脉，心主血而运营阴。肺气闭阻则心血瘀滞，心失所养，造成心气不足，心阳不振，出现面色苍白，唇周发绀，胸闷气急，皮肤花纹，严重者大汗淋漓，面色苍灰，脉细数欲绝等阳气暴脱危象。若痰热炽盛，热从火化，内陷厥阴，逆传心包，引动肝风，则可神昏谵语，抽风不已。

总之，肺炎喘嗽的形成，主要是外邪侵犯于肺，使肺气郁阻，痰热壅塞。病变部位在肺，常累及脾，严重者可内窜心肝。病机主要是肺气闭阻，痰热是主要病理产物。邪盛正虚者，容易出现心阳虚衰，邪陷厥阴。病重体弱，正虚邪恋，常致病情缠绵不愈。

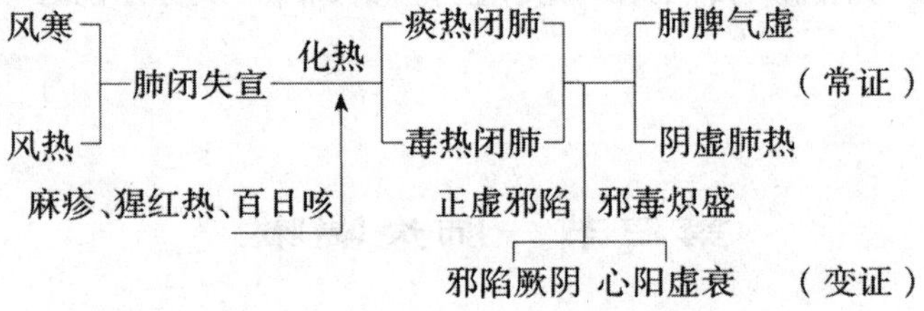

图 2-3　肺炎喘嗽病因病机示意图

【诊断要点】

1. 发热，咳嗽，呼吸急促，鼻翼扇动。

2. 病情严重时，喘促不安，烦躁，面色苍白，唇周发绀，肢冷，脉数疾；或高热狂躁不安，神昏，惊厥。

3. 肺部听诊有较固定细湿啰音，病灶融合可闻及管状呼吸音。

4. 初生儿患本病时，往往无上述典型症状，仅见不乳，神萎，口吐白沫等症状。

5. X线可见肺部小片状、斑片状阴影。

6. 病原学及外周血检查，可明确病原体。

【鉴别诊断】

咳嗽　以咳嗽为主症，可伴发热，一般无气急鼻扇，两肺闻及干啰音及不固定的中湿啰音。

【辨证论治】

肺炎喘嗽确诊后，应进一步判断病情轻重，辨清常证和变证。初期感受风邪要分清风寒、风热之不同。痰热闭肺者要辨清是痰重还是热重。喉间痰鸣，呼吸喘促，苔厚腻者，属痰重；高热稽留，呼吸气粗，烦躁口渴，大便干结，舌红，苔黄糙，属热重。常证指病位在肺，但证候有轻重之别。风寒闭肺、风热闭肺为轻证，痰热闭肺为重证。若正虚邪盛或心阳虚衰或邪陷厥阴，均属肺炎喘嗽之重危变证。

本病的基本治则是清热化痰，宣肺平喘。初起时，风邪闭肺，在辛散宣肺开闭同时，应分清夹寒、夹热之不同，而选用辛温或辛凉之品。中期痰热壅肺，肺气郁闭，血行不畅，观察痰热轻重，重在清热泻肺，涤痰开闭，活血化瘀。恢复期应注意益气养阴，扶正祛邪。出现变证者，随证施治。

（一）常证

1．风寒闭肺

〔证候〕恶寒发热，咳嗽气急，无汗，痰稀色白，舌质淡白，苔薄白，脉浮紧。

〔辨证〕此证多见于本病初期，除了肺炎喘嗽一般症状外，伴有其他风寒表证。年长儿常诉恶寒肢痛。但需注意风寒之邪易于化热，容易向风热闭肺或痰热闭肺证进展。

〔治法〕辛温开肺。

〔方药〕三拗汤合葱豉汤加减。麻黄、杏仁、防风、桔梗、苏子、葱白、豆豉、甘草等。

〔加减〕咳嗽痰多加浙贝母、半夏化痰止咳；表寒重加荆芥、紫苏辛温解表；兼热象加银花、连翘、石膏清热解毒；如外寒里热，寒包热郁者，可选用大青龙汤加减治疗，以求表里双解。

本证还可选用华盖散辛温开肺。

2．风热闭肺

〔证候〕发热恶风，微汗出，咳嗽呼吸急促，痰稠色黄，口渴欲饮，咽红，舌边尖红，苔薄黄，脉数。

〔辨证〕本证可因外感风热之邪而引起，也可由外感风寒之证转化而来。临床表现具有轻重之别，轻者以表热证为主，热象明显；重者表现卫气同病，热、渴、咳、喘。

〔治法〕辛凉宣肺，清热化痰。

〔方药〕银翘散合麻杏石甘汤加减。麻黄、连翘、银花、杏仁、石膏、桔梗、薄荷、牛蒡子、甘草等。

〔加减〕身热明显，咳喘不剧烈者，银翘散为主辛凉宣肺；热咳喘者，麻杏石甘汤清肺泄热。热重者，加黄芩、板蓝根、栀子清热泻火；喘息痰鸣加葶苈子、浙贝母泻肺化痰；壮热烦渴者倍用石膏，加知母清热泻火；夹积滞者加全瓜蒌、莱菔子、大腹皮化痰消滞。

3．痰热闭肺

〔证候〕壮热，痰鸣，气促，喘憋，鼻翼扇动，烦躁不安；重证口唇发绀，两胁扇动，摇身撷肚，舌红苔黄腻，脉滑数。

〔辨证〕本证见于肺炎喘嗽典型阶段，外邪郁闭于肺，痰热交阻，以壮热、喘促、痰鸣为特征。辨证时要注意辨别热重还是痰重。热重者壮热，气急，痰黄，唇红面赤，烦渴引饮，大便秘结；痰重者胸高气急，喉间痰鸣，声如拽锯。

〔治法〕清热泻肺，涤痰定喘。

〔方药〕五虎汤合葶苈大枣泻肺汤加减。葶苈子、石膏、麻黄、杏仁、苏子、黄芩、虎杖、细茶、甘草等。

〔加减〕痰重者加猴枣散、鲜竹沥、天竺黄豁痰；热重大便不通者加生大黄、芒硝或礞石滚痰丸通腑泄热；喘重者重用麻黄宣肺平喘；口唇发绀者加丹参、红花、桃仁、赤芍活血化瘀；斑疹出血者合清营汤凉血止血。

本证证情严重，易出现邪陷厥阴或心阳虚衰，临证需要密切观察病情变化，及早处理。

4．毒热闭肺

〔证候〕高热炽盛，气急，鼻扇，咳嗽剧烈，涕泪俱无，鼻孔干燥如烟煤，面赤唇红，烦躁口渴，便秘尿赤，舌红而干，苔黄腻，脉滑数。

〔辨证〕本证见于重症肺炎，可为腺病毒性肺炎、肺炎合并败血症等。毒热炽盛，肺气闭塞，灼津耗液。以高热、喘咳、涕泪俱无、鼻孔干燥如烟煤、烦渴为特征。此时易产生变证，当注意观察。

〔治法〕清热解毒，泻肺泄热。

〔方药〕三黄石膏汤加减。麻黄、石膏、黄连、黄芩、黄柏、栀子、淡豆豉等。

〔加减〕毒热较重者，加大青叶、板蓝根、蒲公英、金荞麦清热解毒；便秘腹胀加生大黄、芒硝通腑泄热；烦躁谵语加羚羊角、钩藤或安宫牛黄丸清心开窍。

5．阴虚肺热

〔证候〕低热，或潮热盗汗，干咳无痰或少痰，面色潮红，口唇樱红，舌红少津，苔剥，脉细数。

〔辨证〕患儿肺炎喘嗽进入恢复期，但咳嗽未愈，肺部啰音未完全吸收。由于热邪灼津伤阴，故呈现阴虚肺热征象，病程迁延。

〔治法〕养阴清肺，化痰止咳。

〔方药〕沙参麦冬汤加减。沙参、麦冬、桑叶、天花粉、款冬花、扁豆、甘草等。

〔加减〕咳甚者加泻白散泻肺止咳；低热者加青蒿、鳖甲、黄芩、地骨皮养阴清热；久咳者加百部、桑白皮、诃子、枇杷叶敛肺止咳；盗汗甚者加煅龙骨、煅牡蛎固涩止汗。

6．肺脾气虚

〔证候〕病程迁延，低热起伏，咳嗽无力，痰多，气短多汗，面色淡白，纳差，大便溏薄，四肢欠温，舌淡苔薄白，脉弱无力。

〔辨证〕本证多见于肺炎恢复期，患儿素体脾虚或兼有佝偻病、贫血、慢性腹泻或先天性心脏病等。病程较长，肺部啰音吸收慢，并有肺脾气虚征象。部分患儿复感外邪，病情反复，形成迁延性肺炎。

〔治法〕益气健脾，化痰止咳。

〔方药〕人参五味子汤加减。人参、白术、茯苓、五味子、百部、款冬花等。

〔加减〕低热恶风者加桂枝、白芍调和营卫；动辄汗出者加生黄芪、煅龙骨、煅牡蛎益气固表；纳谷不香者加神曲、麦芽消食开胃；大便溏薄者加扁豆、淮山药健脾益气；啰音经久不吸收者加丹参、莪术活血通络。

（二）变证

1．心阳虚衰

〔证候〕突然面色苍白，口唇肢端发绀，气促加重，四肢厥冷，虚烦不宁，额汗不温，右肋下肝脏肿大，脉微弱虚数，舌淡紫，苔薄白。

〔辨证〕本证多由邪盛正虚，气阳耗伤，使病情急剧恶化，表现为在肺炎喘嗽过程中突然出现心阳虚衰征象，病情危急，需立即抢救。

〔治法〕益气固脱，回阳救逆。

〔方药〕参附龙牡救逆汤加减。人参、附子、煅龙骨、煅牡蛎、干姜、五味子、白芍、炙甘草等。

〔加减〕右肋下肝肿大者加当归、红花、丹参活血化瘀，还可用参附注射液加入葡萄糖溶液中静脉滴注，1日2～3次。本证病情危急，须中西医结合抢救。

2. 邪陷厥阴

〔证候〕壮热，咳嗽气促，痰声漉漉，神昏谵语，四肢抽搐，颈项强直，舌红，苔黄腻，脉细数。

〔辨证〕本证为重症肺炎并发中毒性脑病，或急性呼吸衰竭，故证情危急，须立即抢救。

〔治法〕平肝熄风，清心开窍。

〔方药〕羚角钩藤汤合牛黄清心丸加减。羚羊角、生地、白芍、钩藤、菊花、贝母、生大黄、郁金等。

〔加减〕高热神昏者加紫雪丹、醒脑静清热开窍；痰多便秘者加生大黄、天竺黄、胆南星通腑涤痰；还可用清开灵注射液加入葡萄糖溶液中静脉滴注，并配合西药抢救呼吸衰竭。

【急症处理】

1. 一般处理：吸氧，保证呼吸道通畅，降温退热。

2. 病因治疗：细菌感染者采用抗生素治疗。强调选用敏感抗生素，下呼吸道浓度高，早期治疗，联合用药，足量，足疗程。重症宜静脉给药。可选用青霉素类、头孢菌素类、大环内酯类抗生素。病毒感染引起者可选用三氮唑核苷、阿昔洛韦、干扰素等。大环内酯类包括红霉素、阿奇霉素等，对支原体、衣原体肺炎均有效。

3. 心力衰竭的治疗：除镇静、给氧外，可应用洋地黄类药物、利尿剂、血管扩张剂、血管紧张素转化酶抑制剂。

4. 腹胀的治疗：伴低钾血症者应及时补钾。如系中毒性肠麻痹，应禁食、胃肠减压，应用新斯的明皮下注射，或酚妥拉明静脉滴注。

5. 糖皮质激素的应用：适用于中毒症状明显，严重喘憋、有脑水肿、休克、呼吸衰竭、胸膜有渗出的病例，可选用琥珀酸氢化考的松、地塞米松等。

6. 维持水、电解质、酸碱平衡。

7. 脑水肿、呼吸衰竭的处理见急惊风篇。

【其他疗法】

（一）中药成药

1. 双黄连粉针剂：稀释后静脉滴注。用于风热闭肺型肺炎喘嗽。

2. 鱼腥草注射液：稀释后静脉滴注。用于痰热闭肺型肺炎喘嗽。

3. 清开灵注射液：稀释后静脉点滴。用于毒热闭肺型肺炎喘嗽。

（二）单方验方

板蓝根、大青叶、银花各15 g，百部6 g，桑白皮6 g，玄参9 g，甘草3 g。水煎服，每日1剂，分次服用。用于病毒性肺炎。

（三）外治疗法

1. 敷贴疗法：白芥子、面粉各30 g，加生姜汁调和，纱布包后，敷于背部，每日1次，每次15分钟，连敷3天。用于肺炎后期迁延不愈，痰多，啰音经久不消。

2. 拔罐疗法：取单侧或双侧肩胛骨下部，每次拔罐5～10分钟，5天为1疗程。用于肺炎后期，啰音不消失者。

【预防调护】

1. 及时彻底治疗感冒、咳嗽、佝偻病、营养不良、营养性贫血等。易感小儿应予积极防治。发热时应予清淡而富有营养的流质、半流质饮食，忌油腻与甜食。

2. 重症肺炎要随时巡视，注意观察体温、心率、呼吸、神色变化。

自学指导

【重点难点】

小儿肺炎喘嗽是由外感风邪引起的肺系疾病，以发热咳嗽、气急、鼻扇为主症，严重者摇身撷肚，面色苍白，口唇发绀，神昏抽搐。本病病位在肺，常累及脾，也可内窜心肝。病理机制为肺气闭阻，病理产物为痰热。病程分初期、极期和恢复期。证情有轻重之别。重症肺炎易并发心阳虚衰及邪陷心肝之变证。

肺炎喘嗽的诊断除了临床症状体征外，还须进行X线和病原学检查，以判断病情轻重，指导用药。

肺炎喘嗽应与咳嗽（支气管炎）和哮喘鉴别。

肺炎喘嗽的辨证，初期要辨清风寒、风热。此主要根据痰色、咽喉情况、舌质、脉象来判别。两者虽类似感冒，但咳嗽较重，表证时间短，易化热入里，出现痰热闭肺证。痰热闭肺是肺炎喘嗽的极期，也是最典型阶段。此时热痰咳喘明显，应注意区别痰热之轻重差异。痰重者，咳嗽剧烈，气促鼻扇，痰声漉漉，胸高气急，舌红苔黄腻，脉滑。热重者，壮热不退，面赤唇红，烦渴引饮，大便秘结，舌红起刺，苔黄糙，脉洪大。毒热闭肺是肺炎喘嗽中的重证，邪毒炽盛，高热不退，鼻孔干燥如烟煤，咳嗽剧烈，气急鼻扇，口渴便秘，舌红绛，苔黄。不论痰热闭肺还是毒热闭肺，若见发病急暴，壮热烦躁，气急，喉间痰鸣，声如拽锯，面色发绀，大便秘结，小便短赤，舌红苔黄，甚至两胁扇动，胸高抬肩，摇身撷肚等严重证候，此即古人所谓“马脾风”，病情危重，易产生变证，应当密切观察，积极救治。

本病治疗原则是清热开闭，宣肺化痰。初起时，风邪闭肺，治宜辛散外邪，宣肺开闭。辨清风寒风热之不同，随证选用辛温辛凉之剂。中期痰热闭肺，气滞血瘀，治疗重在清热解毒，泻肺涤痰，佐以活血化瘀。恢复期气阴两伤，余邪留恋，治疗应益气养阴，扶正祛邪。变证治疗采用温补心阳或平肝熄风。小儿正气怯弱，“稚阴未长”，“稚阳未充”，“肝常有余”，感受外邪后易内陷产生变证，出现心阳虚衰或肝风内动证候，病情危重，必须立即予以益气回阳，救逆固脱，或平肝熄风，清热镇惊，并配合西医积极抢救。

麻杏石甘汤为治疗肺炎喘嗽的基本方，功在宣肺平喘，清热化痰。尤其适用于风热闭肺证。如患儿出现高热、咳、渴、喘、喉间痰鸣等痰热闭肺证时，可选用麻杏石甘汤加细茶合葶苈大枣泻肺汤清热泻肺，化痰止咳。因肺与大肠相表里，肺热壅盛，灼津耗液，可使大肠失润，阳明腑气不降，加重肺气上逆，表现为咳喘，便秘，因此在治疗时运用清热通腑是泻肺平喘的重要一环，方药中酌加生大黄（后下），芒硝冲服以荡涤痰热通腑气，使腑通脏安。

小儿脾常不足，大剂量苦寒清热易伤脾胃，在处方用药时应顾护脾胃。恢复期气阴两伤，宜用甘润之品，益气润肺，避免滋腻恋邪碍胃。

【复习思考题】

1. 试述小儿肺炎喘嗽的病因病机。
2. 小儿肺炎喘嗽与哮喘的鉴别要点。
3. 小儿肺炎喘嗽的常证有哪些，如何辨证论治?
4. 小儿肺炎喘嗽会出现惊厥吗? 试述其机制。
5. 何谓马脾风?

【参考文献摘录】

《医宗金鉴·幼科杂病心法·卷五十三》:“暴喘俗名马脾风，胸高胀满胁作坑，鼻窍煽动神闷乱，五虎一捻服最灵。”

《幼科要略·春温风温》: 春月暴暖忽冷，先受温邪，继为冷束，咳嗽痰喘最多……，夫轻为咳，重为喘，喘急则鼻掀胸挺。

（朱盛国）

第四节　哮　　喘

【目的要求】

1. 熟悉小儿哮喘的发病特点及诱发因素。
2. 熟悉小儿哮喘的病因病机。
3. 掌握小儿哮喘的诊断要点与鉴别要点。
4. 掌握小儿哮喘发作期与缓解期的辨证论治。

【自学时数】

3学时。

哮喘是一种以反复发作性哮鸣气促，呼气延长，甚则不能平卧为特征的肺系疾病，俗称“齁喘。”哮指声响而言，喘指气息而言。哮必兼喘，故通称“哮喘”。

本病在春秋发病率高，呈反复发作，每因气候骤变，寒温失常，吸入异味，饮食不慎等因素而诱发，以夜间和晨起居多。本病各年龄小儿均可发生，婴幼儿和学龄前期最为多见。病情轻重差别较大。及时治疗，长期预防用药，可使病情稳定，提高小儿生活质量。治疗不彻底，反复发作，可影响小儿学习和生活质量，甚则危及小儿生命。

古代医籍对哮喘记载甚多。《丹溪心法·喘证》首先命名“哮喘”，提出“哮喘专主于痰”，并把本病的治法概括为“未发以扶正为主，既发以攻邪为主”。《幼科发挥·喘嗽》记载

“或有喘证，遇寒冷而发，发则连绵不已，发过如常，有时复发，此为宿痰，不可除也”。认识到本病反复发作，较难根除的临床特点。

【病因病机】

本病的发病原因既有内因又有外因。一般为外因触动伏痰，痰阻气逆，诱发本病。

内因：素体肺脾肾不足，痰饮留伏，是为本病主要内在因素。小儿肺脏娇嫩，脾常不足，肾常虚。肺虚则表卫不固，腠理不密，易为外邪所侵。肺宣肃不利，通调失职，津液凝聚，化而为痰；脾主运化水液，脾虚不运，生湿酿痰，上贮于肺。肾气虚弱，失于蒸化，水泛为痰，聚而成饮。因而痰饮留伏和肺脾肾功能失调是本病发生的内在先决条件。

外因：气候骤变，寒温失调，感受外邪，接触异物，过食酸咸生冷，情志不调是本病的诱发因素。小儿哮喘以风寒感冒诱发最为多见。夏日空调温度过低，患儿受凉而诱发哮喘发作日益多见。接触花粉、绒毛、油烟均可影响肺主治节功能，使气机升降逆乱，触动肺中伏痰，痰升气阻而发病。

此外，哮喘发作常有家族性，与遗传有一定联系。

本病发病机制主要是痰饮留伏，遇因而动，痰升气阻，气道阻塞，使气机升降不利，出现喘鸣气促，呼气延长，甚则不得平卧。肺气壅塞，可致心血瘀阻，唇周、额面、肢端发绀，甚则心气耗伤，心阳虚脱，出现面色㿠白，肢冷脉疾；痰浊阻肺，上蒙清窍，内陷厥阴，可致神昏，抽搐等危候。

急性发作阶段若复外感风寒或过食生冷，寒伏肺俞，引动伏痰，发为寒性哮喘；若外感风热，夹痰内阻，痰热壅肺，则为热性哮喘；若外感风寒，内蕴痰热，则为寒包热郁，寒热夹杂；若肺肾不足，外感夹痰，留伏肺络，则表现为虚实夹杂证候。

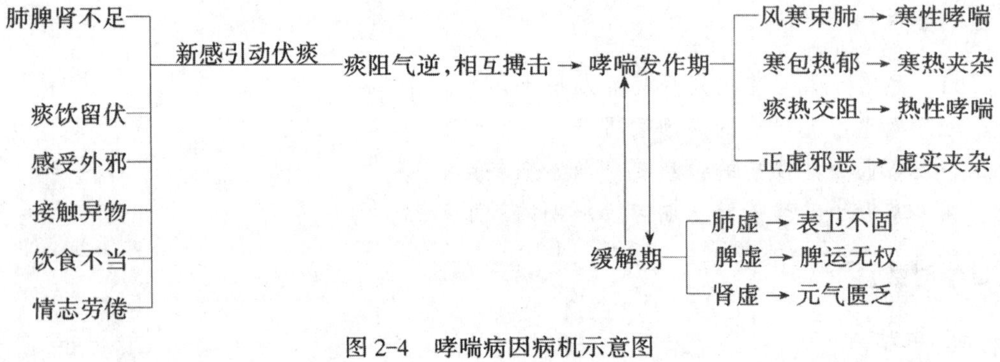

图 2-4　哮喘病因病机示意图

【诊断要点】

1. 发作前常有喷嚏、咳嗽等先兆症状，或夜间突然发作。发作时喉间哮鸣，呼吸困难，咯痰不爽，甚则不能平卧，烦躁不安。

2. 常因气候转变，受凉，或接触某些过敏物质等因素诱发。

3. 可有婴儿期湿疹，或有家族过敏史。

4. 心肺听诊：两肺满布哮鸣音，呼气延长，或闻及湿啰音，心率增快。

5. 外周血白细胞总数正常，嗜酸性粒细胞可增高，可疑变应原皮肤试验常呈阳性，伴肺部感染时，白细胞的总数及中性粒细胞可增高。

【鉴别诊断】

肺炎喘嗽　肺炎咳喘并重，常伴发热、气急、鼻煽，肺部听诊可闻及固定的湿啰音。胸部X线可见肺野斑片状阴影。而哮喘有反复发作史，常有湿疹或过敏史，两肺可闻及哮鸣音，呼气延长，X线检查见两肺过度通气，一般无斑片状阴影。

【辨证论治】

哮喘辨证，一辨其虚实。发作期，哮鸣气促，呼气延长，以邪实为主；缓解期哮喘已平，表现为肺弱、脾虚、肾亏之象，以正虚为主。二辨其寒热。发作阶段，咳逆倚息，痰白如泡沫状，形寒肢冷，舌淡苔薄白腻，属寒喘无疑；如咳喘气粗，痰黄粘稠，口渴引饮，或身热面赤，舌红苔黄，咽赤，当辨其为热喘。三辨其轻重。哮喘发作时，咳喘哮鸣，但尚能平卧，面色如常，无大汗，脉不数，经治喘息逐渐缓解，多为轻证；若哮喘久发不已，咳喘气促，不得平卧，或发作急剧，张口抬肩，面色青灰，大汗淋漓，脉数疾，多属险候。

本病治疗原则，发作期以邪实为主，当攻邪治其标，辨其寒热施治。缓解期以虚为主，当扶正治其本，法宜补肺健脾益肾；虚实夹杂，宜扶正祛邪，标本兼治。

（一）发作期

1．寒性哮喘

〔证候〕咳喘哮鸣，痰白清稀，形寒无汗，四肢欠温，鼻流清涕，面色晦暗，舌淡红苔白腻，脉浮滑。

〔辨证〕寒喘多见于年长儿，平素阳气不足。发作时表现为单纯哮喘症状，为哮喘发作初期征象。主症为痰白，泡沫状，形寒无汗，苔白。若诊治不及时，常可化热，转变为寒热夹杂或热性哮喘。

〔治法〕温肺散寒，化痰定喘。

〔方药〕小青龙汤合三子养亲汤加减。麻黄、桂枝、干姜、细辛、五味子、半夏、苏子、莱菔子、甘草等。

〔加减〕喘甚加葶苈子、马兜铃泻肺定喘；咳甚加紫菀、款冬花化痰止咳；哮鸣甚加地龙、僵蚕解痉化痰。

射干麻黄汤亦可用于本证。

2．热性哮喘

〔证候〕咳喘哮鸣，痰稠色黄，口干面红，大便秘结，或伴发热，舌红，苔黄腻，脉滑数。

〔辨证〕热喘临床较多见，常因哮喘合并感染所致。辨证时见咽红，口渴便秘，苔黄腻等症。

〔治法〕清热化痰，降气平喘。

〔方药〕麻杏石甘汤或定喘汤加减。麻黄、杏仁、石膏、桑白皮、黄芩、苏子、白果、半夏、款冬花、胆南星、全瓜蒌等。

两方均可清热定喘止咳，但麻杏石甘汤辛凉宣肺，适用于哮喘肺热伴有表证。定喘汤用于哮喘痰热在里者，以哮吼咳喘为主证。

〔加减〕热重者加鱼腥草、生大黄清肺泄热；痰多者加天竺黄、礞石滚痰丸清热化痰；喘甚者加地龙、僵蚕解痉化痰；喘不能平卧者加葶苈子、椒目泻肺定喘。

3．寒热夹杂

〔证候〕咳喘哮鸣，恶寒发热，鼻塞流涕，喷嚏，吐痰色黄，口渴引饮，便秘，舌红苔薄白，脉滑数。

〔辨证〕此型为“寒包火”型，临床以内有痰热，外有风寒之象为特征。

〔治法〕散寒清热，化痰定喘。

〔方药〕大青龙汤加减。石膏、麻黄、桂枝、干姜、五味子、白芍、黄芩、贝母、桑白皮、莱菔子、甘草等。

〔加减〕痰多加苏子、半夏降气化痰；喘急加地龙、椒目平喘利尿；痰热加黛蛤散、竹沥清热化痰。

4．虚实夹杂

〔证候〕哮喘持续不已，不能平卧，动辄喘甚，面色晦暗带青，常伴咳嗽，喉间有痰，或恶寒发热，舌淡苔薄白，脉弱无力。

〔辨证〕此证属于久哮，发作无季节性，缓解期短。久病及肾，使肾不纳气。外邪客肺，痰阻气道，肺气上逆。虚实夹杂，缠绵难愈。

〔治法〕祛邪扶正，降气平喘。

〔方药〕射干麻黄汤合七味都气丸加减。射干、麻黄、五味子、半夏、紫菀、款冬花、熟地、山药、山茱萸、甘草等。

射干麻黄汤温中散寒、化痰定喘治其实，七味都气丸益肾敛肺补其虚。

〔加减〕喘逆多汗重用五味子敛汗平喘；痰声漉漉加旋覆花、半夏降气化痰；虚喘抬肩，面色青灰，阳气欲脱者加黑锡丹温肾纳气。

（二）缓解期

1．肺气虚弱

〔证候〕面色苍白，气短懒言，易出汗，反复感冒，纳差，舌淡红，苔薄白，脉无力。

〔辨证〕本证以自汗畏风，少气乏力为特点。常因气候变化或外感而诱发哮喘发作。

〔治法〕益气固表。

〔方药〕玉屏风散加减。黄芪、白术、防风、太子参、五味子、甘草等。

〔加减〕多汗者加煅龙骨、煅牡蛎固涩止汗；咽干，舌红苔剥者加生脉散益气养阴。本证还可用黄芪桂枝五物汤加减以调和营卫，益气固表。

2．脾气虚弱

〔证候〕食少便溏，面虚浮少华，倦怠乏力，自汗，舌淡苔少，脉细无力。

〔辨证〕本证以食少便溏，痰多为主证，患儿形体虚胖，婴幼儿期常有湿疹。常因饮食生冷或海腥发物而发病。

〔治法〕健脾化痰。

〔方药〕六君子汤加减。党参、白术、茯苓、陈皮、半夏、木香、莱菔子、甘草等。

〔加减〕苔白腻加苍术、厚朴燥湿化痰；便溏加扁豆、炮姜温阳通络；形寒肢冷加桂枝、干姜；纳食不香加神曲、麦芽、焦山楂消食开胃。苓桂术甘汤也可用于本证，重在温脾阳，化痰饮。

3．肾气虚弱

〔证候〕动辄气促，畏寒肢冷，面色皖白，下肢欠温，遗尿，或夜尿增多，桶状胸，舌淡苔薄，脉沉无力。

〔辨证〕哮喘病程长，学龄儿童多见，大多有肾气不足表现，如面皖肢冷，腰酸，夜尿等，并有动辄气促，桶状胸，两肩耸起等肾不纳气表现。

〔治法〕补肾固本。

〔方药〕肾气丸加减。附子、肉桂、熟地、山药、山茱萸、茯苓、泽泻、五味子、甘草等。

〔加减〕阳虚明显者加仙灵脾、补骨脂、鹿角温肾补虚；肾阴不足去附子、肉桂，加龟板、麦冬、五味子滋养肾阴，提纳肾气，或用七味都气丸补肾纳气；阴阳两虚加用参蛤散、紫河车、仙灵脾益肾补虚。

【急症处理】

1．给氧：用鼻导管或面罩湿化给氧。

2．β_2 受体激动剂：可选用沙丁胺醇，特布他林气雾剂、干粉剂，或雾化溶液吸入。

3．肾上腺糖皮质激素：紧急时可选用倍氯米松配合氧气雾化吸入，或氢化考的松静脉滴注，强调早期，较大剂量应用。哮喘缓解后予肾上腺糖皮质激素气雾剂（必可酮、布地奈德等）吸入，预防反复发作。

4．茶碱类药物：一般予氨茶碱口服，病重时可静脉滴注。

5．补充液体，纠正酸中毒。

6．人工辅助呼吸。

【其他疗法】

（一）中药成药

1．小青龙汤口服液：用于寒性哮喘。

2．哮喘冲剂：用于热性哮喘。

（二）单方验方

1．干地龙粉：每次 3 g，1 日 2 次，装胶囊内，开水冲服。用于热性哮喘。

2．生晒参 60 g（党参加倍），蛤蚧（去头足）2 对，麻黄 30 g，杏仁 100 g，炙甘草 50 g，生姜 60 g，红枣 120 g，白果肉 100 g。加水浓煎，滤清汁加冰糖 500 g，收膏。每日早晚各 1 匙，开水冲服。用于哮喘缓解期，以气短为主者。

（三）外治疗法

炙白芥子 7 g，延胡索 7 g，甘遂 4 g，细辛 4 g。研末，加生姜汁，调成糊状，作成药饼 6 个，敷贴于肺俞、定喘、膏肓，外以薄膜粘贴固定，一般贴 2～4 小时。夏季三伏时，每伏贴 1～2 次，连贴 3 年。如用离子导入，每次约 30 分钟。一般敷贴后局部潮红，少数出现小疱疹。用于哮喘缓解期。

（四）割治疗法

见治疗概要。用于哮喘反复发作者。

（五）针灸疗法

体针：发作期取定喘、天突、内关。咳嗽痰多者加膻中、丰隆。缓解期取大椎、肺俞、足三里、肾俞、关元、脾俞。针刺加灸。

耳针：选喘点、内分泌、平喘，可治各型哮喘。

【预防调护】

1. 进行体格锻炼，增强体质，减少感冒。
2. 避免接触花粉、皮毛、化学异味等诱发物质。
3. 夏季避免空调温度过低，少吃冷饮及海鲜鱼虾等易诱发食物。
4. 发病季节防止活动过度和大笑大叫，以免诱发哮喘发作。
5. 哮喘发作时，注意观察呼吸、面色、心率，防止重症哮喘发生。

自 学 指 导

【重点难点】

哮喘是小儿时期常见病之一，临床以反复发作性哮鸣气促，呼气延长，不能平卧为特征。肺脾肾不足，津液代谢失调，痰饮留伏是本病的主要内在发病因素。寒温失调、感受外邪、接触异物、饮食不慎是引起哮喘发作的外在诱发因素。病变位主要在肺、脾、肾。

哮喘的诊断要点要抓住反复发作、哮鸣气喘、呼气延长三个临床特点，根据患儿的不同年龄、哮喘发作次数、湿疹史，其他过敏性疾患及家族史，结合胸部X线检查两肺过度充气等综合分析而作出诊断。对那些咳嗽反复发作1个月以上，特别是夜间咳嗽为主，肺部无明显阳性体征，胸部X线检查排除肺炎、结核、气道异物，抗生素治疗无效的患儿，要考虑咳嗽变异性哮喘的诊断，可作诊断性治疗及相关辅助检查以明确诊断。

哮喘应注意与肺炎喘嗽鉴别。

哮喘分发作期和缓解期。临床一般以听诊是否闻及哮鸣音为界。哮喘发作期应当辨清寒、热及外寒里热、虚实夹杂四型的区别；缓解期应辨明肺脾肾的偏颇。

哮喘治疗，发作期以邪实为主，当先祛邪，常采用宣肺定喘，涤痰降气，并需辨其寒热、虚实而施治；缓解期以正虚为主，当扶其正气，采用补肺固表、健脾化痰、补肾培本等法。虚实夹杂，宜标本兼顾。

若病程迁延，发作持续不已，或出现危重证候时，要中西医并用，迅速缓解病情。

本病病程长，反复发作，难以痊愈。如果能早期诊断，早期治疗，加强调摄，可使发作逐渐减少，病情逐渐减轻，生活质量逐步上升，并随年龄增长，肺脾肾功能日趋完善，可使哮喘痊愈。部分小儿反复发作，易转为痼疾。现强调中西医结合，及时正规治疗。

【复习思考题】

1. 小儿哮喘是怎样形成的？
2. 肺炎喘嗽与哮喘的鉴别要点是什么？
3. 哮喘发作期与缓解期的辨证论治要点各是什么？

【参考文献摘录】

《证治汇补·卷五》："内有壅塞之气，外有非时之感，膈有胶固之痰，三者相合，闭阻气道，搏击有声，发为哮病。"

《小儿药证直决·脉证治法》："有肺虚者，咳而哽气，时时长出气，喉中有痰声，此久病也，以阿胶散补之。"

《婴童类萃·喘症》："若小儿，无过四症，有肺受寒邪，咳嗽而生喘者；有肺热，痰壅上气喘急者；有食酸咸，肺经受伤而作喘者；又有病后，气虚生痰而喘急者，尤为难治。脉滑手足温者生；脉涩手足厥冷者死。若发汗如油，汗出如珠不流，哮而不休者，死。"

（朱盛国）

第五节　鹅口疮

【目的要求】

1. 熟悉鹅口疮的临床特点、病因病机。
2. 掌握鹅口疮的诊断要点与虚实证治。
3. 了解鹅口疮的预防调护及外治疗法。

【自学时数】

1～2 学时。

鹅口疮是小儿时期常见的一种口腔疾患，以口腔舌面满布白屑，状如鹅口为特征。因其色白似雪片又名"雪口"。本病好发于婴幼儿，尤以早产儿、新生儿及禀赋不足、体质虚弱、热病、久病久泻的乳儿为多见。一年四季均可发生，一般临床症状较轻，预后良好，个别患儿白屑较多，层层叠叠，向消化道、呼吸道甚至全身蔓延，而引起呕吐、泄泻、吞咽及呼吸困难等症状，甚或危及生命。本病首载于隋代《诸病源候论》，如《诸病源候论·鹅口候》云："小儿初生，口里白屑起乃至舌上生疮，如鹅口里，世谓之鹅口。此由在胎时受谷气盛，心脾热盛熏发于口故也。"明确指出该病由"心脾积热，熏发于口"所致。明代《外科正宗·鹅口疮》提出"胎中内蕴热毒"而生鹅口，并强调孕母饮食宜忌"煎炒辛辣厚味"等预防方法，均为后世认识该病奠定了基础。

【病因病机】

本病依其病因病机可分虚实两类，实证常责之于心脾积热，虚证以水亏火亢，虚火上炎为多。其病位在心、脾、肾三脏。

（一）心脾积热

孕母属阳盛体实之体，平素喜食辛辣炙煿，热伏胞中，遗患胎儿；或乳儿喂养不当，过食肥甘厚味，热留脾胃；或调护失宜，秽毒之邪乘虚而入，内外合邪，蕴积心脾。舌为心之苗，口为脾之窍，火热循经上炎，熏灼口舌，乃发为鹅口。

（二）虚火上炎

禀赋不足，素体阴虚，或热病、久病久泻耗伤阴津，致肾阴亏虚，水不制火，虚火上炎，熏灼口舌，发为本病。

现代医学认为：鹅口疮是由白色念珠菌感染所致，常见于早产儿、营养不良、慢性吐泻、全身免疫功能低下、长期使用广谱抗生素致菌群失调，以及喂奶器具不洁等因素引起。

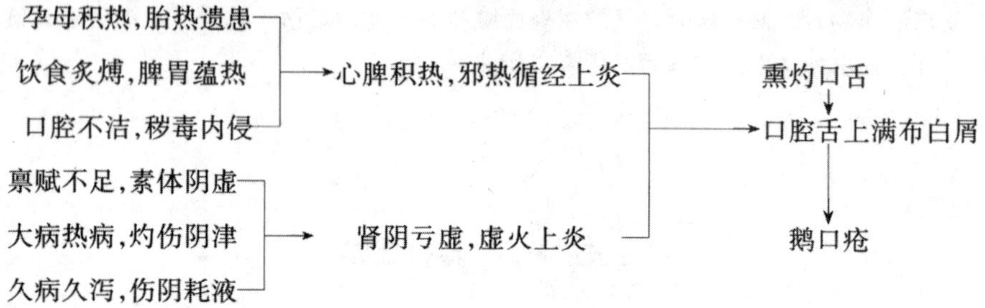

图 2-5　鹅口疮病因病机示意图

【诊断要点】

1. 舌上、颊内、牙龈或上唇、上腭散布白屑，可融合成片。重者可向咽喉等处蔓延，影响吮乳及呼吸。
2. 多见于新生儿，久病体弱儿或长期使用抗生素者。
3. 取少许白屑涂片镜检，可见真菌的菌丝及孢子。

【鉴别诊断】

口疮常见于婴幼儿，以口颊、唇、舌、齿龈、上腭等处发生淡黄或白色的溃疡，局部灼热疼痛，流涎等为特征。

【辨证论治】

本病常先在口腔颊粘膜、舌、齿龈、上腭等处出现白屑，稀散分布或呈点片状，形似乳块，不易拭去，强行剥离后局部粘膜潮红粗糙，一般无明显疼痛及全身症状，吮乳正常。重者白屑较厚，融合成大片状，甚或蔓延到整个口腔、鼻腔、咽喉、气道、肺、食管、胃肠等处，并伴发热、烦躁、拒食等，严重者可出现呕吐、泄泻、吞咽困难、声嘶、咳喘等。如见面色灰白，口周发绀，呼吸困难者，为病情危重。

临证当辨清虚实。实证多见于体壮儿，平素喜食厚味辛热，起病急，病程短，白屑较多，周围粘膜红赤，伴身热面赤，心烦口渴等心脾积热证候。虚证多见于早产儿、久病体弱儿，起病缓或病程迁延反复，白屑稀散，粘膜色淡，无热或低热，伴体瘦、虚烦、神倦、面白颧红等虚羸之象。属实者，治以清泻心脾积热；虚者，治以滋阴潜阳，引火归元。若同时配合局部药物外涂，可获较好疗效。如白屑层层叠叠，蔓延到气道、咽喉、食管，影响吞咽呼吸者，应积极施以中西医结合救治。

（一）心脾积热

〔证候〕口腔舌面满布白屑，周围粘膜红赤，面红唇赤，烦躁啼哭，口干渴，小便短赤，大便秘结，或伴发热，舌质红，苔黄厚或黄腻，指纹紫滞，脉滑数。

〔辨证〕本证多见于体壮喜食膏粱厚味小儿，由心脾积热，火热上炎，熏灼口舌而发。以起病急，白屑较多较厚，周围粘膜红赤，伴全身邪热炽盛症状为特点。偏于心经热盛者烦躁多啼，小便短赤；偏于脾经热盛者，口干口臭，大便秘结。

〔治法〕清心泻脾。

〔方药〕清热泻脾散。栀子、石膏、黄连、黄芩、生地、赤茯苓、灯心草。

〔加减〕若大便干结，口气臭秽者，加大黄、芒硝粉通腑泄热，或用凉膈散加减治疗；偏心经热盛，叫扰啼哭者，可用导赤散加黄连治疗；舌苔黄厚腻，湿热重者，加藿香、佩兰、滑石清热化湿；口干渴、苔燥者，加芦根、花粉清热生津。本证应配合外治疗法，可用黄连、甘草煎水涂拭口腔，或冰硼散、锡类散搽拭患处，每日 2～3 次。

（二）虚火上炎

〔证候〕口腔舌上白屑稀散，周围粘膜淡红，形体消瘦，两颧潮红，虚烦不安，口干不渴，或低热盗汗，神气疲乏，大便干或便溏，舌嫩红苔少，指纹淡紫，脉细数无力。

〔辨证〕本证多见于先天不足或热病、久病体虚患儿，由阴虚阳亢，虚火上炎，熏灼口舌所致。以白屑散发，周围红晕不显，病程长或反复迁延为特点。常伴肾阴不足，精气内亏，阴虚内热等虚证之象。

〔治法〕滋阴潜阳。

〔方药〕知柏地黄丸。生地、熟地、山茱萸、山药、茯苓、丹皮、泽泻、知母、黄柏。

〔加减〕两颧潮红，虚火上浮者，加肉桂以引火归元；阴虚口干者，加麦冬、沙参、石斛养阴生津；低热虚烦者，加银柴胡、地骨皮清虚热；脾虚气弱，神疲便溏者，加党参、白术、扁豆或用参苓白术散加减，以健脾益气。本证亦可用冰硼散、锡类散加香油或蜂蜜调匀涂口腔，或用吴茱萸压成粉，醋调敷足心以引火归元。

【其他疗法】

（一）中药成药

1. 栀子金花丸：用于心脾积热证。

2. 知柏地黄丸：用于虚火上炎证。

（二）单方验方

1. 生大黄 6 g，黄连 1 g。开水浸泡取汁口服，每日 1 剂。用于心脾积热证。

2. 板蓝根 9 g，藿香 6 g，黄连 1 g，薄荷 2 g，赤茯苓 6 g。水煎，每日 1 剂，分 3 次服。治疗湿热上熏证。

（三）外治疗法

1. 青梅散：生石膏 25 g，硼砂 25 g，人中白 1 g，青黛 1 g，黄连 1 g，没药 1 g，乳香 1 g,冰片 0.3 g 共为细粉。搽口中。用于心脾积热证。

2. 凤尾草擦剂：鲜凤尾草 20～40 g，放入菜油内，煎约 1 分钟，去渣加适量蜂蜜搅匀。每日涂患处 3～4 次。用于鹅口疮各种证型。

3. 地龙白糖浸液：活地龙 10～15 条，清水洗后置于杯中，不要弄断，撒上白糖 50 g，用镊子轻轻搅拌，使其与白糖溶化在一起，呈黄色粘液。将此液涂于患处，3～5 分钟后用盐水棉球擦掉，每日 3～4 次。用于鹅口疮各种证型。

4．萸桂散：吴茱萸、上肉桂各等份。共研细粉，瓷瓶贮藏备用。每次取 10～20 g 于面粉加高粱酒调成糊状，贴敷两足涌泉穴，1～2 小时后取下。用于各种证型鹅口疮。

5．1%～2%龙胆紫涂擦患处，每日 2～3 次。或制霉菌素 10 万 U/mL 涂擦患处，每日 2～3 次，并用 2%的碳酸氢钠于哺乳前后清洗口腔。各种证型均可应用。

【预防调护】

1．注意哺乳卫生，保持口腔清洁，避免过热及刺激性食物，防止口腔粘膜损伤。

2．乳母不宜过食辛辣煎炸食物，乳婴儿宜常食新鲜蔬菜水果或果汁。

3．加强锻炼，增强体质，积极防治常见病及传染病，不滥用抗生素。

4．注意口腔护理。常用消毒纱布或棉签沾 2%碳酸氢钠或清水擦洗患儿口腔，或用验方擦涂患处。

自学指导

【重点难点】

鹅口疮是婴儿时期常见的一种口腔疾患，以口腔、舌上满布白屑为特征，多发生于新生儿及久病体弱儿。其病因病机主要为心脾积热，秽毒内侵，阴亏火旺，虚火上炎。一般全身症状轻微，预后尚好。如白屑较多，蔓延鼻腔、咽喉，致面白唇青，呼吸困难则病情危重。诊断应注意与小儿口疮相鉴别。辨治须分清实火、虚火，凡起病急，病程短，口腔白屑满布，粘膜红赤，伴心脾积热征象者，为实火，治宜清热解毒，清泻心脾；凡体弱久病，病程迁延，白屑稀散，粘膜淡红，反复出现，伴阴虚内热，形体虚弱者属虚火，治宜滋阴潜阳，引火归元。外治法在本病治疗中具有重要作用，仅有口腔白屑，全身症状不明显者，单用外用药即可；对全身症状明显者，在应用内服药同时配合外治疗法，可缩短疗程，提高疗效。平时注意口腔卫生，不滥用抗生素等药物，可以预防本病。

【复习思考题】

1．鹅口疮的病因病机是什么？

2．鹅口疮的虚证实证如何鉴别？

3．简述鹅口疮各证的证候特点、治则、方药。

【参考文献摘录】

《诸病源候论·小儿杂病诸候·鹅口疮》："小儿初生，口里白屑起乃至舌上生疮，如鹅口里，世谓之鹅口。此由在胎时受谷气盛，心脾热气重发于口故也。"

《外科正宗·鹅口疮》："鹅口疮皆心脾二经胎热上攻，致满口皆生白斑雪片，甚则咽间叠叠肿起，致难乳哺，多生啼叫，以青纱一条裹筋头上，蘸新汲水揩去白胎以净为度，重手出血不妨，随以冰硼散搽之，内服凉膈之药。"

《幼幼集成·口病证治》:“《经》曰:中央黄色入通于脾,开窍于口。又曰:脾气通于口。脾和口能知五味矣。故口者脾之外候。凡鹅口者,口内白屑满口,如鹅之口,此肺热而心脾为甚,故发于口也。内服沆瀣丹,外以保命散吹之。”

(邢向晖　李燕宁)

第六节　口　　疮

【目的要求】

1. 熟悉口疮的病因病机,并与鹅口疮鉴别。
2. 掌握口疮实证运用解毒通腑法的重要性。
3. 了解外治法的应用。

【自学时数】

1～2 学时。

口疮是小儿时期常见的口腔疾患,以口颊、唇、舌、齿龈、上腭等处发生淡黄或白色溃疡,局部疼痛为主要临床特征。发生于口唇两侧者称“燕口疮”;满口糜烂,色红疼痛者称“口糜”。本病发病无明显季节性,可发生于任何年龄,但以婴幼儿最多见　既可单独为病,亦可伴发于外感热病及其他疾病过程中。一般预后良好,轻症患儿仅口腔疼痛流涎,饮食受限,体弱久病者则病程长,口疮反复发生。重症患儿可出现满口赤烂,高热,烦躁,拒食,甚则精神萎靡,四肢不温,吐泻等。本病包括现代医学中的各种口腔炎症,如“疱疹性口腔炎”、“溃疡性口腔炎”、“复发性口腔溃疡”等。

口疮之名,始见于《内经》,如《素问·气交变大论》云:“岁金不及,炎火乃外,民病口疮。”强调口疮乃由四时不正之气化火上炎所致。隋《诸病源候论·唇舌病诸候》提出心脾热盛可致口疮发生,如“脏腑热盛,热乘心脾,气冲于口与舌,故令口舌生疮也”。明《寿世保元》将本病分虚实辨治。实证宜清胃泻火汤,中焦虚寒附子理中汤,下焦阴火六味丸主之。以上论述,为后世认识、治疗口疮奠定了基础。

【病因病机】

小儿口疮多由胎热内蕴,将养过温,感受外邪,心脾积热;或调护不当,口腔不洁,秽毒内侵;或大病久病素体虚弱,虚火上炎熏灼口舌所致。其病变脏腑在心脾胃肾。因心开窍于舌,心脉通于舌上;脾开窍于口,其华在唇,脾络通于口;肾之脉循喉咙夹舌本,齿龈两颊由胃所主。故无论外感内伤,均可致火热循经上炎,熏灼口舌,而发口疮。婴幼儿因血少气弱,粘膜柔嫩,不耐邪热熏灼而易于发病。

(一) 外感风热

小儿脏腑娇嫩,形气未充,调护失宜,易感外邪。六淫之中,尤以风热所致者最为常见。风热之邪，可夹毒夹湿侵袭肺卫，化热化火内乘心脾，火热循经上炎，熏灼口舌，而致口舌生疮。

（二）脾胃积热

孕母过食辛辣厚味，胎热内蕴；或乳食不节，过食肥甘厚味，致脾胃蕴热；或口腔不洁，秽毒内侵，内外合邪化热化火，蕴积脾胃，循经上炎，熏灼口舌，腐蚀肌膜则口舌溃烂。

（三）虚火上炎

禀赋不足，素体阴虚，或热病久延，耗伤阴液，阴虚火旺，虚火上炎，熏灼口舌发为口疮。若脾胃虚寒，久病吐泻，阳虚气弱，无根之火上浮，灼伤肌膜亦可发病。

现代医学认为，口腔炎是指口腔粘膜的炎症，常由细菌、病毒、螺旋体等感染引起，可单独发生，亦可继发于全身疾病，如急性感染、腹泻、营养不良、久病体弱和维生素缺乏等。食具消毒不严，口腔不洁，或各种疾病可致机体抵抗力下降均利于口腔炎的发生。

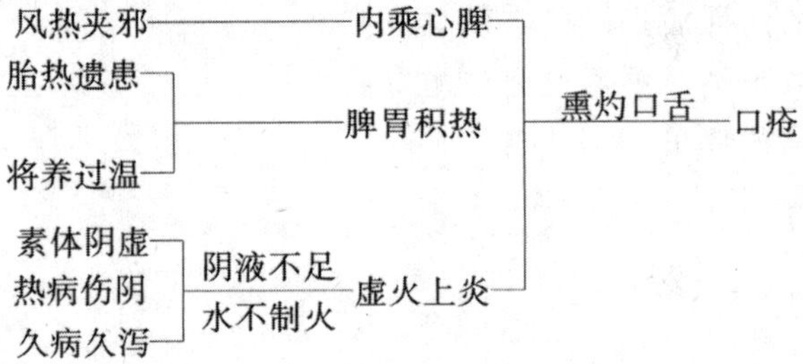

图 2-5　口疮病因病机示意图

【诊断要点】

1．初起口腔内粘膜发生红肿，或散在小疮，继而糜烂，形成溃疡，流涎，疼痛，可伴发热，颌下淋巴结肿大。

2．发病多与饮食失调或发热疾患有关。

【鉴别诊断】

本病应与小儿鹅口疮、小儿手足口病相鉴别。

1．鹅口疮：多发生于初生儿或体弱多病的婴儿，以口腔粘膜出现白屑而不是溃疡为特点。

2．手足口病：是由柯萨奇病毒感染引起的急性呼吸道传染病，虽有口腔咽峡部疱疹溃疡，但主要以轻中度发热，伴咳嗽，流涕，咽、手、足部位出现红色丘疹、疱疹为特征，可与口疮鉴别。

【辨证论治】

本病的主要表现为口腔粘膜、舌、唇、齿龈、上腭等处出现单个或数个灰白色或淡黄色的溃烂，周围粘膜红赤，疼痛流涎。轻症无明显全身症状，溃疡数目少，仅局部疼痛，影响进食。重症溃疡较多，甚则满口糜烂，局部灼热，疼痛剧烈，拒食，啼哭，口臭流涎，可伴发热烦躁，甚则精神萎靡，吐泻不能食，四肢不温，颌下淋巴结肿大等。

临证应注意辨别口疮之虚实，实证起病急，病程短，口腔溃疡数目多，周围粘膜红赤，局部灼热疼痛重，口臭流涎，尿赤便结或伴发热烦躁，啼哭。因于外感风热者，伴见发热恶寒，咳嗽，咽痛红肿；因于饮食肥甘，脾胃积热者，有饮食不节史，并见脘腹胀满，不欲饮食等症；夹毒夹湿者，则口腔溃疡表面有渗出物。虚证起病缓，病程长，口腔溃疡数目少，周围粘膜淡红，疼痛较轻，多见于素体虚弱，罹患热病及久病久泻之患儿，口疮易反复出现，可伴低热，盗汗，神疲，颧红等阴虚内热之象。另外应注意识别所及之脏腑，凡以舌面、尖、边溃疡为多，并伴心烦，叫扰啼哭，夜眠不安，尿赤者，属心经火盛；凡口唇、颊部、上腭、齿龈、口角处溃疡居多，而见发热，口臭流涎，脘腹胀满，大便干结者，为脾胃热盛。若为体虚或久病热病之后，口疮反复者，则属阴虚火旺。

口疮的治疗以清热解毒泻火为基本法则。实证以清热解毒泻火为法。同时应针对热毒所蕴结的脏腑而配合利尿、通便等法，上病下取，引热下行，使邪有出路，热由下泻。因于风热者，治宜疏风清热解毒；热在心经者，治宜清心泄热，引热下行；脾胃积热者，治宜清热解毒，通腑泻火。虚证以水亏火亢，虚火上炎为主，治宜滋阴清热降火，以清补兼施。临床无论虚实之证都应配合外治疗法，局部用药可消肿止痛，促进疮面愈合。重症患儿应给予中西医结合治疗。

（一）外感风热

〔证候〕口唇、颊内、齿龈、上腭及舌上出现疱疹溃烂，周围粘膜红肿，灼热疼痛，流涎拒食，伴发热，恶寒，咳嗽，咽红肿疼痛，舌红苔薄黄，脉浮数，指纹浮紫。

〔辨证〕本病起病急，由风热侵袭肌表，内乘心脾引发。口疮初起尚未溃烂融合成片，全身以风热束表之象为主。

〔治法〕疏风清热解毒。

〔方药〕银翘散加减。银花、连翘、竹叶、薄荷、牛蒡子、板蓝根、芦根、桔梗、荆芥、甘草。

〔加减〕发热重者，加柴胡、葛根解表清热；风热夹湿，疮面有黄色粘腻渗物，舌苔腻者，加滑石、佩兰清热利湿；小便短赤者，加赤茯苓、通草利尿祛湿；便干者，加大黄泻火通便；咽红肿者，加马勃、山豆根清热利咽；口干少津者，加天花粉清热生津；口腔粘膜红赤痛甚者，加黄芩、生地清热解毒。

（二）脾胃积热

〔证候〕口腔颊内、齿龈、上腭、唇角等处溃疡较多，或满口糜烂，周围粘膜红赤，灼热疼痛，拒食，口臭流涎，烦躁多啼，面赤唇红或伴发热，小便短黄，大便干结，舌红苔黄厚，脉滑数。

〔辨证〕本证多见于阳盛体实，喜食膏粱厚味小儿，由脾胃积热，火热上攻所致。以起病急，口腔溃疡多，周围粘膜红赤，灼热疼重，口臭，伴脾胃火热炽盛症状为主要特点。食积内停者，可有脘腹胀满，嗳气酸腐；里热炽盛者，可伴发热，面赤，唇红，烦躁不安，甚或啼哭拒食。

〔治法〕清热解毒，通腑泻火。

〔方药〕凉膈散。黄芩、黄连、栀子、大黄（后入）、芒硝（冲）、竹叶、薄荷（后入）、蜂蜜（兑入）、甘草。

〔加减〕口干烦躁者，加石膏、天花粉清热生津；小便短赤者，加生地、通草清泻小肠之热；舌苔厚腻，多涎，湿热重者，加菖蒲、滑石、藿香清热利湿；溃疡满布，有黄色渗出物者，加银花、连翘、蒲公英清热解毒；疮面溃烂不收口者，加人中白、五倍子生肌敛疮；食积内停，腹胀纳呆者，加焦山楂、麦芽、莱菔子、枳实消食导滞。

（三）心火上炎

〔证候〕口舌溃疡或糜烂，舌尖边较多，色红赤，灼热疼痛，烦躁啼哭，面赤，口渴或伴发热，小便短赤，舌尖红赤，苔薄黄，脉细数。

〔辨证〕本证由心火炽盛，火热上炎，熏灼口舌所致，以舌体溃疡多，心烦不安，舌尖红赤，小便短赤为主要特点。

〔治法〕清心泻火，引热下行。

〔方药〕泻心导赤汤。生地、黄连、通草、灯心草、甘草梢。

〔加减〕热毒重者，加黄芩、栀子清热解毒泻火；口渴重者，加石膏、花粉清热生津；心烦尿赤者，加竹叶、赤茯苓、滑石清心泻热，引热下行。以上各型实热证均可配合药物外治，用冰硼散、锡类散或西瓜霜粉剂涂敷患处，每日3～4次。

（四）虚火上炎

〔证候〕口舌溃疡或糜烂，稀散色淡，反复出现或迁延不愈，疼痛不甚，口干不渴，神疲颧红，盗汗，手足心热，大便偏干或午后低热，舌质红苔少或花剥，脉细数。

〔辨证〕本证多见于素体虚弱，久病久泻，热病后之患儿，由肾阴不足，阴虚火旺，虚火上炎所致。以口疮反复出现或迁延难愈，溃疡散发，色淡疼痛轻，伴阴虚内热之象为主要特点。

〔治法〕滋阴降火。

〔方药〕知柏地黄汤。知母、黄柏、生地、山茱萸、山药、茯苓、丹皮、泽泻。

〔加减〕热病后伤阴重者，加玄参、麦冬、乌梅滋阴生津；低热或五心烦热者，加地骨皮、白薇清退虚热；大便秘结者，加蜂蜜、火麻仁润肠通便；口疮反复者，少佐肉桂引火归元；如吐泻，大病后，浮阳上越，口舌生疮，面白唇淡，神疲气弱者，用理中汤加肉桂以温补脾肾，引火归元。本证可用生津散外涂，亦可用锡类散、西瓜霜加香油或蜂蜜调涂患处，或用吴茱萸研粉，醋调敷两足心，以引火归元。

【其他疗法】

（一）中药成药

1. 牛黄解毒片：用于实火口疮。
2. 六神丸：用于实火口疮。
3. 小儿化毒散：用于实火口疮。
4. 知柏地黄丸：用于虚火口疮。

（二）单方验方

1. 仙鹤草30 g或一枝黄花30 g。水煎服，每日1剂。用于实火口疮。
2. 鲜女贞叶7片为1剂量。水煎服，每日3剂。用于复发性口疮。
3. 青黛6 g，儿茶6 g，黄芩9 g。水煎分2～3次服，每日1剂。用于实火口疮。

（三）外治疗法

1. 冰硼散、锡类散、青黛散、珠黄散、西瓜霜等任选一种，适量涂擦患处。实火虚火口疮均可。

2. 野菊花10 g，蒲公英10 g，梨头草10 g，黄连10 g，百草霜10 g，甘草6 g，明矾2.5 g。前6种药慢火浓煎200 mL，加明矾2.5 g，研细兑入溶化。用药棉蘸药液缓缓擦洗，每日5～6次。用于各型口疮。

3．细辛敷脐饼：细辛末2.5 g，与适量小麦粉用温水调成粘稠饼状，直径3～4cm，厚度0.5cm。敷于脐上，外用塑料薄膜及纱布贴膏固定。早晚各换1次药，3日为1疗程。用于虚火证。

4．五倍子10 g，雄黄6 g，冰片1 g。共研细粉，与蜂蜜调成糊状。外涂口疮处，每日3次。用于各型口疮。

5．五倍子9 g，黄连3 g。共研细粉，装瓶备用，用时取药末适量于杯中，以清水浸过药面并加白酒1～2滴，然后将药杯置锅内隔水炖10～15分钟，待冷后用消毒棉签蘸药液涂搽。用于虚火口疮。

【预防调护】

1．注意口腔清洁，保持口腔卫生，饭后睡前常用温水漱口，注意饮食餐具的清洁消毒。

2．注意饮食调节，多食新鲜蔬菜水果，饮食有节，忌暴饮暴食及过食肥甘辛辣刺激之品。

自学指导

【重点难点】

口疮是小儿时期最常见的口腔疾患，以口腔不洁，饮食炙煿，温热病中的婴幼儿发病最多，体弱久病者可致口疮迁延。外感风热，脾胃积热，心火上炎及阴虚火旺为主要发病因素。本证以口颊、舌上、齿龈、上腭等处发生溃疡甚至满口糜烂，局部疼痛，流涎，影响进食，甚或发热为主要表现。临证应与鹅口疮、小儿手足口病相鉴别。辨证应分清虚实及所在脏腑。凡起病急，口舌生疮数目多，色红赤灼热疼痛，或伴发热及心脾火热征象者为实证。而起病缓，溃疡稀散，色淡痛轻，病程迁延，口疮易反复出现，形体怯弱者属虚证。热在脾胃者，多因过食膏粱厚味，辛辣之品所致，溃疡多在颊唇、齿龈、上腭等处，常伴口臭，腹胀，手足心热，大便秘结等。属心火上炎者，则舌尖边溃疡多，并见心烦啼叫，小便短赤等。因于外感者，有发热，恶寒，鼻塞流涕，咽红赤等风热表证。实证治以清热解毒泻火，属风热内扰者，配以疏风清热；热在脾胃者，佐以通腑泄热；热在心经者，辅以清心利尿。虚证治以滋阴降火，引火归元。外敷用药可直接作用于疮疡局部，有清热解毒，消肿止痛，去腐生肌之效，故与内治相合，可缩短病程，提高疗效。

【复习思考题】

1．口疮的病因病机是什么？

2．口疮如何辨虚证、实证？

3．简述口疮各型的主证特点、治法、方药。

【参考文献摘录】

《圣济总录·卷一百八十·小儿口疮》："小儿口疮者，由血气盛实，心脾蕴热，熏发上焦，故口舌生疮。

盖小儿纯阳，易生热痰，或衣服过厚，饱食多热，血脉壅盛，皆致此疾。”

《幼科类萃·耳目口鼻门》：“口疮者乃小儿将养过温，心脏积热，熏蒸于上，故成口疮也。宜南星末醋调贴两脚心，乳母宜服洗心散，以泻心汤主之。”

《幼幼集成·口疮证治》：“口疮服凉药不效，乃肝脾之气不足，虚火上泛而无制，宜理中汤收其浮游之火，外以上桂末吹之。若吐泻后口中生疮，亦是虚火，理中汤。昧者以为口疮悉为实热，概用寒凉，必不效。”

（邢向晖　李燕宁）

第七节　腹　痛

【目的要求】

1. 熟悉小儿腹痛的病因病机。
2. 掌握小儿腹痛的辨证施治。
3. 掌握急腹症的特征。

【自学时数】

2 学时。

腹痛是小儿常见的一种病证，以腹部胃脘以下、耻骨以上部位发生疼痛为特征。腹痛作为一个证候，可以发生在很多疾病中，许多内、外科疾病均可出现腹痛的症状，特别是胃肠疾病。本节所讨论的内容主要是指小儿非全身及腹部器质性疾病的腹痛。

腹痛的名称，始见于《素问·举痛论》。但将小儿腹痛作为病症论述者，则见于《诸病源候论·小儿杂病诸候·腹痛候》，其曰：“小儿腹痛，多由冷热不调，冷热之气与脏腑相击，故痛也。”此后历代医家多有论述，如《小儿药证直诀·脉证治法》将腹痛分为积痛、虫痛、胃冷虚之证。《证治准绳·幼科·腹痛》归纳前人经验，对小儿腹痛的病因、症状、分类论述得更为完善。前人为了准确了解腹痛的发生与脏腑之间的关系，从部位上将腹痛作了如下分类：大腹痛，指胃脘以下，脐部以上的腹部疼痛；脐腹痛，指脐周部位的疼痛；小腹痛，指脐下腹部正中部位的疼痛；少腹痛，指小腹的两侧或一侧疼痛。

小儿腹痛的诊断比较困难，因为较小患儿不能自诉症状，较大儿童虽能诉述疼痛，但往往不能正确表达腹痛的部位和性质，甚至将躯体的其他不适也说成腹痛；加之小儿腹痛的病因复杂，这就增加了腹痛诊断的难度。因此，诊查小儿腹痛时，必须全面应用“四诊”，详细检查，综合分析，以便作出正确的判断。

【病因病机】

六腑以通为用，经脉以畅为顺。小儿脾胃薄弱，经脉未盛，易为内、外因素所干扰。凡脏腑、经脉为寒热乳食所伤，或脏腑虚冷，或瘀血阻滞均可致气机不畅，经脉不通而发生腹痛。

（一）感受寒邪

小儿生活不知自理，寒暖不知自调，由于护理不当，衣被单薄，起卧不慎，腹部为风冷寒气所侵，或因过食生冷瓜果，或迎风而食，致使寒客肠胃。寒主收引，寒凝则气滞，以致经络不通，气血不畅而发生腹痛。

（二）乳食积滞

小儿乳食不知自节，若乳哺不时，或暴饮暴食，或过食不易消化的食物，以致脾胃损伤，乳食停滞中焦，壅塞气机，升降违和，传化失职，因而导致腹部胀满疼痛。

（三）脾胃虚寒

素体阳虚，或病后体弱，或过用苦寒，而致脏腑虚冷，中阳不足，脾失运化。阳虚生内寒，温煦不能，气机不行，血脉凝滞，则致腹痛。

（四）气滞血瘀

由于跌仆损伤，或腹部手术以后，络脉受阻，或久病不愈，邪入于络，瘀阻脉道，而致腹部气机不畅，血运受阻，腹痛时作。

外感风寒、饮食生冷——感受寒邪
乳食不节、恣食肥甘——乳食积滞
素体阳虚、病后体虚——脾胃虚寒
腹部手术、久病入络——气滞血瘀
——气机不畅　经脉不通——腹痛

图 2-7　腹痛的病因病机示意图

【诊断要点】

1. 明确腹痛的存在：年长儿可以自诉，比较容易；年幼儿不能自诉，要注意阵发性哭闹，烦躁不安可能为腹痛所致。

2. 明确导致腹痛的疾病：很多疾病都可致腹痛，要明确导致腹痛的病因比较困难，但根据腹痛的部位可以作出初步判断。如右上腹痛，多为肝、胆疾病；上中腹痛，多见于胃、十二指肠疾病；左上腹痛，可见于急性胰腺炎、脾肿大等；脐周痛，多见于肠道疾病，如寄生虫、肠炎、肠痉挛、食物过敏等；右下腹痛，多见于阑尾炎、疝或卵巢病变；左下腹痛，多见于结肠病变，如结肠炎、便秘或痢疾。

3. 明确腹痛的性质：阵发性锐痛多由于平滑肌痉挛或狭窄所致，多见于肠痉挛、输尿管或胆管痉挛；持续性锐痛多见于急腹症。持续性钝痛多由于炎症刺激或脏器肿胀牵拉被膜所致。

4. 注意年龄特征：不同的年龄阶段腹痛的好发疾病不同。

5. 注意腹痛的伴随症状：不同疾病所致的腹痛往往伴随着相应的全身症状。

【鉴别诊断】

小儿腹痛鉴别诊断，一是要将全身性疾病（如癫痫、紫癜、败血症、伤寒等）所引起的腹痛与腹部疾病所引起的腹痛加以区别，全身性疾病所引起的腹痛均有相应的全身症状。二是要将腹部器质性疾病腹痛与功能性腹痛鉴别清楚，尤其要注意与急腹症鉴别，因为两者的处理方法和预后截然不同，绝不能把急腹症当作一般腹痛处理。表 2-1 可供临床诊断时参考。

表 2-1　功能性腹痛与急腹症的主要鉴别点

	功能性腹痛	急腹症
病程病情	起病缓、病情轻，以脐周痛为主，常反复发生。	起病急、病情重。
腹痛性质	阵发性或持续性钝痛，每次持续时间不长。	持续性锐痛渐重或阵发性加重。
呕吐情况	无或轻，呕吐物为胃内容物，一般吐势较缓。	呕吐重，吐势急，呈喷射状，呕吐物可有胆汁、血、粪汁。
大便情况	一般正常。	无大便或果酱样便，无矢气。
腹部检查	柔软，无肌紧张，无反跳痛，肠鸣音正常或稍亢进，无肿块、肠型、蠕动波。	腹胀，有肌紧张，痛位固定，有明显压痛点或反跳痛，肠鸣音亢进或闻气过水声，或减弱、消失，可有肿块、肠型、蠕动波。
精神状况	正常，或痛时稍差，缓解后如常。	精神不振或烦躁不安，面色苍白，或出冷汗。
X 线检查	无异常发现。	腹部有多个液平面或杯口状缺损影

【辨证论治】

腹痛的辨证可以根据疼痛的性质和喜恶初步了解疼痛的证候属性。凡暴痛者多实，久痛者多虚；剧痛拒按者多实，隐痛喜按者多虚；得食痛重者多实，得食痛减者多虚；得热痛甚者多热，得热痛减者多寒；疼痛走窜而无定处者多气滞，痛如针刺而固定不移者多血瘀。

痛则不通，通则不痛，所以腹痛的治疗原则是调理气机，疏通经脉。临床根据病因不同，可以采用消食导滞，温中祛寒，温中补虚，理气活血等不同的治疗方法。

（一）寒实腹痛

〔症状〕腹部疼痛，阵阵发作，得热则减，遇冷加重，面色苍白，甚则四肢不温，额冷汗出，唇色紫暗，或呕吐、泄泻，小便清长，苔多白滑。

〔辨证〕本证由于寒凝中脘，气滞不通所致。临床多有感寒受凉的病史，腹痛阵作，喜热恶冷，全身出现阳气受阻的症状，以面色苍白、四肢不温、额冷汗出、唇色紫暗、小便清长为本证的辨证要点。

〔治法〕温中祛寒。

〔方药〕养脏散加减。木香、丁香、沉香、当归、川芎、肉桂、白芍。

〔加减〕呕吐者加半夏、陈皮降逆止呕；泄泻者加炮姜、苍术、生姜温中止泻；腹痛甚者加小茴香、延胡索温中行气止痛。

（二）乳食积滞

〔症状〕腹部胀满疼痛，按之痛甚，或腹痛欲泻，泻后痛减，口气酸臭，嗳哕腐浊，不思乳食，矢气恶臭，大便酸臭，夜卧不安，时时啼哭，或有呕吐，吐物酸馊，或有泄泻，大便酸臭夹不消化的乳食，舌苔厚腻，脉象有力。

〔辨证〕本证由于乳食停滞中焦，壅塞气机，气机不畅，升降违和所致。临床多有乳食积滞的病史，腹痛的特点是胀满疼痛拒按，痛则欲泻，泻后痛减，全身伴见乳食积滞的一般证候。

〔治法〕消食导滞。

〔方药〕香砂平胃散加减。苍术、陈皮、厚朴、砂仁、枳壳、香附、白芍、山楂、神曲、麦芽、甘草。

〔加减〕大便不通，或泻下不畅，泻后痛减者，加莱菔子、槟榔泻下导滞；腹胀明显，加木香、莱菔子行气消胀；呕吐者加白豆蔻行气和胃、降逆止呕。若食积化热，出现面赤唇红，烦躁不安，口渴欲饮，大便秘结，舌质红，苔黄厚者，去苍术、砂仁、香附等温燥之品，加大黄、芒硝以清热通腑、荡涤肠胃积热。

（三）脾胃虚寒

〔症状〕腹痛绵绵，时作时止，痛处喜按，得温则缓，得食则减，遇冷加重，精神倦怠，面色黄白，四肢欠温，食欲不振，或食后作胀，大便溏薄，舌淡苔薄，脉细弱。

〔辨证〕本证由于中阳不振，寒湿内停，阻碍气机所致。多见于体弱而素体阳虚者，腹痛的特点是绵绵而痛、喜按喜温，全身伴见精神倦怠、面白肢冷等脾阳虚弱的证候，辨证时应注意抓住上述要点。并注意脾阳虚弱的全身症状与腹部中寒证寒阻阳气的全身症状相鉴别，前者为持续性表现，后者多为时短暂。

〔治法〕温中补虚。

〔方药〕小建中汤合理中汤加减。党参、白术、桂枝、干姜、白芍、甘草、饴糖、生姜、大枣。

〔加减〕中气不足明显者，加黄芪、升麻升提中气；病久导致肾阳不足者，加制附子、肉桂以温补肾阳；呕吐者，加丁香、吴茱萸以温中降逆；泄泻者，加炮姜、煨肉豆蔻温阳止泻。

（四）气滞血瘀

〔症状〕脘腹胀满，疼痛拒按，或痛如针刺，痛有定处，固定不移，或腹部触及包块，推之不移，按之痛剧，面无光泽，口唇色晦，舌质紫暗或有瘀点，脉来涩滞。

〔辨证〕本证多见于腹部手术或外伤之后，或久病入络，瘀血阻滞所致。疼痛拒按，痛如针刺，痛有定处，或腹部触及包块为本证的辨证要点。

〔治法〕理气化瘀。

〔方药〕少腹逐瘀汤加减。当归、川芎、赤芍、五灵脂、蒲黄、延胡索、没药、肉桂、干姜、小茴香。

〔加减〕腹部胀痛明显者，加木香、川楝子以行气止痛；腹部有包块者，加穿山甲、三棱、莪术以破瘀消癥。

【其他疗法】

（一）中药成药

1．藿香正气散（丸）：用于外感风寒或内伤饮冷引起的腹痛。

2．保和丸：用于乳食积滞证腹痛。

3．附子理中丸：用于脾胃虚寒证腹痛。

4．元胡止痛片：用于气滞血瘀证腹痛。

（二）单方验方

1．鸡内金适量，焙干，研面，与面粉调和，做饼食之。用于乳食积滞型腹痛。

2. 丁香、川椒、干姜各等份，研末，每次1 g，开水送服。用于虚寒腹痛。

（三）外治疗法

1. 丁香2 g，白豆蔻3 g，肉桂2 g，白胡椒4 g。共研细末，过100目筛，贮瓶备用。用时取药末1～1.5 g，填敷脐中，再外贴万应膏。用于寒性腹痛。

2. 淡豆豉、食盐适量，生姜数片，葱白数茎，捣烂，同炒至热，用细布包裹，温熨脐腹部，同时轻轻揉按，冷后炒热再熨。用于寒性腹痛。

3. 葱头250 g，捣烂炒熟敷于神阙穴。用于虚寒腹痛。

（四）针灸疗法

取穴：足三里、合谷、中脘。行平补平泻手法，年龄较大儿童可留针15分钟。

（五）推拿疗法

1. 寒实腹痛：揉一窝风、外劳宫。

2. 食积腹痛：清脾胃，顺运八卦，推四横纹，清板门，清大肠。

3. 虚寒腹痛：揉外劳宫，清补脾，顺运八卦。

【预防调护】

1. 注意保暖，避免腹部受凉。
2. 注意饮食卫生，忌食生冷不洁食品，防止暴饮暴食。
3. 餐后稍事休息，避免剧烈活动。
4. 剧烈腹痛者要注意观察病情变化，随时检查腹部体征，及时明确诊断，及时处理。
5. 根据病因给以相应的饮食调护。

自学指导

【重点难点】

腹痛的重点在于掌握其病因病机和辨证施治。小儿腹痛，主要因感受寒邪、乳食积滞、脾胃虚寒或气滞血瘀所致，其病机关键是气机不畅，经脉不通，不通则痛。治疗以调理气机，疏通经脉为总则。辨证重点是分清寒热虚实，根据疼痛的性质和患儿的喜恶可以作出初步判断，凡病程较短，剧痛拒按，得热痛甚，得食痛重，多为实证、热证；反之，凡病程较长，隐痛喜按，得食痛减，得热则缓，遇冷加重者，多为虚证、寒证；疼痛走窜而无定处者多气滞，痛如针刺而固定不移者多血瘀。

腹痛的难点在于诊断与鉴别诊断，由于腹痛作为一个症状可以发生在很多疾病中，要明确诊断比较困难。在临床诊断过程中，要注意腹痛的性质、部位、年龄和全身的伴发症状。鉴别诊断中一定要把急腹症鉴别开来，以免误诊、漏诊，造成严重后果。急腹症多有腹痛急重、呕吐明显、腹胀严重、无矢气、无大便或果酱样血便，腹部体征明显，可有压痛、反跳痛，肠鸣音增强或闻气过水声，可见肠型、蠕动波，有时腹部可触及包块。辅助检查往往有异常发现。

【学习思考题】

1. 小儿腹痛的病因病机和治疗原则是什么?
2. 急腹症有哪些特点?
3. 寒实腹痛和虚寒腹痛如何鉴别?治法、方药各是什么?
4. 小儿腹痛的辨证要点是什么?

【参考文献摘录】

《幼科发挥·积痛》:"小儿腹痛,属食积者多,食积之痛,属寒之也。"

《幼科铁镜·辨腹痛》:"婴儿腹痛,口不能言,何以知之?盖儿痛必哭,无故而哭者,痛也,哭声雄惨,而双眉蹙皱是也。"

《幼幼集成·腹痛证治》:"凡病心腹痛者,有上、中、下三焦之别。上焦者痛在膈上,此胃脘痛也;中焦者痛在中脘,脾胃间病也;下焦者痛在脐下,肝肾病也。然而虚实之分,不可不辨。辨之之法,但察其可按者为虚,拒按者为实,久病者多虚,暴病者多实;得食稍减者为虚,胀满畏食者多实;痛徐而缓莫得其处者为虚,痛剧而坚定不移者为实,实虚既确,则治有准则。"

(翟文生)

第八节　泄　　泻

【目的要求】

1. 了解泄泻的发病特点。
2. 熟悉泄泻的病因以及产生伤阴、伤阳或导致疳证的病理转归。
3. 掌握泄泻的辨证论治。
4. 熟悉泄泻的急症处理。

【自学时数】

3~4 学时。

泄泻是小儿时期最常见的脾胃疾病,以大便次数增多,粪质稀薄,或如水样为特征。一年四季均可发病,但以夏秋季节,暑湿当令之时居多。发病年龄多在 2 岁以下,且年龄越小,发病率越高。禀赋不足,脾胃虚弱,病后失调者更易罹患。轻症一般预后良好,重症可因病势急骤,伤阴耗液,而迅速出现"伤阴"、"伤阳"或"阴阳两伤"变证,甚或因气脱液竭而死亡。素体虚弱,病程迁延不愈者,可耗伤正气,损及气血,影响小儿营养及生长发育,形成疳证、慢惊风等病证。故泄泻一证,发病率高,对儿童健康危害大,已列为我国儿科重点防治的四病之一。本病属现代医学的婴幼儿腹泻,包括消化不良及小儿肠炎等。

本病古代医籍论述较详,早在《素问》中已有"湿盛则濡泄","诸呕吐酸,暴注下迫,皆属于热”等记载。宋《小儿药证直诀》认识到“吐利久不瘥者”、“脾虚生风而成慢惊，吐泻久病……亦能成疳”的病理转归。明《景岳全书·泄泻》强调“泄泻之本，无不由于脾胃。若饮食失节，起居不时，以致脾胃受伤，则水反为湿，谷反为滞，精华之气不能输化，乃致合污下降，而泻利作矣。”清《医宗必读·泄泻》将泄泻的治法概括为“淡渗、升提、清凉、疏利、甘缓、酸收、燥脾、温肾、固涩”九法，使泄泻的治则治法更为详尽。

【病因病机】

引起小儿泄泻的原因甚多，归纳起来，不外感受外邪、内伤饮食、脾胃虚弱三类。

（一）感受外邪

六淫之邪均可侵袭人体而引起泄泻，其中尤以风寒、湿、暑热之邪致泻最为多见。外感风寒者，多见于冬春季节，由汗出当风，洗浴不慎，夜卧受寒或贪凉饮冷，风寒之邪客于胃肠引起。寒为阴邪，易遏脾阳，脾运失健，水谷不分，合污而下，则成寒泻、飧泻。故《灵枢·百病始生》有“多寒则肠鸣飧泻”之说。夏秋暑湿当令，脾喜燥恶湿，如调护不周，冒受暑湿，或涉水淋雨，则易为暑湿之邪所伤。热袭中焦，湿渍大肠，则协热下利，水泻不止，甚或暴注下迫。故《素问·阴阳应象大论》云：“湿盛则濡泄。”《素问·至真要大论》曰：“诸呕吐酸，暴注下迫，皆属于热。”

（二）内伤饮食

小儿“脾常不足”，运化力弱。若哺乳过量，添加辅食过多过快，或暴饮暴食，过食肥甘油腻、难化之物，或恣食生冷瓜果，或误食不洁之物，均可损伤脾胃，谷反为滞，水反为湿而致伤食泄泻。此即《素问·痹论》云：“饮食自倍，肠胃乃伤。”

（三）脾胃虚弱

禀赋不足，脾胃素虚；或后天失调，喂养不当，营养不足；或过用苦寒攻伐之品；或久病久泻，迁延不愈，均可使脾胃虚弱，腐熟运化失职，升降失调，清浊不分，并走于下而成脾虚泻。若泄泻日久，迁延不愈，可致脾虚及肾，肾阳亏虚，命门火衰，火不暖土，脾虚益甚，互为因果，脾肾阳虚，则致便下澄澈清冷，完谷不化的虚寒泄泻。故《医宗必读·泄泻》有“泻皆本于脾虚”，《临证指南医案·卷六·泄泻》“久泻无有不伤肾”之说。

综上所述，泄泻的主要病变部位在脾胃。其基本病理改变为脾胃运化功能失常，水湿并走大肠。盖胃主受纳，脾主运化，脾以升为健，胃以降为和，脾健胃和则纳化正常，升清降浊，精微输布以滋养全身。若感外邪，或内伤饮食，或脾胃虚弱，致脾胃受损，纳化失常，水谷不化，精微不布，水反为湿，谷反为滞，清浊不分，合污而下，并走大肠则成泄泻。

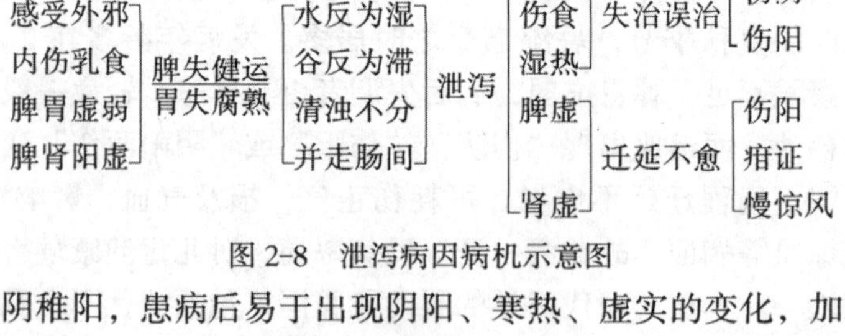

图 2-8 泄泻病因病机示意图

因小儿体属稚阴稚阳，患病后易于出现阴阳、寒热、虚实的变化，加之泄泻易于损伤气液，故如病情较重，或失于治疗，极易发生伤阴、伤阳的变证。其中暴泻、热泻者，病势急骤，大量水液外泄，易于伤阴耗液；寒泻、久泻迁延不愈者，易于伤阳耗气。阴阳互根，重症常气随液脱，而致阴阳两伤，甚或阴竭阳脱而死亡，如久泻不止，脾土虚损，土虚木贼，肝亢无制，则可出现慢惊风证；此外，也有因泄泻迁延不愈，脾胃虚损，气血化源不足，影响小儿生长发育而转变为疳证者。

【诊断要点】

1. 有乳食不节、饮食不洁或感受时邪的病史。

2. 大便次数增多，每日3～5次，多达10次以上，呈淡黄色，如蛋花汤样，或色褐而臭，可有少量粘液，或伴有恶心呕吐，腹痛，发热，口渴等症。

3. 重者泄泻及呕吐较严重，可见小便短少，体温升高，烦躁神萎，皮肤干瘪，囟门内陷，目珠下陷，啼哭无泪，口唇樱红，呼吸深长，腹胀等脱水、酸碱平衡失调及电解质紊乱的表现。

4. 大便镜检可有脂肪细胞，少量红细胞、白细胞。

5. 大便病原体检查可有致病性大肠杆菌生长，或分离出病毒等。

【鉴别诊断】

本病应与细菌性痢疾，生理性腹泻等相鉴别。

1. 细菌性痢疾：大便稀薄，夹有粘液脓血，次频量少，伴发热，腹痛，里急后重，大便镜检有大量脓细胞及巨噬细胞，大便培养痢疾杆菌阳性可确诊。

2. 生理性腹泻：多见于6个月以下母乳喂养的婴儿，外观虚胖，常伴有湿疹，生后不久即腹泻，大便每日4～7次。除大便次数增加外，食欲好，无呕吐，生长发育不受影响。添加辅食后大便逐渐转为正常。

【辨证论治】

小儿泄泻，有轻重之分，虚实寒热之别，临证时尤当详辨。

泄泻轻者，病势缓，大便次数不多，无呕吐，纳食可，精神尚好，无伤阴伤阳的变证；重者泻下急暴，大便每日10余次甚至数10次，多伴发热，呕吐，不欲进食，烦躁或精神萎靡，面色苍白或灰滞，甚至出现目囟凹陷，口渴，尿少，皮肤干燥，四肢厥冷，冷汗，脉微等伤阴伤阳的变证。

泄泻属实者，起病急，病程短，有外感或伤食病史，泻下势急，量多次频，腹胀而满，疼痛拒按；属虚者，起病缓，病程长，大便稀薄不化，色淡少味，腹痛绵绵，喜温喜按，病情易迁延反复，时轻时重；如泄泻迁延，或急或缓，味臭秽，腹满而拒按，舌质淡，苔厚腻者多属虚中夹实。

根据大便性状及伴随症状，可了解泄泻的病因。凡起病急，大便清稀多泡沫，伴肠鸣腹痛，恶寒鼻塞者属外感风寒；凡大便酸臭，夹有奶瓣或食物残渣，伴腹胀、嗳吐酸腐者为内伤饮食；凡泻下势急，色黄褐臭秽，夹有粘液，伴烦躁口渴者属湿热内蕴；凡大便稀溏，色淡不臭，迁延反复，伴面黄神倦者属脾虚泻；凡体弱患儿，粪清，多啼，眠中惊叫者属脾虚惊泻；凡久泻不愈，大便清冷，完谷不化，形寒肢冷神萎者属脾肾阳虚泻。

治疗小儿泄泻，应以调理脾胃，助以化湿为基本法则。临床可根据虚实之不同，而分别施以不同的治法。凡暴泻属实者以祛邪为主，常用疏风散寒、消食导滞、清热化湿等法；久泻属虚者以扶正为主，常治以健脾益气、温补脾肾等；若久病迁延，虚实夹杂者，则须扶正祛邪，消补兼施。重症有伤阴伤阳变证者，当治以养阴益气、温阳救逆等。

应用上法，须时时注意顾护脾胃，保护阴液。凡苦寒清热、消导化滞之品，易伤脾胃，宜中病即止，不可过量、久用；辛燥淡渗之品，多有伤阴之弊，用之亦勿过量；滋阴温补之品，虽为补剂，过量使用，亦能碍脾，故也不可滥用。此外，尚需注意收敛固涩药物，宜在积去湿化后方可使用，切不可用之过早而留邪于内。至于变证，一有征兆即须救治，必要时可配合液体疗法以提高疗效。另外敷脐、外治、推拿等疗法简便易行，均有较好疗效。

（一）常证

1．风寒泻

〔证候〕大便清稀夹泡沫，色淡，臭气不甚，肠鸣腹痛，腹部喜温喜按，常伴发热，恶寒，鼻塞流涕，轻咳咽痒，唇舌色淡，舌苔薄白，脉浮紧。

〔辨证〕本证一般有冒受风寒或饮食生冷史，由风寒袭表，客于胃肠所致。以大便清稀多泡沫，肠鸣腹痛伴风寒表证为主要辨证要点。

〔治法〕疏风散寒，理气化湿。

〔方药〕藿香正气散。藿香、苏叶、白芷、桔梗、白术、厚朴、半夏曲、大腹皮、茯苓、陈皮、甘草、生姜、大枣。

〔加减〕发热，恶寒表证重者，加防风、荆芥辛温解表散寒；手足不温，腹痛，里寒重者，加干姜、木香温中散寒，行气止痛；纳差，大便臭秽，夹食滞者，加山楂、神曲、砂仁消食化滞助运；小便短少者，加车前子、猪苓利水渗湿；大便多泡沫者，加羌活、防风炭以祛风胜湿；舌苔厚腻者，用苍术易白术以运脾燥湿；便稀尿少，脘闷纳呆，呕吐肢倦，表证不显，寒湿证重者，可用胃苓汤治之。

2．伤食泻

〔证候〕粪便酸臭如败卵，夹食物残渣、奶瓣，脘腹胀满疼痛拒按，痛则欲泻，泻后痛减，纳呆恶食，嗳气酸腐或呕吐乳食，夜卧不宁，手足心热，舌苔厚腻，脉滑实有力。

〔辨证〕本证有饮食不洁，内伤乳食病史。以泻下酸臭，脘腹胀满疼痛，泻后痛减，嗳吐酸腐等脾胃受损，宿食停滞，升降失和的伤食表现为主要证候特点。

〔治法〕消食导滞，行气化湿。

〔方药〕保和丸。山楂、神曲、陈皮、茯苓、半夏、莱菔子、连翘。

〔加减〕脘腹胀满者，加厚朴、木香、枳壳理气行滞；呕吐重者，加生姜、竹茹和胃降逆止呕；积滞化热，烦躁口渴者，加黄芩清化积热；腹胀泻下不爽，舌苔厚腻体实者，加枳实、槟榔或制大黄行气通滞，积去即止；脾虚体弱者，加白术健脾扶正，消中寓补。

3．湿热泻

〔证候〕泻下急迫，水样或蛋花汤样，夹有粘液，色黄褐，味臭秽，腹痛阵作，肛门灼红，伴发热，烦躁，口渴，呕吐，纳差，尿短赤，身倦，舌质红，苔黄厚，脉滑数。

〔辨证〕本证多见于夏秋季节，有饮食不洁或冒受暑湿病史。以病势急骤，泻下次频量多，色黄褐，味臭秽，伴全身湿热内盛之象为主要辨证要点。

〔治法〕清热解毒，化湿和中。

〔方药〕葛根芩连汤加味。葛根、黄芩、黄连、马齿苋、车前子、滑石、甘草。

〔加减〕热重者，加金银花、连翘清热解毒；湿重于热，胸脘痞满，身重困倦者，加苍术、厚朴、藿香芳香醒脾化湿；呕吐者，加半夏、竹茹和胃止呕；腹痛者，加白芍、木香理气缓急止痛；小便短少者，加泽泻、猪苓分利止泻。

4．脾虚泻

〔证候〕大便稀薄，色淡不臭，夹有不消化的乳食，多于食后作泻，面色萎黄，神倦乏力，消瘦纳呆，舌质淡，苔薄白，脉弱无力，病程迁延，时轻时重。

〔辨证〕本证多见于久泻不愈，或素体脾虚体弱患儿，以脾虚中阳不运，乳食不化，大便稀溏不臭，伴全身脾虚气弱之象，病程迁延反复为特点。

〔治法〕健脾益气，渗湿止泻。

〔方药〕参苓白术散。人参、白术、茯苓、甘草、薏苡仁、桔梗、山药、扁豆、莲子肉、砂仁、大枣。

〔加减〕乳食不化，多食则脘痞者，加山楂、神曲、谷芽消食化滞助运；脘腹胀满者，加厚朴、香附理气除胀；大便清冷，腹痛绵绵，里寒重者，加炮姜温中散寒；苔厚腻湿重者，加藿香、佩兰芳香化湿；脾虚夹惊，粪如青苔，惊惕多啼者，加钩藤、蝉蜕、白芍平肝补脾，镇惊安神，或益脾镇惊散治之；久泻不止者，加诃子、石榴皮收涩止泻。

5．脾肾阳虚

〔证候〕久泻不止，粪质清稀，完谷不化，病程缠绵不愈，甚或脱肛，面色㿠白，精神萎靡，肢冷畏寒，纳呆，消瘦，睡卧露睛，舌质淡，胖嫩，边有齿痕，苔薄白，脉沉细弱。

〔辨证〕本证多由脾虚泻迁延不愈发展而来，由脾阳虚累及肾阳，终至脾肾两虚所致。以大便澄澈清冷，完谷不化，泻下缠绵不愈，神萎肢冷，脉微细弱等为特点。

〔治法〕健脾温肾，固涩止泻。

〔方药〕附子理中汤合四神丸。人参、白术、炮姜、甘草、附子、补骨脂、五味子、肉豆蔻、吴茱萸。

〔加减〕久泻不止者，加诃子、罂粟壳、赤石脂敛肠固涩止泻；兼食滞者，加焦山楂、炒麦芽、陈皮消食助运；脱肛者，加黄芪、升麻升提中气。

（二）变证

1．气阴两伤

〔证候〕泻下无度，质稀如水或色黄褐混浊，呕吐频频，目眶及前囟凹陷，皮肤干燥，啼哭无泪，小便短少，甚则无尿，唇红而干，口渴引饮，精神萎靡或烦躁不安，四肢乏力，舌红少津，苔少或无苔，脉细数。

〔辨证〕本证多见于湿热泻患儿，由泻下无度，水液耗损，气随液脱所致，亦可因久泻不愈，气阴耗损引起。以阴液亏损，肌肤失养，累及气阴为辨证要点。本证病势已重，若不及时救治可致阴竭阳脱而危及生命。

〔治法〕养阴益气，敛津护液。

〔方药〕人参乌梅汤加减。人参、乌梅、莲子、山药、甘草、石斛、白芍。

〔加减〕大便黄褐臭秽者，加黄连、黄芩清肠泄热；口渴引饮者，加天花粉、玉竹、芦根养阴生津止渴；泻下不止者，加罂粟壳、肉豆蔻、赤石脂固涩止泻。根据病情轻重可配合ORS液频服，重证可给予静脉补液以及时纠正水电解质紊乱。

2．阴竭阳脱

〔证候〕泻下不止，便稀如水，精神萎靡，表情淡漠，面色苍白或青灰，四肢厥冷，气息微弱，杳不思食，皮肤干燥，啼哭无泪，少尿甚至无尿，舌淡，苔薄白少津，脉沉微。

〔辨证〕本证由暴泻或久泻不止，救治不及时所致。以伤津耗液，阴损及阳，气随液脱，阳气衰微之象为临床特点。病势危重，须争分夺秒地加以救治。

〔治法〕育阴回阳，救逆固脱。

〔方药〕生脉散合参附龙牡救逆汤。人参、麦冬、附子、龙骨、牡蛎、芍药、甘草。

〔加减〕洞泻不止，四肢厥冷者，加干姜、白术、肉豆蔻以温中健脾，固涩止泻。本证为变证危候，可急用参麦注射液静脉滴注，并配合液体疗法，纠正脱水及电解质紊乱。

若久泻不止，脾肾阳虚，虚风内生按慢惊风论治；久病久泻，脾胃虚损，气血津液耗伤，肌肤失养所致的生长发育障碍，按疳证论治。

【急症处理】

有脱水及电解质紊乱者应配合液体疗法。

（一）口服补液

采用口服补液盐（ORS）〔氯化钠 3.5 g、碳酸氢钠 2.5 g、氯化钾（或枸橼酸钾）1.5 g、葡萄糖 20 g，加水 1000 mL 配成〕早期应用可防止脱水的发生发展，对轻中度脱水亦有较好疗效。根据腹泻含水量的多少，每次腹泻用 ORS 50～100 mL，以预防脱水的发生。纠正轻中度脱水，最初 8～12 小时内 ORS 服用量按公式：**体重（kg）×75＝用量（mL）**。也可按轻度脱水 50～80 mL/kg，中度脱水 80～100 mL/kg 补给。可每隔 5～10 分钟喂 1 次，每次约 10～20 mL，并可随时给予母乳或温开水。8～12 小时后应重新估计患儿的脱水状况，选择适当的方法治疗。

（二）静脉补液

口服补液失败或重度脱水宜采用静脉补液。

1. 补液原则:先快后慢,先浓后淡,糖盐并举,见尿补钾,注意补钙,按时补充。根据脱水程度、脱水性质,确定补液量、补液成分、补液速度,及时纠正酸中毒及电解质平衡紊乱。

2. 补液总量：第一天补液量:轻度脱水 100～150 mL/kg,中度脱水 150～180 mL/kg,重度脱水 180～200 mL/kg（其中累积丢失量：轻度脱水 60～80 mL/kg，中度脱水 80～100 mL/kg，重度脱水 100～120 mL/kg；继续丢失量 20～30 mL/kg，生理需要量 70～90 mL/kg）。

3. 补液成分：等渗脱水用 1/2 张含钠液，低渗脱水用 2/3 张含钠液，高渗脱水用 1/3 张含钠液。

4. 补液速度：轻中度脱水累积丢失量在头 8～12 小时输入，继续丢失量和生理需要量在余下的 12～16 小时输入。中度或重度脱水有明显周围循环障碍者，用 2:1 等张含钠液（2 份生理盐水加 1 份 1.4%$NaHCO_3$）或生理盐水 20 mL/kg 于 0.5～1 小时内静脉推注或快速滴入。以后 5～6 小时按 80 mL/kg 给予 2/3 张或 1/2 张液。以迅速扩充血容量，改善循环和肾脏功能。以后根据情况补充继续丢失和生理需要量。

第二天的补液方案应根据病情而定，能口服者尽量口服。若需继续补液按 100～120 mL/kg·d，一般以平均速度输入即可。

5. 纠正酸中毒:轻度酸中毒一般随液体的补充和循环的改善而得到纠正,中重度酸中毒需要补给碱性溶液，给予1.4%碳酸氢钠溶液或1.87%乳酸钠溶液静脉滴入，计算公式如下：

所需补5%碳酸氢钠毫升数

=（40－患者CO_2CPvol%）×0.5×体重（kg）

=（18－患者CO_2CPmmol/L）×1.0×体重（kg）

6. 补钾：注意补钾速度不宜过快，剂量不宜过大，无尿不宜补钾。给予10%氯化钾2～3 mL/kg·d，配成0.15%～0.2%浓度的液体，静脉滴注，总量的滴入时间不能少于6～8小时。

7. 补钙：佝偻病的患儿在输液的同时立即口服钙剂，若出现手足搐搦症，立即给予10%葡萄糖酸钙10 mL稀释后缓慢静脉推注。如补钙无效，抽搐不止，可给予25%硫酸镁0.1 mL/kg深部肌内注射。

【其他疗法】

（一）中药成药

1. 藿香正气水：用于风寒泻。
2. 小儿香橘丸：用于伤食泻。
3. 苍苓止泻口服液：用于湿热泻。
4. 启脾丸：用于脾虚小儿伤食泻。
5. 附子理中丸：用于脾肾阳虚泻。

（二）单方验方

1. 铁苋菜15 g，凤尾草15 g，地锦草30 g。水煎服，每日1剂，分3次服。用于湿热泻。

2. 山楂炭10 g，鸡内金4 g，苍术炭10 g，砂仁2 g。共研细末。1岁内每次1～1.5 g，2岁以上每次2～3 g，每日3次，开水调服。用于伤食泻。

3. 白术15 g，山药20 g，石榴皮10 g。水煎服。每日1剂，分3次服。用于脾虚久泻。

4. 绿茶叶3 g，白糖20 g，食盐0.5～1 g。加水适量，煎成200 mL。每日1剂，分次服。用于泄泻气阴两伤。

5. 黄芩4 g，白芍2 g，乌梅2 g。水煎服。用于湿热泻。

（三）外治疗法

1. 干姜20 g，艾叶20 g，小茴香20 g，川椒1.5 g。共研细末，鲜生姜30 g捣烂拌上药装纱袋内敷脐，以热水袋温之。用于风寒泻或脾虚泻。

2. 吴茱萸研细末。每次3 g，水调成饼状，敷于神阙穴，外用麝香虎骨膏贴牢，隔天换药1次。用于脾虚或脾肾阳虚泻。如同时用艾条灸敷药之神阙穴则效果更佳。

3. 木鳖子2个，白胡椒2粒，丁香4粒。将木鳖子煨熟去外壳，与白胡椒、丁香共研细末，加凡士林捣成膏状，敷脐，胶布固定。用于虚寒泻。

（四）食疗方药

乌梅7～10只，红糖20 g，炒面粉30 g。将面粉炒至焦黄待用；另取乌梅，加水适量浓煎取汁100 mL，去核，冲入红糖及面粉，调成糊状，再煮数沸，即可食用。分2次服完，每日1剂，连服3～5剂，用于脾虚久泻。

（五）针灸疗法

1. 体针

〔取穴〕风寒泻：中脘、天枢、上巨虚；湿热泻：内庭、中脘、天枢、水分；伤食泻：

四缝、中脘、胃枢、足三里；脾虚泻：脾俞、足三里、气海、阴陵泉；脾肾阳虚泻：脾俞、肾俞、关元、足三里。

〔加减〕发热加合谷、曲池；呕吐加内关；腹胀加气海、下脘。

〔方法〕每次取3～5穴，风寒泻用平补平泻法；湿热泻、伤食泻用泻法；虚证用补法加灸，中等刺激，不留针。

2. 耳穴：大肠、胃、脾、神门、交感，脾肾阳虚泻加肾。每次选3～4穴，用王不留行子贴压，左右交替，每日按压3～4次，2～3日换1次。

（六）推拿疗法

1. 风寒泻：补脾经、运内八卦、揉外劳宫各200～300次，摩腹（补）5分钟，补大肠100～200次。

2. 湿热泻：清补脾经、清大肠、退六腑各200～300次，（顺）摩腹5分钟，推下七节骨100～200次。发热加推脊100次，腹痛加揉一窝风100次，拿肚角3～5次，尿少加清小肠100次。

3. 伤食泻：清胃经、清大肠、运内八卦各200～300次，清板门100～200次，（顺）摩腹5分钟，腹胀加分腹阴阳100次。

4. 脾虚泻：补脾经、补大肠各200～400次，推上七节骨100～200次，捏脊3～5遍。手足不温加揉外劳宫100～200次，纳呆加运内八卦200～300次，揉板门100次。脾虚夹惊泻加清心平肝100次，捣小天心50次。

5. 脾肾阳虚泻：补脾经、补肾经、补大肠各200～300次，推上七节骨、揉百会各100～200次，揉龟尾50次。完谷不化加运内八卦200～300次，手足不温加揉外劳宫200～300次，推三关100～300次。

【预防调护】

（一）预防

1. 提倡母乳喂养，正确添加辅食，合理喂养。

2. 养成良好的饮食卫生习惯，做到饮食有节，起居有时，不暴饮暴食，不偏食，不食生冷不洁之物。

3. 注意气候变化，及时增减衣物，避免腹部受凉、饮食当风、冒受暑热、久卧湿地等。

（二）护理

1. 适当调整饮食，减少脂肪及难消化的食物，减轻胃肠负担。轻症不禁食，给予营养丰富易消化的食物，由母乳、米汤开始逐渐增加量与浓度，给患儿口服足够的液体，以预防脱水。吐泻严重及伤食者可暂禁食4～6小时，注意补充糖、盐溶液，随病情好转，逐渐增加至正常饮食。

2. 注意臀部卫生，勤换尿布，大便后及时温水清洗，揩干，扑上滑石粉，以防止红臀。已发生者可外涂紫草油、金黄膏等。

3. 对感染性腹泻患儿要注意粪便清理，消毒隔离，避免交叉感染。密切观察病情变化，及时对症用药，防止重症及变证的发生。

自 学 指 导

【重点难点】

泄泻是小儿时期最常见的脾胃病，四季皆可发生，以夏秋两季最多见，以大便次数增多，粪质稀薄，或如水样，或夹不消化的食物及粘液为特征。2岁以内的婴幼儿发病率最高。脾胃受损，运化失职，水谷不化，精微不布，清浊不分，水湿食滞合污而下为主要病机。预后一般良好。重症患儿泻下急迫，阴液耗伤，易发展为伤阴伤阳或阴阳两伤的变证，甚至阴竭阳脱而死亡。久泻迁延不愈，脾胃虚损，气血耗伤，可转变为疳症或慢惊风。

本病应与痢疾、生理性腹泻相鉴别。辨证需注意从泄泻的特点，大便性状及全身伴随证候入手，以分清病因，区别轻重，查清虚实等。凡大便清稀多泡沫，臭气轻，肠鸣腹痛者属风寒；泻下势急，便次多如水注，色黄褐臭夹粘液者属湿热；大便酸臭夹奶瓣食物残渣，腹胀痛，泻后痛减，为内伤乳食；大便稀溏，色淡不臭，食后作泻，夹未消化食物，反复迁延为脾虚泻；便稀色青，惊惕多啼属脾虚惊泻；久泻不愈，大便清冷，完谷不化，形寒肢冷为脾肾阳虚。新病多实，久病迁延反复多虚或虚实夹杂。纳食可，精神好，无呕吐，便次少于10次者为轻症；暴泻不止，每日10余次甚或数10次，伴呕吐神萎者为重症，常可出现无泪少尿，口干肤燥，囟眶凹陷的伤阴证，甚或四肢厥冷，面色晦滞，神萎气弱，冷汗脉微的伤阳证。

治疗以调理脾胃，助以化湿为基本法则。实证以祛邪为主、疏风散寒、消食导滞、清化湿热为常用治法。虚证以扶正为主，多选健脾益气，温补脾肾等法。因小儿体禀稚弱，用药务必小心谨慎。凡苦寒、辛燥、渗利、消导、攻下之剂勿大量久用，应中病即止。固涩收敛药不宜早用，以防留邪于内。至于变证，则应及早发现，见有气阴两伤或阴竭阳脱危重征兆者，当急施养阴益气敛液，温阳救逆固脱之法，并配合液体疗法。另外加强调护，配合推拿，药物外治等综合疗法，对缩短病程，提高疗效也颇有帮助。

【复习思考题】

1. 小儿泄泻的病因有哪些，其发病机制如何？
2. 试述小儿泄泻的辨证要点。
3. 泄泻的治疗原则是什么？
4. 小儿泄泻的常见变证有几种？

【参考文献摘录】

《杂病源流犀烛·泄泻》："风寒湿热虽皆能为病，苟脾强无湿，四者均不得干之，何自成泻？""泄泻脾病也。脾受湿而不能渗泄，致伤阑门元气，不能分别水谷，并入大肠而成泻。"

《婴童类萃·泄泻》："泄泻一端，有因脾胃虚弱，饮食不能运化而作泄者；有饮食过伤，食积停滞而作泄者；有久阴动湿而泄者；有寒暑调理失宜而作泄者；有乳母自病，儿吮乳热而作泻者。"

《幼幼集成·泄泻证治》："泄泻有五，寒、热、虚、实、食积也。但宜分别所泻之色，凡暴注下迫属火。

水液澄清属冷。老黄者属心脾实热，宜清解。淡黄色属虚热，宜调补。青色属寒，宜温。白色属脾虚，宜补。酱色属湿气，宜燥湿。馊酸气属伤食，宜消。凡泄泻肠鸣腹不痛者，是湿，宜燥渗之；饮食入胃不住，或完谷不化者是气虚，宜温补之；腹痛肠鸣泄水，痛一阵泻一阵者是火，宜清利之；时泻时止，或多或少是痰积，宜豁之；腹痛甚而泻，泻后痛减者为食积，宜消之；体实者下之；如脾虚已久，大肠不禁者，宜涩之；元气下陷者，升提之。"

（李燕宁　邢向晖）

第九节　厌　　食

【目的要求】

1. 了解厌食的概念、发病情况。
2. 熟悉厌食的病因病机。
3. 了解厌食与积滞的区别。
4. 掌握厌食的诊断要点与辨证论治。

【自学时数】

2学时。

厌食是小儿时期常见的脾胃病证，临床以较长时期见食不贪，食欲不振，甚则拒食为特征。多由喂养不当，脾运胃纳失健所致。本病可发生于任何年龄，其中以1～6岁小儿为多见。发病无明显季节性，但夏季暑湿当令之时，因脾胃易为湿困，影响受纳运化，故可使症状加重。本病一般除食欲不振外，常无其他伴发症状，预后良好，但部分病程迁延者，可致气血化生不足，抗病能力下降，而易罹患他症，甚或影响生长发育转为疳证。

关于厌食一证，古代医籍尚无专门论述，但《内经》中有关论述却为后世认识此类病证奠定了基础，如《素问·生气通天论》曰："脾气通于口，脾和则口能知五谷矣。"提示若脾胃不和，则口不能知五谷而病厌食。隋代《诸病源候论·小儿杂病候》认为："小儿乳哺不调，伤于脾胃，脾胃虚弱，不能饮食。"明确提出喂养不当，损伤脾胃是形成厌食的重要成因。宋代《小儿药证直诀》立益黄散主治"不思食"，可谓开调脾助运为主治疗厌食之先河。清代《证治汇补》强调"恶食非指一端，有胸中痰滞者，宜导痰以助脾；有伤食恶食者，宜消化以助脾；有病久胃虚者，宜参术以健脾"。使对厌食病因证治的认识不断完善。

【病因病机】

厌食的主要病因为喂养不当，病后失调，以及先天禀赋不足，其病机为脾运胃纳功能失调。

（一）喂养不当

为小儿厌食的主要成因。家长缺乏育婴保健知识，片面强调高营养饮食，如过食肥甘煎炸炙煿之品，超越了小儿脾胃的正常纳化能力；或过于溺爱，投其所好，恣意零食、偏食、冷食，或饥饱无度，或滥服滋补之品，均可损伤脾胃，影响纳化而致厌食。

（二）病后失调

久病不愈或大病初愈，或过用苦寒，误用攻伐，损伤脾胃；或温热病后，津液耗伤，或过用温燥，耗伤胃阴；或夏伤暑湿，脾为湿困，受纳运化失常，而致厌恶进食。

（三）先天不足

胎禀怯弱，元气不足，五脏皆虚，脾胃尤弱，生后即表现食少纳差，若后天失于调养，则脾胃怯弱，纳化无力，而不思乳食。

此外，小儿精神失于调护，或环境不适，所欲不遂，惊恐忧虑等，也可使其情志抑郁，肝失调达，气机不畅，乘脾犯胃，而致厌食。

总之，厌食病因虽多，但病位总在脾胃。脾为阴土，喜燥恶湿。胃为阳土，喜润恶燥。脾主运化，以升为健。胃主受纳，以降为和。脾胃润燥相济，升降相依，则纳化正常，食而有味。若脾胃失和，纳化功能失健，则食欲不振，食而无味。病程迁延，水谷精微摄取不足，气血化生乏源，影响正常生长发育，则可导致疳证。

喂养不当			脾运失健		食欲不振	
病后失调	—脾胃失调，纳化功能失健—		脾胃气虚	—	见食不贪	—日久化源不足—疳证
胎禀不足			胃阴不足		甚则拒食	

图 2-9　厌食病因病机示意图

【诊断要点】

1. 长期食欲不振而无其他疾病者。
2. 面色少华，形体偏瘦，但精神尚好，活动如常。
3. 有喂养不当史，如进食无定时定量，过食生冷、甘甜之物，吃零食及偏食等。

【鉴别诊断】

厌食应与积滞相鉴别，同时也应排除因外感时邪或某些慢性疾病而致的食欲不振。积滞患儿除不思饮食外，常伴脘腹胀满，嗳吐酸腐，大便酸臭等乳食停聚积而不消，气滞不行之证。可与厌食相鉴别。

【辨证论治】

本病以食欲不振，厌恶进食为主证。因病因不同，脾胃受损程度不一，伴随症状也有差别。初起仅有食欲不振，精神尚好，全身虚象不著，舌质正常，舌苔薄腻者为病轻，属脾胃不和，纳化失健；厌食日久，或先天禀赋不足，后天调护失宜，致脾胃损伤，表现面黄、懒言、少动、便溏，舌质淡，苔薄白者为病重，属脾胃气虚；若为温热病后，或过用香燥之品，表现厌食及口干、舌燥、肤燥、便干、舌红苔少或无苔或花剥而少津者为胃阴不足。若病情进一步发展，致气血乏源，影响正常生长发育者则转化为疳证。

本病治疗当以调理脾胃，助其纳化为基本原则。临证可根据病因、症状之不同，分别施以运脾和胃、健脾益气、养胃育阴等法。其他如理气宽中、消食开胃、化湿醒脾之品也可酌用。但须注意消导不宜过峻，燥湿不宜过温，补益不宜呆滞，养阴不宜滋腻，以防损脾碍胃，影响纳化。

（一）脾胃不和

〔证候〕食欲不振，食少而无味，甚则厌恶进食，多食或强迫进食可出现脘腹饱胀，精神良好，二便如常，面色略欠华，形体正常或偏瘦，舌淡红，苔薄白或薄白腻，脉象有力。

〔辨证〕本证为厌食初期，患儿除食欲不振症状外，其他症状不著，精神、活动正常。病情尚轻，属脾胃不和，运化失健。

〔治法〕运脾和胃。

〔方药〕调脾散加减。苍术、陈皮、半夏、佩兰、枳壳、神曲、麦芽、鸡内金。

〔加减〕伴腹胀者，加木香、莱菔子宽中理气；由伤食或伤乳所致者，加山楂、枳实、槟榔以消食导滞；时值夏暑季节，或舌苔偏腻者，可酌加藿香、荷叶、扁豆花以消暑化湿醒脾。

（二）脾胃气虚

〔证候〕食欲不振，食少便少。大便多溏薄或夹不消化食物残渣，面色萎黄，精神疲惫，舌淡，苔薄，脉濡。

〔辨证〕本证型多见于先天脾胃虚弱，或病后失调、脾胃不和日久不愈者。以食欲不振，不思乳食，同时伴面色萎黄、神疲懒言、大便溏薄为特点。

〔治法〕健脾益气。

〔方药〕参苓白术散加减。党参、白术、茯苓、山药、陈皮、扁豆、薏苡仁、砂仁、莲子肉、甘草。

〔加减〕腹胀、舌苔腻者，去甘草，加木香、苍术、藿香理气醒脾助运；大便稀薄者，加煨木香、干姜、肉豆蔻温运脾阳；饮食不化者加山楂、炒谷麦芽和胃消食助运；平素汗出较多易感冒者，加黄芪、防风、牡蛎益气固表。

（三）脾胃阴虚

〔证候〕食欲不振，食少饮多，口舌干燥，面色少华，皮肤干燥，大便干结，小便短少，部分小儿或见烦躁少寐，手足心热，舌红少津，苔少或剥脱，脉细数。

〔辨证〕本证型多见于温热病后或素体阴虚患儿，以及多食辛热香燥食品者，以食少饮多、口干咽燥、大便偏干、舌红少苔为特点。

〔治法〕滋阴养胃。

〔方药〕养胃增液汤加减。沙参、麦冬、玉竹、石斛、乌梅、白芍、甘草。

〔加减〕口渴烦躁者，加天花粉、芦根、胡黄连清热生津除烦；大便干结者，加火麻仁、郁李仁、瓜蒌仁润肠通便；夜寐不宁，手足心热，口干舌红者，加丹皮、莲子心、酸枣仁清热宁心安神；食少不化者，加谷麦芽生发胃气；神倦乏力，面色无华明显者，加山药、扁豆益气健运。

另外，本病在治疗方法上，除药物调治外，还应遵循“胃以喜为补”的原则，以患儿喜爱的食物来诱导开胃，待食欲改善后，再考虑营养需要。

【其他疗法】

（一）中药成药

1．曲麦枳术丸：用于脾胃不和证。

2．启脾丸：用于脾胃气虚证。

3. 儿康宁：用于脾胃气虚证。

（二）单方验方

1. 苍术 10 g，山楂 10 g，陈皮 6 g，鸡内金 6 g。水煎，每日 1 剂，分次服。用于脾胃不和证。

2. 党参 10 g，茯苓 10 g，山药 10 g，炒白术 6 g，焦山楂 6 g，炒麦芽 6 g，鸡内金 6 g，砂仁 3 g，甘草 3 g。水煎服，每日 1 剂。用于脾胃气虚证。

3. 山药 10 g，焦山楂 6 g，鸡内金 6 g，扁豆 6 g，沙参 3 g，白芍 3 g，乌梅 3 g，甘草 3 g。水煎服，每日 1 剂。用于脾胃阴虚证。

4. 皂荚炮制研末。每次 1 g，每日 2～3 次，适量白糖拌服。用于脾胃不和证。

（三）外治疗法

1. 高良姜、青皮、陈皮、荜茇、荜澄茄、苍术、薄荷、蜀椒各等量。研为细末，做成香袋，佩带于胸前。用于脾胃不和证。

2. 黄芪、白术、党参、山药、扁豆、白芷、藿香、佩兰、槟榔、砂仁各等份。共研细末，取适量用酒或生姜汁调糊状，外敷神阙穴，以伤湿止痛膏固定。每日换药 1 次，连用 3～5 次为 1 疗程。用于脾胃气虚证。

（四）食疗方药

1. 炒鸡内金 30 g，炒白术 60 g，研细末。与红糖 30 g，炒芝麻粉 30 g，精面粉 500 g，加水适量和匀，制成 20 个小饼，上锅微火烙制成焦黄松软脆香即成。每次 1 个，5 岁以下，每日 2 次，5 岁以上，每日 3 次，饭前食用。用于脾胃不和者。

2. 胎盘、鸡内金、羊肝各等量。洗净去筋膜，焙干研细粉。1～2 岁每次服 3 g，2 岁以上每次服 6 g，每日 3 次，连服 7 日。用于脾胃气虚者。

（五）针灸疗法

1. 体针

(1) 脾胃不和：取脾俞、足三里、阴陵泉、三阴交，用平补平泻法。

(2) 脾胃气虚：取脾俞、胃俞、足三里、三阴交，用补法。

(3) 脾胃阴虚：取足三里、三阴交、阴陵泉、中脘、内关，用补法。

以上各型均用中等刺激不留针，每日 1 次，10 次为 1 疗程。

2. 耳针：取脾、胃、肾、神门、皮质下。王不留行子用胶布粘贴按压于穴位上，隔天 1 次，双耳轮换，10 次为 1 疗程。每日按压 3～5 次，每次 3～5 分钟，以稍感疼痛为度。用于各型厌食证。

（六）推拿疗法

1. 脾胃不和：补脾经、运八卦各 200～300 次，清胃经、掐揉掌横纹各 100 次，摩中脘 5 分钟，揉足三里 100 次。

2. 脾胃气虚：补脾经 200～300 次，运内八卦 300～400 次，揉足三里 100 次，摩腹 5 分钟，捏脊 3～5 遍。

3. 脾胃阴虚：揉板门 50～100 次，补胃经、运八卦各 200～300 次，分手阴阳、揉二马各 100 次，揉中脘 5 分钟。

（七）捏脊疗法

见“疳证”节。

【预防调护】

1. 掌握正确的喂养方法，少食肥甘厚腻、生冷坚硬之品，给予营养丰富易于消化的食物，不强迫进食。婴儿期按时添加辅食。

2. 纠正不良饮食习惯，做到“乳贵有时，食贵有节”，纠正偏食、挑食的习惯，忌妄加滋补，饭前少吃零食糖果饮料。

3. 注意精神调护，让小儿保持良好的情绪，以增强食欲。

4. 寻找厌食原因，加强饮食与药物调理，促使早日康复。

自 学 指 导

【难点重点】

厌食是以较长时期见食不贪，食欲不振，甚或拒食为特点的一种常见病证。其发生主要与喂养不当有关，先天禀赋不足、病后失调或精神、环境等因素亦可引起。脾胃运化失健为其基本病理改变。一般预后良好，但久延不愈，也可造成气血化生不足，抵抗力下降而罹患他病，甚至发展成疳证。诊断须与积滞、疳证相鉴别，并应排除因外感或某些慢性疾病所引起的食欲不振。本病辨证除注意询问病史及伴随症状外，舌诊也至关重要。凡舌质正常，舌苔薄腻者为脾胃不和，纳化失健；舌苔厚腻者，为湿浊较重；舌苔垢腻不化为内有食滞；舌质淡，苔薄白，舌体胖大，边有齿痕者为脾胃气虚；舌红苔少或无苔或花剥而少津者，为胃阴不足。本病治疗以调理脾胃为基本原则，可根据脾胃不和、脾胃气虚、脾胃阴虚三种不同证型，分别采用运脾、健脾、养胃等治法。但治疗须强调“脾健不在补，贵在运”之要点，切勿滥施消导及滋补。本病除药物治疗外，尚需纠正病因，加强饮食调理，可遵“胃以喜为补”的原则配以食疗，待胃纳恢复后再调整饮食营养。

【复习思考题】

1. 厌食的主要病因、病机是什么?

2. 厌食的治疗原则是什么，为什么强调“胃以喜为补”的治疗原则?

3. 厌食各证型的辨证施治有何不同?

【参考文献摘录】

《诸病源候论·脾胃病诸候》：“脾者脏也，胃者腑也，脾胃二气相为表里，胃为水谷之海，主受盛饮食者也。脾气磨而消之，则能食。今脾胃二气俱虚弱，故不能饮食也。”

《幼科发挥·调理脾胃》：“儿有少食而易饱者，此胃不受、脾之不能消也。宜益胃之阳，养脾之阴。宜钱氏异功散合小建中汤主之。”

《类证治裁·卷之三·脾胃》：“治胃阴虚不饥不纳，用清补，如麦冬、沙参、玉竹、杏仁、白芍、石斛、茯神、粳米、麻仁、扁豆子。”

（李燕宁　邢向晖）

第十节 积 滞

【目的要求】

1. 了解疾病的发病特点。
2. 掌握积滞的辨证论治。

【自学时数】

1～2 学时。

积滞是指小儿内伤乳食，停聚中焦，积而不化，气滞不行所形成的一种胃肠疾患。以不思乳食，食而不化，脘腹胀满，嗳气酸腐，大便溏薄或秘结酸臭为特征。又有“食积”、“食滞”、“乳滞”等病名。本病一年四季均可发生，尤以夏秋季节暑湿当令之时，发病率为高。各种年龄均可发病，但以婴幼儿为多见。禀赋不足，脾胃素虚，人工喂养及病后失调者更易罹患。本病一般预后良好，个别患儿可因积滞日久，迁延失治，进一步损伤脾胃，导致气血化源不足，营养及生长发育障碍，而转化为疳证。本病相当于现代医学的“婴幼儿消化不良症”。

有关“积”的记载，最早见于《内经》，如《灵枢·百病始生》篇云：“积之始生，得寒乃生，厥乃成积也。”但此“积”所指广泛。隋《诸病源候论》列“宿食不消候”及“伤饱候”等，其成因及证候与积滞相似，如“小儿宿食不消者，脾胃冷故也。小儿乳哺饮食，取冷过度，冷气积于脾胃，脾胃则冷，胃为水谷之海，脾气磨而消之，胃气和调，则乳哺消化，若伤于冷，则宿食不消。”明《婴童百问·四十九问》首提“积滞”病名，曰：“小儿有积滞，面目黄肿，肚热胀痛，复睡多困，酷啼不食，或大肠闭塞，小便如油，或便利无禁，粪白酸臭，此皆积滞也。”清《医宗金鉴》强调伤食为积滞形成的重要因素，指出“乳贵有食，食贵有节，可免积滞之患，若父母过爱，乳食无度则宿食不消而疾成矣。”《幼幼集成》进一步指出了伤食日久成积，积久成疳的转化过程，并提出对“积因脾虚”而虚实夹杂者，治疗要“消补并行”，详查寒热虚实，不可妄用“偏寒偏热峻下之药，而犯虚虚之戒”。以上论述，对后世辨治积滞产生了极其深远的影响。

【病因病机】

乳食不节，脾胃运化功能失调是造成小儿积滞的主要原因，其病位在脾胃，基本病理改变为乳食停聚，积而不化，气滞不行。

（一）内伤乳食，停滞不化

小儿脾常不足，乳食不知自节。若调护失宜，喂养不当，则易为乳食所伤。伤于乳者，多因哺乳不节，过急过量，冷热不调；伤于食者多由饮食不节，暴饮暴食，或过食膏粱厚味，煎炸炙煿，或贪食生冷、坚硬难化之物，或添加辅食过多过快。盖胃主受纳，为水谷之海，其气主降；脾主运化，为生化之源，其气主升。若乳食不节，脾胃受损，受纳运化失职，升降失调，宿食停聚，积而不化，则成积滞。

（二）脾胃虚弱，宿食不化

禀赋不足，脾胃素虚；或病后失调，脾气亏虚；或过用寒凉攻伐之品，致脾胃虚寒，腐熟运化不及，乳食稍有增加，即停滞不化，而成积滞。此即“积因脾虚而成”。

若积久不消，迁延失治，则可进一步损伤脾胃，导致气血生化乏源，营养及生长发育障碍，形体日渐消瘦而转为疳证。

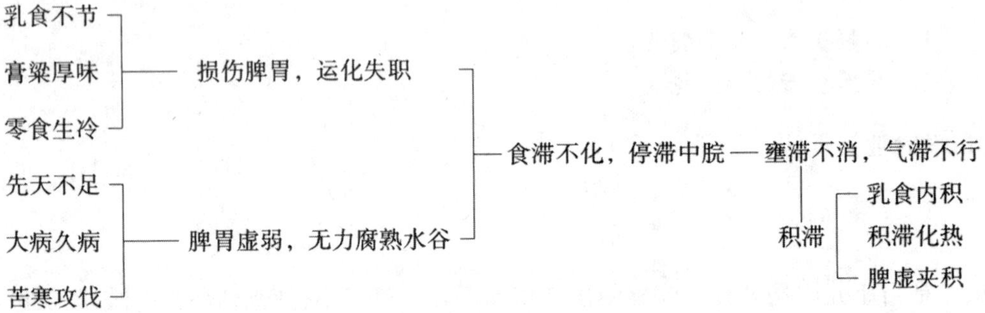

图 2-10　积滞病因病机示意图

【诊断要点】

1. 以不思乳食、食而不化、腹部胀满、大便溏泻或便秘为特征。
2. 可伴有烦躁不安，夜间哭闹或呕吐等症。
3. 有伤乳食史。
4. 大便化验检查可见不消化食物残渣及脂肪滴。

【鉴别诊断】

本病应与厌食、疳证相鉴别，详见厌食、疳证。

【辨证论治】

本病多有喂养不当史，初起症见不欲进食，时或恶心，口气酸腐，腹胀，大便秘结或偏稀，气味酸臭；病情进展则可出现烦躁拒食，夜眠不安，脘腹胀满，疼痛拒按，呕吐酸腐乳块或食物，大便酸臭，稀溏不化或秘结难下，手足胸腹灼热等症。凡素体阳盛体实，喜食膏粱厚味，辛辣煎炒，病程短，症见脘腹胀满或疼痛，按之痛甚，得热则甚，遇冷稍缓，口气臭秽，面赤唇红，发热口渴，烦躁易怒，大便秘结，手足胸腹灼热，舌红苔黄厚腻者，为热证、实证；若素体阳虚，贪食生冷，或过用寒凉药物，症见脘腹胀满，喜温喜按，面白唇淡，四肢欠温，朝食暮吐，或暮食朝吐，吐物酸腥，大便稀溏，小便清长，舌淡苔白腻者，属寒证、虚证；而素体脾虚，或病程较长，不思饮食，腹胀喜按，大便稀溏酸腥，夹有不消化食物，神疲肢乏，面黄唇淡者，为虚中夹实。

本病治疗以消食化积，理气行滞为主要治则。正如《幼幼集成·食积证治》所言：“夫饮食之积，必用消导。消者，散其积也。导者，行其气也。”其具体治法，当视临床见证不同而有所区别。实证以消食导滞为主，若积滞化热者，佐以清解积热；积滞较重，或积热结聚者，当通腑导滞，泄热攻下。“若积因脾虚，不能健运药力者，或消补并行，或补多消少，或先补后消”也。然小儿脾胃稚弱，消导之剂每易耗气，故应中病即止，不可过用。此外，适当节制饮食，配合推拿、外治等疗法，对促进本病的恢复均有较好疗效。

（一）乳食积滞

〔证候〕不思乳食，嗳气酸腐，呕吐乳块或食物，脘腹胀满或疼痛，大便酸臭，小便短黄，烦躁啼哭，夜眠不安，手足心热，舌红苔白厚或黄厚腻，指纹紫滞，脉弦滑。

〔辨证〕有饮食不节，内伤乳食病史。以不思乳食，脘腹胀满，嗳吐酸腐，大便酸臭等乳食壅滞，积而不化症状为辨证要点。

〔治法〕消乳化食，和中导滞。

〔方药〕乳积者，方选消乳丸。香附、神曲、麦芽、陈皮、砂仁、甘草。食积者，方选保和丸。山楂、神曲、陈皮、茯苓、半夏、莱菔子、连翘。

〔加减〕腹胀明显者，加厚朴、枳实行气导滞；腹痛拒按，大便秘结者，加大黄、芒硝通下积滞；恶心呕吐者，加竹茹、生姜和胃降逆止呕；大便稀溏者，加苍术、薏苡仁运脾祛湿，消中兼补；舌红苔黄，口渴者，加胡黄连清除积热。若积久面黄，神疲乏力者，加白术健脾扶正，顾护脾胃。

（二）脾虚夹滞

〔证候〕面色萎黄，形体消瘦，神疲肢倦，不思乳食，腹满喜按，大便稀溏酸腥，夹有乳块或不消化食物残渣，舌质淡，苔白腻，脉细滑，指纹淡滞。

〔辨证〕因素体虚弱，病后失调或过用苦寒攻伐之品致脾虚失健，乳食停滞引起。以面黄神疲，腹满喜按之脾虚证及嗳吐酸腐，大便酸腥，稀溏不化之食积症状为辨证要点。

〔治法〕健脾益气，消食化滞。

〔方药〕健脾丸。人参、白术、陈皮、麦芽、山楂、神曲、枳实。

〔加减〕呕吐者，加生姜、丁香、半夏温中和胃，降逆止呕；大便稀溏者，加山药、苡仁、苍术健脾渗湿止泻；腹痛喜按者，加干姜、白芍、木香温中散寒，缓急止痛；舌苔白腻者，加藿香、佩兰芳香醒脾化湿。

【其他疗法】

（一）中药成药

1. 保和丸：用于伤食所致积滞。

2. 香砂枳术丸：用于积滞伤脾，脾胃不和，积重虚轻者。

3. 枳实导滞丸：用于积滞较重，郁而化热者。

4. 启脾丸：用于脾虚夹积证。

（二）单方验方

1. 黑大豆3 g，炒白术3 g，焦山楂6 g，神曲6 g，炒麦芽6 g。上药共研细粉。1岁以内每次1 g，2～3岁每次2 g，4～6岁每次3 g，7～15岁每次4～5 g，每日服3次。用于积滞实证或积滞伤脾，实多虚少。

2. 牵牛、大黄各等量。共为细面。半岁内每次0.5 g，1岁内1 g，2岁内1.5 g，3岁内2 g，4～6岁2.5 g，7～9岁3 g，10～12岁4.5 g，13～14岁6 g，每日3次，糖水冲服。用于积滞实证化热者。

3. 鸡内金30 g。瓦片焙黄研为细末。开水冲服，每日1～2 g。用于乳食积滞。

（三）外治疗法

1. 芒硝 3 g，胡椒粉 0.5 g。研细粉拌匀，放于脐中，外盖塑料纸或纱布，胶布固定。每日换 1 次。用于积滞实证。

2. 槟榔 2 份，良姜 1 份。共研细末，将药末填脐中，以纱布覆盖，胶布固定。可用于各型积滞。

3. 神曲 30 g，麦芽 30 g，山楂 30 g，槟榔 10 g，生大黄 10 g，芒硝 20 g。共研细末，以麻油调上药，敷于中脘、神阙穴，先热敷 5 分钟，后继续保留 24 小时，隔日 1 次，3 次为 1 疗程。用于食积腹胀痛者。

（四）针灸疗法

1. 体针：主穴：足三里、中脘、梁门。

乳食内停：加内庭、天枢；积滞化热：上穴加曲池、大椎，烦躁加神门；脾虚夹积：加四缝、脾俞、胃俞、气海。

每次取 3～5 穴，中等刺激，不留针，实证用泻法为主，辅以补法，虚证用补法为主，辅以泻法。

2. 耳穴：胃、大肠、神门、交感、脾。每次选 3～4 穴，用王不留行子贴压，左右交替，每日按压 3～4 次。

（五）推拿疗法

1. 乳食积滞：清胃经、揉板门、运内八卦、退四横纹各 100～200 次，揉按中脘、足三里，推下七节骨各 100 次，分腹阴阳 50 次。

2. 食积化热：上穴加清天河水 200 次，清大肠 300 次，烦躁不安加清心平肝 100 次，揉曲池 100 次。

3. 脾虚夹积：补脾经，运内八卦各 100～300 次，摩中脘 5 分钟，清补大肠 100 次，揉按足三里 200～300 次。

以上各型均可配合捏脊 3～5 遍。

【预防调护】

1. 调节饮食，合理喂养，乳食宜定时定量，富含营养，易于消化。

2. 忌暴饮暴食，过食肥甘炙煿，生冷瓜果，偏食零食及妄加滋补。

3. 应根据小儿生长发育需求，逐渐添加辅食，按由少到多，由稀到稠，由一种到多种，循序渐进的原则进行。

4. 伤食积滞患儿应暂时控制饮食，给予药物调理，积滞消除后，逐渐恢复正常饮食。

自学指导

【重点难点】

积滞是婴幼儿时期较常见的一种胃肠疾患，由内伤乳食，停聚中焦，积而不化，气滞不行所致，以不思饮食，脘腹胀满，嗳吐酸腐，大便不调为特征。临床尤多见于脾胃虚弱，病后失调的婴幼儿。一般预后良好，若积久失治，迁延不愈者，也可转化为疳证。本病的诊断应与厌食、疳证相鉴别。辨证大体可分为实证、虚中夹实两类。实证多见于体壮儿，常伴饮食不节史，病程短，以脘腹胀满，疼痛拒按，嗳吐酸腐，大便臭秽为特点。如兼见烦躁易怒，面赤唇红，口渴喜冷饮，大便秘结不下，手足胸腹灼热者为积滞化热。若因素体虚弱，或大病久病，而见病程长，面黄消瘦，神疲肢倦，腹满喜温喜按，大便稀溏酸腥，夹有不化食物残渣或奶瓣者，为虚中夹实。本病治疗应以消导为主，属实者，以消为主，积重化热者，佐以清热、攻下；属虚中夹实者，则应消补兼施。应用消导法宜中病即止，不可过用。治疗时尚须强调饮食调护，配合药物外治、推拿、捏脊等疗法，则可提高疗效。

【复习思考题】

1. 积滞的含义是什么，有何证候特点？
2. 伤食、积滞、疳证三者之间的关系如何，应怎样鉴别？
3. 积滞的治疗原则是什么？
4. 试述小儿积滞的辨证施治。

【参考文献摘录】

《诸病源候论·小儿杂病诸候·宿食不消候》：“小儿宿食不消者，脾胃冷故也。小儿乳哺饮食，取冷过度，冷气积于脾胃，脾胃则冷……，则宿食不消。”

《证治准绳·幼科·宿食》：“小儿宿食不消者，胃纳水谷而脾化之，儿幼不知节，胃之所纳，脾气不足以胜之，故不消也。”

《幼幼集成·食积证治》：“夫饮食之积必用消导，消者散其积也。导者行其气也。脾虚不运则气不流行，气不流利则停滞为积，或作泻痢，或作癥痞，以致饮食减少。五脏无所资禀，血气日愈虚衰，因致危困者多矣，故必消而导之。……若积因脾虚，不能健运药力者，或消补并行，或补多消少，或先补后消。洁古所谓养正而积自除。故前人破滞消坚之药必假参术赞助成功。”

（李燕宁　邢向晖）

第十一节　疳　　证

【目的要求】

1. 了解疳证的含义及临床特征。
2. 熟悉疳证的病因病机。
3. 掌握疳证的诊断要点与辨证论治。
4. 了解疳证兼证的临床表现。

【自学时数】

3~4 学时。

疳证是由喂养不当或多种疾病影响，导致脾胃受损，气液耗伤而形成的一种慢性疾病。临床以形体消瘦、面色无华、毛发干枯、精神萎靡或烦躁、饮食异常为特征。本病发病无明显季节性，各种年龄均可罹患，尤多见于5岁以下小儿。因其起病缓慢，病程迁延，不同程度地影响小儿生长发育，严重者还可导致阴竭阳脱，猝然变险，而被古人视为恶候，列儿科四大要证之一。本病属于现代医学的小儿营养不良及多种维生素缺乏症。

"疳"之含义有二：其一"疳者甘也"，是指小儿恣食肥甘厚腻，损伤脾胃，形成疳证；其二"疳者干也"，是指气液干涸，形体羸瘦。前者言其病因，后者述其病机及主证。

疳之病名首见于隋代《诸病源候论·虚劳骨蒸候》，其曰："蒸盛过伤，内则变为疳，食人五脏"，"久蒸不除，多变成疳。"指出疳乃内伤久病，蒸盛耗伤所致，病可涉及五脏。嗣后，历代医家多有阐发。宋代《小儿药证直诀·疳证治法》将疳证的病机概括为："疳皆脾胃病，亡津液之所作也"，在辨证上提出："大抵疳病，当辨冷热肥瘦"，"其初起者为肥热疳；久病者为瘦冷疳"，并指出凡大病、吐泻、误下均可成疳。清代《幼幼集成》认为："疳之为病皆虚所致"，"虚为积之本，积反为虚之标也"，提出治疗疳证应根据患儿体质状况，"壮者先去其积而后扶胃气；衰者先扶胃气而后消之"。其论点对指导疳证的治疗，具有重要的意义。

关于疳证的分类，古代医家认识不一，有以五脏分类的，如脾疳、肝疳、心疳、肺疳、肾疳；有以病因分类的，如蛔疳、食疳、哺乳疳；有以患病部位分类的，如眼疳、鼻疳、口疳等；有以某些证候分类的，如疳嗽、疳泻、疳肿胀等；有以病情轻重分类的，如疳气、疳虚、疳积、疳极、干疳等。以上分类均嫌烦琐，目前临床较统一的观点是将疳证按病程与证候特点，分为疳气、疳积、干疳三大证候及其他兼证。

【病因病机】

引起疳证的病因以饮食不节，喂养不当；疾病影响以及先天禀赋不足为常见，其病机为脾胃受损，受纳运化失调，气血津液耗伤，肌肤失养。

（一）饮食不节，喂养不当

此为疳证最常见的病因，可分太过、不及两端。太过指乳食不节，过食肥甘厚味、生冷坚硬难化之物，或饮食偏嗜，妄投滋补等损伤脾胃，致食滞中焦，积久不消，胃失受纳，脾失健运，水谷精微无以化生，脏腑肌肉失于濡养，形体日渐消瘦，而成疳证。正所谓："积为疳之母，无积不成疳"也。不及指母乳缺乏，过早断乳，或不能及时添加辅食，或乳食的数量、质量不足，气血生化乏源，不能满足小儿生长发育需求，致营养失衡，气液衰少，形体日渐消瘦而形成疳证。

（二）疾病影响

小儿大病久病，呕吐泻痢；或反复感染，时行热病，肺痨虫证，失于调治或误用攻伐，致脾胃受损，津液耗伤，水谷精微化生不足，气血渐衰，久而成疳。此即《幼科铁镜·辨疳疾》所言："疳者……或因吐久、泻久、痢久、疟久、汗久、热久、咳久、疮久，以致脾胃亏损，亡津液而成也。"

（三）禀赋不足

先天胎禀不足，或早产、多胎、孕期久病、药物损伤胎元，致先天脾肾亏虚，元气虚惫，诸脏皆伤，胎儿发育不良，生后脾胃不健，水谷精微难以化生，气血不荣，形体消瘦，而成疳证。

疳证的病变部位主要在脾胃，脾胃虚损，津液消亡为其基本病机。胃主受纳水谷，脾主运化精微，脾健胃和，则气血津液化生有源，全身上下内外得以滋养。若脾胃受损，气血化生不足，津液耗伤，肌肤失养，则形成疳证，故临床表现为面黄肌瘦，毛发枯黄，食欲异常，大便不调等。因脾胃受损程度不一，病程长短有别，而病情轻重差异悬殊。初起仅现脾胃失和，或胃强脾弱，肌肤失荣不著者，称为疳气；继而脾胃虚弱，积滞内停，久延化热，热扰心肝，虚中夹实者，为疳积；若病情进一步发展或失于调治，脾胃日渐衰败，津液消亡，气血耗伤，元气衰惫者，称为干疳。干疳为疳证的重症阶段，其病变脏腑已不局限于脾胃，常兼见其他脏器的症状，所谓："有积不治，传之余脏"即现此期。如脾病及肝，肝失所养，肝阴不足，不能上承于目，则见视物不清，夜盲目翳等眼疳之症；脾病及心，心火上炎，则见口舌生疮，称为口疳；脾虚不运，气不化水，水湿泛滥，则见两下肢或全身浮肿，谓之疳肿胀。脾病及肺，土不生金，肺气亏虚，招致外邪侵入，出现肺闭咳喘，或肺阴不足，潮热痨嗽者，称为肺疳；脾病及肾，肾精不足，骨失所养，致五迟五软，鸡胸、龟背者，称为骨疳；脾虚失摄，血不归经，则出现皮肤紫斑瘀点及各种出血症状。干疳严重者可突然出现面色苍灰，脉微欲绝等阳气欲脱之危候。正如《幼科发挥·疳》所言："疳证，此小儿科之极病也，虽有五脏之不同，其实皆脾胃之病也。"

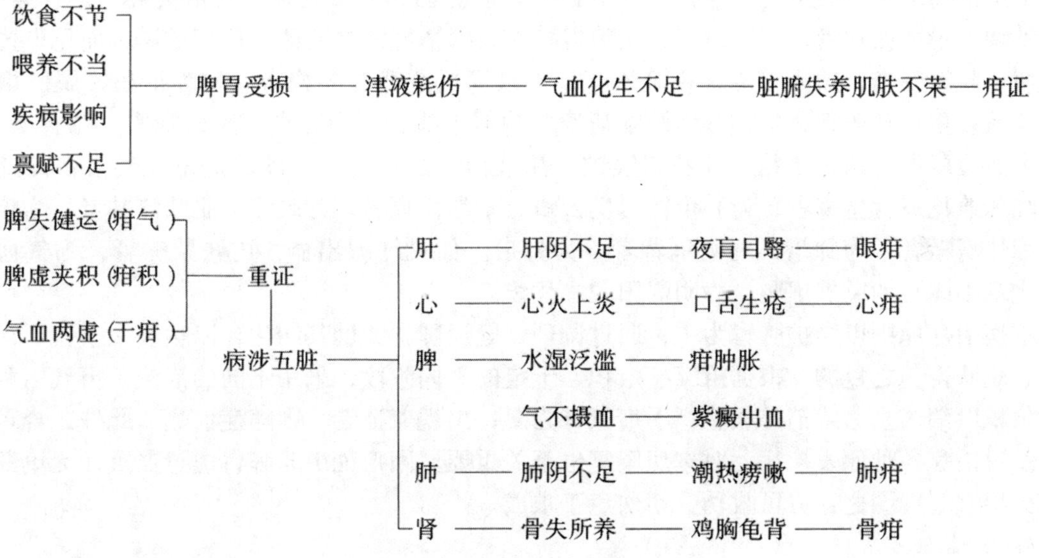

图 2-11　疳证病因病机示意图

【诊断要点】

1. 饮食异常，大便干稀不调，或脘腹膨胀等明显脾胃功能失调症。

2. 形体消瘦，体重低于正常平均值的 15%～40%，面色不华，毛发稀疏枯黄，严重者干枯羸瘦。

3. 兼有精神不振，或好发脾气，烦躁易怒，或喜揉眉擦眼，或吮指磨牙等症。

4. 有喂养不当或病后饮食失调及长期消瘦史。

5. 因蛔虫引起者，谓之"蛔疳"，大便镜检可查见蛔虫卵。

6. 贫血者，血红蛋白及红细胞减少。

7. 出现肢体浮肿，属于营养性水肿者，血清总蛋白大多在 45 g/L 以下，血清白蛋白约在 20 g/L 以下。

【鉴别诊断】

本病应与厌食、积滞相鉴别。

1. 厌食：本病以长时期的食欲不振，厌恶进食为主证，无明显消瘦，精神尚好，可予鉴别。

2. 积滞：本病以不思乳食、食而不化、脘腹胀满、大便酸臭为特征，与疳证以形体消瘦为特点有明显区别。但二者也有密切联系，若积久不消，影响水谷精微化生，致形体日渐消瘦者，则转化为疳证。

【辨证论治】

疳证以虚为主，常见虚实夹杂证候。其演变规律为由浅及深，由轻到重，由脾胃而波及他脏。临证时首先要详细询问出生史、喂养史、既往患病及用药史等，以便早期发现并纠正病因，这是诊治疳证的重要环节。此外，要详辨病情之轻重，证候之虚实，以及兼证之有无。本病依病情可分为疳气、疳积、干疳三个阶段。初起面黄发稀，食欲欠佳，形体略瘦，大便不调，精神如常者，谓之疳气，属脾胃初伤，病情轻浅之实证；病情进展，而见形体明显消瘦，肚腹膨隆，烦躁多啼，夜卧不宁，善食易饥或嗜食异物者，称为疳积，属脾虚夹积，病情较重；若病程久延，形体极度消瘦，貌似老头，杳不思食，腹凹如舟，精神萎靡，甚或突然虚脱者，谓之干疳，属脾胃衰败，津液消亡之虚证。兼证及危重证候常在此期出现。临床兼见口舌生疮者，为心疳；目生云翳，干涩夜盲者，为眼疳；肌肤浮肿者，为疳肿胀；潮热痨嗽者，为肺疳；鸡胸龟背者，为骨疳。如见牙龈出血，皮肤紫癜者，为气血大衰，血络不固；如突然虚脱，为阴竭阳脱之危候。

本病治疗原则以顾护脾胃为主，通过调理、健运脾胃，助其纳化，以达气血丰盈、津液充盛、肌肤得养之目的。根据疳气、疳积、干疳的不同阶段，采用不同的治法。疳气以和为主；疳积以消为主，或消补兼施；干疳以补为要；出现兼证者，则随症治之。此外，合理喂养，及时治疗各种原发疾病，对本病康复也至关重要。因疳证患儿脾胃虚惫严重，无论药调食补，均宜缓缓图之，方可收功，切勿急于求成。

（一）常证

1. 疳气

〔证候〕形体消瘦，体重不增，面色少华或萎黄，毛发稀疏，食欲不振，或能食善饥，烦躁易怒，大便不调，舌质偏淡，苔薄白，脉象尚平，或略沉细。

〔辨证〕本证临床最为常见，为疳证初起阶段，由脾胃失和，纳化失健所致。病情轻浅，未及他脏，以体重不增，面黄肌瘦为特征。体重一般较正常平均体重减轻 15%～25%。

〔治法〕调脾健运。

〔方药〕资生健脾丸加减。党参、白术、茯苓、山药、莲子肉、薏苡仁、扁豆、泽泻、藿香、砂仁、麦芽、山楂等。

〔加减〕食欲不振，舌苔厚腻者，去党参、白术，加苍术、鸡内金、厚朴运脾化湿，消积化滞；大便溏者，加炮姜温运脾阳；大便干结者，加枳实、决明子、莱菔子理气润肠通便；能食善饥、哭闹不安者，加胡黄连、莲子心清火除烦；性情急躁，易发脾气者，加钩藤、夏枯草平肝抑木。

2. 疳积

〔证候〕形体明显消瘦，肚腹胀满，甚则青筋暴露，面色萎黄无华，毛发稀疏干枯，精神烦躁，睡眠不宁，或见揉眉挖鼻，吮指磨牙，食欲不振，部分食欲亢进，甚或喜食异物，大便下虫，舌淡苔腻，脉细中见滑。

〔辨证〕本证多由疳气发展而来，属虚实夹杂之证，病情较为复杂，以形体明显消瘦，肚腹膨隆胀满，烦躁不宁为特征。脾虚为本，积滞内停，聚而生热，扰及心肝为标。体重一般较正常平均体重减轻25%左右。

〔治法〕消积理脾。

〔方药〕肥儿丸加减。人参、白术、茯苓、黄连、胡黄连、使君子、芦荟、神曲、山楂、麦芽。

〔加减〕腹胀明显者，加香附、木香理气宽中；大便秘结者，加麻仁、郁李仁润肠通便；烦躁不安，揉眉挖鼻者，加栀子、莲子心、钩藤、石决明清热除烦，平肝抑木；多渴喜饮者，去黄连，加石斛、天花粉滋阴生津养胃；小便混浊者，加薏苡仁、萆薢清热泻浊；胁下痞块者，加丹参、郁金、赤芍活血消痞；大便下虫者，加苦楝皮、雷丸、榧子杀虫，虫去后再调理脾胃。

3. 干疳

〔证候〕形体极度消瘦，皮肤干瘪起皱，大肉已脱，皮包骨头，面呈老人貌，毛发干枯稀少易落，精神萎靡，啼哭无力无泪，口唇干燥，腹凹如舟，杳不思食，大便稀溏或便秘，舌淡或红嫩，苔少，脉细而微弱。

〔辨证〕本证为疳证之重候，为病之后期，以形体极度消瘦，精神萎靡，杳不思食为特点。体重减轻常超过正常体重的40%以上。病已至此，脾胃虚衰，津液消亡，业已全身衰竭，气血两败，常出现病涉五脏的种种兼证，严重者可随时出现气血衰亡的变证。

〔治法〕补益气血。

〔方药〕八珍汤加减。党参、白术、茯苓、熟地、当归、白芍、阿胶、鹿角胶、炙甘草。

〔加减〕气弱无力者，如黄芪补气健脾；四肢欠温，大便清稀，甚则完谷不化者，加附子、肉桂、吴茱萸以温补肾阳；夜寐不安者，加茯神、远志、夜交藤宁心安神。若突然出现面色㿠白，四肢厥冷，脉微欲绝者，应急施独参汤或参附龙牡救逆汤以回阳救逆固脱，并配合西药抢救。

（二）兼证

兼证常出现于疳证的后期，病情相对较重。

1. 眼疳

〔症状〕初起夜盲，入暮暗处视物不清，甚或目珠干涩，畏光羞明，黑睛混浊，白翳遮睛，舌红，苔薄少，脉细无力。

〔辨证〕凡疳证患儿出现眼部症状，如目珠干涩，畏光羞明，入夜视物不清，甚或白翳遮睛等，无论轻重，均为辨证依据。由脾病及肝，肝血不足，不能濡养眼目所致。

〔治法〕养肝明目。

〔方药〕石斛夜光丸加减。石斛、天冬、生地、五味子、枸杞子、菟丝子、肉苁蓉、青葙子、菊花、白蒺藜、川芎、枳壳。

〔加减〕入夜视物不清，甚或夜盲者，可选羊肝丸加减。

2．口疳

〔症状〕口舌生疮，甚或满口糜烂，秽臭难闻，面赤唇红，烦躁哭闹，夜卧不宁，舌红，苔薄黄，脉细数。

〔辨证〕以疳证患儿出现口舌生疮，口腔糜烂，口臭心烦为辨证依据。由脾病及心，心火上炎所致。

〔治法〕清心泻火。

〔方药〕泻心导赤散加减。黄连、通草、生地、朱茯苓、灯心草、甘草。

〔加减〕尿赤短少者，加竹叶、滑石清热利尿；烦躁不安者，加栀子、胡黄连以清心除烦；口渴明显者，加玉竹、石斛以养阴生津。可参照口疮外治法施以局部治疗。

3．疳肿胀

〔症状〕足踝浮肿为主，甚或颜面及全身浮肿，面色无华，四肢不温，腰膝酸软，小便不利，大便溏泻，舌淡，苔白，脉沉迟。

〔辨证〕本证由脾病及肾，气不化水，水湿泛滥肌肤所致。以下肢浮肿，按之凹陷难起，浮肿渐波及全身，体重先减后增，并伴有腰酸神倦，肢冷便溏为辨证依据。

〔治法〕健脾温阳利水。

〔方药〕真武汤加减。附子、白术、茯苓、白芍、生姜。

〔加减〕浮肿明显者，加干姜、泽泻，并重用茯苓以化气利水。

【其他疗法】

（一）中药成药

1．肥儿丸：用于疳气或疳积之轻证。

2．小儿香橘丹：用于疳积证。

3．十全大补丸：用于干疳患儿。

（二）单方验方

1．鸡内金 30 g，神曲 100 g，麦芽 100 g，山楂 100 g，共研细末。每次 1～3 g，糖水调服，每日 3 次。用于疳积证。

2．鸡肝 1 具或猪肝 30 g，苍术 9 g。煮熟，食肝喝汤，每日 1 剂，连服 2～3 周。用于眼疳。

3．黑矾 3 g，绿豆 30 g。水煎，单食绿豆，每日 1 剂。用于疳积证。

4．胡黄连粉、鸡内金粉 1∶3，混匀。每次 1～2 g，每日 3 次。用于脾虚肝旺或脾弱胃强证。

（三）外治疗法

1．莱菔子适量研末，阿魏调和。敷于伤湿止痛膏上，外贴于神阙穴。每日 1 次，连用 7 日为 1 疗程。用于疳积证。

2．大黄 6 g，芒硝 6 g，栀子 6 g，杏仁 6 g，桃仁 6 g，共研细末。加面粉适量，用鸡蛋清、葱白汁、醋、白酒少许，调成糊状，敷于脐部。每日 1 次，连用 3～5 日。用于疳积证。

3. 杏仁10 g，桃仁10 g，栀子10 g，芒硝10 g，白胡椒7粒，葱白7根。共研末捣烂，加鸭蛋清1只，白酒3 mL，调拌成饼糊，敷两脚心及脐，24小时一换。治疗疳气、疳积。

（四）针灸疗法

1. 体针：主穴：合谷、曲池、中脘、气海、足三里，三阴交。配穴：脾俞、胃俞、痞根（奇穴，腰1旁开3.5寸）。中等刺激，不留针。每日1次，7日为1疗程。用于疳气、疳积之轻证。

〔加减〕烦躁不安，夜眠不宁加神门、内关；脾虚夹积，脘腹胀满加刺四缝；气血亏虚重灸关元；大便稀溏加天枢、上巨虚。

2. 点刺：取四缝、阿是穴（中指掌侧第1节中点）。常规消毒后，用三棱针在穴位上快速点刺，挤压出黄色粘液或血数滴，每日1次，5次为1疗程。用于疳积证。

（五）推拿疗法

1. 疳气：补脾经、运八卦各200～300次，补肾经、揉板门各100～200次，捏脊3～5遍，揉足三里100次。

2. 疳积：补脾经100～300次，清胃经200次，清心平肝100～200次，捣小天心50次，分手阴阳100～300次，分腹阴阳200次。

3. 干疳：补脾经、补肾经各200～300次，运八卦200次，揉二马100次，捏脊5～10遍，揉足三里300次。

（六）捏脊疗法

患儿取俯卧位，医者用两示指、拇指自骶骨向上捏起脊柱两侧皮肤，边捏边推至大椎穴，连捏3遍，然后每捏3～4次，用腕力将肌肉提起1下，每遍约提5～6下，重复3次，共计捏6遍。每日治疗1次，5天为1疗程。用于疳气及疳积患儿。

【预防调护】

1. 提倡母乳喂养，及时添加辅食，供给多种营养物质，以满足小儿生长发育的需要。

2. 合理安排小儿生活起居，保证充足睡眠时间，经常户外活动，呼吸新鲜空气，多晒太阳，增强体质。

3. 及时纠正饮食偏嗜、过度肥甘滋补、贪吃零食、饥饱无常等不良饮食习惯。

4. 保证病室温度适宜，光线充足，空气新鲜，患儿衣着要柔软，注意保暖，防止交叉感染。

5. 病情较重的患儿要加强全身护理，防止褥疮、眼疳、口疳等并发症的发生。

6. 定期测量患儿的身高、体重以及时了解和分析病情，检验治疗效果。

自学指导

【重点难点】

疳证是古代儿科四大要证之一，多见于5岁以下小儿。本病的发生与饮食不节、喂养不当、大病久病、病后失调及先天禀赋不足等因素有关。其主要病机为脾胃受损，水谷精微化生无源，气血津液耗伤，肌肤失养。病位在脾胃。临床应与厌食、积滞相鉴别。根据病情、病程可将疳证分为疳气、疳积、干疳三个阶段。疳气为病之初期，病情轻浅，以食欲不振，体重不增或减轻，肌肉松弛，面色无华，大便不调等为特点，由脾胃不和，纳化失健所致；病情进展，脾胃受损，津液耗伤，积滞内停，气机壅塞，积热内生，而出现形体日渐消瘦，并伴饮食异常，腹大膨隆胀满，精神烦躁，毛发不荣等虚实夹杂症候者，则为疳积阶段；干疳见于病之后期，以形体极度消瘦，精神萎靡为特征，属脾胃严重受损，津液消亡，气血耗伤，病情极重阶段。病已至此，常累及他脏而变生眼疳、口疳、肺疳、骨疳、疳肿胀以及气虚不摄，紫癜出血等兼证，甚或出现阳气外脱，气血衰败之危候。临证应注意分清病因，别其轻重，量其虚实，并注意兼证有无等。疳证的治疗原则总以顾护脾胃，促其纳化为主，根据疳气、疳积、干疳三个不同阶段，分别采用和脾健运、消积理脾、补益气血为主的治疗方法。如有兼证，则随证治之。本病需较长时间方能康复，故治疗尤应强调多用丸散平和制剂，以缓缓图之，喂养也须由少及多，由稀至稠，由单一到多种，循序渐进，切不可急求全功而致病情突变。因疳证总不离乎脾胃，饮食及生活起居的调摄对防止疳证的发生、发展至关重要，因此要提倡母乳喂养，合理膳食，加强户外活动，不断增强体质，预防疾病发生。

【复习思考题】

1. 形成疳证的病因有哪些，主要病机是什么？
2. 如何理解“疳”的含义，怎样区别疳气、疳积及干疳？
3. 疳证常见的兼证有哪些，治法及方药如何？

【参考文献摘录】

《小儿药证直诀·类证释义》：“诸疳，皆脾胃病亡津液之所作也，因大病或吐泻后，以药吐下，致脾胃虚弱，亡津液，小儿易虚易实，下之既过，胃中津液耗损，渐会疳瘦，又有病伤寒，五六日有下证，以冷药下之太过，致脾胃津液少，即使引饮不止，而生热也。热气内耗，肌肉外消，他邪相干，证变诸端，因变成疳。”

《医宗金鉴·幼科心法要诀·疳证门》：“疳积伤脾因作泻，先清后补为妙诀，疳积肿胀面浮光，传化失宜脾肺伤，气逆喘咳胸膈满，疳积日久频下痢，多缘肠胃热凝滞，或赤或白腹窘急，小儿疳病再发热，轻重虚实当分别，肥甘积热伤津液，大渴引饮心烦热。”

《小儿药证直诀·类证释义》：“上医处此，消积和胃，滋血调气，随顺药饵以抹之，淡薄饮食以养之，荣卫调和，脏腑自然充实。”

（李燕宁　潘月莉）

第十二节　营养性缺铁性贫血

【目的要求】

1. 熟悉营养性缺铁性贫血的概念及分类。

2．了解营养性缺铁性贫血的病因病机。

3．掌握营养性缺铁性贫血的诊断要点及辨证论治。

【自学时数】

2学时。

营养性缺铁性贫血多见于婴幼儿，尤以6个月～3岁为最常见。轻度贫血可无自觉症状，中度以上的贫血，可出现不同程度的面色苍白，指甲、口唇和睑结膜苍白，伴头晕乏力，纳呆，烦躁等症。本病轻、中度者预后较好，但重度贫血或长期轻中度贫血可导致脏腑功能失调，影响儿童健康与成长，并因气血不足，易感外邪。

中医学认为本病属“血虚”、“虚劳”、“疳证”等证。

【病因病机】

中医认为小儿先天禀赋不足，后天喂养不当，或感染诸虫，疾病损伤等导致本病。病变主要在脾肾心肝。血虚不荣是主要病理基础。

先天禀赋不足是小儿贫血的重要原因。由于孕母体弱或孕期调护不当，饮食不足或偏食挑食，致使孕母气血化生不足，影响胎儿生长发育，气血匮乏而成本病。

后天喂养不当是小儿贫血的主要原因。小儿生机蓬勃，发育迅速，但小儿脾常不足，脾胃运化输布功能薄弱，加上小儿喂养不当，偏食少食，或未及时添加辅食，或孕母乳汁清稀，或母乳不足，或疾病损伤脾胃，致使无以资生气血，而成贫血。

感染诸虫也是小儿贫血常见原因。饮食不洁，感染诸虫，或不良卫生习惯，使虫卵进入体内并发育为成虫。诸虫寄生体内，耗伤气血，渐成本病。

外伤失血过多或长期小量失血也可导致贫血。

本病发生后，由于气血不足，心无所主，心神失养，出现心悸，心慌，夜寐欠安；血不柔肝，脾虚肝旺而致烦躁哭闹等症。因此本病常涉及心肝脾，且久延及肾。

西医认为本病病因是缺乏生血所需的铁、维生素或某些微量元素比例失调。

先天禀赋不足—胎失所养
后天喂养不足—运化无权
感染诸虫或疾病损伤—消耗气血
（病因）
→ 气血不足 →
脾胃虚弱
心脾两虚
肝肾阴虚
脾肾阳虚
（病理）

图2-12　贫血病因病机示意图

【诊断要点】

1．有明确的缺铁病史，如铁供给不足，吸收障碍，需要增多或慢性失血等病史。

2．为小细胞低色素性贫血，红细胞平均血红蛋白浓度（MCHC）$<31\%$，红细胞平均体积（MCV）<80 fL，红细胞平均血红蛋白量（MCH）<27 pg。

3．6个月～6岁血红蛋白<110 g/L，6～14岁，血红蛋白<120 g/L。

4. 其他如血清铁，总铁结合力，转铁蛋白饱和度，红细胞原卟啉，血清铁蛋白等异常。

5. 铁剂治疗有效。用铁剂治疗6周后，血红蛋白上升20 g/L以上。

【鉴别诊断】

缺铁性贫血需与再生障碍性贫血和巨幼红细胞性贫血相鉴别。

1. 再生障碍性贫血（再障）：又称全血细胞减少症，临床以贫血、出血、感染等为特征。实验室检查呈全血减低象。

2. 巨幼红细胞性贫血：又名大细胞性贫血，以维生素B_{12}缺乏或叶酸缺乏为主要病因，临床除贫血表现外，并有神经系统表现，重则出现震颤，肌无力等。根据血象及骨髓象可作出鉴别。

【辨证论治】

本病的辨证主要根据临床表现和实验室检查分轻中重三度，并根据临床证候，归于心肝脾肾诸脏。轻中重的辨证，除临床表现外，主要根据血红蛋白测定。贫血往往兼有各脏功能不足表现。无论临床表现如何，总离不开一个“虚”字。因此补其不足，培补脾肾是治疗本病的原则，或温或补，或养心或柔肝，均不离健脾助运。在处方遣药时注意顾护脾胃，补而不滞，补不碍胃，不可一味重用滋腻之品。补血同时兼以益气，补阴之际不忘补阳。

（一）脾胃虚弱

〔证候〕长期纳食不振，神疲乏力，形体消瘦，面色苍黄，唇淡甲白，大便不调，舌淡苔白，脉细无力，指纹淡红。

〔辨证〕本型多见于轻中度贫血，以脾胃虚弱，运化失健为主。临床除血虚外，兼见纳呆，便溏，面色苍黄等。

〔治法〕健运脾胃，益气养血。

〔方药〕六君子汤合当归补血汤加减。党参、白术、茯苓、陈皮、半夏、黄芪、当归、大枣、生姜、甘草等。

〔加减〕纳呆加山楂、谷芽、鸡内金消食化积；便溏夹完谷不化者加干姜、吴茱萸温中止泻；夹滞者加槟榔、木香行气导滞。

（二）心脾两虚

〔证候〕面色萎黄或苍白，唇淡甲白，发黄稀疏，时有头晕目眩，心悸心慌，夜寐欠安，甚则语音低微，气短懒言，体倦乏力，纳食不振，舌淡红，脉细弱，指纹淡红。

〔辨证〕本证除血虚证候外，可见心气不足，心失所养；脾气不足，脾运失健等证候。在辨证时须加以重视。

〔治法〕补养心脾，益气养血。

〔方药〕归脾汤加减。龙眼肉、白术、茯苓、当归、黄芪、人参、远志、酸枣仁、夜交藤、何首乌等。

〔加减〕夜寐欠安加夜交藤养血安神；血虚明显加鸡血藤补血养血；纳呆便溏减当归用量，加砂仁、陈皮、焦山楂健脾消滞；语迟智弱者加用菖蒲开窍。

（三）肝肾阴虚

〔证候〕面色皮肤粘膜苍白，两颧潮红，爪甲色白易脆，发育迟缓，常见头晕目眩，潮热盗汗，毛发枯黄，四肢震颤抽动，舌红，苔少或光剥，脉弦数或细数。

〔辨证〕精血同源，阴血同本。本证为贫血中重度病人，除血虚外伴有肝肾阴虚，阴不制阳之证。故潮热盗汗，四肢震颤为辨证要点。

〔治法〕滋养肝肾，益精生血。

〔方药〕左归丸加减。龟板、菟丝子、牛膝、鹿角、熟地、山药、山茱萸、枸杞、菊花、牡蛎等。

〔加减〕潮热盗汗加地骨皮、鳖甲、白薇养阴清热；智力发育迟缓者加紫河车补肾开窍；眼目干涩加石斛、夜明砂、羊肝丸补肝明目；四肢震颤加蒺藜、钩藤、地龙养肝熄风。

（四）脾肾阳虚

〔证候〕面色皖白，唇舌爪甲苍白，精神萎靡不振，纳谷不香，或大便溏泻，发育迟缓，毛发稀疏，舌淡苔白，脉沉细无力，指纹淡。

〔辨证〕本证为贫血重证，临床除血虚外，主要表现为脾肾阳虚。因血虚日久，阴损及阳，因此见精神萎靡，大便溏泻，发稀，囟门晚闭等证。

〔治法〕温补脾肾，益精养血。

〔方药〕右归丸加减。熟地、山药、山茱萸、枸杞、菟丝子、仙茅、仙灵脾、补骨脂、鹿角等。

〔加减〕畏寒肢冷加熟附子温补肾阳；囟门晚闭加牡蛎、龙骨补肾壮骨；发稀加党参、当归补血生发；大便溏泻加益智仁温阳止泻；下肢浮肿加茯苓、猪苓淡渗利湿。

【其他疗法】

（一）中药成药

1．小儿生血糖浆：用于贫血各型。

2．归脾丸：用于贫血心脾两虚型。

3．六君子丸：用于贫血脾胃虚弱型。

（二）单方验方

1．党参 10～15 g，大枣 15～30 枚。水煎，去党参，食枣喝汤。亦可用太子参 30 g 代替党参。

2．黄芪 10～15 g，仙鹤草 30～60 g，水煎服，每日 1 剂。

（三）捏脊疗法

用于贫血有疳积兼证者。

【预防调护】

1．提倡母乳喂养，及时添加辅食。

2．养成良好饮食习惯，合理配置膳食结构。纠正偏食、挑食、零食等不良习惯。

3．贫血患儿要预防外感，随气候变化及时增减衣服。重度贫血应避免剧烈运动，注意休息。

4．补充铁剂和含铁量高的辅食。

5．讲究饮食卫生，防治肠道寄生虫病。

自学指导

【重点难点】

营养性缺铁性贫血发病以6个月～3岁为最多。临床表现轻度可无自觉症状；中度以上可见面色苍白或苍黄，唇粘膜、眼结膜、甲床等缺乏血色，并可伴有心肝脾肾等脏腑功能不足。诊断需根据实验室检查。按血红蛋白含量分轻、中、重三度。有条件可作总铁结合力、红细胞原卟啉、血清铁、血清铁蛋白等检测。鉴别诊断应与再生障碍性贫血、巨幼红细胞性贫血相鉴别。

贫血属中医“血虚”、“虚劳”、“疳证”等范畴。病变在脾肾心肝。辨证主要根据血虚及伴随症状分为脾胃虚弱，心脾两虚，肝肾阴虚，脾肾阳虚四型。治疗以补其不足，培补脾肾为原则，佐以养心柔肝。处方遣药不忘顾护脾胃。血虚为慢性疾病，补虚应从缓补取效，不可蛮补。

贫血一证，调护亦很重要。应指导患儿家长合理膳食，适当补充铁剂或食含铁丰富且吸收率高的辅食，如肝、瘦肉、鱼等。

【复习思考题】

1. 试述营养性缺铁性贫血的诊断要点与鉴别诊断。
2. 试述营养性缺铁性贫血的预防与调护。

【参考文献摘录】

《小儿药证直决·胎怯》：“生下面色无精光，肌肉薄，大便白水，身无血色。”

《幼幼集成·初生护持·药饵之误》：“小儿气血未充，一生盛衰之基，全在幼时。此饮食宜调，而药饵尤当慎也。”

《幼幼集成·诸血证治》：“营者……生化于脾，总统于心，藏受于肝，宣布于肺，施泄于肾，濡润宣通，靡不由此。”

（虞坚尔）

第十三节　惊　　风

【目的要求】

1. 了解惊风的发病特点及“四证”、“八候”。
2. 掌握急、慢惊风的病因病机及辨证论治。

3. 熟悉惊风的急症处理。

【自学时数】

3～6 学时。

惊风又称“惊厥”，俗称“抽风”，是一种以抽搐伴神昏为特征的证候。本证因温热病发生者最多，发病年龄多为5岁以下的小儿，7岁以上则逐渐减少。发病来势突然，变化迅速，证情凶险，往往威胁小儿生命，所以古代医家认为惊风是一种恶候，列为儿科四大要证之一。

本证有急惊风与慢惊风之分。凡起病急暴、证候表现属阳属实者统称急惊风；病久中虚、证候表现属阴属虚者，统称慢惊风。若慢惊风进一步发展，病久延绵不愈，阳气衰败，虚风内动者，则称慢脾风，是慢惊风中的危重证候。

惊风在宋以前一般都与痫证混淆，如《颅囟经》、《外台秘要》等书，都提到“惊痫”。至北宋王怀隐《太平圣惠方》、钱乙《小儿药证直诀》始有惊风之名，并已分为急惊风与慢惊风二大类。古代医家把惊风病因病机及临床表现归纳为四证八候。所谓四证，即热、痰、风、惊。所谓八候，即搐、搦、掣、颤、反、引、窜、视。由于惊风的主要症状是强直和痉挛，故有的医家把“痉”和“惊”作为通用名称，如《温病条辨·解儿难》中就有“痉为惊风”的说法。近代中医习惯上将小儿抽搐、痉挛的症状称为惊风。

一、急惊风

【病因病机】

急惊风来势急骤，常伴有高热。外感时邪疫疠，邪毒蕴结胃肠，暴受惊恐等为其主要发病因素。

（一）外感时邪

外感六淫，皆能致惊，其中尤以冬春之风邪、夏秋之暑邪以及天行疫疠之毒邪为最多。当冬春之交，寒暖不调，气候骤变，小儿肌肤薄弱，腠理不密，极易感受风邪。风为阳邪，善行而数变，不论风寒、风热，侵及肌表皮毛或从口鼻而入，均易传变。蕴而化热，热盛则可生痰，更易动风，风痰相搏，则神昏抽搐。夏秋时节，暑气旺盛，小儿元气薄弱，真阴不足，易感暑邪，暑为阳邪，化火最速，传变急骤，易陷心包，引动肝风。又暑必夹湿，湿为阴邪，但被热蒸，则可化为痰浊，蒙闭清窍，内动肝风。疫疠之邪，其性暴烈，更能化燥化火，引动肝风，内闭心包，而出现实热内闭之象。

（二）邪蕴胃肠

小儿饮食不洁，误食被邪毒污染之食物，食滞邪毒，蕴结肠胃，壅塞不消，滞而化热化火，火盛生痰生风；或肠胃湿热内蕴，与疫毒内结，邪毒壅盛，迫入营血，直犯心肝，神明无主，肝风内动，故起病即高热、神昏、惊厥。

（三）暴受惊恐

小儿神志怯弱，元气未充，尤多痰浊内伏。若乍见异物，乍闻异声，或不慎跌仆，暴受惊恐，惊则伤神，恐则伤志，而致神志不宁，惊惕不安。或致痰涎上壅，蒙蔽清窍，引动肝风而惊搐。所谓“痰受惊而动”。

总之，小儿急惊风，多为感邪之后，从热化火，热极则可生痰生风，食滞痰郁亦可化火动风，其病机主要与热闭心包，痰蒙心窍，热盛动风有关。热、痰、风、惊四证是急惊风的主要病理表现。肝主风，心主火，故其病变部位则以心肝二经为主。

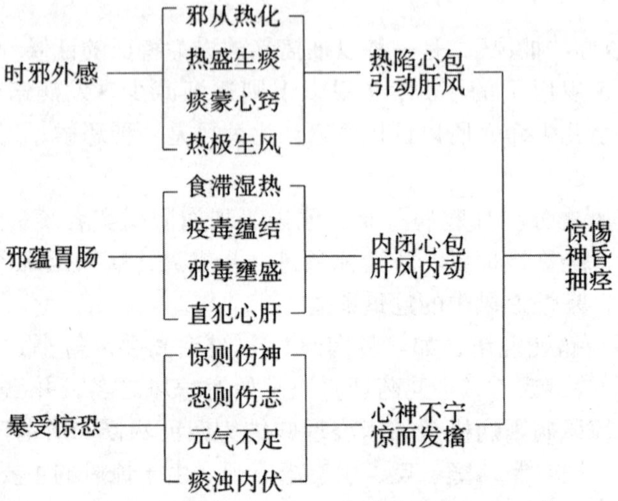

图 2–13　急惊风病因病机示意图

【诊断要点】

1．起病急骤，病势凶险。

2．具备搐、搦、掣、颤、反、引、窜、视等八候之一。

3．具有惊、风、痰、热四证的证候表现。

4．多有明确的原发疾病，如感冒、肺炎喘嗽、麻疹、春温、暑温、湿温、疫毒痢等。

【鉴别诊断】

本证主要应与癫痫、厥证、脐风等病证相鉴别。

1．癫痫：是一种发作性神志异常疾病。特点是反复发作、发过即醒、复如常人，或仅有短时头痛、嗜睡，脑电图有癫痫波、抗癫痫治疗有效可助鉴别。

2．厥证：厥证是由于阴阳失调、气机逆乱而引起，以突然昏倒、不省人事、四肢逆冷为主要表现。其鉴别要点在于厥证多有四肢厥冷而无抽搐或少有抽搐等表现。

3．脐风：脐风以唇青口撮、牙关紧闭、苦笑面容、角弓反张为主证。多出现在生后4～7天，有断脐时处理不当病史，结合发病年龄、典型症状等不难鉴别。

【辨证论治】

急惊风为热证、实证、阳证。病势急骤，惊厥发作之前，常有发热、呕吐、烦躁、摇头弄舌、时或惊啼、或昏沉嗜睡等先兆症状。发病时，证见身体壮热，痰涎壅盛，四肢拘急，筋脉牵强，项背强直，目睛上视，牙关紧闭，唇口焦干，抽搐昏迷，热、痰、风、惊四证并出。急惊风的治疗，以清热、豁痰、镇惊、熄风为基本治法，同时应分清标本缓急。抽搐时应以止痉为先，可用针灸及成药，随之辨证选用汤药，无法灌服者可采用肛门直肠给药，亦可采用鼻饲给药。急惊风热毒较重者，可出现热毒郁闭于内、阳气暴脱于外的内闭外脱证，病程中突然出现面色苍白、四肢厥冷、皮肤发花、汗出息微等，则病情危急，应配合西医急救处理。

（一）风热惊风

〔证候〕发热，头痛，咳嗽，流涕，咽红，两目上视，四肢抽搐，神志不清，舌质红，舌苔薄黄，脉浮数。

〔辨证〕本证多见于感冒夹惊或其他热性病的初期。常在体温突然升高、热势较重时发生。平素体质壮实、有积滞内热表现及有家族史的患儿易患本证。辨证应以在惊风的同时有发热、流涕、咽红、舌红等风热外感征象为重点。

〔治法〕疏风清热，熄风镇惊。

〔方药〕银翘散加减。金银花、连翘、牛蒡子、薄荷、竹叶、菊花、蝉蜕、钩藤、僵蚕、石菖蒲、淡竹茹等。

〔加减〕若抽搐较频，加羚羊角粉以助平肝熄风之力；平素食滞内热、大便秘结者，加生大黄、芒硝、槟榔等泄热导滞；高热不退者，加生石膏、知母清热。

（二）暑热惊风

〔证候〕壮热，口渴，烦躁，头痛剧烈，恶心，呕吐，项强，神昏，抽搐。舌质红，舌苔薄腻而黄，脉象洪数。

〔辨证〕本证多见于夏季热性病引起抽筋者，特别是流行性乙型脑炎多见，多发生于10岁以下小儿。病变主要是在气分，以暑伤肺胃、内热炽盛、化火动风之高热、口渴、呕吐、神昏抽搐为主症。

〔治法〕清暑解毒，熄风开窍。

〔方药〕白虎汤合羚角钩藤汤加减。生石膏、知母、钩藤、僵蚕、菊花、竹茹、石菖蒲、藿香、佩兰、羚羊角粉（另煎）、黄芩、栀子等。

〔加减〕高热昏迷，加郁金、冰片开窍醒神，或用安宫牛黄丸、紫雪丹（散）、至宝丹清心开窍；若呕吐较频，加玉枢丹辟秽止呕；若昏沉痰鸣，反复抽痉，合用至宝丹开窍镇痉。腹胀便秘、腑实热结者，加生大黄、芒硝通腑泄热。

（三）温热邪毒

〔证候〕起病急，高热，烦渴，谵妄，神志昏迷，反复惊厥，项强呕吐，肌肤发斑，舌质红绛，舌苔黄燥，脉弦数或细弦而数。

〔辨证〕本证多见于春温，常发于冬末春初，2～4个月为高峰，呈流行或散发。亦见于其他温热疾病极期，热扰营血，气血两燔。辨证以高热神昏、惊厥项强、肌肤发斑、舌质红绛为要点。

〔治法〕清热解毒，凉血熄风。

〔方药〕清瘟败毒饮加减。水牛角、生地黄、黄连、黄芩、栀子、连翘、玄参、丹皮、赤芍、生石膏、知母等。

〔加减〕反复抽筋不止者，可加羚羊角粉、钩藤、僵蚕加强镇惊熄风之力；昏迷较深，热毒炽盛者，可配合使用安宫牛黄丸或紫雪丹清心开窍；腹胀便秘有燥屎者，可合用大黄、芒硝，泻火解毒，泄热熄风；痰涎壅盛，喉间痰鸣，神志昏沉，苔黄腻者，加菖蒲、郁金、胆南星以化痰开窍。

（四）湿热疫毒

〔证候〕起病急骤，突然高热，谵妄，呕吐，腹痛，神志不清，反复惊厥，大便腥臭夹脓血，舌质红，舌苔黄腻，脉滑数。

〔辨证〕本证常见于中毒性菌痢，多在夏秋季节发病，好发于2～10岁儿童，病前有不洁饮食史。起病急骤，多以高热神昏惊厥起病，随后才见脓血下痢，病初可通过灌肠或肛诊发现脓血便。

〔治法〕清热化湿，解毒熄风。

〔方药〕黄连解毒汤合白头翁汤加减。黄连、黄芩、栀子、秦皮、白头翁、广木香、厚朴、钩藤、羚羊角粉等。

〔加减〕神昏较重者，加安宫牛黄丸清热开窍；抽搐频繁者，加用全蝎、蜈蚣镇痉熄风；病初不大便者，加生大黄、芒硝清泻邪毒。

（五）惊恐惊风

〔证候〕暴受惊恐后，突然痉厥抽搐，或频作惊惕，神志不清，或神志失常，惊叫惊跳，面色时青时赤，偶或发热，大便色青，舌苔薄，脉数，或脉乱不齐。

〔辨证〕本证常发生于婴幼儿，素体虚弱者。辨证以有惊恐病史、惊厥抽搐、惊惕不安为要点。

〔治法〕化痰开窍，镇惊安神。

〔方药〕琥珀抱龙丸合远志丸加减。远志、菖蒲、茯神、龙齿、琥珀、胆南星、天竺黄、郁金、朱砂（冲服）、僵蚕、甘草等。

〔加减〕抽搐较频者，可加止痉散镇痉熄风；痰涎壅盛、喉间痰鸣者，加鲜竹沥、生礞石、沉香化痰开窍；心经有热、心烦不安者，加黄连、栀子清心泄热。

二、慢惊风

慢惊风病势缓慢，一般多属虚证，病情多较重，以反复抽筋、或手足搐搦、神志不清、或有瘫痪为主要表现。

【病因病机】

慢惊风多见于大病或久病之后，气血阴阳俱伤；或因急惊未愈，正虚邪恋，虚风内动；或先天不足，后天失调，精气俱虚，以致筋脉失养，虚风内动。脾虚肝旺、脾肾阳虚、肝肾阴虚而致虚风内动为其主要病因病机。

1. 脾虚肝旺：由于暴吐暴泻，或急惊风治疗不当，或过用峻利之剂，或禀赋不足，脾胃素亏，损伤脾阳，中土虚亏，风木内动，即土虚木贼而致风动。

2. 脾肾阳虚：久吐久泻，或病后长期失调，脾阳久伤，损及肾阳，脾肾阳虚，肾阳衰微，阴寒内盛，不能温养脾土，则脾阳更亏，虚之已极而虚风内动，即所谓“慢脾风”。

3. 肝肾阴亏：外感温热病后，或急惊风后，迁延未愈，耗伤阴液，肾阴亏损，不能滋养肝木，肝血不足，筋失濡养，致使阴虚风动。

总之，小儿慢惊风，主要因暴吐暴泻，久吐久泻，温热病后，脾阳亏损，肝木侮土；或脾虚及肾，脾肾阳虚，虚风内动；或热病伤阴，肝肾亏损，血不养肝，水不涵木，阴虚风动所致。其病变主要在脾、肾、肝三脏。

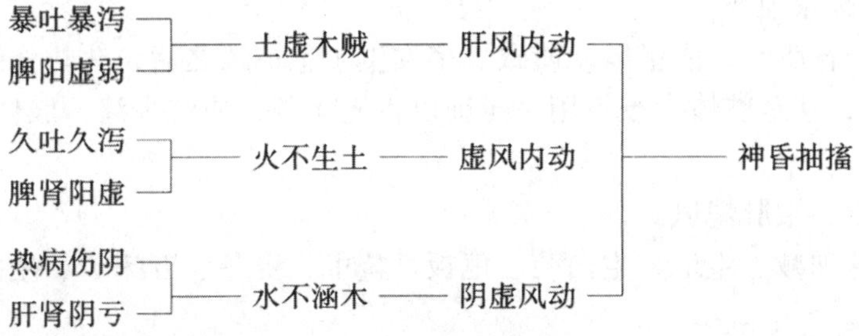

图 2-14　慢惊风病因病机示意图

【诊断要点】

1．具有急惊风、呕吐、泄泻、佝偻病等病史。

2．具有搐、搦、掣、颤、反、引、窜、视等惊风八候表现之一。

3．多起病缓慢，病程较长。

4．多表现为虚证、寒证。

【辨证论治】

慢惊风为寒证、虚证、阴证。证见形神疲惫，嗜睡或昏迷，面色萎黄，四肢发冷，或手脚心热，呼吸微浅，囟门低陷或隆起，摇头拭目，似搐非搐，手足蠕动或瘛疭。慢惊重在治本，以温中健脾、温补脾肾、育阴潜阳为主。虽然慢惊风病势稍缓，但也属危重证候，必要时配合中成药、针灸等急救处理。

（一）脾虚肝旺

〔证候〕精神萎靡，嗜睡露睛，面色萎黄，不思乳食，大便稀薄，四肢欠温，抽搐无力，时作时止，舌质淡，舌苔白，脉象沉弱。

〔辨证〕本证系脾虚肝旺而生风。多发生于婴幼儿，有久泻或反复吐泻病史，或禀赋素弱，营养失调。以精神萎靡，面色萎黄，嗜睡露睛，继而抽搐，时作时止，抽动无力为主症。

〔治法〕温中健脾，平肝熄风。

〔方药〕理中汤加减。党参、白术、干姜、茯苓、白芍、天麻、钩藤等。

〔加减〕四肢冰冷，呼吸气微，脉沉弱无力，虚寒明显者，可用附子理中汤补火生土；抽搐较频者，加全蝎、蜈蚣以平肝熄风止痉。

（二）脾肾阳虚

〔证候〕精神萎弱，面色㿠白，额汗涔涔，四肢冰冷，嗜睡昏沉，手足蠕动，大便澄清，舌苔薄白，舌质淡，脉沉微。

〔辨证〕此系阳气虚败之慢脾风证。多发生于暴泻久泻之后，体内阳气衰竭之时。辨证以四肢冰冷、汗出脉微为主要依据。

〔治法〕温补脾肾，回阳逐寒。

〔方药〕固真汤加减。人参、附子、肉桂、黄芪、白术、茯苓、山药、甘草等。

〔加减〕频频抽搐，气息低微，两颧微红，脉象微弱者，可加生龙骨、牡蛎潜阳固脱。

（三）肝肾阴亏

〔证候〕虚烦疲惫，面色潮红，手足心热，肢体拘挛或强直，时或抽搐，大便干结，舌光无苔，质红少津，脉象细数。

〔辨证〕本证系肝肾阴亏，阴虚风动所致。多发生于急惊风之后，久热伤阴，筋脉失养，可伴有肢体活动障碍，甚至肢体痿废不用。辨证以舌光无苔，质红少津，肢体拘挛或强直为主要依据。

〔治法〕育阴潜阳，柔肝熄风。

〔方药〕大定风珠加减。生地、生白芍、龟板、鳖甲、麦冬、五味子、生龙骨、生牡蛎、麻仁、当归、甘草等。

〔加减〕若阴伤不复，损及阳气，导致气阴两亏，而见神疲乏力，面色苍白，四肢不温，神烦抽搐，苔少，脉细数无力者，则选加人参、黄芪、白术等益气健脾；若四肢强硬，角弓反张，加蜈蚣、全蝎、地龙、天麻搜风通络，熄风止痉。

【急症处理】

（一）针灸

1．降温：取穴：曲池、大椎、十宣放血。

2．止惊：取穴：合谷、内关、太冲、涌泉、百会、印堂。

3．开窍：取穴：人中。

（二）药物

1．通关散：以金属棒点姜汁少许，再粘通关散少许擦牙，或引滴口中，以祛痰、解毒、开窍。

2．中药成药

（1）实热内闭者可用凉开法。热盛者可选用紫雪丹、安宫牛黄丸、牛黄清心丸、醒脑静注射液等以清热熄风，镇惊开窍。痰盛者可选用小儿回春丹、琥珀抱龙丸、至宝丹以清热豁痰，熄风开窍。

（2）痰浊蒙窍者可用温开法。可选用苏合香丸、猴枣散等以豁痰开窍，醒神定志。

（3）出现内闭外脱者，急用参附注射液、参麦注射液等静脉注射，或以独参汤、参附龙牡救逆汤灌服。

3．西医治疗：①保持呼吸道通畅；②吸氧；③止痉，可选用地西泮（安定）、水合氯醛、苯巴比妥等；④高热者可用药物或物理降温；⑤惊厥频发，或出现惊厥持续状态并发脑水肿者，酌情给予20%甘露醇等脱水剂，同时应积极控制原发疾病。

【其他疗法】

（一）中药成药

1．安宫牛黄丸：用于急惊风外感惊风、邪陷心肝者。

2．清开灵注射液、醒脑静注射液：可用于除惊恐惊风外的其他各型急惊风。

3．紫雪丹、至宝丹：分别用于急惊风有热入营血、痰浊阻窍者。

4．羚羊角粉：用于急惊风外感惊风者。

（二）单方验方

1．僵蚕7个，全蝎3个，共研末。母乳汁调服，用于惊恐惊风。

2．蕲蛇研细末，吞服。每次1.5 g，每日2次。用于慢惊风脾虚肝旺证。

3. 全蝎、蜈蚣各等份研末，每次0.2～1 g，每日2～3次。用于各种惊风。

4. 地龙、僵蚕、乌梢蛇、当归、木瓜、鸡血藤各15 g，水煎服。用于慢惊风伴肢体强直瘫痪者。

（三）外治疗法

1. 开窍通关散：内含牙皂、雄黄、细辛、蟾酥、麝香、冰片等，吹鼻取嚏。适用于急惊风神昏窍闭。

2. 全蝎5个，蜈蚣1条，僵蚕5条，蝉蜕7个，研为细末，敷脐，每日1次。用于慢惊风强直性瘫痪者。

（四）针灸疗法

1. 体针：急惊风中外感惊风，取穴人中、合谷、太冲、手十二井（少商、商阳、中冲、关冲、少冲、少泽）、十宣、大椎。以上各穴均施行捻转泻法，强刺激。人中穴向上斜刺，用雀啄法。手十二井或十宣点刺放血，惊恐惊风，取穴印堂、内关、神门、阳陵泉、四神聪、百会，施捻转泻法，留针20分钟。慢惊风中脾阳虚弱者，取穴脾俞、胃俞、中脘、天枢、气海、足三里、太冲，其中太冲穴施捻转泻法，余穴皆用补法。脾肾阳虚，取脾俞、肾俞、章门、关元、印堂、三阴交，诸穴均用补法。肝肾阴虚，取穴关元、百会、肝俞、肾俞、三阴交、太溪、太冲，诸穴均用补法。

2. 耳针：取穴：神门、脑（皮质下）、心、脑点、交感。强刺激，每隔10分钟捻转1次，留针60分钟。

3. 梅花针：取穴：神庭、百会、大椎、身柱、筋缩、命门、华佗夹脊穴、膀胱经背俞穴、关元、足三里。叩刺宜轻，使局部皮肤略红即可。

（五）推拿疗法

急惊风欲作时，大敦穴上拿之，或鞋带穴拿之。惊风发作时，指掐人中、合谷。慢惊风：运五经，推脾土，揉脾土，揉五指节，运内八卦，分阴阳，推上三关，揉涌泉，掐足三里。

【预防调护】

1. 加强锻炼，提高抗病能力，避免惊恐，注意营养饮食，注意计划生育及优生。

2. 及时防治各种急性热病，特别是先天不足、有惊厥素质的病儿。

3. 惊厥时，将患儿平放，头侧卧，解松衣领，保持呼吸道通畅，随时吸出痰涎，以防阻塞呼吸道而致窒息。

4. 长期卧床的患儿，应注意常改换卧位，每天用柔软毛巾温水擦浴，使气血流通，防止褥疮。

5. 保持室内安静，避免刺激，密切观察病情变化。

自学指导

【重点难点】

学习惊风一节，首先要分清急惊风与慢惊风发病的不同特点及病因病机。急惊风为热证、实证、阳证，主要是感受时邪疫疠、邪毒蕴结胃肠、或暴受惊恐所致。其主要病机是化热、化火，内闭心窍，引动肝风。其病位主要在心肝二脏。急惊风发病与温热病有密切关系，常热、痰、惊、风四证并见。慢惊风为寒证、虚证、阴证，主要是脾虚肝旺、脾肾阳虚、肝肾阴亏所致。其主要病机是脾虚肝旺、火不生土、水不涵木。发病时，虚风内动，抽痉无力。其主要病位在脾、肾、肝三脏。慢惊风发病多由疾病迁延转变而来。急、慢惊风虽然都出现抽风，都有搐、搦、掣、颤、反、引、窜、视等惊风八候表现，但见证则不同。

学习本节，重点要掌握本证的急救及辨证论治的主证、治法、方药等。急惊风发作时，应先设法止痉，这是重点，可用针刺及西药止痉。同时根据临床表现，辨证选用成药或汤药。常用的治法有疏风解表、清热解毒、豁痰开窍、平肝熄风、镇惊安神等。常用方剂有银翘散、羚角钩藤汤、清瘟败毒饮、黄连解毒汤、参附龙牡救逆汤、远志丸以及通关散、安宫牛黄丸、苏合香丸、玉枢丹、清开灵注射液、醒脑静注射液等成药。

慢惊风重在固本。可用汤药为主，常用的治法有温中健脾、温补脾肾、育阴潜阳。常用的方剂有理中汤、附子理中汤、固真汤、大定风珠、止痉散等。同时还可配合灸法及针法治疗。

惊风是小儿危重急症，往往危及小儿生命，除使用中医中药辨证论治等综合措施外，必要时亦应采取中西医结合抢救治疗。

本节学习应结合流行性乙型脑炎、中毒性菌痢及其他疾病内陷心包、引动肝风，或病后阴亏风动、脾虚生风等证，互相参照。

【复习思考题】

1．急、慢惊风发病特点各有什么不同?
2．急、慢惊风的病因病机有什么不同?
3．急惊风的急症处理与调护如何?
4．急、慢惊风主要有哪几种证型，其治法、方药如何?

【参考文献摘录】

《素问·至真要大论》："诸暴强直，皆属于风。"

《小儿药证直诀·急惊证治》："小儿急惊者，本因热生于心，身热面赤引饮，口中气热，大小便黄赤，剧则搐也，盖热甚则风生，风属肝，此阳盛阴虚也。"慢惊"因病后或吐泻，脾胃虚损遍身冷，口鼻气出亦冷，手足时瘛疭昏睡，睡露睛，此无阳也。""急惊合凉泻，慢惊合温补。"

《幼科全书·惊风》："惊风有二，有急有慢，急惊风为实为热，当用凉泻。慢惊风为虚为寒，当用温补。……凡治急惊风，除伤饮食一证外，不可遽用下药。……凡治慢惊风，不可妄用辛香之药，寒凉之剂，盖辛香能走窜元气，寒冷反伤脾胃故也。"

（马丙祥）

第十四节　癫　　痫

【目的要求】

1．熟悉癫痫的病因病机、诊断要点及急症处理。

2. 了解癫痫的定义及发病特点。

3. 掌握癫痫的辨证论治。

【自学时数】

2～4 学时。

癫痫是一种发作性神志异常疾患，临床以突然发作，神志异常，跌仆倒地，昏不知人，两目上视，惊掣啼叫，肢体抽搐，口吐涎沫，发过即苏，复如常人为主要表现。具有发作性（突发突止）、反复性（间隔不等时间、重复原来发作）、缓解性（自行缓解）等特点。任何年龄均可发生，但大多在 7 岁以前发病。反复发作患儿可有智能落后，发作持续时间较长者预后不良。

癫痫又称痫证，俗称“羊痫风”。本病始记载于古医书《五十二病方》，书中论述了痫病婴儿的病证特点及治疗方法，在《素问·奇病论》中记载有婴儿生后患本病是胎中受惊所致，已经认识到先天因素是本病发生的原因之一。癫痫古代医家多称为痫，常与惊风同论且多有混淆，至元·曾世荣《活幼心书》提出“惊风三发便为痫”之说，明确了惊风与痫证的区别，而且认识到惊风可以变成痫。明·楼全善《医学纲目》始把痫证称为癫痫。

【病因病机】

小儿癫痫病因复杂，既有先天因素、后天因素，又有诱发因素。先天多与胎中受惊、孕母异常有关，后天多由痰、热、惊、风、食滞、血瘀等因素所致，外感发热、情绪紧张、过度疲劳、声光刺激、惊恐暴怒等，则可诱发本病。

（一）先天因素

包括胎中受惊、胎元不足、父母遗传等。孕期暴受惊恐，或情志郁抑，或感受病邪，或接触毒物，或素有癫痫，均可影响胎儿发育，损伤胎元。脾肾不足，痰浊内伏，或肝失条达，克土伤神，故小儿出生后，脏腑失调，气血逆乱，痰浊内闭，若受惊恐，或因外邪引动，气逆窍阻而发癫痫。《小儿卫生总微论方·惊痫论》云：“儿在母胎中时，血气未全，精神未备，则动静喘息，莫不随母，母调适乖宜，喜怒失常，或闻大声，或有击触，母惊动于外，儿胎感于内，至生下百日以来，因有所犯，引动其痰……是胎痫也。”

（二）顽痰阻窍

朱丹溪云：“痫属惊与痰。”痰是癫痫发病中的重要因素，痰的产生常因脾虚积滞，运化失司，水湿停聚所致。亦可因惊恐郁怒，肝失条达，气郁化火，灼津成痰而来。亦或与小儿平素脾阳不振，痰湿内伏有关。痰浊内聚，气机郁滞，可以化火动风，而风痰、痰火、痰浊均可上扰清阳，内闭心窍，阴阳气血一时不相顺接，而发癫痫。当痰散气顺时，则顿时休止。《医学纲目·癫痫》云：“癫痫者，痰邪逆上也……痰邪上逆，则头中气乱，头中气乱，则脉道闭塞，孔窍不通。”

（三）暴受惊恐

小儿神气怯弱，元气未充，尤多痰邪内伏，若乍见异物，卒闻异声，或不慎跌仆，暴受惊恐，可致气机逆乱，痰随气逆，蒙蔽清窍，阻滞经络，则发为癫痫。明·万全《幼科发挥》云：“盖心藏神，惊则伤神；肾藏志，恐则伤志。小儿神志怯弱，有所惊恐，则神志失守而成痫矣。”小儿惊恐既是导致癫痫的内在因素，又可为引发癫痫的诱发因素。

（四）惊风频发

小儿急、慢惊风频繁发作，邪毒与痰浊内伏，可闭阻心窍，横窜经络，扰乱神明，亦可继发癫痫。《活幼心书》有“惊风三发便为痫”之论，即是指惊风多次发作不愈，迁延可成癫痫。《幼科发挥·急惊风变证》云：“急惊风变成痫者，此心病也……。盖由惊风既平之后，父母玩忽，不以为虑，使急痰停聚，迷其心窍。”

（五）瘀阻窍络

由于难产手术，或跌仆碰撞，颅脑被伤，血络受损，血气外溢，瘀积脑窍，阻滞心窍以致元神失守，神志昏乱，筋脉失养，发为癫痫抽搐。

以上各种病因，往往相互影响，惊恐、风痰、痰火、痰浊、食滞、瘀血为害是本病病理关键，其中以痰最为重要。总之，本病的发生多为内外诸因导致风痰上涌，邪阻心窍，内乱神明，外闭经络而致。其病在脑窍，与心、肝、脾、肾四脏关系密切。因痰有聚散，风有动静，故发作无常。频发日久，心脾受损，肝肾亏虚，证属虚候，则难以控制及治愈。

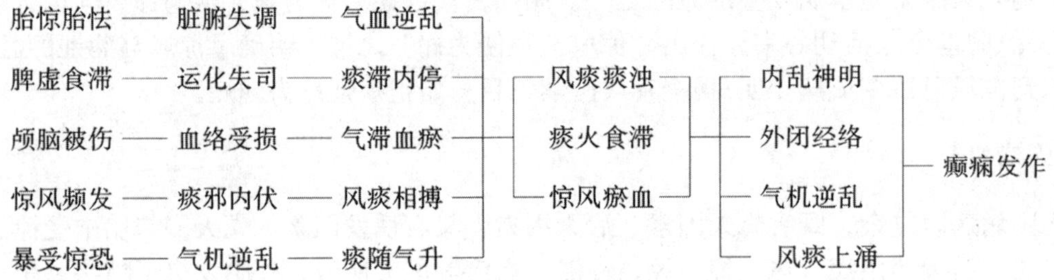

图 2-15　癫痫病因病机示意图

【诊断要点】

1. 临床以突然发作，神志异常，跌仆倒地，昏不知人，两目上视，惊掣啼叫，肢体抽搐，口吐涎沫，发过即苏，复如常人为主要表现。
2. 部分患儿抽搐轻微，或仅有眨眼、点头、咀嚼动作，或一时失神发呆，而无惊叫仆倒，或有情志异常，或仅有局部抽痉。
3. 有反复发作、自行缓解等特点。每次发作表现形式基本相同。
4. 脑电图检查有癫痫波。
5. 发作前常有头昏、胸闷、心慌、眼花、眩晕、肢麻、恐惧感等先兆。
6. 多有家族史、产伤窒息史、颅脑外伤史等。
7. 常因惊恐、劳累、外感、情志过极等诱发。
8. 排除急、慢惊风、厥证、癔病等病证。

【鉴别诊断】

本病应与其他发作性神志异常病证相鉴别，如晕厥、惊风、癔病等。鉴别时应以脑电图有无癫痫波为重要参考。

1. 晕厥：常见于年长儿，大多有晕厥家族史。发作前常有精神刺激、饥饿、站立过久或突然站起等诱因，晕厥几乎都发生在站立时，先有面色苍白、出汗，然后肌肉无力，跌倒于地，可有摔伤，严重时可伴四肢抽动，一般无遗尿，数秒钟或数分钟后恢复。神经系统检查正常，脑电图检查正常。

2．惊风：外感高热而致的急惊风也可反复发作，需与癫痫鉴别。外感惊风多发生在外感高热初期、体温突然升高时，体温常在38.5℃以上，在一次发热病程中大多只抽搐一次，抽搐二周后查脑电图多为正常，常发生于幼儿，7岁以后很少再发生。其他原因引起的急、慢惊风，多有原发疾病，不难鉴别。

3．癔病性发作：多见于年长儿，发作有明显的精神刺激诱因，常在有人注意的场合发作，无先兆，发作时意识不完全丧失，慢慢倒下，无摔伤，抽搐动作杂乱无规律，面色正常，无神经系统阳性体征，脑电图检查无异常。

【辨证论治】

癫痫发作之前，可有先兆，如头昏、唇颤、胸闷、心慌、眼花、眩晕、肢麻、恐惧感等。本病发作的轻重程度差别较大，轻者持续时间短暂，抽搐轻微，或仅有眨眼、点头、咀嚼动作，一时失神；重者意识丧失，抽搐持续时间长，抽搐剧烈，发作频繁，难以控制。本病系由惊、风、痰、热、滞、瘀等病因所致。其病变主要与心、肝、脾、肾等脏腑有关。其病理则以风痰、痰浊、痰火、瘀血为主。其治法则以平肝熄风、豁痰开窍、清心安神为主。因惊所致者多用镇惊清心安神法；因风所致者多用祛风化痰定痫法。因痰所致者多用涤痰开窍熄风法，或清热泻火、化痰开窍；因瘀所致者多用化瘀通窍定痫法；因久病心脾不足、肝肾亏虚者，多用补益心脾、滋养肝肾法。癫痫发作时一般以治标为主，控制发作，缓解期则应注意固本培元。

（一）惊痫

〔证候〕发作时尖叫惊啼，面色发青，神志恍惚，惊惕不安，如人将捕之状，喜投母怀，四肢抽搐，或睡中惊恐啼叫，舌红苔白，脉弦数或弦滑，指纹青紫。

〔辨证〕本证多由惊吓后所致，或每次发作因惊吓诱发。暴受惊恐，可致气机逆乱，痰随气逆，蒙蔽心窍。发作时以惊叫急啼、恐惧不安为特点。较小幼儿可表现为突然扑于母怀，不敢视物。

〔治法〕镇惊清心安神。

〔方药〕镇惊丸加减。茯神、远志、石菖蒲、胆南星、酸枣仁、珍珠母、黄连、水牛角、钩藤、僵蚕、全蝎等。

〔加减〕心神不安或夜惊哭闹者，加琥珀镇惊安神；头痛者，加天麻、白芍、菊花平肝熄风；口干舌红者，加生地、龟板养阴清热。

（二）风痫

〔证候〕发作前可有眩晕等先兆，发作时有两眼发花，神昏跌仆，口唇及面色发青，颈项及全身强直，继而四肢抽搐，两眼上视或斜视，牙关紧闭，口吐白沫，舌苔白，脉弦数或弦滑，指纹青紫。

〔辨证〕本证可由急惊风反复发作转变而致。惊风频发，邪毒与痰浊内伏，可闭阻心窍，横窜经络，扰乱神明。证候表现以痉挛抽搐为主，多有两目直视，牙关紧闭，口唇青紫等。

〔治法〕熄风化痰定痫。

〔方药〕定痫丸加减。天麻、钩藤、全蝎、蜈蚣、僵蚕、菖蒲、半夏、胆南星、远志、丹参、羚羊角粉（另煎）等。

〔加减〕若抽搐频繁者，加磁石、生铁落以加强镇痉熄风之力；若烦躁不安者，加黄连、栀子、竹叶清心降火；肝火偏旺者，加龙胆草、菊花清肝泻火。

（三）痰浊痫

〔证候〕发作时痰涎壅盛，喉间痰鸣，口吐涎沫，瞪目直视，神志模糊，犹如痴呆，手足抽搐不甚明显，或仅有局部抽搐，舌苔白腻，脉滑数。

〔辨证〕本证常因惊风后痰浊留滞、蒙蔽心窍而致，以痰浊壅滞、神昏痴呆为主要表现，抽搐不重。

〔治法〕涤痰熄风开窍。

〔方药〕涤痰汤加味。半夏、茯苓、陈皮、甘草、枳实、竹茹、胆南星、石菖蒲、郁金、天麻、钩藤、沉香（冲服）等。

〔加减〕若抽搐频繁，加止痉散熄风镇惊；若痰涎壅盛，苔黄腻，大便秘结，可合滚痰丸泻火逐痰；若食滞痰结，纳差、呕逆、腹胀、大便酸臭，合保和丸消积化痰。

（四）痰火痫

〔证候〕平素性情急躁，冲动任性，多动易怒，发作时神志异常，痴笑发狂，大声喊叫，或奔跑多动，面红目赤，肢体抽动，喉中有痰，舌质红，舌苔黄，脉弦滑或弦数。

〔辨证〕本证多见于年龄较大患儿。惊恐郁怒，肝失条达，气郁化火，灼津成痰，痰火动风。平素急躁多动，以神志异常、哭笑喊叫、面红目赤为主要表现。

〔治法〕泻火祛痰定痫。

〔方药〕千金龙胆汤加减。龙胆草、柴胡、黄芩、赤芍、羚羊角粉（另煎）、菊花、天竺黄、胆南星、生龙骨、牡蛎、钩藤等。

〔加减〕抽搐明显加全蝎、蜈蚣熄风止痉；热势较重，便秘溲赤者，加大黄、栀子泻火通便；痰邪盛者，加礞石、磁石镇坠祛痰。

（五）瘀血痫

〔证候〕反复发作，病情顽固，形体消瘦，肌肤干燥色暗，面色发青，发作时头晕眩仆，神志不清，局部或四肢抽搐，或有头痛，口角流涎，舌质紫暗，脉细涩，指纹紫滞。

〔辨证〕本证多见于难产或有外伤史者，常有智能低下，病情顽固，不易控制。瘀血阻窍，元神失守，神志昏乱，筋脉失养，发为癫痫抽搐。辨证以面色晦暗、舌质紫暗等瘀血征象为要点。

〔治法〕化瘀通窍定痫。

〔方药〕通窍活血汤加减。川芎、赤芍、桃仁、红花、麝香（冲服）、老葱、石菖蒲、郁金、天麻等。

〔加减〕癫痫频频发作不止者，可加失笑散行瘀散结；抽搐较重者，加全蝎、蜈蚣、地龙熄风通络止痉。

以上各型癫痫，若病久不愈，或患儿体质素虚，常可见心脾不足、肝肾亏虚等证候，虚实夹杂，治宜加用养益心脾、滋补肝肾，标本同治。

【急症处理】

癫痫持续状态

（一）临床表现

癫痫发作连续 30 分钟以上，或反复发作持续 30 分钟以上、发作间意识不恢复者称为癫痫持续状态，属儿科急症，需及时处理，尽快控制发作。

（二）治疗方法

1．中医治法：参见急惊风急症处理。

2．西医治法：癫痫持续状态的治疗原则是：①保持呼吸道通畅；②选用快速有效的抗惊厥药物，控制惊厥发作；③维持生命功能，预防和控制并发症，应特别注意处理脑水肿、酸中毒、过高热、呼吸循环衰竭；④积极寻找病因，控制原发病。

抗惊厥药物：地西泮为治疗各型癫痫持续状态的首选药物；氯硝西泮（氯硝安定）；苯妥英钠。

【其他疗法】

（一）中药成药

1．小儿抗痫胶囊：用于痰痫。

2．医痫丸：用于风痫。

3．牛黄清心丸、安宫牛黄丸可佐用于痰火癫痫。

（二）单方验方

1．羊癫风药饼：煅取青礞石 18 g，姜半夏 25 g，胆南星 22 g，海浮石 22 g，沉香 9 g，生、熟牵牛子各 45 g，炒建曲 12 g。研细末过筛，加面粉约 500 g，与水制成饼。1～3 岁烙饼 40 个，4～7 岁烙饼 30 个，每晨空腹服 1 个，开水送下，一料服完继服下一料。疗程 3～6 个月。适用于痰痫。

2．代白散：白胡椒、代赭石，配方比例为 1∶2，共为细末，备用。每次服 1～3 g，日服 2～3 次，白萝卜汤或白开水送服。疗程 3～6 个月。用于惊痫。

3．二丑丸：黑丑、白丑各等份，炼蜜为丸，每丸重 6 g。每次半丸～1 丸，每日 2 次。疗程 3～6 个月。用于痰痫。

4．蝉蜕、白僵蚕、全蝎、蜈蚣各等份，共研细末和匀。每次 2 g，每日 2 次，开水服。用于风痫。

（三）外治疗法

1．吴萸膏：将生吴茱萸研细末，加冰片少许，取生面粉适量，用凡士林调为膏状。贴敷时，先将吴萸膏涂在穴位上，覆盖纱布块，外用胶布固定（夏季纱布块宜小、透气好）。风痫者以吴萸膏敷神阙穴；痰痫者敷脾俞穴；惊痫者敷肝俞穴；其他或混合发作型以贴神阙穴为主，另可任选肝脾俞穴之一。并根据症状适当加穴，如痰多加膻中；夜晚多发加涌泉；热重加大椎。隔日 1 次，每次 12 小时（从晚 8 时至早晨 8 时为佳）。治疗 1 个月为 1 疗程，要求治疗 12～16 个疗程。

2．埋线疗法：常用穴：大椎、腰奇、鸠尾。备用穴：翳明、神明。每次选用 2～3 穴，埋入医用羊肠线，隔 20 天 1 次，常用穴和备用穴轮换使用。

（四）针灸疗法

1．体针：发作时取人中、合谷、十宣、内关、涌泉，用泻法，快速针刺；缓解后取大椎、神门、心俞、合谷、丰隆针刺，平补平泻法，隔日 1 次。百会、足三里、手三里灸治，各3壮，隔日1次。

2. 耳针：选穴：皮质下、神门、脑、心、肝。每次选用3～5穴，中等刺激，每日1次。

（五）推拿疗法

手法为分阴阳，推三关，退六腑，推补脾土，推肺经天门入虎口，运八卦，赤风摇头，揉中渚，掐总筋，掐揉行间，掐揉昆仑。

【预防调护】

1. 孕期保健：孕妇宜保持心情舒畅，情绪稳定，避免精神刺激，避免跌仆或撞击腹部。

2. 慎防产伤、外伤：孕妇应定期进行产前检查，临产时注意保护胎儿，及时处理难产，使用产钳或胎头吸引器时要特别慎重，避免窒息，注意防止颅脑外伤。

3. 防受惊恐：禁止观看恐怖性影视剧，避免惊吓。

4. 预防后遗症：对于急惊风等病证治疗必须彻底，除痰务尽，慎防留有痰湿阻络扰心等后遗症。

5. 控制、避免发作诱因，如高热、惊吓、紧张、劳累、情绪激动等。在发作期少看电视，禁止玩电子游戏机等。

6. 注意饮食调摄，不可过食，忌食生冷油腻等。

7. 嘱咐患儿不要到水边、火边玩耍，或持用刀剪锐器，以免发生意外。

8. 抽搐时，切勿强力制止，以免扭伤筋骨；应使患儿保持侧卧位，保持呼吸道通畅，防止唇舌咬伤。

自 学 指 导

【重点难点】

癫痫是一种发作性疾患，临床以突然发作，神志异常，跌仆倒地，昏不知人，两目上视，惊掣啼叫，肢体抽搐，口吐涎沫，发过即苏，复如常人为主要表现。具有发作性（突发突止）、反复性（间隔不等时间、重复原来发作）、缓解性（自行缓解）等特点。诊断小儿癫痫，除具有上述特点外，应结合脑电图异常，并要注意与其他发作性神志异常疾病相鉴别。

本病主要是惊恐、风痰、痰浊、痰火、血瘀等为患，其中以“痰”最为重要。其病位在脑窍，病变脏腑以心、肝、脾、肾为主，其病机多为内外诸因导致风痰上涌，邪阻心窍，内乱神明，外闭经络而致。

本病治法主要应以平肝熄风、豁痰开窍、清心安神为主。临床分为惊痫、风痫、痰浊痫、痰火痫、瘀血痫等证，每证都有各自特点，应根据辨证要点分辨清楚，而重点要抓住风、痰、滞、瘀等因素及病机进行辨证用药。同时要注意这些因素往往互相交错，病发日久亦常虚实夹杂。因此，治疗上也要分清虚实及标本缓急，在疾病的不同阶段施以不同的治法方药。在癫痫的治疗中，常用的有以下几类药物：平肝熄风药物：钩藤、天麻、白芍、龙骨、牡蛎、蝉蜕、僵蚕、全蝎、蜈蚣、石决明等；化痰开窍药物：石菖蒲、郁金、白附子、胆南星、天竺黄、竹沥、姜半夏、川贝等；清泻心肝药物：龙胆草、羚羊角、黄连、黄芩、栀子、菊花、人工牛黄等；宁心安神药物：琥珀、珍珠母、茯神、远志、柏子仁等；活血化瘀药物：丹参、桃仁、红花、川芎、赤芍、蒲黄、五灵脂、三七、血竭等。

癫痫属疑难病证，病因复杂，病程较长，临床表现多种多样，在疾病的不同阶段，可见不同的证候，也可同时兼见两种或两种以上证候。病延日久，多虚实夹杂，治疗较为困难。

癫痫的治疗是一个长期而复杂的过程，疗程要长，不可发作控制后很快停药，应取得患儿家长的理解和配合，长期、规律、科学而合理的用药至为重要。对于长期反复发作、难以控制的患者，可以选择合适的抗癫痫西药配合治疗。对于癫痫持续状态，应中西医结合急救处理。

【复习思考题】

1. 引起小儿癫痫的病因有哪些？
2. 癫痫的诊断要点有哪些？
3. 癫痫辨证分哪几个证型，其证候、治法、方药如何？
4. 癫痫的急症处理方法及药物有哪些？

【参考文献摘录】

《活幼心书·痫证二十》："胎痫者，因未产前，腹中被惊……或为七情所汩，致伤气，儿生百日有者是也。"

《幼幼集成·痫证》："初病时误作惊治，轻于镇坠，以致蔽固其邪，不能外散，所以留连于膈膜之间，一遇风寒冷饮，引动其痰，倏然而起，堵塞脾之大络，绝其升降之隧，致阴阳不相顺接，故卒然而倒。"

《证治准绳·幼科·痫》："痫，小儿之恶候也。……大概血滞心窍，邪气在心，积惊成痫。通行心经，调平血脉，顺气豁痰，乃其要也。"

（马丙祥）

第十五节　注意力缺陷多动症

【目的要求】

1. 了解注意力缺陷多动症的含义、发病情况。
2. 熟悉注意力缺陷多动症的病因病机。
3. 掌握注意力缺陷多动症的诊断要点、辨证论治。

【自学时数】

2～4 学时。

注意力缺陷多动症（Attention-deficit Hyperactivity Disorder ，ADHD），以多动、注意力

不集中、情绪不稳、冲动任性、自我控制困难、参与事件的能力差，但智力基本正常等表现为临床特点。14 岁以下儿童的患病率约为 7%～9%，半数患儿<4 岁起病，男孩发病较多，男:女为 4:1～6:1，1/3 以上患儿伴有学习困难和心理异常。病因与遗传、环境及多种因素导致的脑损伤等有关。发病机制尚不十分明确，已知本症患儿全脑葡萄糖代谢率减低，尤其在运动前回和前额皮质，而前脑与注意力形成相关，临床和动物实验表明神经递质代谢异常与本症发病有关。多动具有发育特点，学龄前和学龄期显著，随小儿成熟而趋好转，少年期多无症状，但注意力不集中却可持续存在。

本病在古代医籍中未见专门记载，根据其神思涣散、多语多动、冲动不安，可归入“脏躁”、“躁动”证中，由于患儿活动过多、注意力不集中而导致不同程度的学习困难，故与“健忘”、“失聪”等证有关。

【病因病机】

本证的病因，中医学认为与先天禀赋异常、饮食因素、教育不良等有关。由于父母健康状况欠佳、母亲孕期多病、精神调养失宜等，或患儿出生异常，早产、难产、窒息等，可致先天不足，精血亏虚，肝肾不足，或痰浊、瘀血内阻。过食肥甘厚味，可酿生湿热痰浊，过食生冷则损伤脾胃。对子女教育不良，过分溺爱，或过于严厉，经常责骂打罚，或精神压力较大，则可致患儿脏腑失调，气血失和。

《素问·阴阳应象大论》谓：“阴静阳躁”，即阴主柔静，阳主刚躁。《素问·生气通天论》谓：“阴平阳秘，精神乃治。”阴阳平衡，则动静和谐。由于小儿为纯阳之体，阳常有余，精血津液等物质相对不足，阴不足则阳有余，阴不制阳，阳失制约则兴奋多动。

五脏安定，血脉和利，精神乃居。小儿五脏虚实的生理特点也是本病发病的基础。小儿心肝常有余，脾常不足，肾常虚。脾在志为思，脾常不足，则神思涣散；肾主骨生髓，通于脑，主技巧，肾虚，髓海失养则动作笨拙，智力不开；肾阴虚不能涵养肝木，则肝阳亢动，而现急躁、易怒、冲动、多动等；湿热酿痰，痰火扰心，心火有余，则心烦多动、多语冲动、注意力不集中；脑为髓海，颅脑损伤，则瘀血阻窍，精血不荣，髓海失养，而见记忆力差。

总之，阴阳失调，脏腑不足，痰瘀阻窍为本病的主要病变机理。

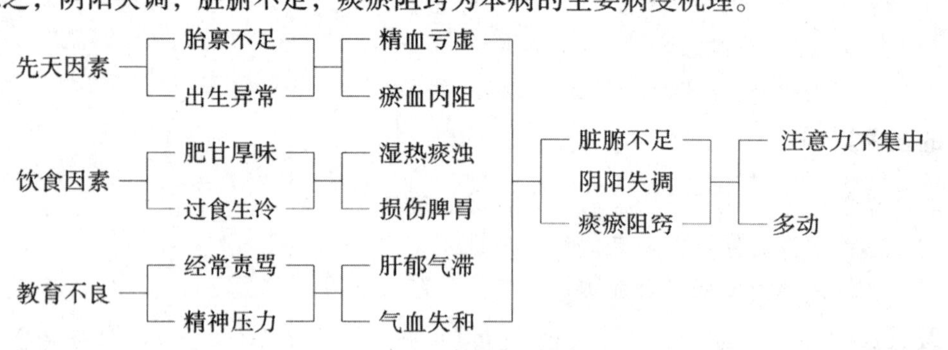

图 2-16　病因病机示意图

【诊断要点】

本证的临床表现可以出现很早，如自幼即睡眠不安、喂养困难、脾气不好等。但在患儿进入幼儿园、学前班或小学时，症状更趋明显，如常发现小儿喜欢激惹周围的小朋友，在班上坐立不安，注意力分散，不能听从教导和作业完成不好等。本证的诊断，目前主要根据临床症状，根据详细而正确的病史、父母和老师对小儿行为的评估等，各种实验室检查只可作为参考。按照美国精神障碍《诊断统计手册（第Ⅳ版）》（DSM-Ⅳ 1991 年）标准，诊断要点如下。

1. 临床表现必须至少具备以下 2 项中的各 4 种表现，或某一项的 8 种表现：

注意力项	多动项
易受外来影响而激动	在教室常常离开座位
无监督时难以有始有终完成任务	常未加思考即开始行动
难于持久性集中注意（作业、游戏）	集体活动中常不按次序
听不进别人在说什么	常在问题未说完时即抢答
经常丢失生活及学校用品	难于安静地玩耍
在学校课堂注意力分散、成绩不佳	作出过分行动，如爬高、乱跑
不能组织达到一定目的的活动	参与危险活动
一事未完又做另一事	坐立不安、动手动脚
	常干扰别人
	说话过多

2. 病程在 6 个月以上。

3. 起病年龄早（小于 7 岁）。

【鉴别诊断】

诊断本证应排除其他精神障碍或神经系统疾病，也要除外听力障碍导致类似本证的表现，除外正常小儿发育中的表现。需与以下疾病鉴别。

1. 精神发育迟滞：常会有冲动、攻击行为、多动等表现，但详细了解患儿生长发育史，会发现患儿有语言、运动等发育迟滞；智力测试 IQ 在 70 以下；社会能力普遍性低下等。

2. 学习困难：学习困难可由于感知觉障碍、语言发育障碍、精细运动障碍、情绪障碍、社会家庭环境不良等多种因素所造成。突出表现是学习困难及有关的其他问题，而不会有足够的症状能达到诊断多动症的标准，但学习困难也常与注意力缺陷多动症并存，可同时作出两个诊断。

3. 抽动-秽语综合征：可合并有多动表现，但以多发性肌肉抽动、喉中发声或秽语为主要表现。

【辨证论治】

注意力缺陷多动症有两大主要症状，即注意障碍和活动过度。同时患儿的行为常常唐突、冲动、冒失、富于冒险性，过分的恶作剧，富于破坏性，事先缺乏考虑，事后不顾后果等。情绪不稳且波动大，易激惹冲动，易于过度兴奋，易受外界影响，且易受挫折。持续性多动常伴学习成绩低下、学习困难。也可有精细协调动作笨拙，如翻掌、对指运动不灵活等。

辨治本症重在辨脏腑、辨阴阳。心气不足，则注意力不集中，情绪不稳定，昏愦不敏，多梦烦躁；肝阳亢盛，则易于冲动，好动不静，易于发怒，常不能自控；脾气亏虚，则神思涣散，兴趣多变，言语冒失；肾精不足、脑髓不充，则常有学习记忆欠佳，或有遗尿、五心烦热等。

本证治疗原则应以调理脏腑，燮理阴阳为主，重在补不足、泻有余，阴平阳秘，精神乃治。病程中有痰浊、湿热、瘀血等兼证时，应佐以化痰、清热、化湿、祛瘀等治法。

（一）肾阴不足，肝阳偏旺

〔证候〕多动多语，急躁易怒，冲动任性，难以自抑，神思涣散，注意力不能集中，两颧潮红，五心烦热，口干咽燥，喜食冷食，少寐多梦，指甲、毛发不荣，舌质红，少苔或无苔，脉细数或弦细。

〔辨证〕本证是由先天不足，或后天体弱多病，致肝肾阴精亏损，为儿童多动症最多见之证型。辨证除注意力不集中、多动外，尚有阴虚阳亢之五心烦热、颧红盗汗、舌红少苔、脉细数等。

〔治法〕滋阴潜阳，宁神益智。

〔方药〕左归饮加减。熟地、山药、山茱萸、枸杞子、茯苓、龟板、柏子仁、生龙骨、炙甘草等。

〔加减〕口渴便秘，午后潮热者，加玄参、知母、白芍等养阴清热；夜寐不宁者，加酸枣仁、五味子、琥珀等养心安神；阴虚火旺，相火妄动者，加知母、黄柏，或用知柏地黄丸、大补阴丸等滋阴降火；学习困难，记忆力差，可加菖蒲、远志等开窍安神益智；烦躁不安明显者，加紫贝齿、珍珠母、栀子清心平肝；肝火偏旺，肝阳亢盛，加龙胆草、菊花、白芍等泻火平肝。

（二）心脾气虚，神失所养

〔证候〕神思涣散，注意力不集中，多动而不暴戾，言语冒失，记忆力差，喜忘心悸，夜寐不宁，神疲乏力，面色少华，体瘦或虚胖，纳少偏食，常自汗出，舌质淡红，苔薄白，脉虚弱。

〔辨证〕本证多由小儿素体虚弱、饮食所伤，或病后失养，损伤心脾之气所致。在注意力不集中、神思涣散、多动的同时，伴见神疲乏力、形瘦纳少，舌淡苔白等为辨证要点。

〔治法〕补益心脾，安神益智。

〔方药〕归脾汤合甘麦大枣汤加减。太子参、白术、黄芪、当归、丹参、枣仁、五味子、茯苓、远志、浮小麦、大枣、炙甘草等。

〔加减〕心悸不安，加生龙骨、牡蛎、柏子仁养心敛神；少寐多梦者，加夜交藤、磁石、白芍等养血安神；气血两虚，心脾不足者，可用人参养荣汤加减治之；脾虚有痰，苔厚腻者，加半夏、陈皮、石菖蒲化痰开窍；心气不足、心血瘀阻者，加红花、鸡血藤活血养血。

（三）湿热内蕴，痰火扰心

〔证候〕多动多语，烦躁不宁，冲动任性，难以制约，神思涣散，注意力不集中，胸中烦热，懊侬少寐，纳呆口苦，尿黄便干，舌质红，苔黄厚腻，脉滑数。

〔辨证〕本证多见于偏食辛辣香燥之物，或素嗜肥甘厚味患儿。辨证除冲动任性，多动多语外，兼见烦躁懊侬，尿黄便干，舌红苔厚为要点。

〔治法〕清热利湿，化痰宁心。

〔方药〕黄连温胆汤加味。陈皮、半夏、茯苓、石菖蒲、胆南星、黄连、枳实、甘草等。

〔加减〕烦躁多动，加钩藤、生石决明、天麻等平肝熄风；胸中烦闷懊侬者，加黄芩、栀子、淡豆豉以清热除烦；实热顽痰内阻清窍者，可加用礞石滚痰丸加减；大便硬结难下者，可加生大黄、芒硝泄热通便；痰浊内阻、气滞血瘀加丹参、红花、鸡血藤等活血通络；痰热积滞者，可加炒麦芽、鸡内金、莱菔子消积化滞；火热不甚，痰湿为主者，可用二陈汤加石菖蒲、远志、天麻等以化痰除湿，安神益智。

（四）瘀血阻窍，髓海失养

〔证候〕神思涣散，注意力不集中，学习困难，多动不安，冲动任性，神思恍惚，毛发不荣，青筋显露，巩膜有青灰色瘀斑，舌质偏暗或有瘀点，舌下脉络瘀阻，脉沉涩，或细涩、结代。

〔辨证〕本证常因产伤、颅脑损伤或幼儿时跌仆受损等多种原因而致血行不畅，瘀血内停，髓海失养，神动智变，心神不宁而引起。神思涣散、注意力不能集中、活动过多、学习困难，伴面青唇紫、舌暗有瘀点等瘀血征象。

〔治法〕活血化瘀，宁神益智。

〔方药〕血府逐瘀汤加减。当归、川芎、赤芍、桃仁、红花、生地、枳壳、石菖蒲、郁金、生龙骨、生牡蛎、甘草等。

〔加减〕夜寐不安，加酸枣仁、珍珠母养心安神；神思涣散、记忆力差，加远志、益智仁安神益智；髓海不足、脑失所养加鹿角胶、熟地、枸杞子填精益髓；阴虚明显加生地、玄参、龟板滋阴清热；痰瘀内阻、新血不生、经络失养者，加三七、丹参、鸡血藤养血活血；瘀血兼有痰浊加半夏、白附子化痰；活动过多，可加钩藤、全蝎、蜈蚣平肝熄风。

【其他疗法】

（一）中药成药

1．静灵口服液：用于肾阴不足、肝阳偏旺证。

2．集神口服液：用于心脾气虚、神失所养证。

3．知柏地黄丸、六味地黄丸、杞菊地黄丸：用于肾阴不足、肝阳偏旺证。

（二）单方验方

1．大麦（或浮小麦）30～60 g，红枣 15～20 g，甘草 9～12 g，百合 9～12 g。加水适量煎汤服，每日 1 次，连服 1 个月为 1 疗程。用于心脾气虚、神失所养证。

2．女贞子 15 g，夜交藤 12 g，枸杞子 12 g，生牡蛎 12 g，白芍 10 g，珍珠母 10 g。水煎服，每日 1 剂。用于肾虚肝旺证。

3．黄芪 10 g，党参 10 g，茯苓 10 g，白术 10 g，酸枣仁 10 g，远志 10 g，石菖蒲 10 g，当归 10 g，五味子 5 g，甘草 5 g。水煎服，每日 1 剂。用于心脾不足证。

（三）针灸疗法

1．耳针：取穴：心、肾、肝俞、神门、交感、脑点。浅刺不留针，每日 1 次，10 天为 1 疗程。或用王不留行压穴，取穴同上。

2．体针：主穴取内关、太冲、大椎、曲池，配穴取百会、四神聪、隐白、神庭、心俞、肾俞等。捻转进针，用泻法，不留针，每日 1 次或隔日 1 次，10 次为 1 疗程。

【预防调护】

1．避免难产、早产、剖腹产、新生儿窒息、颅脑外伤等。

2．合理喂养及饮食，保证患儿营养，多食水果及新鲜蔬菜，尽量控制含色素、香精、糖精、防腐剂的食品及饮料。

3. 保证患儿有规律地生活，创造良好的家庭环境，培养良好的生活习惯。

4. 家长和老师要体谅关心患儿，鼓励患儿的进步，教育切忌简单粗暴，不惩罚、打骂孩子。

5. 帮助患儿树立信心，培养学习兴趣，给孩子以良好的教育和正确的心理指导。

6. 加强管理，正确引导，谨防攻击性、破坏性、危险性行为的发生。

自学指导

【重点难点】

注意力缺陷多动症多在7岁以前起病，常伴有学习困难及心理行为异常，病因与遗传、环境、饮食及多种因素导致的脑损伤有关，发病机制与脑的能量代谢及神经递质代谢异常有关。中医学认为其病因有先天因素及后天因素之分，孕母调养失宜、难产、早产、出生窒息、产伤等，都可致患儿先天禀赋异常，气血失和，脏腑失调；后天调护不当，饮食、环境、情绪等因素均可致阴阳失调，脏腑不足，瘀血、痰浊内生，即发生本证。

重点掌握本证的诊断及辨证论治。本证临床表现一般有注意力缺陷和多动两大类。诊断主要靠病史和临床表现。脑电图常有异常，表现为慢波较多、调幅不佳等，但无特异性。常有精细动作不协调表现，如对指、翻手不灵活等，诊断时可参考。

本证总的治疗应调理脏腑、燮理阴阳，同时注意痰、瘀在本证发病中的作用。中医对本症认识时间较短，辨证分型亦较多，本节介绍的是常见证型，尚可有肾气不足、脾虚痰浊、气阴两虚等见证，临床应随证治之，不可拘泥。辨治本证应从细微处着手，因此类患儿多动、注意力不集中表现皆差别不大，病理征象有时不甚显著，所以要详加辨证分析，特别要结合患儿出生情况、平素生活习惯、家庭环境等资料。中药治疗本证以滋阴补肾、安神益智药物使用较多，常用的单味药为熟地、龟板、鹿角、五味子、远志、石菖蒲、茯苓、山药、龙骨、龙胆草等。

本证药物治疗的同时，应加强调护，创造良好生活、学习环境，鼓励患儿的进步，培养学习兴趣，同时注意饮食调养。

【复习思考题】

1. 什么是注意力缺陷多动症，发病特点有哪些？
2. 中医学认为注意力缺陷多动症的主要病因病机是什么？
3. 如何诊断注意力缺陷多动症？
4. 注意力缺陷多动症中医辨证分几型，其证候、治法、方药如何？

【参考文献摘录】

《格致余论·相火论》：“太极动而生阳，静而生阴，阳动而变，阴静而合……火内阴而外阳，主于动者也，故凡动皆属火。其所以恒于动，皆相火之为也。见于天者，出于龙雷，则木之气；出于海，则水之气也。具于人者，寄于肝肾二部，肝属木而肾属水也。肝肾之阴悉具相火，……相火易起，五脏厥阴之火相煽，则妄动矣。”

《证治要诀·不寐》：“大抵惊悸、健忘、怔忡、失志、不寐、心风，皆是痰涎扰心，以致心气不足。若用凉心之剂太过，则心火愈微，痰涎愈盛，病愈不减，唯当以理痰气为第一要义。”

《圣济总录·心脏门·心健忘》：“健忘之病，本于心虚，血气衰少，精神昏愦，故志动乱而多忘也。”

（马丙祥）

第十六节　抽动-秽语综合征

【目的要求】

1. 了解抽动-秽语综合征的定义及发病特点。
2. 熟悉抽动-秽语综合征的病因病机。
3. 掌握抽动-秽语综合征的诊断要点、辨证论治。

【自学时数】

2～4 学时。

抽动-秽语综合征又称发声与多种运动联合抽动障碍、Tourette's 综合征、多发性抽动症等，是以多发性运动性抽动伴有不自主发声为主要特征，属于慢性神经精神障碍一类疾病。临床主要表现为突然的、快速的、不自主的、重复的肌肉抽动，如眨眼、点头、噘嘴、皱眉、耸肩、抬臂、踢腿等。喉肌抽搐时出现轻咳、喊叫，甚至秽语骂人。本病病因尚未明确，可能是由于遗传因素、神经生化代谢及环境因素在发育过程中相互作用的结果。本病具有家族遗传倾向，大多数起病于 4～12 岁，以 7～8 岁起病者占多数，男性多于女性。

中医文献对本病无系统论述，根据其临床表现，属“肝风”、“抽搐”、“瘛疭”、“筋惕肉瞤”等范畴。

【病因病机】

本病的病因有先天因素、后天因素及诱发因素之分，先天因素是患儿禀赋异常，如父母遗传、出生异常（难产、早产、剖腹产、产伤、出生窒息）等；后天因素则主要与饮食、情绪、环境等因素有关，如饮食不节，过食肥甘厚味，或常吃零食及加工食品，常喝饮料，学习压力较大，长期精神紧张，家庭环境不良，父母经常打骂，长期情志不舒等；感受外邪、过度疲劳、情志过极则是诱发或加重本病，或致病情反复的常见原因。

1. 肝亢风动：小儿情绪波动，肝气旺盛，或情志不舒，肝气郁结，肝失其疏泄之职，气机不畅，化火生风，气火上逆，肝亢风动；或气机郁滞，血行不畅，气滞血瘀，筋脉失养。故见眨眼、摇头、耸肩、肢体抽动等症。

2. 痰火扰心：小儿饮食不节，过食肥甘厚味、辛辣香燥，以致湿热痰浊内生。痰热互结，阻滞气机，气机不利，郁而化火，火热生风，风痰鼓动，上扰心神，横窜经络，则致肢体抽动、喉中痰声、秽语骂人等。

3. 脾虚肝亢：若素体禀赋不足，或久病体弱，或过食生冷，损伤脾胃。脾气虚弱，肝木乘侮，虚风内动；脾失健运，痰浊内生，痰湿阻窍，心神蒙蔽，则见抽动无力、喉中痰声、秽语等。

4. 阴虚风动：肝藏血，肝肾同源。若抽动日久，或禀赋素亏，或热病伤阴，致阴血内耗，血虚精亏，水不涵木，肝失所养，阴虚风动，亦可见抽动诸症。

总之，本病的发生，是在先后天因素的共同作用下，致使阴阳失调，阴不制阳，肝风内动，痰邪扰神。病机变化以风、痰最为重要，风有肝亢风动与阴虚风动之别，痰有痰热和脾虚痰湿之别。病变脏腑则涉及心、肝、脾、肾等脏。

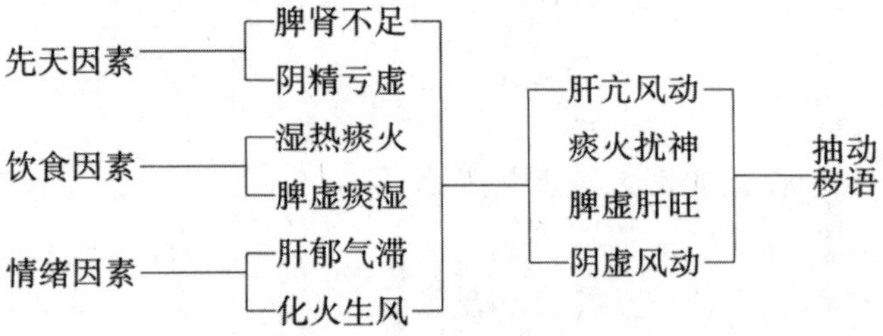

图 2-17　抽动-秽语综合征病因病机示意图

【诊断要点】

根据国际疾病诊断分类手册第十版（ICD-10）制定的诊断标准如下：

1. 起病于 21 岁以前，大多数在 2～15 岁之间。

2. 有复发性、不自主、重复的、快速的、无目的的抽动，影响多组肌肉。

3. 多种抽动和一种或多种发声抽动，两者同时出现于某些时候，但不一定必须同时存在。

4. 能受意志克制数分钟至数小时。

5. 在数周或数月内，症状的强度有变化。

6. 抽动一天发作多次，几乎天天如此。病程超过 1 年以上，且在同一年之中症状缓解不超过 2 个月以上。

7. 已排除了小舞蹈病、肝豆状核变性、癫痫肌阵挛发作、药源性不自主运动及其他锥体外系病变。

【鉴别诊断】

因儿童时期出现不自主运动的症状较为常见，而且病因复杂多样，因此诊断时需与下列疾病鉴别。

1. 风湿性舞蹈病：肢体大关节呈舞蹈样运动，不能随意克制，肌张力减低，很少有发声抽动及秽语，可自行缓解或抗风湿治疗有效。为风湿热主要症状之一，血沉、抗“O”等阳性化验结果有助鉴别。

2. 肌阵挛性癫痫：具有发作性特征，每次持续时间短暂，常伴意识障碍，脑电图异常，抗癫痫治疗有效。

3. 肝豆状核变性：是一种先天性铜代谢障碍，有肝脏损害、锥体外系症状、不自主运动，可为细微震颤，伴肌张力增高，也可为手足徐动或舞蹈样动作。角膜 K-F 色素环、血清铜蓝蛋白减低为特征性表现。

【辨证论治】

本病初起抽动较轻，通常以眼、面肌开始抽动。而后抽动症状逐渐加重，并累及部位更广，从头部发展至颈、肩、上肢、躯干及下肢，形成多部位抽动。部分病例以多发性抽动和发声抽动为首发症状，或发声抽动在运动抽动发作后 1～2 年出现，或单一发声抽动为首发症状，如无音节的喊叫、各种动物叫声、清嗓声、咳嗽声，或发出无意义的字句声，或不适当的词句，往往呈重复刻板的秽语。本病患儿常伴有情绪障碍、学习困难、行为问题、奇特的幻想、违纪行为和社会适应困难。本症为缓慢进展病程，但症状往往时好时坏，起伏波动，新的症状可代替旧的症状，或在原有症状基础上，又出现某种新的症状。症状严重程度不一，轻者可以照常学习和工作，严重者可影响生活和学习，甚至有的因行为障碍和伴发严重的精神症状，以致管理、教育困难。

本病的辨证。应结合疾病的不同阶段、平素体质状况等，分清实证、虚证和虚实夹杂证。本病以实证居多，起病较急，病程较短，抽动强劲有力，频频发作，脉象有力；单纯虚证较少，表现为病程较长，抽动无力，时发时止；病程中亦常表现虚实夹杂。治疗上重在熄风、化痰，有虚证表现者，以补气、养阴，扶正祛邪；根据“治风先活血，血活风自灭”之理论，应注意加用活血药物；有明显诱因者，应先解除诱因，如因感冒诱发者，佐以疏风解表。

（一）肝亢风动

〔证候〕皱眉、挤眼、搐鼻、噘嘴、摇头、耸肩、抬臂、踢腿等不自主动作，频繁有力，或有喉中发声，咳嗽喊叫，常伴烦躁多动，冲动任性，咽喉不利，红赤作痒，面红目赤，便干溲赤，舌质红，苔白或黄，脉弦滑或滑数。

〔辨证〕本证多见于平素性情急躁，或长期情志不舒患儿。五志过极，郁结不舒，化火生风，风盛则动，辨证以抽动同时伴有烦躁、多动、冲动任性、面红目赤、便干、舌红、脉数等为要点。

〔治法〕清热泻火，平肝熄风。

〔方药〕千金龙胆汤加减。龙胆草、钩藤、菊花、柴胡、黄芩、赤芍、生大黄、栀子、白芍、甘草等。

〔加减〕抽动明显，加全蝎、蜈蚣、生龙骨平肝熄风止痉；兼有痰热，喉中发声，加胆南星、天竺黄化痰清热；咽红发痒，加板蓝根、山豆根、玄参清热利咽；因外感诱发或加重者，加连翘、薄荷、板蓝根疏风清热。

（二）痰火扰神

〔证候〕起病较急，肌肉抽动见于头面、躯干、四肢等不同部位，喉中发声，吭咯不断，甚或秽语骂人，或喉中痰鸣，伴烦躁口渴，急躁易怒，睡眠多梦，舌质红，苔厚腻或黄，脉弦滑。

〔辨证〕本证多见于身体较胖，喜食肉食，常食零食，易于食积的患儿。痰火内扰，风痰鼓动。以发声、秽语、烦躁易怒、喉中痰鸣、舌红、脉滑为辨证要点。

〔治法〕泻火涤痰，清心平肝。

〔方药〕黄连温胆汤合礞石滚痰丸加减。黄连、黄芩、青礞石、石菖蒲、郁金、半夏、陈皮、枳实、胆南星、生龙骨、牡蛎、钩藤、甘草等。

〔加减〕痰火较重，便秘难解，加大黄、芒硝泻火通便；痰阻气滞，血脉瘀阻，加丹参、红花、地龙活血化瘀通络；痰阻气滞，经气不通，项背强直不适，加葛根，鸡血藤、伸筋草解痉通络。抽动较甚,加止痉散平肝熄风止痉;心神不宁,夜寐不安,加琥珀､珍珠粉宁心安神。

（三）脾虚肝旺

〔证候〕肌肉抽动，时发时止，时轻时重，抽动力弱，喉中吭吭作响，发声低沉，或喉中有痰鸣，频繁吐痰涎口水，精神倦怠，面色萎黄，食欲不振，便溏或大便不调，舌质淡，苔薄白，脉细弱无力。

〔辨证〕多见于素体脾虚或久病体弱，或病程较长，反复抽动患儿。脾气虚弱，肝旺生风，虽抽动发声，但力弱，且见面黄、神倦，舌淡苔白。

〔治疗〕健脾益气，平肝熄风。

〔方药〕钩藤异功散加减。人参（或太子参）、白术、茯苓、陈皮、半夏、天麻、钩藤、甘草等。

〔加减〕气虚明显，加黄芪益气健脾；抽动频数，加白芍，配甘草柔肝缓急，或合止痉散熄风止痉；脾虚不甚，痰湿为主，以二陈汤加减化痰燥湿；若积滞纳差，加鸡内金、焦三仙以助中焦运化。

（四）阴虚风动

〔证候〕形体瘦弱，精神疲惫，皱眉挤眼，耸肩摇头，肢体震颤，喉中吭吭作响，多有手足心热、头晕眼花、面红盗汗、便干、舌质红、少苔、脉细数等。

〔辨证〕多由禀赋素虚，热病伤阴，或抽动日久，阴血内耗，阴虚风动。辨证以抽动、喉中发声，同时具有头晕眼花、舌红少苔等肝肾阴虚征象为要点。

〔治法〕滋补肝肾，潜阳熄风。

〔方药〕三甲复脉汤加减。龟板、鳖甲、牡蛎、生地、白芍、麦冬、钩藤、生龙骨、生石决明等。

〔加减〕阴虚津亏、口渴欲饮者，加西洋参、石斛、玉竹以养阴生津止渴；肢体拘急，强痛不适，加伸筋草、鸡血藤等以舒筋通络；抽动较重者，加全蝎、蜈蚣熄风止痉。

【其他疗法】

（一）中药成药

1. 龙胆泻肝丸：用于肝亢风动、肝火偏旺者。

2. 静灵口服液：用于肾阴不足、虚风内动者。

3. 知柏地黄丸、杞菊地黄丸：用于肾阴不足、虚火亢动者。

（二）单方验方

1. 珍珠粉：每次 1 g，每日 3 次，冲服。有镇惊安神作用。连用 1～3 个月。佐治于各型抽动症。

2. 蝉衣粉：将蝉衣适量焙干研为细末，装瓶备用。每次 2 g，每日 2 次。有祛风止惊、安神作用。佐治于各型抽动症。连用 1～3 个月。

3. 钩藤饮：钩藤 10 g，开水冲泡，当茶饮。每日 1 剂，连用 1～3 个月。佐用于各型抽动症。

（三）针灸疗法

1. 体针：主穴：膻中、章门、肝俞、大陵、阳陵泉、筋缩。配穴：挤眼、耸鼻加太阳、迎香；口角抽动加地仓、颊车；皱眉加印堂；痰火内扰型加阳陵泉、丰隆、风府、大椎以清热化痰；肝风内动加行间、太冲、中封、期门以平肝熄风；脾气虚加内关、脾俞以健脾益气；肾虚加肾俞、关元滋阴补肾。每日 1 次，30 日为 1 个疗程，连续 2 个疗程。

2. 耳针：主穴：肝、神门、肾、脑。辅穴：脾、胃、皮质下、枕。随症配穴：头部抽动明显者，加面颊、额；上肢明显者，加肩、肘；下肢明显者，加膝、髋；躯干抽动明显者，加胸、腹。每次取主、辅穴 4～6 个，据抽动部位配以相应穴位。每日揉压 3 次，每次 1 分钟，每周更换 1 次，5 次为 1 个疗程，一般治疗 2 个疗程。

【预防调护】

1. 本病严重的抽动会影响学习和正常的交往，他人对抽动症状的紧张心理，可增加患者的心理痛苦，出现不同程度的心理障碍，故家长、老师应对孩子多谅解、关心和鼓励，勿责怪埋怨，要积极诱导，树立治疗信心，配合医生的诊治。

2. 创造和谐的家庭环境，生活调理轻松，避免外伤、惊吓和精神创伤，对患儿学习安排勿过度紧张，勿长时间看电视或玩游戏机。

3. 注意锻炼身体，增强患儿体质，避免感染。居室清洁，空气流通。饮食要清淡有营养，多食新鲜蔬菜水果，尽量避免食用含色素、香精、防腐剂等添加剂的食品及饮料。

4. 注意围生期保健，孕母应避免七情所伤，改善或避开造成发育异常的可能性因素，避免产伤。

5. 对于抽动障碍应及早发现，早重视，早诊治。注意患儿难以自制的强迫行为（如自残、攻击行为）带来的危险因素，对自体或社会的影响。

自 学 指 导

【重点难点】

抽动-秽语综合征以多发性运动性抽动伴有不自主发声为主要特征。临床表现主要为突然快速的、不自主的、重复的肌肉抽动，通常以眼、面肌抽动起病。仅有挤眼、皱眉、咧嘴等，多以坏习惯或小毛病而未予重视。逐渐累及颈、肩、躯干、四肢，抽动明显。不自主发声可与运动性抽动同时发生，或发声抽动在运动抽动发作后 1～2 年后出现，或单一发声抽动为首发症状。病情轻重差别较大。症状往往时好时坏，起伏波动，约有半数患儿伴有多动症。本病诊断主要根据上述发病特点，同时应与其他表现有不自主运动的疾病相鉴别，如风湿性舞蹈症、肌阵挛癫痫、肝豆状核变性等。

本病病因中医认为与先后天多种因素有关。如父母患有本病、孕期异常、出生异常等，都可造成患儿先天禀赋异常。后天因素目前认为与饮食、情绪、环境有关。同时认为感受外邪、过度疲劳、情志过极等，是诱发或加重本病的常见原因。其发病机制则以风、痰最为重要。肝风内动、痰火扰神最为常见，多为实证，阴虚风动、脾虚肝旺则多为虚证，或虚中夹实，须辨别清楚。

本病中医辨证分型以肝亢风动、痰火扰神、阴虚风动、脾虚肝旺四个证型最为常见。由于本病症状表现多样，治疗时应根据不同兼夹症、不同抽动部位等加减药物；病程日久，常由实致虚，虚实夹杂，应加用补虚药物；同时，痰阻气滞，可致血瘀，病程日久，注意加用活血化瘀药物；虫类药物在平肝祛风、镇惊止痉方面作用显著，常用全蝎、蜈蚣、僵蚕等，但应注意用量不可过大。本病病程较长，病情常有反复，应坚持长期治疗，一般需用药3～6个月，甚至更长，抽动停止后，不可即刻停药，应调理巩固，以图不再复发。

在药物治疗的同时，调护亦相当重要 。给患儿创造一个轻松愉快的环境，鼓励患儿树立战胜疾病的信心，让家长和老师认识到这是一种病态，不是故意和调皮，不要责怪、批评、打骂患儿。

本病西药治疗通常以氟哌啶醇为首选药物，从小量开始，逐渐加量，为避免锥体外系反应，可加等量安坦同用。

【复习思考题】

1．什么是抽动–秽语综合征？

2．抽动–秽语综合征的诊断要点有哪些？

3．抽动–秽语综合征病因有哪些，主要病机是什么？

4．抽动–秽语综合征常见哪几个证型，其证候、治法、方药如何？

【参考文献摘录】

《小儿药证直诀·肝病虚实证治》：“凡病或新或久，皆引肝风，风动而上于头目，目属肝，肝风入于目，上下左右如风吹，不轻不重，儿不能任，故目连劄也。”

《素问·至真要大论》：“诸风掉眩，皆属于肝。”“诸暴强直，皆属于风。”

（马丙祥）

第十七节　急性肾小球肾炎

【目的要求】

1．了解急性肾小球肾炎病因病机。

2．了解急性肾小球肾火急性期调护及恢复期的预防。

3．掌握急性肾小球肾炎的鉴别诊断及辨证论治。

4．熟悉急性肾小球肾炎的急症处理方法。

【自学时数】

2～4 学时。

急性肾小球肾炎简称急性肾炎，浮肿急性起病，临床以少尿、血尿、蛋白尿及高血压为主要特征。

急性肾炎有狭义和广义之分。狭义者系指急性链球菌感染后肾小球肾炎；广义者则指一组病因及发病机理不一，但均具备上述临床特征的肾小球疾病，常称为“急性肾炎综合征”。有明确感染病史者，可称为“急性感染后肾炎”。本节内容以急性链球菌感染后肾小球 肾炎为主。

本病是小儿时期最常见的一种肾脏疾病。多发生于3～12岁儿童。发病前多有前驱感染史。发病后轻重悬殊，轻者除实验室检查异常外，临床无明显症状，重者可出现变证（并发高血压脑病、急性循环充血及急性肾功能衰竭）。多数患儿于发病2～4周内消肿，肉眼血尿消失，血压恢复，残余少量蛋白尿，镜下血尿多于3～6个月内消失。近年来，由于采取中西医结合的治疗措施，严重并发症明显减少，预后大多良好。

中医古代文献中，无肾炎病名记载，但据其临床表现，多属“水肿”、“尿血”范畴。如《灵枢·论疾诊尺》说：“视人之目窠上微肿，如新卧起状，其颈脉动，时咳，按其手足上，窅而不起者，风水肤胀也。”汉代张仲景在《金匮要略》中载有风水、皮水的症状及病因，均与急性肾炎极为相似。元代朱丹溪将水肿分为“阳水”及“阴水”两类。《医学入门·水肿论阴阳》进一步阐发了阳水的病因，认为“阳水多外因涉水冒雨，或兼风寒、暑气，而见阳证。”“阳兼食毒与疮痍。”此所记述的阳水成因，与西医学所说急性肾炎的发病与呼吸道感染及皮肤感染有关的认识基本一致。对于本病的病机《医宗金鉴·幼科杂病心法要诀》说：“小儿水肿，皆因水停肺脾二经。”其治疗，早在《素问·汤液醪醴论》就有“开鬼门、洁净府”即发汗、利小便的方法，在此基础上，历代又有逐水、清热等多种治法。

【病因病机】

（一）感受风邪

风寒或风热客于肺卫，阻于肌表，导致肺气失宣，肃降无权，水液不能下达，以致风遏水阻，风水相搏，流溢肌肤而发为水肿，称之为“风水”。

（二）疮毒内侵

皮肤疮疖，邪毒内侵，湿热郁遏肌表，内犯肺脾，致使肺失通调，脾失健运，水无所主，流溢肌肤，发为水肿。又湿热 下注，灼伤膀胱血络而生尿血。

在疾病发展过程中，若水湿、热毒炽盛，正气受损，以致正不胜邪，可出现一系列危重变证：①水毒内闭：湿浊内盛，脾肾衰竭，三焦壅塞，气机升降失司，水湿失运，不得通泄，致使水毒内闭，而发生少尿，无尿。此证亦称“癃闭”、“关格”。②邪陷心肝：湿热邪毒，郁阻脾胃，内陷厥阴，致使肝阳上亢，肝风内动，心窍闭阻，而出现头痛、眩晕，甚则神昏、抽搐。③水凌心肺：水邪泛滥，上凌心肺，损及心阳，闭阻肺气，心失所养，肺失肃降，而出现喘促、心悸、甚则发绀。

急性期因湿热水毒伤及肺脾肾，至恢复期肺脾肾三脏气阴不足，湿热留恋，而见血尿日久不消，并伴阴虚、气虚之证。

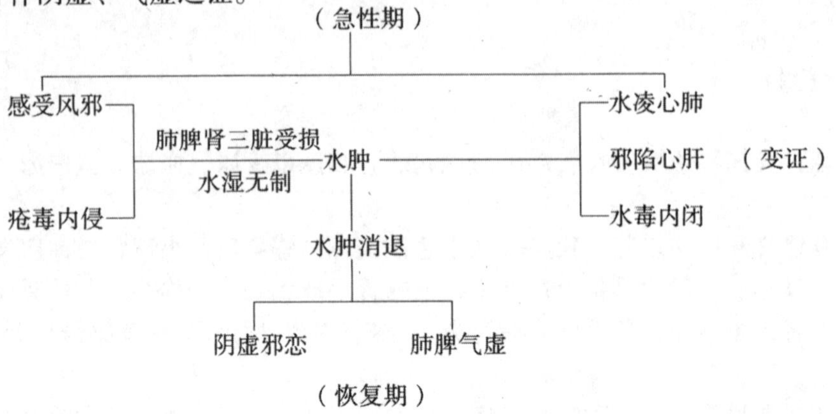

图 2-18　急性肾炎病因病机示意图

总之，急性肾炎的主要病因为外感风邪、湿热、疮毒，导致肺脾肾三脏功能失调，其中以肺脾功能失调 为主。风、热、毒与水湿互结，通调、运化、开合失司，水液代谢障碍而为肿；热伤下焦血络而致尿血。重症水邪泛滥可致邪陷心肝，水凌心肺，水毒内闭之证。若湿热久恋，伤阴耗气，可致阴虚邪恋或气虚邪恋，使病程迁延；病久入络，致脉络阻滞，尚可出现尿血不止、面色晦滞、舌质紫暗等瘀血之证。

【诊断要点】

1. 前驱感染病史：本病发病前 1～4 周多有呼吸道或皮肤感染、猩红热等链球菌感染或其他急性感染史。

2. 急性起病：急性期一般为 2～4 周。

3. 浮肿及尿量减少：浮肿为紧张性，浮肿轻重与尿量有关。

4. 血尿：起病即有血尿，呈肉眼血尿或镜下血尿。

5. 高血压：1/3～2/3 患儿病初有高血压，常为（120～150/80～110mmH g）。

非典型病例可无水肿、高血压及肉眼血尿，仅发现镜下血尿。

6. 并发症：重症早期可出现以下并发症：

（1）高血压脑病：血压急剧增高，常见剧烈头痛及呕吐，继之出现视力障碍，和/或嗜睡、烦躁，或阵发性惊厥，渐入昏迷，少数可见暂时偏瘫失语，严重时发生脑疝。当高血压伴视力障碍、惊厥、昏迷三项之一即可诊断。

（2）严重循环充血：可见气急咳嗽，胸闷，不能平卧，肺底部湿啰音，肺水肿，肝大压痛，心率快，奔马律等。

（3）急性肾功能衰竭：严重少尿或无尿患儿可出现血尿素氮及肌酐升高、电解质紊乱和代谢性酸中毒。一般持续 3～5 日，在尿量逐渐增多后，病情好转。若持续数周仍不恢复，则预后严重，可能为急进性肾炎。

7. 实验室检查：尿检均有红细胞增多。尿蛋白一般为“+”～“+ +”，也可见透明、颗粒管型。血清总补体及 C_3 可一过性明显下降，6～8 周后恢复正常。非链球菌感染后急性肾炎（如病毒或其他细菌性肾炎），补体 C_3 不低。抗链球菌溶血素“O”抗体（ASO）可增高，抗脱氧核糖核酸酶抗体（ADNase -B）阳性或抗透明质酸酶（AHase）升高，纤维蛋白降解产物（FDP）增多。

【鉴别诊断】

1．急性泌尿系感染：约10%可有肉眼血尿，但多无浮肿及血压增高；多有尿路刺激征、发热及全身感染症状，尿检有大量的白细胞或/和脓细胞，尿细菌培养阳性有助于诊断。

2．原发性急进性肾炎：起病与典型的急型肾炎很相似，但表现为进行性少尿、无尿及迅速发展的肾功能衰竭，终至尿毒症。急性肾炎综合征表现持续1个月以上不缓解时，应及时行肾活检与本病相鉴别。

3．紫癜性肾炎：可以急性肾炎综合征起病。但其多伴对称性皮肤紫癜、关节肿痛、腹痛、便血等全身及其他系统的典型症状或/和前驱病史。

【辨证论治】

急性肾炎的急性期为正盛邪实阶段，起病急，变化快，浮肿及血尿多较明显。恢复期共有特点为浮肿已退，尿量增加，肉眼血尿消失，但镜下血尿或少量蛋白尿未恢复，且多有湿热留恋。

本病的证候轻重悬殊较大。轻型一般以风水证、湿热证等常证的证候表现为主，其水肿、尿量减少及血压增高多为一过性；重证则为全身严重浮肿，持续尿少、尿闭，并可在短期内出现邪陷心肝、水凌心肺、水毒内闭的危急证候。在辨证中应密切注意尿量变化。因尿量越少，持续时间越长，浮肿越明显，出现变证的可能也越大。

本病的治疗原则，应紧扣急性期以邪实为主，恢复期以正虚邪恋为患的病机。急性期以祛邪为旨，宜宣肺利水，清热凉血，解毒利湿；恢复期则以扶正兼祛邪为要，并应根据正虚与余邪孰多孰少，确定补虚及祛邪的比重。如在恢复期之早期，以湿热未尽为主，治宜祛除湿热余邪，佐以扶正（养阴或益气）；后期则湿热已渐尽，则应以扶正为主，佐以清热或化湿。若纯属正气未复，则宜用补益为法。但应注意本病治疗不宜过早温补，以免留邪而迁延不愈。掌握补益不助邪，祛邪不伤正的原则。

对于变证，应根据证候分别采用平肝熄风，清心利水；泻肺逐水，温补心阳；通腑降浊为主。积极配合西药综合抢救治疗。

（一）急性期

1．常证

（1）风水证

〔证候〕水肿自眼睑开始迅速波及全身，以头面部肿势为著，皮色光亮，按之凹陷即起，尿少色赤，微恶风寒或伴发热，咽红咽痛，骨节酸痛，鼻塞咳嗽，舌淡苔薄白或薄黄，脉浮。

〔辨证〕本证多由外感风邪而诱发，多见于病程早期。以起病急，水肿发展迅速，全身浮肿，头面部为甚，伴风寒或风热表证为要点。

〔治法〕宣肺利水。

〔方药〕麻黄连翘赤小豆汤合五苓散加减。麻黄、连翘、杏仁、防风、桂枝、茯苓、猪苓、泽泻、白术、车前草等。

〔加减〕咳嗽气喘，加葶苈子、苏子、射干、桑白皮等泻肺平喘；偏风寒证见骨节酸楚疼痛，加羌活、苏叶疏风散寒；偏风热证见发热，汗出，口干或渴，苔薄黄者加金银花、黄芩疏风清热；血压升高明显，去麻黄，加钩藤、牛膝、夏枯草平肝泻火；血尿严重加大小蓟、茜草、仙鹤草以凉血止血。

本证风热蕴结于咽喉者，可用银翘散合五苓散加减以疏风清热，利咽解毒，利水消肿。

（2）湿热证

〔证候〕头面肢体浮肿或轻或重，小便黄赤而少，或见尿血，烦热口渴，头身困重，常有患疮毒史，舌红苔黄腻，脉滑数。

〔辨证〕本证常见于病程中期、后期，水肿减轻或消退之后，也可见于水肿持续阶段。以血尿、头身困重、脘闷纳呆、口苦口粘、大便不爽、舌红苔黄腻为要点。

〔治法〕清热利湿，凉血止血。

〔方药〕黄芩滑石汤合小蓟饮子加减。金银花、野菊花、天葵子、蒲公英、紫花地丁、小蓟、蒲黄、淡竹叶、当归、栀子。

〔加减〕小便赤涩加白花蛇舌草、石韦、金钱草清热利湿；口苦口粘，加茵陈、龙胆草燥湿清热；皮肤湿疹加苦参、白鲜皮、地肤子燥湿解毒、除风止痒；大便秘结加生大黄泻火降浊；口苦心烦加龙胆草、栀子泻火除烦。

2. 变证

（1）邪陷心肝

〔证候〕肢体面部浮肿，头痛眩晕，烦躁不安，视物模糊，口苦，恶心呕吐，甚至抽搐，昏迷，尿短赤，舌质红，苔黄糙，脉弦数。

〔辨证〕本证多见于病程早期，血压明显增高者。以头痛眩晕，烦躁，呕吐，甚至抽搐昏迷为要点。

〔治法〕平肝泻火，清心利水。

〔方药〕龙胆泻肝汤合羚羊钩藤汤加减。龙胆草、黄芩、栀子、白芍、生地、泽泻、车前草、羚羊角粉、钩藤、菊花、竹叶。

〔加减〕大便秘结加生大黄、芒硝通便泻火；头痛眩晕较重加夏枯草、石决明清肝火、潜肝阳；恶心呕吐加半夏、胆南星化浊降逆止呕；昏迷抽搐可加服牛黄清心丸或安宫牛黄丸解毒熄风开窍。

（2）水凌心肺

〔证候〕全身明显浮肿，频咳气急，胸闷心悸，不能平卧，烦躁不宁，面色苍白，甚则唇指青紫，舌质暗红，舌苔白腻，脉沉细无力。

〔辨证〕本证也多见于病程早期。多因水肿过重而致。以全身严重浮肿，频咳气急，胸闷心悸，不能平卧为要点。

〔治法〕泻肺逐水，温阳扶正。

〔方药〕己椒苈黄丸加减。防己、椒目、葶苈子、大黄、泽泻、桑白皮、茯苓皮、车前子、人参。

〔加减〕若见面色灰白，四肢厥冷，汗出脉微，是心阳虚衰之危象，应急用独参汤或参附龙牡救逆汤回阳固脱。

本证之轻症，也可用三子养亲汤加减，以理肺降气，利水消肿，常用药物：苏子、葶苈子、白芥子、香橼皮、大腹皮、陈葫芦瓢、炙麻黄、杏仁、甘草。

（3）水毒内闭

〔证候〕全身浮肿，尿少或尿闭，色如浓茶，头晕头痛，恶心呕吐，嗜睡，甚则昏迷，舌质淡胖，苔垢腻，脉象滑数或沉细数。

〔辨证〕本证也多见于病程早期，多因持续少尿或无尿引起，故尿少、尿闭为其最突出症候，同时伴头晕头痛、恶心呕吐、嗜睡或昏迷为要点。

〔治法〕通腑降浊，解毒利尿。

〔方药〕温胆汤合附子泻心汤加减。姜半夏、陈皮、茯苓、竹茹、胆南星、黄连、车前子、制附子、枳实等。

〔加减〕呕吐频繁，先服玉枢丹辟秽止呕，不能进药者，可以上方浓煎成100～200mL，待温，做保留灌肠，每日1～2次；也可用解毒保肾液以降浊除湿解毒，药用生大黄、六月雪、蒲公英各30 g，益母草20 g，川芎9 g，浓煎200mL，每日2次保留灌肠；昏迷惊厥加用安宫牛黄丸或紫雪丹化液鼻饲。

（二）恢复期

当浮肿消退，尿量增加，血压下降，血尿及蛋白尿减轻，即标志病程进入恢复期。此期为正气渐虚，余邪留恋阶段，尤其在恢复期早期，常以湿热留恋为主。

1. 阴虚邪恋

〔证候〕乏力头晕，手足心热，腰酸盗汗，或有反复咽红，舌红苔少，脉细数。

〔辨证〕本证为恢复期最常见的类型，可见于素体阴虚，或急性期曾热毒炽盛者。临床以手足心热，腰酸盗汗，舌红苔少，镜下血尿持续不消等肾阴不足表现为要点。

〔治法〕滋阴补肾，兼清余热。

〔方药〕知柏地黄汤合二至丸加减。生地、山茱萸、山药、丹皮、泽泻、茯苓、知母、黄柏、女贞子、旱莲草等。

〔加减〕血尿日久不愈加仙鹤草、茜草凉血止血；舌质暗红，加参三七、琥珀以化瘀止血；反复咽红，加玄参、山豆根、板蓝根清热利咽。

2. 气虚邪恋

〔证候〕身倦乏力，面色萎黄，纳少便溏，自汗出，易于感冒，舌淡红苔白，脉缓弱。

〔辨证〕本证多见于素体肺脾气虚患儿，临床以乏力纳少，便溏或大便不实，自汗易于感冒为特点。

〔治法〕健脾化湿。

〔方药〕参苓白术散加减。党参、茯苓、白术、山药、砂仁（后下）、白扁豆、薏苡仁、黄芪、陈皮、甘草等。

〔加减〕血尿持续不消，可加参三七、当归养血化瘀止血；舌质淡暗或有瘀点，加丹参、红花、桃仁活血化瘀。

【急症处理】

1. 高血压脑病：应快速降压，可选用硝普钠静脉滴注，也可用二氮嗪（降压嗪）静脉注射。抗惊厥，可选地西泮。快速利尿，可用速尿稀释后缓慢静脉推注。同时保持呼吸道通畅，及时给氧。

2. 急性循环充血：严格限钠水摄入，快速利尿、降压，以减轻心脏前后负荷。仍不能控制症状时，需采用腹膜透析，以迅速缓解循环过度负荷 。

3. 急性肾功能衰竭：严格控制水分入量，量出为入。每日液量 = 尿量 + 不显性失水 + 异常损失 − 食物代谢和组织分解所产生的内生水。不显性失水按 400mL/M^2·d，或儿童 10mL/kg·d，内生水按 100mL/m^2·d。宜选用低蛋白、低盐、低钾和低磷饮食。少尿和尿闭者应快速利尿。同时应纠正水电解质紊乱及酸中毒，必要时腹膜透析。

【其他疗法】

（一）中药成药

1. 银黄口服液：用于急性期风热及热毒证。

2. 肾炎清热片：用于急性期风热、热毒、湿热等证。

3. 肾炎消肿片：用于急性期寒湿证，也可用于恢复期气虚邪恋证。

4. 知柏地黄丸：用于恢复期阴虚邪恋证。

5. 清开灵注射液：用于急性期热毒证或邪陷心肝证。

（二）单方验方

1. 浮萍 30 g，生姜 15 g。水煎，每日 1 剂，分 2 次服。用于急性期风水肿。

2. 六月雪 15～30 g。水煎，每日 1 剂，分 2～3 次服。用于急性期全身水肿。

3. 罗布麻 10 g，菊花 10 g。沸水浸泡，每日 1 剂，分 3～4 次服。用于急性期高血压、水肿、小便不通。

（三）外治疗法

1. 三鲜消肿方：鲜老丝瓜皮 30 g，鲜冬瓜皮 30 g，鲜玉米须 30 g。共捣烂，外敷于脐部，上盖塑料膜，外用胶布固定，每天换药 1 次。用于急性期水肿。

2. 沐浴法：羌活、麻黄、苍术、柴胡、紫苏梗、防风、荆芥、牛蒡子、柳枝、忍冬藤、葱白各适量。加水煮上药，待药液煎至适量取出令其降至 40℃时沐浴，汗出即可，每日 1 次。用于风水肿。

【预防调护】

1. 及时彻底治疗呼吸道、皮肤、口腔、中耳等部位感染。

2. 病初应注意休息，尤其水肿、尿少、高血压明显者应卧床休息。待血压恢复，水肿消退，尿量正常后逐渐增加活动。

3. 水肿期及血压增高者，应限制盐和水摄入，高度水肿和明显高血压时，应忌盐，严格限制水入量。

4. 急性期，尤其有水肿、尿量减少、氮质血症者，应限制蛋白质摄入，以减轻肾脏排泄负担。

5. 尿少尿闭时，应限制高钾食物。

6. 水肿期应每日准确记录尿量、入水量和体重，以掌握水肿增减情况。

7. 急性期应每日测 2 次血压（必要时可随时测）以了解病情，预防高血压脑病发生。

8. 水肿期应保持皮肤尤其皱褶处的清洁。

自 学 指 导

【重点难点】

急性肾炎起病起，以浮肿、尿量减少、血尿、蛋白尿及高血压为主要特征，其中以血尿为诊断的必备条件。本病轻重悬殊较大。轻型一般为轻、中度水肿和高血压，尿量一过性减少或无明显减少，短期肉眼血尿，或仅为镜下血尿、少量蛋白尿，精神、饮食尚可，无明显头痛、恶心等症。重证则为全身严重浮肿，持续尿少，尿闭，并可在短期内出现并发症。故在急性肾炎的辨证中，应注意辨别是轻证（常证）或是重证（变证）。本病主要应与肾病综合征及泌尿系感染相鉴别。

急性肾炎有急性期与恢复期之别，浮肿的轻重与病程及尿量有关。在急性期多有尿量减少，故浮肿较明显；恢复期则因尿量增加，浮肿消退，血压下降，蛋白尿多在 4 周左右消失，血尿则逐渐减少并于 3～6 个月消失。因此，在早期诊断与辨证中应密切注意尿量变化，因尿量减少持续时间越长，浮肿越明显，出现变证的可能性越大。

急性肾炎多属中医阳水范畴。感受外邪，致肺脾肾三脏功能失调、水液代谢障碍为其主要病因病机。

中医辨证应首先明确本病多以邪实为主，尤其在急性期为正盛邪实阶段，起病急，变化快，浮肿及血尿多较明显，主要表现为风水证及湿热证。恢复期共有的特点为浮肿已退，尿量增加，肉眼血尿消失，但镜下血尿或蛋白尿未消失，且多有湿热留恋并有阴虚及气虚之不同。

阳水与阴水间的相互转化：本病急性期因病程较短，多属正盛邪实，为阳水范畴。但若因邪气过盛，出现变证，或因病情迁延不愈，则可由实转虚，由阳水转为阴水，表现为正虚邪恋，虚实夹杂的证候。

本病的治疗原则，急性期以祛邪为主，宜宣肺利水，清热凉血，解毒利湿；恢复期则以扶正兼祛邪为要，并应根据正虚与余邪孰多孰少，以确定补虚及祛邪的比例。应注意，阳水恢复期治疗，不宜过早温补，以免留邪而迁延不愈，应掌握补益而不助邪，祛邪而不伤正的原则。

以上常证各型，可在选用各主方的基础上，根据以下证候选用方药：水肿明显者均可加用五苓散、五皮饮；血尿突出者加小蓟饮子以凉血止血；小便赤涩不利，可加金钱草、石韦、车前草以清利膀胱湿热；血压增高而头痛、头晕者，可加石决明、白芍以柔肝潜阳熄风。病久不愈兼有血瘀征象者，可选加桃红四物汤以活血化瘀。

变证因多在尿少尿闭的前提下发生，故逐水、利水为治疗的关键，应在原有治方的基础上，配合各种利水药如车前草、泽泻、玉米须等，尤其应注意用生大黄以通腑泄浊利水，常获较好疗效。若服药困难，可采用中药保留灌肠。证情过重或单纯中药不能奏效时，应及时配合西药以利尿、降压，尽快缓解病情。

【复习思考题】

1. 试述急性肾炎的主要病因病机。

2. 急性肾炎如何进行诊断？

3. 试述急性肾炎急性期常证及恢复期的证型、治则、方药。

4. 急性肾炎的辨证治疗特点是什么？

5. 试述急性肾炎并发症的诊断与应急处理。

【参考文献摘录】

《证治汇补·内因门·水肿》："阳水外因涉水冒雨或兼风寒暑气。先肿上体，肩背手面，手之三阳经。"

《类证治裁·肿胀论治》："因湿热浊滞，致水肿者，为阳水。因肺脾虚，致水溢者，为阴水。"

《幼幼集成·肿满证治》："治肿当分上下。《经》曰：面肿者风，足肿者湿。凡肿自上而起者，皆因于风，其治在肺，宜发散之，参苏饮合五皮汤。肿自下而起者，因于肾虚水泛，或因于脾气受湿，宜渗利之。故仲景云：治湿不利小便，非其治也，宜五苓散加防己、槟榔。"

（丁　樱）

第十八节　肾病综合征

【目的要求】

1. 了解肾病的病因病机。
2. 掌握肾病的诊断要点。
3. 掌握肾病的辨证论治。
4. 熟悉肾病的鉴别诊断。

【自学时数】

2～4 学时。

肾病综合征（简称肾病）是一组由多种病因引起的临床症候群。以大量蛋白尿、低蛋白血症、高脂血症及不同程度的水肿为主要特征。

肾病是一种常见病，多发生于 2～8 岁小儿，其中以 2～5 岁为最高峰，男多于女，部分患儿因多次复发，病程迁延。

小儿肾病属中医学水肿范畴，且多属阴水，以肺脾肾三脏虚弱为本，尤以脾肾虚为主。《诸病源候论·水通身肿候》云："水病者，由脾肾俱虚故也。肾虚不能宣通水气，脾虚不能制水，故水气盈溢、渗溢皮肤、流遍四肢，所以通身肿也。"

【病因病机】

中医认为小儿禀赋不足，久病体虚，外邪入里，致肺脾肾三脏之虚是发生本病的主要因素。而肺脾肾三脏功能虚弱，气化、运化功能失常，封藏失职，精微外泄，水液停聚则是肾病的主要病机。

人体水液的正常代谢，水谷精微的输布、封藏均依赖肺的通调，脾的转输，肾的开阖与三焦、膀胱的气化来完成，当肺脾肾三脏虚弱，功能失常，必然导致“水精四布”失调。当水液代谢障碍，泛溢肌肤则发为水肿；精微不能输布、封藏而下泄则出现蛋白尿。正如《景岳全书·肿胀》说“凡水肿等证，乃肺脾肾三脏相干之病，盖水为至阴，故其本在肾；水化于气，故其标在肺；水惟畏土，故其制在脾。今肺虚则气不化精而化水，脾虚则土不制水而反克，肾虚则水无所主而妄行。”可见肾病的病本在肾与脾，其标在肺。

外感、水湿、湿热、瘀血及湿浊是促进肾病发生发展的病理环节，与肺脾肾三脏虚弱之间互为因果。

肺脾肾三脏气虚，卫外不固则易感受外邪，外邪进一步伤及肺脾肾，从而致水液代谢障碍加重，病情反复或加重。水湿是贯穿于病程始终的病理产物，可阻碍气机运行，又可伤阳、化热，使瘀血形成。水湿内停，郁久化热可成湿热；或长期过量用扶阳辛热之品而助火生热，并易招致外邪热毒入侵，致邪热与水湿互结，酿成湿热。湿热久结，难解难分，从而使病情反复迁延难愈。肾病精不化气而化水，水停则气阻，气滞则血瘀，《金匮要略·水气并脉症并治》云：“血不利则病水。”血瘀又加重气滞，气化不利而加重水肿，水肿日久不愈，气机壅塞，水道不利，而至湿浊不化，水毒潴留。

《景岳全书·肿胀·论证》云：“凡欲辨水气之异者，在欲辨其阴阳耳。”肾病的病情演变，多以肺肾气虚、脾肾阳虚为主，病久不愈、反复发作或长期用激素，可阳损及阴，肝失滋养，出现肝肾阴虚或气阴两虚之证。

总之，肾病的病因病机涉及内伤、外感，维系脏腑、气血、阴阳，均以正气虚弱为本，邪实蕴郁为标，属本虚标实、虚实夹杂的病证。

西医对本病病因认识尚未十分明了，目前认为可能与免疫功能紊乱有关。

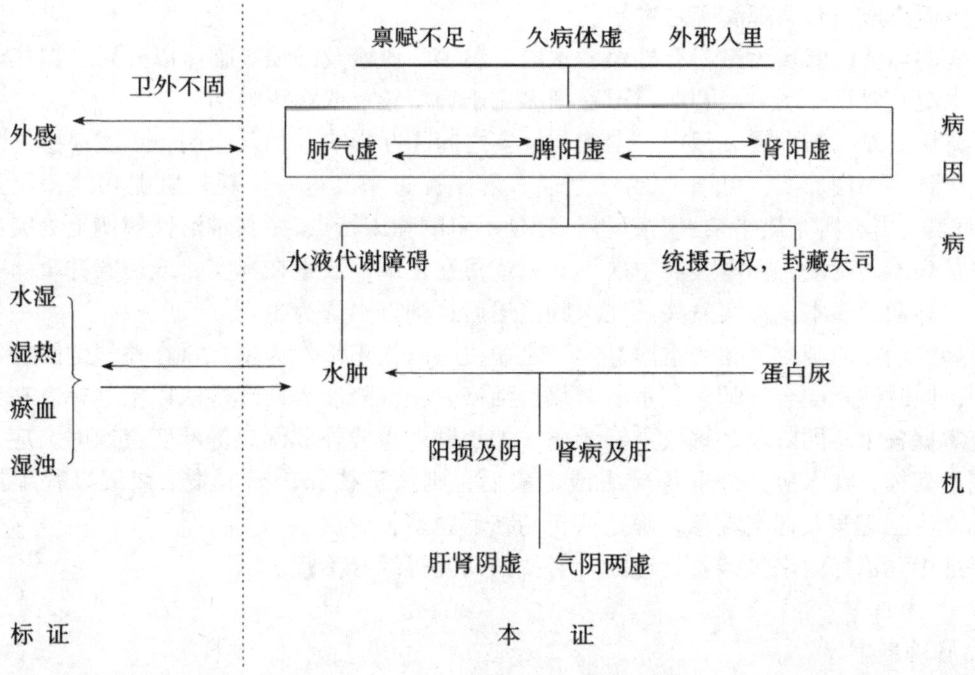

图 2-19　肾病病因病机示意图

【诊断要点】

1. 单纯型肾病：具备四大特征：①全身水肿；②大量蛋白尿（尿蛋白定性常在+++以上，24小时尿蛋白定量>0.05 g/kg）；③低蛋白血症（血浆白蛋白：儿童<30 g/L，婴儿<25 g/L）；④高脂血症（血浆胆固醇：儿童>5.7mmol/L，婴儿>5.2mmol/L）。其中以大量蛋白尿和低蛋白血症为必备条件。

2. 肾炎型肾病：除单纯性肾病四大特征外，还具有以下四项中之一项或多项：①明显血尿：尿中红细胞>10个/HP（见于2周内3次离心尿标本）；②高血压持续或反复出现（学龄儿童血压>129/90mmHg，学龄前儿童血压>120/80mmHg，并排除激素所致者）；③持续性氮质血症（血尿素氮>10.71mmol/L，并排除血容量不足所致者）；④血总补体量（CH_{50}）或血 C_3 反复降低。

【鉴别诊断】

除在原发性肾病范围内辨清单纯型或肾炎型外，应与急性肾小球肾炎相鉴别：急性肾炎与肾病综合征均以浮肿及尿改变为主要特征，但急性肾炎则以血尿为主，蛋白尿较轻且多为一过性，不伴低蛋白血症及高脂血症，浮肿多为紧张性。

【辨证论治】

肾病的辨证首先要区别本证与标证，权衡孰轻孰重。肾病的本证以正虚为主，有肺脾气虚，脾虚湿困，脾肾阳虚、肝肾阴虚及气阴两虚。肾病的演变，初期、水肿期及恢复期多以阳虚、气虚为主；难治病例，病久不愈或反复发作或长期用激素，可由阳虚转化为阴虚或气阴两虚。而阳虚，乃病理演变之本始。

肾病的标证以邪实为患，有外感、水湿、湿热、血瘀及湿浊。临床以外感、湿热、瘀血多见，水湿主要见于明显水肿期，湿浊则多见于病情较重或病程晚期。

在肾病的发病与发展过程中，本虚与标实之间相互影响、相互作用，正虚易感外邪、生湿、化热致瘀而使邪实，可谓“因虚致实”；邪实反过来又进一步耗伤脏腑功能，使正气更虚，从而表现出虚实寒热错杂、病情反复、迁延不愈的临床特点，尤其难治性病例更为突出。

在肾病不同阶段，标本虚实主次不一，或重在正虚，或重在标实，或虚实并重。一般来讲，在水肿期，多本虚标实兼夹。在水肿消退后，则以本虚为主。

肾病的治疗原则应紧扣“本虚标实”之病机，以扶正培本为主，重在益气健脾补肾、调理阴阳，同时注意配合宣肺、利水、清热、活瘀、化湿降浊等祛邪之法以治其标。在具体治疗时应掌握各个不同阶段，解决主要矛盾。如水肿严重或外邪湿热等邪实突出时，应先祛邪以急则治其标；在水肿、外邪等减缓或消失后，则扶正祛邪，标本兼治或继以补虚扶正为重。总之应据虚实及标本缓急，确定扶正与祛邪孰多孰少。

单纯中药治疗效果欠佳者，应配合必要的西药等综合治疗。

（一）本证

1. 肺脾气虚

〔证候〕全身浮肿，面目为著，小便减少，面皖身重，气短乏力，纳呆便溏，自汗出，易感冒，或有上气喘息，咳嗽，舌淡胖，脉虚弱。

〔辨证〕本证多由外感而诱发，以头面肿甚，自汗出，易感冒，纳呆便溏，自汗气短乏力为特点。轻症可无浮肿，但有自汗，易感冒的特点。本型多见于病程的早期或激素维持治疗阶段。

〔治法〕益气健脾，宣肺利水。

〔方药〕防己黄芪汤合五苓散加减。黄芪、白术、汉防己、茯苓、泽泻、猪苓、桂枝等。

〔加减〕浮肿明显，加五皮饮，如生姜皮、陈皮、大腹皮以利水行气；伴上气喘息、咳嗽者加麻黄、杏仁、桔梗宣肺止咳；常自汗出而易感冒者重用黄芪，加防风、牡蛎，取玉屏风散之意，益气固表；若同时伴有腰脊酸痛，多为肾气虚之征，加用五味子、菟丝子、肉苁蓉等以滋肾气。

2. 脾虚湿困

〔证候〕全身浮肿，以肢体为著，面色萎黄，倦怠乏力，纳少便溏，小便减少，或兼腹胀，胸闷，四肢欠温，舌淡胖，苔薄白，脉沉缓。

〔辨证〕本证多见于病程早期，或病程较长，水肿持续不消，或未用激素治疗的轻型病例，以浮肿多见于四肢，伴纳少便溏，倦怠乏力，舌淡胖为要点。轻证可仅见踝部浮肿或不浮肿，尿常规检查可有少量蛋白或无蛋白。

〔治法〕健脾利湿。

〔方药〕防己茯苓汤合参苓白术散。黄芪、人参（或党参）、汉防己、桂枝、茯苓、白术、山药、薏苡仁、砂仁、甘草等。

〔加减〕水肿明显，尿量少可加生姜皮、大腹皮、车前子利水消肿；若腹胀胸闷者加厚朴、槟榔以行气除胀；脘闷纳呆者加枳壳、木香、陈皮行气化滞；四肢欠温者加制附片以温阳；便溏腹泻者，桂枝改为肉桂以温中止泻。

3. 脾肾阳虚

〔证候〕全身明显浮肿，按之深陷难起，腰腹下肢尤甚，面色㿠白，畏寒肢冷，神疲倦卧，小便短少不利，可伴有胸水、腹水，纳少便溏，恶心呕吐，舌质淡胖或有齿印，苔白滑，脉沉细无力。

〔辨证〕本证多见于大量蛋白尿持续不消，病情加剧者。临床以高度浮肿，面色㿠白，畏寒肢冷，小便短少不利为辨证要点。若脾阳虚偏重者，则腹胀满纳差，大便溏泻；若肾阳虚偏重者，则形寒肢冷，面色㿠白，神疲倦卧为突出。

〔治法〕温肾健脾，化气行水。

〔方药〕偏肾阳虚：真武汤合黄芪桂枝五物汤加减。制附子、干姜、黄芪、茯苓、白术、桂枝、猪苓、泽泻等。偏脾阳虚：实脾饮加减。制附子、干姜、黄芪、白术、茯苓、草果、厚朴、木香等。

〔加减〕肾阳虚偏重者加用仙灵脾、仙茅、巴戟天、杜仲等以增温肾阳之力；水湿重加五苓散，药用桂枝、猪苓、泽泻等以通阳利水；若兼有咳嗽胸满气促不能平卧者，加用己椒苈黄丸，药用汉防己、椒目、葶苈子等泻肺利水。兼有腹水者，加黑白二丑、带皮槟榔行气逐水。在温阳利水同时，可加用木香、槟榔、大腹皮、陈皮、沉香等助气化，加强利尿。

4. 肝肾阴虚

〔证候〕浮肿或重或轻，头痛头晕，心烦躁扰，口干咽燥，手足心热或有面色潮红，目睛干涩或视物不清，痤疮，失眠多汗，舌红苔少，脉弦细数。

〔辨证〕本证多见于素体阴虚，过用温燥或利尿过度，尤多见于大量使用激素者，水肿或轻或无。临床以头痛头晕、心烦易怒、手足心热、口干咽燥、舌红少苔为特点。偏于肝阴虚者，则头痛头晕，心烦躁扰，目睛干涩明显；偏于肾阴虚者，口干咽燥、手足心热、面色潮红突出；阴虚火旺则见痤疮、失眠、多汗等。

〔治法〕滋阴补肾、平肝潜阳。

〔方药〕知柏地黄丸加减。地黄、山药、山茱萸、丹皮、茯苓、泽泻、知母、黄柏、女贞子、旱莲草等。

〔加减〕肝阴虚突出者，加用沙参、沙苑子、菊花、夏枯草养肝平肝；肾阴虚突出者，加枸杞子、五味子、天冬滋阴补肾；阴虚火旺者重用生地、知母、黄柏滋阴降火；有水肿者加车前子、猪苓等以利水。

5. 气阴两虚

〔证候〕面色无华，神疲乏力，汗出，易感冒或有浮肿，头晕耳鸣，口干咽燥或长期咽痛，咽部暗红，手足心热，舌稍红，苔少，脉细弱。

〔辨证〕本证多见于病程较久，或反复发作，或长期、反复用激素后，其水肿或重或轻或无。本证的气虚是指肺脾气虚，阴虚指肾阴虚。其中气虚以汗出、反复感冒、神疲乏力为特点；而阴虚则以头晕耳鸣、口干咽燥，长期咽痛、咽部暗红、手足心热为特点。此外在激素减撤过程中，患儿由阴虚转向阳虚，而见神疲乏力，面色苍白，少气懒言，口干咽燥，头晕耳鸣，舌由红转淡，此乃阴阳两虚之证，临床应注意辨别。

〔治法〕益气养阴，化湿清热。

〔主药〕六味地黄丸加黄芪。黄芪、生地、山茱萸、山药、茯苓、泽泻、丹皮等。

〔加减〕气虚证突出者重用黄芪，加党参、白术增强益气健脾之功；阴虚偏重者加玄参、怀牛膝、麦冬、枸杞子以养阴；阴阳两虚者，应加益气温肾之品，如仙灵脾、肉苁蓉、菟丝子、巴戟天等以阴阳双补。

（二）标证

1. 外感风邪

〔证候〕发热，恶风，无汗或有汗，头身疼痛，流涕，咳嗽，或喘咳气急，或咽痛、乳蛾肿痛，苔薄脉浮。

〔辨证〕本证可见于肾病的各个阶段，尤多见于肾病的急性发作之始。此乃气虚卫表不固，加之长期用激素或细胞毒药物，使免疫功能低下，卫外功能更虚，易感受风邪而致。临床应区别风寒或风热之不同。外感风寒以发热恶风寒、无汗、头身痛、流清涕、咳痰稀白、舌淡苔薄白、脉浮紧为特点；外感风热则以发热、有汗、口渴、咽红、流浊或黄涕、舌红、脉浮数为特点。如见喘咳气急，肺部细湿啰音者，则属风邪闭肺之症。

〔治法〕外感风寒：辛温宣肺祛风。外感风热：辛凉宣肺祛风。

〔方药〕外感风寒麻黄汤加减。麻黄、桂枝、杏仁、连翘、牛蒡子、蝉蜕、僵蚕、桔梗、荆芥等。外感风热银翘散加减。银花、连翘、薄荷、牛蒡子、荆芥、蝉衣、僵蚕、柴胡、桔梗等。

〔加减〕无论风寒、风热，如同时伴有水肿者，均可加五苓散以宣肺利水；若有乳蛾肿痛者，可加板蓝根、山豆根、冬凌草清热利咽。若出现风邪闭肺者，属风寒闭肺用小青龙汤或射干麻黄汤加减以散寒宣肺；属风热闭肺用麻杏石甘汤加减以清热宣肺。

2. 水湿

〔证候〕全身广泛浮肿，肿甚者可见皮肤光亮，可伴见腹胀水臌，水聚肠间，漉漉有声，或见胸闷气短，心下痞，甚有喘咳，小便短少，脉沉。

〔辨证〕本证以中度以上水肿，伴水臌（腹水）、悬饮（胸水）为特征。此外结合西医物理诊断，腹胸部B超，X线等检查不难确诊。水臌责之脾肾肝；悬饮责之肺脾。

〔治法〕一般依主证论治。伴水臌、悬饮者可短期采用补气健脾、逐水消肿法。

〔方药〕防己黄芪汤合已椒苈黄丸加减。黄芪、白术、茯苓、泽泻、汉防已、椒目、葶苈子、大黄等。

〔加减〕脘腹胀满加大腹皮、厚朴、莱菔子、槟榔以行气除胀；胸闷气短，喘咳者加麻黄、杏仁、苏子、生姜皮、桑白皮宣肺降气利水等；若水臌、悬饮，胸闷腹胀，大小便不利，体气尚实者，可短期应用甘遂，牵牛子攻逐水饮。

此外，当纯中药不能奏效时，可配合西药利尿剂短期应用。

3. 湿热

〔证候〕皮肤脓疱疮、疖肿、疮疡、丹毒等；或口粘口苦，口干不欲饮，脘闷纳差等；或小便频数不爽，量少、有灼热或刺痛感、色黄赤混浊、小腹坠胀不适，或有腰痛、恶寒发热、口苦便秘；舌红苔黄腻，脉滑数。

〔辨证〕湿热为肾病患儿最常见的兼夹证（标证），可出现于病程各阶段，尤多见于足量长期用激素及大量用温阳药之后。临证应区分上、中、下三焦湿热之不同。上焦湿热以皮肤疮毒为特征；中焦湿热以口粘口苦、脘闷纳差、苔黄腻为主证：下焦湿热则以小便频数不爽、量少、尿痛，小腹坠胀不适等为主证。此外，下焦湿热之轻症可无明显症状，但尿有白细胞、脓细胞增多，尿细菌培养阳性。

〔治法〕上焦湿热：清热解毒。中焦湿热：清热解毒，化浊利湿。下焦湿热：清热利湿。

〔方药〕上焦湿热：五味消毒饮加减。银花、菊花、蒲公英、紫花地丁、天葵子、黄芩、黄连、半枝莲等。中焦湿热：甘露消毒丹加减。黄芩、茵陈、藿香、白蔻仁、滑石、薏苡仁通草、猪苓等。下焦湿热：八正散加减。草通、车前子、萹蓄、滑石、栀子、连翘、黄柏、金钱草、半枝莲、大黄等。

4. 血瘀

〔证候〕面色紫暗或晦暗，眼睑下发青、发黯，皮肤不泽或肌肤甲错，有紫纹或血缕，常伴有腰痛或胁下癥瘕积聚，唇舌紫暗，舌有瘀点或瘀斑，苔少，脉弦涩等。

〔辨证〕血瘀也为肾病综合征常见的标证，可见于病程的各阶段，尤多见于难治病例或长期足量用激素之后，临床以面色晦暗，唇暗舌紫，有瘀点瘀斑为特点。也有以上证候不明显，但长期伴有血尿或血液流变学改变者，检测提示有高凝情况，可作依据。

〔治法〕活血化瘀。

〔方药〕桃红四物汤加减。桃仁、红花、当归、生地、丹参、赤芍、川芎、党参、黄芪、益母草、泽兰等。

〔加减〕尿血者选加仙鹤草、蒲黄炭、旱莲草、茜草、三七以止血；瘀血重者加水蛭、三棱、莪术活血破血；血胆固醇过高，多从痰瘀论治，常选用泽泻、瓜蒌、半夏、陈胆星、生山楂以化痰活血；若兼有郁郁不乐，胸胁胀满、腹胀腹痛、嗳气呃逆等气滞血瘀症状，可选加郁金、陈皮、大腹皮、木香、厚朴以行气活瘀。本证之高粘滞血症，可用水蛭粉装胶囊冲服，1.5～3 g/日为宜，也可用丹参注射液或脉络宁注射液静脉滴注。

5.湿浊

〔证候〕纳呆，恶心或呕吐，身重困倦或精神萎靡，水肿加重，舌苔厚腻，血尿素氮、肌酐增高。

〔辨证〕本证多见于水肿日久不愈。水湿浸渍，脾肾衰竭，水毒潴留，使湿浊水毒之邪上逆而致。临床以恶心呕吐、纳差、身重困倦或精神萎靡，血尿素氮、血肌酐增高为辨证要点。

〔治法〕利湿降浊。

〔方药〕温胆汤加减。半夏、陈皮、茯苓、生姜、姜竹茹、枳实、石菖蒲等。

〔加减〕若呕吐频繁者，加代赭石、旋覆花降逆止呕；若舌苔黄腻，口苦口臭之湿浊化热者，可选加黄连、黄芩、大黄解毒燥湿泻浊；若肢冷倦怠、舌质淡胖之湿浊偏寒者，可选加党参、淡附片、吴茱萸、姜汁黄连、砂仁等以寒温并用，温中清热；若湿邪偏重、舌苔白腻者，选加苍术、厚朴、生薏仁。

【其他疗法】

（一）中药成药

1.雷公藤多甙片：用于肾病的中医各证型。

2.肾康宁片：用于肾阳虚弱，瘀水互结之肾病。

3.肾炎消肿片：用于脾虚湿困型肾病。

4.六味地黄丸：用于肝肾阴虚型肾病。

5.强肾片：用于肾病之阴阳两虚兼血瘀者。

（二）单方验方

1.雷公藤生药：每日 5～10 g，最大量不超过 15 g，水煎服。用于肾病之各种证型。

2.干葫芦(不去子)3 个，水煎，加红糖适量，分 6 次量，每日 1 次量。用于肾病水肿期。

3.黄芪 30～60 g，益母草 15～30 g，白茅根 30～60 g，大枣 10 枚。水煎，每日 1 剂，分次服。用于肾病脾虚兼血瘀湿热者。

（三）外治疗法

消水膏：大活田螺 1 个，生大蒜 1 片，鲜车前草 1 棵。将田螺去壳，用大蒜瓣和鲜车前草共捣烂成膏状，取适量敷入脐孔中，外加纱布覆盖，胶布固定。待小便增多，水肿消失时，即去掉药膏。

【预防调护】

1.尽量寻找病因，若有皮肤疮疖疡疹、龋齿或扁桃体炎等病灶，应及时处理。

2.注意接触日光，呼吸新鲜空气，防止呼吸道感染。保持皮肤及外阴、尿道口清洁，防止皮肤及尿道感染。

3.水肿明显者应卧床休息，病情好转后可逐渐增加活动。

4.水肿期及血压增高者，应限制盐摄入，并控制水入量。

5.水肿期应给清淡易消化食物。蛋白质摄入量应控制在 1.5～2.0 g/kg·d，避免过高或过低。

6.水肿期每日应准确记录病儿的饮水量及尿量，测体重一次，了解水肿的增减程度。

自 学 指 导

【重点难点】

肾病以“三高一低”即大量蛋白尿、低蛋白血症、高脂血症及水肿为主要临床特征。其中以大量蛋白尿及低蛋白血症为诊断必备条件。临床尚有单纯型与肾炎型之不同。肾病的诊断应与急性肾炎相鉴别。

肾病属中医“水肿”之阴水范畴。小儿禀赋不足、久病体虚，外邪入里，致肺脾肾三脏功能虚弱，气化、运化功能失常，封藏失职，精微外泄，水液停聚则是肾病的主要病因病机。

其辨证首先要区别本证与标证。肾病的本证以正虚为主，是疾病发生的关键。临床主要分五型。即肺肾气虚、脾虚湿困、脾肾阳虚、肝肾阴虚及气阴两虚。在病情的发生发展过程中，常因感受外邪（风寒、风热）或湿热，水湿、瘀血、湿浊而致本虚标实、虚实错杂之证，从而导致病情反复，迁延难愈、此外肾病水肿的轻重与蛋白尿轻重密切相关，尿蛋白愈多，浮肿愈明显，由此可见蛋白尿是最关键的环节，辨证时应予重视。

肾病的治疗以扶正培本为主，重在益气健脾补肾、调理阴阳，同时配合宣肺、利水、清热、活瘀、化湿降浊等祛邪之法以治其标。在肾病的不同阶段，应根据本虚与标实的轻重缓急，解决主要矛盾。

肾病有难易之分，病程短、药物治疗敏感者易治；病程长、反复发作或药物治疗不敏感者属难治病例。

单纯中药效果欠佳者，或难治病例，应采用中西医综合治疗。本病的疗程较长，一般认为在尿蛋白消失后，仍应巩固治疗半年以上，难治病例常需一年或更长时间，尤其配合应用激素类药物时，应逐渐减量，切忌骤停，以防反跳，引起肾病复发。

【复习思考题】

1. 肾病的临床特征是什么，试述其不同临床类型的诊断条件。
2. 简述肾病的主要病因病机。
3. 肾病辨证论治的特点如何，试述其证型特点、治法、方药。
4. 肾病如何与急性肾炎相鉴别?

【参考文献摘录】

《诸病源候论·小儿杂病诸候·肿满候》：“小儿肿满，由将养不调，肾脾二脏俱虚也。肾主水，其气下通于阴。脾主土，候肌肉克水，肾虚不能克制于水，故水气流溢于皮肤，故令肿满。”

《丹溪心法·水肿》：“遍身肿，不烦渴，不便溏，小便少，不涩赤，此属阴水。”“诸家只知治湿当利小便之说，执此一途，用诸去水之药，往往多死。又用导水丸、舟车丸、神佑丸之类大下之，此速死之兆。盖脾极虚而败，愈下愈虚，虽劫效目前，而阴损正气，然病亦不旋踵而至。”

《幼幼集成·肿满证治》：“夫肿满之证，悉由脾胃之虚也。脾土喜燥而恶湿，因中气素弱，脾虚无火，故水湿得以乘之。而脾虚不运，则乳食凝而不化，停积于中，而肿满作焉。治肿者，当以脾胃为本，而以浮肿为标。”

（丁　樱）

第十九节　尿　频

【目的要求】

1. 熟悉尿频的临床特征及病因病机。
2. 掌握尿频的辨证论治。

【自学时数】

2 学时。

尿频以小便频数为特征，是儿科临床的常见病证。一年四季均可发病，多发于学龄前儿童，尤以婴幼儿时期发病率最高，年长儿发病率较低，女孩发病率高于男孩。本病经过恰当治疗，预后良好。婴儿时期因脏腑之气不足，气化功能尚不完善，若小便频数，无尿急及其他所苦，不为病态。

尿频属于中医淋证的范畴，其中有相当一部分属于热淋。西医学中泌尿系感染、结石、肿瘤、白日尿频综合征等疾病均可出现尿频，但儿科以尿路感染和白日尿频综合征最为常见。尿频早在《内经》中即有论述，如《灵枢·口问》曰：“中气不足，溲便为之变。”《素问·脉 要精微论》亦云：“水泉不止者，膀胱不藏也。”隋唐时期多将尿频混于淋证中论述，如《诸病源候论·小儿杂病诸候·小便数候》云：“小儿诸淋者，肾与膀胱热 也。……其状小便出少起数，小腹急痛引脐。”宋代的儿科专著《幼幼新书》已将小儿尿频与淋证分节论述，说明对尿频的认识已较深入。

【病因病机】

尿频的发生，多由于湿热之邪蕴结下焦，或脾肾气虚，使膀胱气化功能失常所致，也可因病久不愈，损伤肾阴而致阴虚内热者。病位在肾与膀胱，病邪主要为湿热。其表现有因湿热之邪流注下焦者；有因脾肾本虚或肾阴损伤，湿浊蕴结，下注膀胱者。前者以实证为主，后者多虚中夹实。也有因脾肾气虚，气不化水，而致小便频数，淋漓不畅者，此乃纯虚之证。

（一）湿热下注

湿热来源有两个方面：其一为外感，外感湿热或坐地嬉戏，湿热之邪熏蒸于下；其二为内伤，因小儿脾胃不足，运化力差，内伤乳食，积滞内蕴，化为湿热。无论内伤、外感，均致湿热内蕴，下注膀胱，肾与膀胱互为表里，湿热之邪客于肾与膀胱，湿阻热郁，气化不利，开合失司，膀胱失约而致尿频。正如《诸病源候论·小儿杂病诸候·小便数候》所云：“肾与膀胱为表里，俱主水，肾气下通于阴，此二经既受客热，则水行涩，故小便不快而起数也。”

（二）脾肾气虚

因尿频长期不愈，或因小儿先天不足，病后失调，素体虚弱，导致脾肾气虚。肾主闭藏而司二便，肾气虚则下元不固，气化不利，开合失司；脾主运化而制水，脾气虚则中气下陷，运化失常，则水失制约。故无论肾虚、脾虚，均可使膀胱失约，排尿异常，而致尿频之证。

（三）阴虚内热

尿频日久不愈，湿热久恋不去，可损伤肾阴；或阳损及阴，脾肾阳虚，日久而致肾阴不足；或初为阳虚而过用辛温，损伤肾阴；或先天禀赋不足；或素为阴虚体质。肾阴不足，阴不潜阳，虚热内生，虚火客于膀胱，膀胱失约而致尿频。

本病外因责之于湿热，内因责之于脾肾，湿热内蕴，脾肾气虚为其主要病理改变。病程日久则变生多端。湿热日久，损伤膀胱血络则为血淋，湿热日久，煎熬尿液，结为砂石，则为石淋；湿热内蕴，耗气伤阴，日久而致肾阴肾阳不足，则成虚实夹杂之候。脾肾气虚日久，损伤阳气，阳不化气，气不化水，可致水肿；脾肾气虚，先后天不足，日久可致卫外不固，则易感外邪，而致尿频反复发作，加重病情。

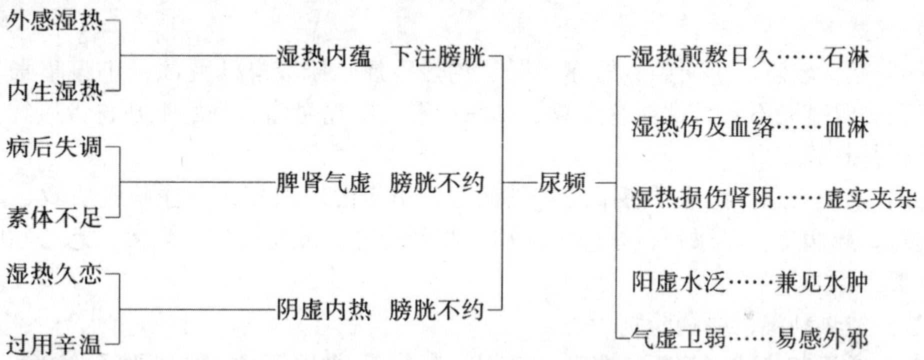

图 2-20　尿频的病因病机示意图

【诊断要点】

（一）尿路感染

1. 病史：有外阴不洁或坐地嬉戏等湿热外侵病史。

2. 症状：起病急，以小便频数，淋漓涩痛，或伴发热、腰痛等为特征。小婴儿的尿频往往尿急、尿痛等局部症状不突出而仅表现为高热等全身症状。

3. 尿常规：白细胞增多或见脓细胞，可见白细胞管型，肾盏乳头炎或膀胱炎时可见多少不等的红细胞。蛋白较少或无蛋白。

4. 清洁中段尿培养：尿细菌培养阳性，菌落计数在 1～10 万/mL，女性为可疑，男性有诊断意义，超过 10 万/mL 可确诊。但要排除污染，可参考定量培养。

（二）白日尿频综合征

醒时尿频，次数较多，甚者数分钟一次，点滴淋漓，但入眠消失。反复发作，无其他痛苦，精神、饮食均正常。实验室检查尿常规、尿培养无阳性发现。

【鉴别诊断】

尿频为一临床症状，临证时要明确其原发疾病。尿频本身要把泌尿系感染和白日尿频综合征鉴别开来，除此之外，泌尿系结石和肿瘤也可导致尿频，临床结合B超和CT或泌尿系造影等影像学检查方法可资鉴别。此外，尿频也需与消渴相鉴别。

【辨证论治】

尿频的辨证，关键在于辨虚实。虚实辨证主要依据病程、病势、小便情况以及全身症状。病程短，起病急，小便频数短赤，尿道灼热疼痛，或见发热恶寒，烦躁口渴，恶心呕吐者，多为实证，湿热下注所致：病程长，起病缓，小便频数，淋漓不尽，但无尿热、尿痛之感，或伴神疲乏力，面白形寒，手足不温，眼睑浮肿者，多为虚证，脾肾气虚所致。病久之后，若见低热，盗汗，颧红，五心烦热等症，则为阴虚内热之证。

本病治疗要分清虚实，实证宜清热利湿，虚证宜温补脾肾或滋阴清热，病程日久或反复发作者，多为虚实夹杂之候，治疗要标本兼顾，攻补兼施。

（一）湿热下注

〔证候〕起病较急，小便频数短赤，尿道灼热疼痛，尿液淋沥混浊，小腹坠胀，腰部酸痛，婴儿则时时啼哭不安，常伴有发热、烦躁口渴、头痛身痛、恶心呕吐、舌质红、苔薄腻微黄或黄腻，脉数有力。

〔辨证〕本证为急性泌尿系感染的常见证型，由于湿热内蕴，下注膀胱所致，为邪实之证。病程短，起病急，以尿频、尿急、尿痛，小便短赤，或见发热，烦渴，恶心呕吐，舌红苔腻为其要点。

〔治法〕清热利湿，通利膀胱。

〔方药〕八正散加减。萹蓄、瞿麦、滑石、车前子、金钱草、地锦草、栀子、大黄、甘草。

〔加减〕发热恶寒加柴胡、黄芩解肌退热；腹满便溏者去大黄，恶心呕吐者加竹茹、藿香降逆止呕；小便带血，尿道刺痛，排尿突然中断者，常为沙石所致，可加金钱草、海金砂、大蓟、小蓟、白茅根，加强清热利湿功能，以排石止血；若小便赤涩，尿道灼热刺痛，口渴烦躁，舌红少苔，为心经热盛，移于小肠，可用导赤散，以清心火，利小便；若小便频数短涩，小腹作胀，为肝失疏泄，可加柴胡、香附、川楝子以疏肝理气。

（二）脾肾气虚

〔证候〕病程日久，小便频数，淋漓不尽，尿液不清，精神倦怠，四肢乏力，面色萎黄，饮食不振，甚则畏寒怕冷、手足不温、大便稀薄，眼睑浮肿，舌质淡或有齿痕，苔薄腻，脉细弱。

〔辨证〕本证多见于慢性泌尿系感染或白日尿频综合征，由脾肾气虚，膀胱失约所致。病程长，小便频数，淋漓不尽，无尿痛，尿热之症，并见精神倦怠、四肢乏力、面色萎黄，饮食不振等气虚表现或畏寒怕冷，手足不温，眼睑浮肿等阳虚的表现，为本证的辨证要点。

〔治法〕温补脾肾，升提固摄。

〔方药〕缩泉丸加减。山药、益智仁、乌药、白术、薏苡仁、仙灵脾。

〔加减〕若尿液混浊，苔白，可加茯苓、车前子利水渗湿；若以脾气虚为主，证见面色萎黄，精神倦怠，四肢乏力，食欲不振，大便稀薄，小便频数，尿液混浊，苔白，脉细弱，可用参苓白术散健散益气，和胃渗湿。若以肾阳虚为主者，证见面色㿠白，畏寒怕冷，手足不温，下肢浮肿，小便频数，苔白，脉沉细无力，可用济生肾气丸温补肾阳，利水消肿；夜尿增多者加桑螵蛸、益智仁。若属肺脾气虚者，证见小便频数，点滴而出，不能自控，入睡自止，面色萎黄，容易出汗，精神倦怠，形体消瘦，食欲不振，舌淡苔白，脉缓弱，可用补中益气汤合缩泉丸加减以益气补肺，固摄缩尿。

（三）阴虚内热

〔证候〕病程日久，小便频数或短赤，低热，盗汗，颧红，五心烦热，咽干口渴，唇干舌红，苔少，脉细数。

〔辨证〕本证多见于泌尿系感染病程较长或反复发作者，由病久阴伤，虚热内生所致。尿频的同时伴有低热、盗汗、颧红、五心烦热、舌红、苔少、脉细数等阴虚内热的全身证候为本证的辨证要点。

〔治法〕滋阴清热。

〔方药〕知柏地黄丸加减。知母、黄柏、泽泻、女贞子、牛膝、山茱萸、山药、茯苓、牡丹皮。

〔加减〕若仍有尿急、尿痛、尿赤者，加黄连、淡竹叶、萹蓄，瞿麦以清心火、利湿热；低热加青蒿、地骨皮以清热除蒸；盗汗加鳖甲、龙骨、牡蛎以敛阴止汗；若阴虚明显者，加熟地、枸杞子以滋补肝肾。尿频的形成与湿热密切相关，临床上阴虚内热之时，也往往湿热留恋不去，此时的治疗一般较难掌握，滋阴之品，容易滞湿留邪，清利之品，又易耗伤阴液，在临床应用时，应仔细辨别虚实之孰轻孰重，斟酌应用。

本病若缠绵日久，损伤正气，往往形成虚实夹杂之复杂证候，此时要分清虚实之孰多孰少，或以补为主，或以清为主，分清主次，标本兼顾，攻补兼施。

【其他疗法】

（一）中药成药

1. 三金片：用于湿热下注型。

2. 知柏地黄丸：用于肾阴不足兼有膀胱湿热型。

3. 六味地黄丸：用于肾阴不足型。

4. 济生肾气丸：用于脾肾气虚型。

5. 龙胆泻肝丸：用于肝胆湿热型。

（二）单方验方

1. 猪膀胱 1 个，内装菟丝子、肉苁蓉、益智仁、萆薢、石菖蒲、乌药、茯苓、加水煮熟后，猪膀胱在铁锅内炒后食，所用中药熬至适量后过滤服汁，每日 1 剂。适宜于脾肾气虚型。

2. 地锦草、车前草、海金砂、薏苡仁、萹蓄、白茅根、白花蛇舌草、栀子等，任选一二种，每味 20～30 g，每日 1 剂，水煎服。适用于尿频之湿热内蕴型。

2. 土茯苓 30 g，蒲公英 30 g。水煎服。适用于尿频之湿热内蕴型。

（三）外治疗法

坐浴：金银花 30 g，蒲公英 30 g，地肤子 30 g，艾叶 30 g，赤芍 15 g，生姜 15 g，通草 6 g。水煎坐浴。每日 1～2 次，每次 30 分钟。用于治疗尿频、尿急、尿痛。

（四）针灸疗法

1. 急性期：主穴：委中、下髎、阴陵泉、束骨。配穴：热重加曲池；尿血加血海、三阴交；少腹胀痛加曲泉；寒热往来加内关；腰痛取耳穴：肾、腰骶区。

2. 慢性期：主穴：委中、阴谷、复溜、照海、太溪。配穴：腰背酸痛加关元、肾俞；多汗补复溜、泻合谷；尿频、尿急、尿痛加中极、阴陵泉；气阴两虚加中脘、照海；肾阳不足加关元、肾俞。

（五）推拿疗法

每日下午揉丹田200次，摩腹20分钟，揉龟尾30次，较大儿童可用擦法，横擦肾俞、八髎，以热为度，适用于脾肾气虚型。

【预防调护】

1. 注意卫生，防止外阴部感染。
2. 换尿布和内裤，不穿开裆裤，不坐地玩耍。
3. 注意饮食调理，增加营养，加强锻炼，增强体质。

自学指导

【重点难点】

尿频是儿科常见症，以小便频数或伴发热为特征，小儿时期以泌尿系感染和白日尿频综合征为最常见，前者可见尿频、尿急、尿痛之证，尿常规、尿培养可以确定；后者特征为醒时尿频，入眠消失，实验室检查无阳性发现。泌尿系结石和肿瘤也可致尿频，往往有全身症状和血尿可资鉴别，影像学检查可以明确诊断。消渴病人小便也频，但量大而无尿急、尿痛之感，且伴多饮多食之症，二者容易鉴别。

尿频的主要病因病机为湿热下注，脾肾气虚或肾阴不足而致膀胱气化不利，开合失司。前者为实证，以起病急，病程短，尿频、尿急、尿痛，尿道灼热或见发热为特征。后者为虚，以起病缓，病程长，尿频但无尿热、尿痛、发热等症，多伴精神倦怠、面色萎黄、腰酸腰痛、畏寒怕冷、四肢不温或低热、盗汗、颧红、五心烦热为特征。

尿频日久可变生他证，湿热伤及膀胱血络，可致血淋；煎熬尿液可成石淋；脾肾气虚，日久伤阳，可致水肿；卫外不固，可致外感。尿频日久，以虚证和虚实夹杂为主，其虚以脾肾气虚或肝肾阴虚为主，其实以湿热未清为要。

本证治疗以辨明虚实为要，实证以湿热下注为主，宜清热利湿，可用八正散；虚证以脾肾气虚为主，宜温补脾肾，可用缩泉丸；若有肾阴不足，宜滋补肾阴，可用知柏地黄丸；若为虚实夹杂之候，则应分清主次，攻补兼施。

【复习思考题】

1. 小儿尿频的病因、病机如何？

2. 小儿尿频的辨证论治有哪些类型？其证、治、方药各是什么？

3. 小儿尿频的辨证论治有哪些规律？

【参考文献摘录】

《诸病源候论·小儿杂病诸候·小便数候》："小便数者，膀胱与肾俱有客热乘之故也，肾与膀胱为表里，俱主水，肾气下通于阴，此二经既受客热，则水气涩，故小便不快而起数也。"

《赤水玄珠》："小便频而清白长者，为虚寒，频而少黄而赤涩者，为热，及脉洪数、有力无力、或滑或涩参验之，始无差误。"

《明医杂著》："小便不禁而频数，古方多以为寒，而用温涩之药，殊不知属热者。盖膀胱火邪妄动，水不得宁，故不能禁而频数也。"

（翟文生）

第二十节　遗　　尿

【目的要求】

1. 熟悉遗尿的病因病机。

2. 掌握小儿遗尿的辨证论治。

【自学时数】

1～2 学时。

遗尿，亦称尿床，是指 5 岁以上的小儿睡眠中经常小便自遗，醒后方觉的一种病证。本病多见于 10 岁以下的小儿，也有病情反复延至更大年龄者。迁延不愈者可使儿童精神抑郁，影响身心健康。5 岁以下的小儿，由于脏腑未坚，对排尿的自控能力差，常可出现遗尿，学龄期儿童，由于睡前多饮，或疲劳酣睡，偶有睡中遗尿者，均不属病态。

遗尿的文献记载，最早见于《内经》。《素问·宣明五气篇》曰："膀胱不利为癃，不约为遗溺。"此泛指一切小便失约、不禁自出之证。隋《诸病源候论·小便病诸候》始将睡中不觉尿出的病证另立为"尿床"加以论述，并指出遗尿的病因是阴盛阳虚，肾与膀胱俱冷，不能制水。唐代以后，大多用药重在补肾固涩。明代张景岳则认为小儿遗尿与生理发育有关，《景岳全书·遗溺》说："梦中自遗者，惟幼稚多有之，俟其气壮而自固，或少加调理可愈，无足疑也。"在证治方面，清代医家还认识到"遗尿有寒热异因"（沈金鳌《幼科释谜·大小二便》），以及从"调补心肾"（林佩琴《类证治裁·闭癃遗溺》）着手进行治疗。需要指出的是，历代中医文献中又常将"不分寤寐，出而不禁"之遗尿（相当于尿失禁症），与"睡中自遗"之尿床，合而论之。这是因为二者在病因病机、治法方药上多有同似之处，因此，在阅读古代文献时应加以注意。

【病因病机】

本病的病因病机，归纳起来有以下四方面。

（一）下元虚寒，肾气不足

小儿因先天禀赋不足，病后失调，素体虚弱，导致肾气不足，下元虚冷。肾为先天，主闭藏而司二便，与膀胱相表里。膀胱为州都之官，主藏溺，小便的贮存和排泄为膀胱气化功能所司约，而膀胱气化功能的正常发挥又赖于肾的气化功能来调节。肾气不足，下元虚冷，则膀胱失其温养，膀胱气化与制约功能失常。《灵枢·九针论》云："膀胱不约为遗溺。"更加夜间主阴，卧则阳入于阴，故而肾阳不足，下元虚冷，至夜卧之时尤甚，使肾之闭藏开合之职失司，膀胱气化制约之能失利，而见睡中自遗。现代医学通过 X 线诊断，发现顽固性遗尿的患儿，部分与隐性脊柱裂有关，联系肾主骨，肾虚则骨裂，使遗尿与肾虚的关系，得到进一步证实。

（二）脾肺气虚，膀胱失约

部分患儿可因大病久病之后，失于调养，或素体脾肺不足，导致脾肺气虚。肺主治节，为水之上源，有通调水道，下输膀胱的作用；脾主运化，为水之中制。肺气虚则治节不行，上不能输布津液，下不能约制膀胱，决渎失司；脾气虚则运化失职，水无所制。所以，肺脾气虚则下不能制水，水道约束无权导致睡中遗尿。此证与上述肾阳不足，下元虚寒者，有浅深轻重之别，在病理传变上，脾肺气虚日久，可致肾阳不足。

（三）肝经湿热，热迫膀胱

肝主疏泄，能疏达气机，通利三焦，调摄水道，且足厥阴肝经循阴器，抵少腹。所以肝的疏泄功能也能影响到水液的代谢和尿液的排泄。部分患儿素蕴湿热，内扰肝经，致肝失疏泄，影响三焦水道的正常通利，湿热迫注膀胱，膀胱开合失司，而发为遗尿。该病理变化在病证表现上还可兼见其他湿热脉证，而无虚寒之象，属实证范畴。

此外，有些患儿日间疲劳过度，致夜间睡眠过深，呼叫不应，或自幼缺乏教育，没有养成夜间起床排尿的习惯，或骤然更换新环境，或因蛲虫感染，至夜爬出肛门外，刺激前阴等，均可造成遗尿。

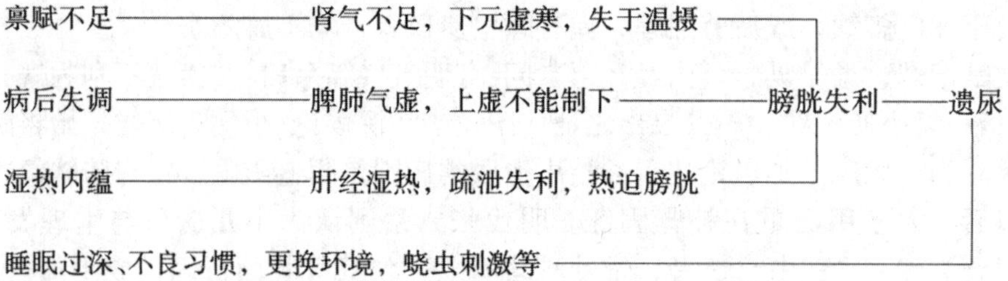

图 2-21　遗尿病因病机示意图

【诊断要点】

1. 年龄在 5 岁以上。

2. 睡眠较深，不易唤醒，每夜或隔天发生尿床，甚则每夜遗尿 1～2 次以上者。

3. 尿常规和尿培养多无异常发现。

4.X线检查部分患儿可发现隐性脊柱裂，或作泌尿系造影可见畸形。

【鉴别诊断】

应与热淋鉴别。热淋也可出现尿床，但可见尿次频繁，伴尿痛尿急，尿常规检查有白细胞、红细胞，尿培养常为阳性。

【辨证论治】

遗尿的辨证重在辨其虚实寒热。遗尿日久，小便清长，量多次频，兼见形寒肢冷，面白神疲，乏力自汗者多为虚寒；遗尿初起，尿黄短涩，量少灼热，形体壮实，睡眠不宁者多为实热。虚寒者多责之于肾气虚弱、下元虚冷和脾肺气虚、膀胱失约；实热者多责之于肝经湿热、热迫膀胱。临床所见，虚寒者居多，实热者较少。

遗尿的治疗，根据虚者补之，实者泻之的原则，结合不同病证进行。下元虚寒者，以温肾固涩为主；脾肺气虚者，以益气收摄为主；肝经湿热者，以清利疏泄为主。除内服药物外，可配合针灸、推拿、外治、激光等综合疗法，以增强疗效

（一）下元虚寒

〔证候〕睡中经常遗尿，量多次频，多则一夜数遗，醒后方觉，神疲乏力，面色苍白，肢凉怕冷，腰腿酸软，或智力较差，平时小便清长，舌淡苔白，脉象沉细或沉迟。

〔辨证〕本证是小儿遗尿的常见证候，以遗尿日久，次数较多，兼见虚寒之证为特点。

〔治法〕温补肾阳，固涩止遗。

〔方药〕菟丝子散合缩泉丸加减。菟丝子、肉苁蓉、附子、益智仁、桑螵蛸、牡蛎、五味子、淮山药、乌药、鸡内金、补骨脂等。

〔加减〕若本证病情较轻，可用缩泉丸治疗；沉睡不易唤醒者，加石菖蒲、麻黄、远志、郁金之类，以化痰开窍，清心醒神。

（二）脾肺气虚

〔证候〕睡中遗尿，量不多但次数频，常自汗出，神疲乏力，少气懒言，面色无华，食欲不振，大便溏薄，舌质淡，舌苔薄白，脉弱。

〔辨证〕本证多因病后失调，肺脾气虚，上虚不能制下，以致睡中遗尿。尿频量少，少气乏力，自汗出，易感冒为肺脾气虚必备之证候。

〔治法〕益气健脾，固涩小便。

〔方药〕补中益气汤合缩泉丸加减。人参、黄芪、白术、茯苓、山药、升麻、柴胡、乌药、益智仁、桑螵蛸等。

〔加减〕若困睡不醒，加石菖蒲、麻黄、以化痰、开窍、醒神；若大便溏泻，加炮姜，以温脾祛寒止泻。

（三）肝经湿热

〔证候〕睡中遗尿，尿量不多，气味腥臊，尿色较黄，平时性情急躁，或夜间梦呓龂齿，唇赤舌红，苔黄或黄腻，脉滑数。

〔辨证〕本证为湿热内蕴，郁于肝经，下迫膀胱所致。尿少尿黄，夜间龂齿，性情急躁属肝经热盛。本证属实属热，误补则生他变。若有小便涩痛，则属淋证。

〔治法〕清肝泄热，缓急止遗。

〔方药〕龙胆泻肝汤加减。龙胆草、黄芩、栀子、通草、车前子、泽泻、柴胡、生地、甘草等。

〔加减〕若夜卧不宁、龂齿梦呓、夜惊等症状较显著，加黄连、连翘、茯神，以清心安神；若困睡呼之不醒，加石菖蒲、远志、郁金，以开窍醒神；若湿热化火，上犯心神，下迫小肠，水火相扰，开合失司者，宜清热泻火，豁痰理气，用黄连温胆汤；若久病不愈，伤耗阴液，出现肝肾不足，证见消瘦、低热、盗汗、舌红，脉细数等，可用知柏地黄丸治疗，以滋阴降火。

以上各证，均可配合针灸、推拿等疗法。

对于不良习惯引起的遗尿，重点应加强教育，改变不良习惯。若因白天嬉戏过度、困睡不醒者，则应注意生活调理，不致疲劳过度。对于蛲虫刺激等，应针对病因加以治疗。

【其他疗法】

（一）中药成药

1．缩泉丸：用于下元虚寒之轻证。

2．补中益气丸：用于脾肺气虚证。

3．龙胆泻肝丸：用于肝经湿热证。

（二）单方验方

1．桑螵蛸 3 g。炒焦研末，加白糖适量，温水调服，每日 2～3 次。适用于肾气不足，膀胱失约者。

2．益智仁 10 g。醋炒研末，温开水冲服，每次 3 g，每日 3 次。适用于肾气不足，膀胱虚冷者。

3．鸡肠一具，烧存性，牡蛎、茯苓、桑螵蛸各 16g，肉桂、龙骨各 8g，共为细末，每服 3～4g，每日 2～3 次。

（三）外治疗法

1．五倍子、何首乌各 3g。研末，用醋调敷于脐部，外用纱布覆盖，每晚 1 次，连用 3～5 次。

2．覆盆子、金樱子、菟丝子、五味子、仙茅、补骨脂、山茱萸、桑螵蛸各 60g，丁香、肉桂各 30g。研末装瓶备用，每次 1g，填入脐中，滴 1～2 滴乙醇或白酒后，外用暖脐膏固定，或用薄层棉花或纱布覆盖，外加塑料薄膜贴上胶布条，每 3 天换药 1 次。

3．生硫磺末 45g，鲜葱根 7 个。现将葱根捣烂，与硫磺末拌匀，睡前置药于脐部，油纸覆盖，纱布固定，次日晚继用 1 次。

（四）针灸疗法

1．体针：取百会、关元、中极、三阴交，针后加灸，每日下午 1 次，7 日为 1 疗程。

2．手针：针刺夜尿点（此穴在掌面小指第二指关节横纹中点处），每次需留针 15 分钟，隔日 1 次，7 次为 1 疗程。

3．耳针：肾、膀胱、尿道、皮质下、交感、肾上腺、神门，每日针刺 1 次，7 日为 1 疗程。

4．耳穴贴压：取膀胱、肾、脾、三焦、心、脑点及神门点，以王不留行子贴之，每日按压 3 次，每次 5 分钟，睡前加按 1 次，两耳交替。

（五）激光疗法

取穴关元、足三里、三阴交。以 1.5～2.0 mW 的氦氖激光照射。每穴照射 1～2 分钟，1 日或隔日 1 次，6 次为 1 疗程。连用 2～3 个疗程。用于下元虚寒与脾肺气虚证遗尿。

【预防调护】

1．自幼儿期开始，培养按时排尿的良好习惯及合理的生活卫生习惯。

2．白天不使患儿游玩过度，以免疲劳贪睡。夜晚睡眠，保持侧卧位。

3．每日晚餐及晚餐后，注意控制饮水量，少给流质饮食，少喝水，汤药也应安排在白日服完，以减少夜间尿量排泄。

4．临睡前令患儿排空小便，入睡后注意患儿遗尿时间，按时唤醒排尿。逐渐养成自行排尿的习惯。

5．严禁对遗尿患儿责备或打骂，鼓励患儿消除怕羞和紧张情绪，有改善时，应给予鼓励。

6．积极治疗各种疾病，加强锻炼，增强体质。

自 学 指 导

【重点难点】

遗尿症分为原发及继发两种，前者是指出生后一直不间断的遗尿，是由于大脑皮质及皮质下功能失调或功能性膀胱容量小所致，一般无器质性疾病，有较明显的家族倾向。继发性遗尿可因精神创伤和行为问题；亦可由于膀胱或全身疾病，如下泌尿道畸形或梗阻合并泌尿道感染、便秘、某些食物过敏等。全身性疾病如糖尿病、尿崩症及镰状细胞贫血可导致多尿，肾功能不全及肾小管疾病也可能是遗尿的原因，大脑发育不良也常伴有遗尿。遗尿诊断不困难，关键在于能否找出病因，只有排除局部或全身器质性疾病所引起的遗尿后，才能诊断单纯性遗尿症。

中医学认为，遗尿与肺、脾、肾、三焦、膀胱有密切关系。其病因有虚实二端，虚，主要指肾气虚弱，下元虚冷和脾肺气虚，膀胱失约；实，主要为肝经湿热，热迫膀胱。无论虚与实，在造成遗尿的病理上，均有膀胱失约的病理变化。故本病的治疗应紧紧抓住这些基本的病理变化进行。对于下元虚寒者，治以温补肾阳为主，固涩收敛为辅。现代研究认为，温阳补肾药物的应用，对于骶管缺损区脑脊液和血液的供应有一定改善作用，故对伴有脊柱隐裂的遗尿患儿也能取得一定的疗效。对于脾肺气虚者，治以补脾益气为主，升阳收摄为辅。以上两型临证可加入麻黄以加强其宣发温煦之功，裨肺气得宣，膀胱得固，则遗尿可止，此即《景岳全书·遗溺》所说：“治水者必须治气，治肾者必须治肺”之旨。现代药理研究证实，麻黄具有较强的兴奋作用，能提高大脑皮质的兴奋性，使睡眠深度减弱，当患儿受到膀胱充盈刺激时容易自醒，或易被唤醒，可有效的避免遗尿的发生。一般常用量为 3～5 岁每剂 4g，6～12 岁每剂 6g，12 岁以上每剂 9g。对于肝经湿热者，则应以泻肝清热，疏泄通利为治。本病重在辨证论治，辨清虚实，主要是根据病程的长短、小便的清长与否、舌脉以及兼证等全面分析。不论上述何证，都易兼见困睡呼之不醒，尿遗不觉，此为痰浊蒙闭心窍，故应佐以清心化痰、醒神为治，使心肾交通，取效甚佳。在治疗上，除辨证用药外，可配合针灸推拿等其他疗法，有助于提高疗效。对于有继发因素引起的遗尿应针对不同病因进行治疗。

本病的护理与预防十分重要，不可忽视。在临床上常可见到辨证用药正确而护理不当，最后导致功亏一篑者。对于因不良习惯引起的遗尿，则尤应注意调护。

【复习思考题】

1. 哪些原因可以导致遗尿？
2. 遗尿的病因病机如何？
3. 怎样进行遗尿的虚实辨证？
4. 下元虚寒与脾肺气虚之遗尿在证治上有何不同？
5. 遗尿的预防与护理如何？

【参考文献摘录】

《幼科释谜·遗尿有寒热异因》："刘完素曰：遗尿不禁者为冷。肾主水，膀胱为津液之腑，肾与膀胱俱虚，而冷气乘之，故不能拘制其水。出而不禁，谓之遗尿；睡中自出者，名尿床。此皆肾与膀胱俱虚，而挟冷所致也。以鸡肠散主之。亦有热客于肾部，干于足厥阴之经，廷孔郁结极甚，而气血不能宣通，则痿痹而神无所用，故液渗入膀胱，而旋溺遗失，不能收禁也。"

《幼幼集成·小便不利证治》："小便自出而不禁者，谓之遗尿，睡中自出者，谓之尿床。此皆肾与膀胱虚寒也。益智散（益智仁、补骨脂、茯苓）加附、桂、龙骨。"

（刘　霞）

第二十一节　紫　　癜

【目的要求】

1. 熟悉紫癜的病因病机
2. 掌握紫癜的诊断要点及辨证论治。

【自学时数】

2～4学时。

紫癜是小儿时期常见的出血性病证之一，临床以血液溢于皮肤、粘膜之下，出现瘀点、瘀斑，压之不褪色为特征。常伴见鼻衄、齿衄，甚则呕血、便血、尿血。以学龄儿童较为多见，常可反复发作。本病的预后与引起紫癜的各种疾病有关，一般经治可愈，预后良好。反复发作或出血严重者，往往迁延难愈，甚则危及生命。

古代医籍中没有紫癜这一名称，《证治准绳·疡医》中有“紫癜风”的记载，类似本证的证候描述见于“血证”、“斑毒”和“葡萄疫”等门中。《灵枢·百病始生篇》所云：“阳络伤则血外溢，血外溢则衄血；阴络伤则血内溢，血内溢则后血。”指的是一般血证。《诸病源候论·患斑毒病候》“斑毒”、《小儿卫生总微论方·血溢论》所论的“血溢”，与紫癜多为血分热毒的病理相似。《外科正宗》中有“葡萄疫”一名，清代《医宗金鉴·外科心法》云：“此证多由婴儿感受疠疫之气，郁于皮肤，凝结而成。大、小青紫斑点，色状若葡萄，发于遍身，惟腿胫居多”，此与现代紫癜病的症状、病机极为一致。当出现鼻衄、便血等出血现象时，又与“衄血”、“便血”、“尿血”相关。另外，有关“斑疹”、“发斑”的论述多指温病发斑，与本证也有相似之处。

本病属血证范畴，包括西医学所指多种出血性疾病，儿科临床最多见的为过敏性紫癜及原发性血小板减少性紫癜。

【病因病机】

紫癜的病因有内因、外因两方面，可分虚实两类。先天禀赋不足，肺脾气虚为其内因，多为虚证；而外因则多因感受时邪，饮食不当所致，常呈实证。病机要点为脉络受伤，血不循经，溢于脉外，形成紫癜。离经之血经久不去，形成瘀血，瘀血阻于脉络，往往又会加重出血。

在病机表现上，可归纳为以下几个方面：

（一）风热伤络

风热之邪从口鼻而入，内伏血分，郁蒸于肌肤，与气血相搏，灼伤脉络，血不循经，渗于脉外。溢于肌肤，积于皮下，则出现紫癜；气血瘀滞肠络，中焦气血阻滞，则见腹痛便血；若风热夹湿，或与内蕴之湿热相搏，下注膀胱，灼伤下焦之络，则见尿血；瘀滞于关节之中，则见关节肿痛。

（二）血热妄行

主要由于感受外邪，化热化火所致。热毒炽盛，则内传营血，灼伤脉络，迫血妄行。络脉伤，则血溢渗于脉络之外，留于肌肤，积于皮下，形成紫癜。甚则血随火升，上出清窍而为吐衄；热移下焦，灼伤肠络则见便血，灼伤肾络膀胱则见尿血。

（三）气不摄血

脏腑内伤，脾气亏虚，正气不足，不能统血摄血，血液不循常道而溢于络脉之外，发为紫癜。若久病不愈，反复出血，血出既多，气随血损，以致气血两虚。病情反复，气血耗损日久，脏腑内伤，脾胃之气受损，气血生化不足，摄血统血无权，而致紫癜色淡，鼻衄、齿衄等。

（四）阴虚火旺

《景岳全书》说：“血本阴精，不宜动也，而动则为病。……盖动则多由于火，火盛则迫血妄行。”实火如此，虚火亦然。小儿稚阴稚阳，若久病失调，更易致肝肾阴亏，虚火内生。虚火乘扰则血随火动，以致离经妄行，形成紫癜。

（五）气滞血瘀

因脏腑功能失调，气滞不行，或气虚无力，均可导致血流凝涩，瘀血阻滞，血液不能循其常道而溢于脉外，产生紫癜。另外，上述各种原因（风热、热毒、虚火、气虚等）所致之紫癜，致瘀血留滞于肌肤之间，进一步导致血不归经，而使紫癜病情加重。

上述诸病理变化在临床上是相互转变的。一般而言，疾病初起多为实证，久则多致虚证。由于血不归经，血流脉外，常导致瘀血内阻，故而往往虚实夹杂。又血为气母，血虚则气亦虚，若出血太多，可导致气随血脱之危证。

西医学认为，过敏性紫癜与原发性血小板减少性紫癜均为与免疫相关的疾病。前者是由感染、药物、食物等因素引起异常免疫应答，免疫复合物引起广泛的变态反应性毛细血管炎，导致皮肤、粘膜及内脏器官出血及水肿；后者由病毒感染等使机体产生抗血小板抗体，引起血小板寿命缩短、数量减少、功能障碍，加上巨核细胞发育障碍和毛细血管脆性增加，出现皮肤粘膜自发性出血。

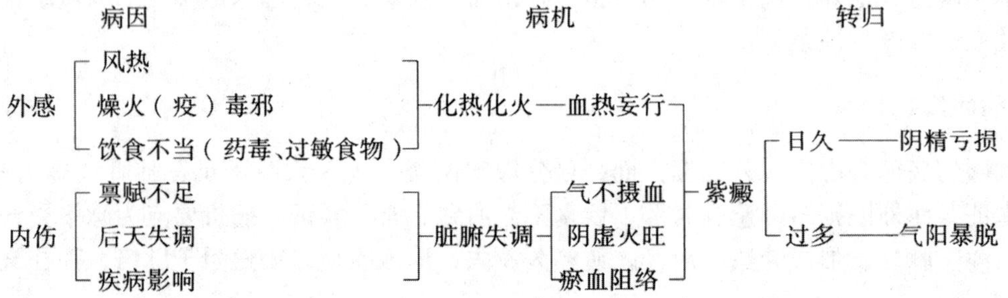

图 2-22　紫癜病因病机示意图

【诊断要点】

（一）过敏性紫癜

1. 发病前有上呼吸道感染，或有服用某些药用、食物诱发病史。

2. 发病较急，紫癜多见于下肢远端及臀部，对称性分布，高出皮肤，压之不褪色，鲜红或深红色丘疹、红斑，形状不一。

3. 可伴有腹痛、关节肿痛、便血、尿血、水肿等。

4. 血小板计数，出血、凝血时间，血小板功能、血块收缩时间均正常。毛细血管脆性试验可为阳性。

（二）血小板减少性紫癜

1. 皮肤出血点、瘀斑，出血点多为散在，针尖样大小，四肢面部多见，不高出皮肤，颜色或红或青紫，压之不褪色。

2. 可伴有鼻衄、齿衄、便血、尿血等。严重者可并发颅内出血。

3. 血小板计数明显减少，出血时间延长，血块收缩不良。束臂试验阳性。

4. 骨髓巨核细胞异常。

【鉴别诊断】

1. 再生障碍性贫血、白血病：均可导致血小板减少而出现紫癜，但各有其血象和骨髓象特点。

2. 脾功能亢进：除皮肤紫癜外，脾脏明显增大，贫血，白细胞减少。骨髓巨核细胞增多或正常，血小板形成正常。

【辨证论治】

本病的辨证应从病情的缓急、病程的长短、出血的多少、紫癜的色泽及其兼见症来考虑。一般来说，本病早期，起病急骤，大量出血者，多属实证，以风热伤络、血热妄行为主。慢性者，多病程较长，病势缓和，时发时止，多属虚证，以气不摄血为主，但也有阴虚火旺动血者。瘀血常为本病的继发因素，致使病情反复发作。

本病属血证范畴，治疗不能见血止血，而应分辨其虚实寒热而治之。血热者，治以清热解毒，凉血止血；气虚者，治以益气摄血；阴虚者，治以滋阴降火；出血日久常兼血瘀之证，可配合散血祛瘀之品；若为虚脱危证，则急以回阳救逆，益气固脱。

（一）风热伤络

〔证候〕起病较急，先有发热、微恶风寒、咳嗽咽红等，后见皮肤紫癜。紫癜多发于四肢，尤以下肢及臀部为甚，常对称，颜色较鲜红，呈丘疹或斑疹，大小形态不一，可融合成片。或有痒感，面部微肿，并可见关节肿痛，或腹痛、便血、尿血等症。舌质红，苔薄黄，脉浮数。

〔辨证〕本证的特点是先有风热表证，继发紫癜，或在紫癜病程中因外感风热而使病情加重。由于风热之邪伏于血分，充斥络脉，导致血不循经而溢出于肌肤，轻者仅见皮肤紫癜或伴瘙痒，重者可兼腹痛、关节肿痛，甚则便血、尿血等。

〔治法〕疏风散邪，清热解毒。

〔方药〕连翘败毒散加减。连翘、防风、荆芥、薄荷、牛蒡子、银花、栀子、黄芩、紫草、茜草、生地、丹皮等。

〔加减〕皮肤瘙痒者可加蝉蜕、白鲜皮、地肤子除风止痒；腹痛者可加广木香、白芍理气止痛；尿血者可加白茅根、小蓟、旱莲草凉血止血；关节肿痛者可加秦艽、牛膝除风活血通络；若表证不著，血热已成者，可用清营汤加减。

（二）血热妄行

〔证候〕发病急骤，皮肤瘀斑密集，甚则融合成片，斑色鲜红，或伴鼻衄、齿衄、呕血、便血、尿血，血色鲜红或紫红；或伴腹痛，或兼发热面赤，咽干而痛，并见心烦口渴，喜冷饮，便秘溺赤。舌质红，苔黄略干，脉数有力。

〔辨证〕本证多见于紫癜早期，形体壮实之小儿。其特点是热毒炽盛，邪火内实，由气分直逼血分。阳明热结，灼伤血络，迫血妄行，紫癜密集色红，常伴鼻衄、齿龈出血，甚则便血尿血，出血量一般较多，也可兼风温表证。

〔治法〕清热解毒，凉血止血。

〔方药〕犀角地黄汤加减。水牛角、生地、丹皮、赤芍、玄参、石膏、知母、紫草、连翘、甘草等。

〔加减〕鼻衄量多者加黄芩、白茅根、仙鹤草清肺凉血；齿衄加栀子、藕节炭解毒止血；腹痛者加白芍、甘草缓急止痛；尿血者加小蓟、大蓟、白茅根凉血止血；大便秘结加生大黄通下解毒凉血。

本证邪热常波及上、中、下三焦，且累及营血，故可加用黄芩、黄连、黄柏清三焦之热，此清瘟败毒饮之意；若热势不盛者，可合四物汤加丹皮活血凉血。此外，尚需注意宣气透营，防其苦寒直折，阻遏气机，可配伍银花、连翘、竹叶透热于外，使邪热转出气分而解；兼有表证发热者，又可伍以薄荷、淡豆豉以宣通疏解。

（三）气不摄血

〔证候〕发病缓慢，病程较长，紫癜反复出现，瘀点或瘀斑色淡而晦，常见鼻衄、齿衄。面色萎黄或苍白少华，神疲乏力，饮食不振，头晕心慌，口唇色淡，舌质淡胖，舌苔薄白，脉沉细无力。

〔辨证〕本证多见于病程已久者，常反复发作，可因劳累而诱发。以出血为主，兼有脾弱血虚证为其特点。多见于血小板减少性紫癜慢性型。

〔治法〕健脾养心，益气摄血。

〔方药〕归脾汤加减。党参、黄氏、白术、茯苓、当归、熟地、白芍、阿胶、景天三七。

〔加减〕皮下瘀斑多及其他出血严重者，可选加云南白药、三七、蒲黄炭、茜草炭、阿胶（烊冲）以活血止血养血；伴贫血者，宜加重黄芪、当归用量益气养血；若因大量出血而见面色皖白、冷汗淋漓、四肢厥逆等阳虚欲脱之象时，急服独参汤或参附汤回阳救逆，益气固脱；病情较缓者也可用补中益气汤加味。

病久及肾，肾虚精血亏损可用左归丸加减，滋阴补肾育阴潜阳；兼有脾肾阳虚，血不归经，证见斑色淡红隐而不显、神萎乏力、腰膝疲软、畏寒肢冷、面色苍白者，属阴斑，可酌加制附子、肉桂、炮姜炭、艾叶炭温经散寒而兼止血；还可加鹿茸、肉苁蓉、巴戟天、山萸肉等，以温补肾精，或加用全鹿丸亦可。

（四）阴虚火旺

〔证候〕起病较缓，皮肤紫癜时发时止，瘀斑色暗红。或紫癜已消失，伴见低热盗汗，手足心热，心烦不宁，口燥咽干，潮热盗汗，头晕耳鸣，尿血。舌红少津，脉细数。

〔辨证〕本证多见于病程较长，或肾上腺皮质激素治疗过程中。由于瘀热损伤肾络，或下焦温热灼耗肾阴，故紫癜反复不已。阴血耗损，虚火内生，血随火动，外走肌肤则紫癜时发时止，内伤阴络则尿血。

〔治法〕滋阴降火，凉血止血。

〔方药〕大补阴丸合茜根散加减。生地、黄柏、知母、茜草、水牛角、当归、黄芩、黄连、栀子、女贞子、旱莲草等。

〔加减〕若潮热较著，加鳖甲、地骨皮、银柴胡以清虚热；盗汗明显者，加牡蛎、地骨皮、山萸肉滋肾敛汗；若尿中红细胞较多者，可另吞三七粉、琥珀粉活血止血；也可选用知柏地黄丸加减。

（五）气滞血瘀

〔证候〕病程缠绵，出血反复不止，面色晦暗，皮肤紫癜色紫，或有血肿，腹痛剧烈，便血，或有关节肿痛。舌质紫暗，有瘀点，舌下脉络粗长显露，脉沉涩。

〔辨证〕本型大多与其他证型并见，也可单独出现。主要特点为病程较长，紫癜消退较慢，斑色紫暗。瘀血内阻，见舌紫瘀点，脉细涩等证。

〔治法〕活血祛瘀，止血散血。

〔方药〕桃红四物汤加减。桃仁、红花、赤芍、当归、川芎、生地、水蛭、云南白药等。

〔加减〕可在上方基础上酌加丹参、三七、茜草活血止血；气虚者加党参、黄芪、山药健脾益气；气滞加青皮、陈皮、木香理气；关节肿痛加木瓜、牛膝通络止痛；腹痛加青皮、玄胡索、木香行气止痛。

【急症处理】

出血严重或疑有颅内出血者，应积极采取各种止血措施。选用止血敏、安络血等止血剂肌内或静脉注射。出血量多者可输注血小板、浓缩红细胞。危重出血患儿宜用氢化可的松静脉滴注，待症状好转后改用强的松口服。用激素或免疫抑制剂治疗无效的血小板减少性紫癜患儿，可酌情选用静脉注射丙种球蛋白。急性危重出血者或长期（半年～1年）反复出血严重者，可考虑行脾切除术。对腹痛明显的过敏性紫癜患儿，可静脉滴注氢化可的松、654-2针等。剧烈腹痛者应警惕发生肠套叠、肠穿孔的可能。

【其他疗法】

（一）中药成药

1．紫雪丹：用于热毒较盛者。

2．云南白药：用于热毒不著而出血较多者。

3．贞芪扶正冲剂：用于慢性血小板减少性紫癜，气不摄血者。

（二）单方验方

1．水牛角30～50g。煎汤代茶饮，用于血热妄行之轻证。

2．花生衣5g，红枣20g。水煎服，用于气不摄血之轻证。

3．鲜白茅根30～60g。煎汤代茶。用于血热鼻衄、齿衄、尿血等。

【预防调护】

1．积极寻找引起本病的各种原因，防治各种感染性疾病；避免接触过敏原，勿服易过敏的食物和药物，脱离可疑过敏环境；属寄生虫感染者，驱虫治疗。

2．急性期或出血量多时，卧床休息，限制患儿活动，消除紧张情绪。对于大出血者，更应绝对卧床休息。避免外伤跌仆碰撞，以免引起出血。

3．平时注意锻炼身体，增强体质，提高抗病能力。

自学指导

【重点难点】

紫癜属血证范围，其病因有外感邪毒者，也有饮食不当、脏腑失调者。无论何种原因所致，均伤及血分，损伤络脉，使血流脉外。临床除见皮肤紫癜外，还可兼见口、鼻、胃肠、大便出血及尿血。

本病辨证，有虚实两种。实证多为风热、血热，邪热壅盛，迫血妄行，其起病急，病程短，紫癜色红密集，多为急性出血，出血量大；虚证多为气虚不能摄血，也有阴虚火旺，血随火动者，其起病多缓，病程长，迁延难愈，紫癜色淡稀疏，多为慢性出血，出血量小。出血之后又多兼见瘀血内阻之证。所以应根据发病的经过、紫癜的色泽以及兼证全面分析，治疗时详加分辨。无论何种紫癜，若出血太多，应急以止血为主，根据出血部位而随证用药；若气随血脱，治以益气固脱。在临床上，虚与实又可相互转化，或虚实互见，治疗时又当灵活掌握。若紫癜出血危急，则应积极采取各种抢救措施，包括输新鲜血液。另外，本病病程较长，常反复发作，在缓解稳定期间仍需注意调理。血瘀证可单独出现，也可兼见于各型之中，活血化瘀法可贯穿本病治疗的全过程。应用活血化瘀法，可明显提高本病的临床疗效。

中医学的紫癜病可包括西医所指的多种出血性疾病，而儿科临床最多见的是过敏性紫癜和血小板减少性紫癜。

1．过敏性紫癜：发病可急可缓，以急性发病者居多。其特点除皮肤紫癜外，常表现有多系统症状，临床表现有：①皮肤症状：以出血性皮疹为主，好发于双下肢及臀部，尤以小腿伸侧较多，重者可见于上肢、躯干，常成批出现。皮疹高出皮面，压之不褪色，颜色逐渐加深，变为紫褐色，可融合成片。少数呈多形红斑或结节性红斑，可出现血管神经性水肿。②消化道症状：以腹痛为主，多为阵发性剧痛，伴有恶心、呕吐。其次为胃肠道出血，可见便血或大便潜血阳性，偶见肠套叠、肠梗阻或肠穿孔等并发症。③关节症状：多见膝关节或踝关节肿痛，活动受限，一般经数日消失。④肾脏症状：多数患者有不同程度的肾脏病变，常发生在紫癜出现后2周～4周内。轻者仅见显微镜下血尿和蛋白尿，重者出现水肿和高血压，严重者可发生肾功能不全。⑤混合型：若表现两个以上系统症状时，称为混合型。实验室检查：血小板计数、出血时间、凝血时间均正常，外周血白细胞总数和嗜酸性粒细胞可增高。肾脏损害时可见血尿及蛋白尿。

有典型皮疹者诊断并不困难。容易造成误诊的有以下两种情况：关节肿痛、腹痛、便血、尿血等其他系统症状出现在皮肤紫癜之前；病程中无典型皮肤紫癜。诊断中应予注意。

2．血小板减少性紫癜：有原发和继发之不同，小儿以原发性最多见。原发性血小板减少性紫癜的特点为皮肤粘膜广泛性出血，出血程度与血小板的数量有关。本病有急性、慢性之分。①急性型：起病急，常有发热，出血一般较重，血小板数常$<20\times10^9/L$，病程$\leqslant6$个月。②慢性型：起病隐匿，出血一般较轻，血小板数常为$(30\sim50)\times10^9/L$，病程>6个月。小儿以急性型多见，其发病突然，出血严重，出血前不久或出血同时，常患有上呼吸道感染。慢性型发病隐匿，出血症状较轻，但常迁延难愈。部分患儿可由急性型转为慢性型。此外可根据血小板减少的程度判断病情轻重。轻度：血小板$<100\times10^9/L$而$>50\times10^9/L$，仅在外伤后出血；中度：血小板$<50\times10^9/L$而$>25\times10^9/L$，尚无广泛出血；重度：血小板$<25\times10^9/L$而$>10\times10^9/L$，可见广泛出血；极重度：血小板$<10\times10^9/L$，自发出血不止，危及生命（包括颅内出血）。

【复习思考题】

1．如何辨别紫癜之虚实？
2．紫癜常见的病因是什么？其病机和转归如何？
3．血小板减少性紫癜与过敏性紫癜的临床表现及实验室检查有何异同？
4．血热证与虚证在证治上有何不同？
5．在治疗紫癜病的过程中，如何掌握止血与活血？

【参考文献摘录】

《诸病源候论·患斑毒病候》："斑毒之为病，是热气入胃。而胃主肌肉，其热夹毒，蕴积于胃，毒气熏发于肌肉。状如蚊蚤所啮，赤斑起，周匝遍体。”

《小儿卫生总微论方·血溢论》：“小儿诸血溢者，由热乘于血气也。血得热则流溢，随气而上。自鼻出者，为衄衄；从口出者，多则为吐血，少则为唾血；若流溢渗入大肠而下者，则为便血；渗于小肠而下者，为溺血。又有血从耳目牙缝龈舌诸窍等出者，是血随经络虚处著溢，自皮孔中出也。”

《丹溪心法·斑疹》：“伤寒阳证发斑有四，惟温毒发斑至重。红赤者为胃热也，紫黑者为胃烂也，一则下早，一则下之晚，乃外感热病发斑也。以玄参、升麻、白虎等药服之。阴证发斑，亦出背胸，又出手足，亦稀少而微红，若作热证，投之凉药大误矣。此无根失守之火，聚于胸中，上独熏肺，传于皮肤而为斑点，但如蚊、蚋、虱、蚤咬形状，而非锦纹也。”

（云　鹰）

第二十二节　病毒性心肌炎

【目的要求】

1. 了解病毒性心肌炎的概念及发病情况。
2. 熟悉病毒性心肌炎的病因病机。
3. 掌握病毒性心肌炎的诊断要点与辨证论治。

【自学时数】

2～4 课时。

病毒性心肌炎是由一组嗜心肌病毒引起的心肌炎性病变，以神疲乏力，面色苍白，心悸，气短，肢冷多汗，心电图及早期心肌酶异常为特征，常继发于感冒、泄泻、流行性腮腺炎等病之后。一年四季均可发病，于春秋两季多见，发病年龄以 3～10 岁小儿为多。本病表现多样，轻者可无症状，重者可出现心力衰竭、休克而危及生命。有少数患者迁延数月或数年，表现为心悸，心脏增大，慢性心衰，但多数预后良好。

本病属中医心悸、怔忡、胸痹等范畴。古代医籍中无本病的专门记载，但有与本病相似症状的描述。《小儿药证直诀·脉证治法》：“心主惊……虚则卧而动悸不安。”《丹溪心法·惊悸怔忡》：“怔忡者血虚，怔忡无时，血少者多。”《婴童百问·慢惊》：“心藏神而恶热，小儿体性多热，若感风邪，则风热搏于脏腑，其气郁愤，内乘于心，令儿神志不宁，故发为惊。若惊甚不已，则悸动不宁，是为惊悸之病。”说明本病与外感邪毒、心血虚有密切关系。

【病因病机】

中医认为其病因为感受风热邪毒，内损于心所致。主要病机始为外感风热邪毒，从口鼻而入，蕴郁肺胃，继而邪毒由表入里，留而不去，内舍于心，导致心血痹阻，心血运行不畅；或热毒之邪，郁而化火，灼伤营阴，以致心之气阴两伤，出现心悸气短，乏力胸闷等症。心气不足，血行无力，血流不畅，则致气血瘀滞。肺失宣肃，或热毒灼津，可内生痰邪。痰瘀互结，加重心脉痹阻，气血运行更加涩滞不畅，故胸痛、唇紫、脉促或结代等。甚者心阳被损，胸阳不展，不能布达四末，而现四肢厥冷，脉微欲绝等危象。本病后期，邪去正伤，气阴受损，心脉失养，多见以心悸为主的虚证。

总之，本病以外感风热邪毒为发病主因，瘀血、痰浊为病变中的病理产物，病初常见邪实正虚，虚实夹杂的证候，后期则以正气亏虚，心之气阴不足为主。

西医认为本病是由柯萨奇、埃可、流行性腮腺炎等嗜心肌病毒引起的非特异性心肌炎症，和/或病毒对心肌的直接侵犯。

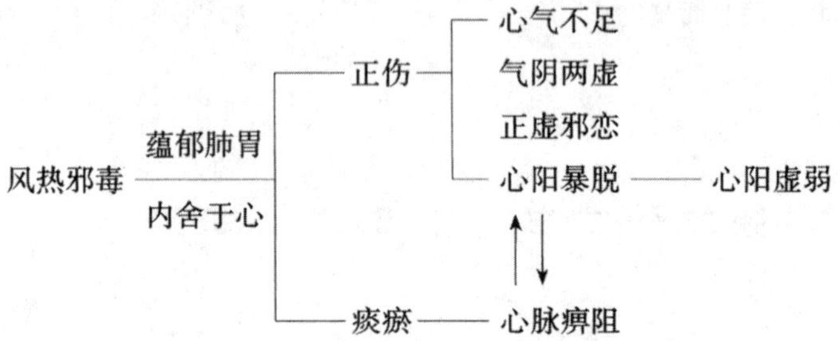

图 2-23　病毒性心肌炎病因病机示意图

【诊断要点】

（一）临床诊断依据

1. 心功能不全、心源性休克，或心脑综合征。

2. 心脏扩大（X线、超声心动图具有之一）。

3. 心电图改变：以R波为主的2个或2个以上主要导联（Ⅰ、Ⅱ、aVF、V_5）的ST-T改变持续4天以上伴动态变化，窦房、房室传导阻滞，完全性右或左束支阻滞，成联律、多形、多源、成对或并行性早博，非房室结及房室传导折返引起的异位心动过速，低电压及异常Q波。

4. 血清肌酸磷酸激酶（CK-MB）升高或心肌肌钙蛋白（CTnI、CTnT）阳性。

（二）病原学诊断依据

1. 自患儿粪便、咽拭子培养或血液中分离到病毒，且恢复期血清同型抗体滴度较第一份血清升高或降低4倍以上。

2. 病程早期患儿血中特异性Ig M抗体阳性。

3. 用病毒核酸探针查到病毒核酸。

（三）确诊依据

1. 具备临床诊断依据2项，可临床诊断为心肌炎。

2. 同时具备病原学诊断依据之一，或者发病同时或发病前有病毒感染的证据者，可临床诊断为病毒性心肌炎。

【鉴别诊断】

风湿性心肌炎：为风湿热的主要表现之一，与本病有相似症状。但可伴有游走性关节疼痛红肿，皮下结节，环形红斑，化验抗链球菌溶血素"O"＞500单位，红细胞沉降率（ESR）增快。

此外，还应与中毒性心肌炎，原发性心肌病，先天性心脏病，以及植物神经功能或电解质紊乱，良性早博，药物引起的心电图异常等进行鉴别。

【辨证论治】

病毒性心肌炎的辨证首先要区分病情的轻重，辨明证候的虚实。病情轻者，患儿神志清楚，活动自如，面色红润，脉实有力；病情重者，烦躁不安，面色苍白，多汗乏力，动则心悸，脉结代，甚者大汗淋漓，口唇发绀，四肢厥冷，脉微欲绝。实证，多见于疾病的早期，表现为邪热，痰瘀证，证见发热，咳嗽痰多，咽红赤，胸闷胸痛，舌红，苔黄，或舌暗有瘀点。虚证，多见于疾病的后期或迁延不愈者，表现为心气虚，心阴虚，心阳虚，证见心悸气短，神疲乏力，面晄多汗，舌淡或偏红，舌光少苔。但临床上虚实夹杂之证并不少见，临证时尚需仔细辨别，权衡孰轻孰重。

病毒性心肌炎的治疗原则为清热解毒、扶正祛邪、化痰活血、温振心阳、养心固本。初起邪毒犯心者，治以清热解毒；正虚邪恶者，治以扶正祛邪；痰瘀互阻者，治以化痰祛瘀；心阳虚弱者，治以温振心阳；心气不足者，治以养心固本；气阴两虚者，治以益气养阴。病情危急者，如急性心衰、严重心律失常、休克，当配合西药积极抢救治疗。

（一）邪热犯心

〔证候〕发热不退，或不发热，鼻塞流涕，咽红疼痛，咳嗽有痰，或腹泻，肌痛肢楚，心悸气短，胸闷胸痛，舌红，苔薄黄，脉细数或结代。

〔辨证〕本证多见于病变初期，或原有心肌炎又复感外邪者。临床以鼻塞流涕，咽红咳嗽，腹泻等风热外感证候及心悸胸闷为特点。轻证可无心脏不适的表现，仅表现为风热外感或心电图的缺血改变以及心肌酶异常。

〔治法〕清热解毒。

〔方药〕银翘散加减。金银花、连翘、淡竹叶、荆芥、苦参、淡豆豉、薄荷、桔梗、芦根、黄芩、甘草。

〔加减〕邪热炽盛者，加黄芩、生石膏、栀子清热泻火；咳嗽者，加杏仁、象贝止咳化痰；胸闷胸痛者，加丹参、红花、全瓜蒌化痰散瘀；心悸，脉结代者，加五味子、生地、柏子仁养心安神；腹痛泄泻者，加木香、白扁豆、车前子理气化湿；舌红，苔少，口渴者，加生地、麦冬、玉竹养阴生津。

（二）痰瘀互阻

〔证候〕胸闷气短，心悸，头晕，胸痛叹息，时欲呕恶，咳嗽痰多，甚至不能平卧，舌紫暗，苔厚腻，脉滑或结代。

〔辨证〕本证多见于病情较重者以及病情迁延难治的病例。临床以胸闷胸痛、心悸头晕、泛恶痰多、舌暗、苔厚腻等痰浊及瘀血为特点。除有形之痰外，临证多表现为无形之痰痹阻胸中，胸闷，苔厚腻较为突出。

〔治法〕化痰泄浊，活血化瘀。

〔方药〕瓜蒌薤白半夏汤合失笑散加减。瓜蒌、薤白、制半夏、远志、石菖蒲、蒲黄、五灵脂、延胡索、香附。

〔加减〕胸闷胸痛重者，加丹参、郁金、降香理气散瘀止痛；痰浊化热者加黄连、玉竹清热化痰；阳虚寒凝，形寒肢冷，加桂枝、附片、干姜温阳散寒；睡眠不宁者，加夜交藤、合欢皮养心安神；汗出较多者，加龙骨、牡蛎固涩敛汗。

（三）心阳虚弱

〔证候〕心悸头晕，胸闷气短，动则更甚，神疲乏力，面色㿠白，自汗肤冷，四肢不温，甚者大汗淋漓，四肢厥冷，口唇及指趾青紫，呼吸微弱，苔白，脉细弱而数，或脉微欲绝。

〔辨证〕本证常见于病情进展迅速及暴发性心肌炎，或病程长久等心阳虚弱、心阳暴脱证。以心悸胸闷，面色㿠白，自汗肤冷，四肢不温，脉弱而数，苔白为特征。

〔治法〕温振心阳。

〔方药〕桂枝甘草龙骨牡蛎汤加减。桂枝、熟附子、人参、黄芪、龙骨、牡蛎、甘草。

〔加减〕形寒肢冷者，加干姜温阳散寒；失眠者，加龙齿、酸枣仁、五味子镇心安神；心悸咳喘，不能平卧，下肢浮肿，水气凌心者，以真武汤合五苓散加减温阳利水；苍白乏力，动则气喘，不能平卧，自汗肤冷者，可配合参附针静脉滴注益气温阳；阳气暴脱者，应配合西医积极抢救。

（四）正虚邪恋

〔证候〕神疲乏力，胸闷叹气，心悸气短，时有低热，纳呆食少，自汗盗汗，易患感冒，感冒后症情加重，舌偏红或偏淡，苔薄白，脉细软或结代。

〔辨证〕本证以心之气阴不足，外邪留恋为特征。多为病变恢复期，或病情迁延复感外邪者。

〔治法〕扶正祛邪。

〔方药〕黄芪桂枝五物汤加减。黄芪、桂枝、白芍、生姜、大枣。

〔加减〕心悸明显者，加龙齿、琥珀安神宁心；低热不退者，加麦冬、地骨皮、白薇以清虚热；心烦少寐者，加五味子、酸枣仁养心安神；易反复感冒者，加太子参、防风、白术补气固表。

（五）心气不足

〔证候〕心悸不安，面色少华，头晕目眩，短气乏力，动则汗出，舌淡红，苔白滑，脉弱或结代。

〔辨证〕本证多见于表证已去，病情相对不重，或恢复期的患儿。临床以心悸不安、面色欠华、乏力汗出、舌淡苔白等心气虚损为特征。轻症也可无临床症状，而仅有脉结代，舌淡苔白。

〔治法〕养心固本。

〔方药〕炙甘草汤加减。炙甘草、人参、茯神、桂枝、阿胶、大枣、生姜、生地、麦冬。

〔加减〕胸闷不舒者，加郁金、枳壳理气宽胸；肢冷畏寒者，加附子、细辛、黄芪温阳补气；面黄无华者，加当归、龙眼肉、熟地补心养血；汗多者，加浮小麦、煅龙骨、煅牡蛎敛汗止汗。

（六）气阴两虚

〔证候〕心悸不宁，活动后尤甚，少气懒言，神疲倦怠，头晕目眩，自汗盗汗，烦热口渴，夜寐不安，舌光红，脉细数或结代。

〔辨证〕本证多见于病情不重或恢复期患儿。以心悸不宁、神疲少气、自汗盗汗、烦热、夜寐不安、舌红少苔，脉结代等气阴两虚为特征。

〔治法〕益气养心。

〔方药〕炙甘草汤合生脉饮加减。人参、麦冬、五味子、炙甘草、茯神、阿胶、生地、火麻仁、龙齿、大枣、生姜。

〔加减〕气虚自汗者，加黄芪、浮小麦补气敛汗；血虚心慌者，加当归、酸枣仁、五味子补血安神；大便偏干者，加瓜蒌仁润肠通便；兼瘀者，加丹参、川芎活血化瘀。

【其他疗法】

（一）中药成药

1. 生脉注射液：加入葡萄糖液中静脉滴注，用于气阴两虚。

2. 参附注射液：加入葡萄糖液中静脉滴注，用于心阳虚弱。

3. 丹参注射液：加入葡萄糖液中静脉滴注，用于痰瘀互阻证或夹瘀各证。

（二）单方验方

1. 苦参 10 g，益母草 10 g，甘草 3 g。水煎分 3 次温服，每日 1 剂。用于心悸实证。

2. 丹参 30 g，琥珀 15 g。共研末。每次 3～5 g，每日 2～3 次，冲服。用于痰瘀互阻证。

3. 人参 10 g，黄芪 10 g，柏子仁 10 g，白芍 10 g，炙甘草 10 g，五味子 10 g。每日 1 剂，水煎服。用于心气不足证。

（三）针灸疗法

1. 体针：主穴取心俞、巨阙、间使、神门、血海，配穴取大陵、膏肓、丰隆、内关。用补法得气后留针 30 分钟，隔日 1 次。

2. 耳针：取心、交感、神门、皮质下，隔日 1 次。或用王不留行子压穴，用橡皮膏固定，每日按压 2～3 次。

【预防调护】

1. 注意休息，急性期至少休息到热退后 3～4 周。避免过度疲劳，不宜作剧烈活动。

2. 多接触阳光，天气变化时注意增减衣服，防止感冒发生。

3. 饮食宜清淡和富有营养，忌食过于肥甘厚腻及辛辣之品。

自学指导

【重点难点】

病毒性心肌炎的诊断应根据临床诊断依据结合病原学指标来进行。对于达不到诊断条件的病例，临床可以作为“疑似心肌炎”来进行治疗和长期随诊。急性重症心肌炎多出现充血性心力衰竭、心源性休克及严重心律失常，但少数患儿可完全无心肌炎的其他症状，而出现阿-斯综合征，临床上表现为晕厥、抽搐、猝死，应引起重视。

病毒性心肌炎属中医“心悸、胸痹、怔忡”等病的范畴。风热邪毒是其发病原因，痰瘀是其病理产物，易造成心阳、心阴、心气损伤，而出现虚实夹杂之证。其辨证首先要区分病情的轻重和辨明病变的虚实。临床常见邪热犯心、痰瘀互阻、心阳虚弱、正虚邪恋、心气不足、气阴两虚等六种证型，以上证型在临床上可以单独出现，也可以相互兼夹。尤其是病情较重或病情迁延的病人，虚实错杂，各种症状都能见到，辨证分型较为困难，应抓住正虚、邪实两个主要矛盾，分清标本缓急。风热邪毒既是本病的发病原因，同时也是病变反复和病情加重的主要诱因之一。

本病的治疗，根据不同情况，或祛邪（风热邪毒、痰瘀）为主，或扶正（心气、心阳、心阴）为先，或扶正祛邪并重。危重病人应积极配合西医综合治疗，抗休克、抗心力衰竭、抗心律失常。

【复习思考题】

1. 病毒性心肌炎的临床诊断依据是什么？确诊条件是什么？
2. 病毒性心肌炎的中医发病原因和病机是什么？主要的病理产物是什么？
3. 病毒性心肌炎的中医辨证主要辨什么？邪实主要指什么？正虚指什么？
4. 简述病毒性心肌炎的证型、治法、方药。

【参考文献摘录】

《丹溪心法·惊悸怔忡》："惊悸，人之所主者心，心之所养者血，心血一虚，神气不守，惊悸之所肇端也。"

《张氏医通·神志门》："夫悸之证状不齐，总不外於心伤而火动，火郁而生涎也。若夫虚实之分，气血之辨，痰与饮，寒与热，外感六淫，内伤七情，在临证辨之。"

《医学入门》："怔忡因惊悸久而成，痰在下，火在上故也。"

（石　军）

第二十三节　维生素D缺乏性佝偻病

【目的要求】

1. 了解维生素D缺乏性佝偻病的概念及发病情况。
2. 了解维生素D缺乏性佝偻病的病因病机。
3. 掌握维生素D缺乏性佝偻病的诊断要点与辨证论治。

【自学时数】

2～3学时。

维生素D缺乏性佝偻病是由于儿童体内维生素D不足，致使钙、磷代谢失常的一种慢性营养性疾病，以正在生长的骨骺端软骨板不能正常钙化，造成骨骼病变为其特征。本病常发于冬春两季，3岁以内，尤以6～12个月婴儿发病率较高。北方地区发病率高于南方地区，人工喂养的婴儿发病率高于母乳喂养者。

佝偻病属于中医学"五迟"、"五软"、"鸡胸"、"龟背"以及部分"解颅"和"疳证"范畴。

【病因病机】

中医认为小儿脏腑娇嫩，先天禀赋不足；后天喂养失宜，脾肾两虚为本病主要发病原因。

1. 由于孕妇起居不常，营养失调，或疾病影响，导致孕妇胎养失宜，而使胎元失养，先天肾气不足。

2. 婴幼儿为纯阳之体，生机蓬勃，发育迅速，如饮食失调，或人工喂养未及时添加辅食，导致脾之后天不足，日久脾肾两虚，促使本病发生。

日照不足，或体虚多病等均可引起脏腑功能失调。脾肾不足又可引起心肺肝等脏腑功能失调，从而出现多汗、夜惊、烦躁等，并易感外邪，常罹患肺炎，腹泻等。

本病病机主要是脾肾两虚，常累及心肺肝。肾为先天之本，藏精，主骨生髓，齿为骨之余，髓之所养也。发为血之余，肾之苗；肾气通于督脉，脊骨为督脉所主。若先天肾气不足，则髓不充，骨骼生长发育障碍，出现颅骨软化，前囟晚闭，齿迟，甚至骨骼畸形，发稀，枕秃。脾为后天之本，气血生化之源，如因饮食失调，喂养失宜，水谷精微输布无权，全身失于濡养，卫气不足，营卫失调，故可多汗；心气不足，心神不宁，脾虚失抑，肝木亢旺，因而夜惊，烦躁；肺气不足易多感，脾失健运则肝旺。故脾肾不足实为本病发生之关键。

西医学认为本病由于患儿光照不足，或维生素D摄入不足，或生长发育过快，或由于肝肾损害使维生素D的羟化作用发生障碍，导致钙磷代谢失常，引起一系列神经精神症状。如纠正不及时，最终导致骨骼发育障碍或畸形。

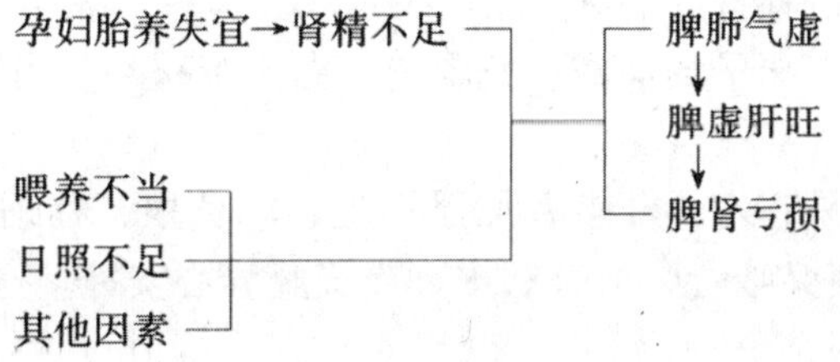

图 2-24　佝偻病病因病机示意图

【诊断要点】

1. 有喂养不当、日照不足等导致维生素D缺乏史。

2. 多见于婴幼儿，好发于冬春季节。

3. 初期有多汗、夜惊、烦躁等神经精神症状，或有发稀，枕秃等症。血生化轻度改变或正常。

4. 活动期（激期）除上述表现外，以骨骼改变为主。骨骼改变以轻中度为多。X线片见临时钙化带模糊，干骺端增宽，边缘呈毛刷状，血清钙磷均降低，碱性磷酸酶增高。

5. 恢复期　经治疗后症状改善，体征减轻，X线片临时钙化带重现，血生化恢复正常，但重症病人遗留骨骼畸形。

6. 血清25-羟维生素D（25-OHD）$<8\ \mu g/mL$。有关骨骼病变分度及血生化改变见全国佝偻病防治方案。

【鉴别诊断】

1. 脑积水：发病常在出生后数月，前囟及头颅进行性增大，且前囟饱满紧张，骨缝分离，两眼下视，如“落日状”。X线片示颅骨穹隆膨大，颅骨变薄，囟门及骨缝宽大等。

2. 呆小病：又称克汀病，因甲状腺功能减退所致，虽有出牙与囟门晚闭，但患儿智力明显低下，表情呆滞，皮肤粗糙干燥，血钙磷正常，X线片示骨龄延迟，但钙化正常。

【辨证论治】

本病的辨证要区别轻证与重证，辨别以脾虚为主或肾亏为主。如单有神经精神症状，骨骼病变较轻或无病变者为轻证；若不分寤寐，汗出较多，头发稀少，筋肉萎软，骨骼改变明显则为重证。病在脾，除佝偻病一般表现外，尚有面色欠华、纳呆、便溏、易反复呼吸道感染；病在肾，则以骨骼改变为主。

本病的治疗，当以调补脾肾为主，可根据脾肾亏损轻重，采用不同的治法。初期可用健脾益气，兼以补肾；激期多以肾精亏损，当补肾填精，佐以健脾。并在调补脾肾同时，注意益气固表，平肝清心。

（一）肺脾气虚

〔证候〕初期多以非特异性神经精神症状为主，如多汗夜惊、烦躁不安、枕秃多见，并伴有轻度骨骼改变，或肌肉松软，大便不实，纳谷不香，易反复感冒，舌淡白，苔薄白，脉软无力。

〔辨证〕临床所见多汗，既有自汗，又有盗汗，辨证时要注意。不得谓自汗必为阳虚，盗汗必为阴虚。因为盗汗与自汗各有阴阳之见证。本证常有易反复感冒等证，应予以重视。

〔治法〕健脾益气，兼以补肾。

〔方药〕归脾汤或人参五味子汤加减。龙眼肉、白术、茯苓、当归、黄芪、人参、远志、酸枣仁、菟丝子、甘草等。

〔加减〕湿重者，白术易苍术；汗多者加浮小麦、麻黄根、牡蛎收敛止汗，既可以用于多汗，亦可用于夜惊；夜寐哭吵者，加合欢皮、夜交藤养心安神。

（二）脾虚肝旺

〔证候〕头部多汗，发稀枕秃，囟门迟闭，出牙延迟，坐立行走无力，夜啼不宁，易惊多惕，甚则抽搐，纳呆食少，舌淡苔薄，脉细弦。

〔辨证〕本证是由脾虚气弱，化源乏力，气血不足，肝失濡养所致。辨证时要抓住脾虚、肝旺两个方面。脾虚故多汗、纳呆、乏力；气血不足故发稀；肝旺而有夜啼、易惊、抽搐。脾虚及肾，肾不主骨，齿为骨之余，因此有囟门迟闭，出牙延迟等。

〔治法〕健脾助运，平肝熄风。

〔方药〕益脾镇惊散加减。人参（或党参）、白术、茯神、山药、陈皮、朱砂、钩藤、灯心草、甘草。

〔加减〕汗出浸衣，加煅龙骨、煅牡蛎、五味子生津止汗；夜间哭吵者加通草、竹叶清心降火；睡中惊惕者加蝉蜕、珍珠母熄风镇惊；预防抽搐加全蝎、蜈蚣祛风镇痉。

（三）脾肾亏损

〔证候〕除初期的症状更为明显外，同时有中度的骨骼改变体征，如肋软骨沟，肋串珠，手镯，足镯，鸡胸，漏斗胸等，并有O型或X型腿，坐立行走迟缓，舌淡，苔少，脉细无力。

〔辨证〕病在激期，重在脾肾亏损，而以肾亏为主，辨证时要注意。在临床上除了初期症状外，以骨骼改变为主。而在骨骼改变中，尤以颅骨软化，囟门晚闭，出牙延迟为多见。

〔治法〕补肾填精，佐以健脾益气。

〔方药〕补肾地黄丸加减。熟地、山药、山茱萸、茯苓、五味子、肉苁蓉、巴戟天、菟丝子、远志等。

〔加减〕汗多者加黄芪、龙骨、牡蛎益气止汗；烦躁夜惊加茯神，酸枣仁养血安神；并可加山药、黄芪以益气健脾，紫河车以填补肾精，当归、熟地滋阴养血，佛手、砂仁理气开胃等。

（四）肾虚骨弱

〔证候〕激期症状均已消失，仅遗留不同程度的骨骼畸形。

〔辨证〕病至后遗症期，主要属于肾精不足，骨质柔弱。此时内服中药可作为辅助治疗，而功能锻炼则为主要手段。

〔治法〕补肾填精壮骨。

〔方药〕补天大造丸加减。紫河车、黄芪、党参、白术、枸杞子、菟丝子、当归、茯苓、熟地、鳖甲等。

〔加减〕智力不健，党参改人参，加菖蒲化痰开窍；汗多者加龙骨、牡蛎收涩止汗；纳呆加佛手、砂仁醒脾理气；夜寐欠安者加远志、酸枣仁养心安神。

【其他疗法】

（一）中药成药

1. 龙牡壮骨颗粒：可用于佝偻病各型。
2. 左归丸：用于脾肾不足偏阴虚者。
3. 玉屏风冲剂：用于本病汗出多者。

（二）单方验方

1. 黄芪 10 g，菟丝子 10 g，苍术 10 g，麦芽 10 g。水煎服，每日 1 剂。用于本病各型。
2. 苍术，每次 6～10 g，煎汤代茶，每日 1 剂。用于本病苔白厚腻者。
3. 胎盘粉，每次 0.5 g，每日 2～3 次，连用 2 月。
4. 鸡蛋壳研末，炒至微黄，每次 0.5 g，每日 2～3 次。用于预防本病。

【预防调护】

1. 加强孕期保健，孕妇要有适当的户外活动。
2. 加强婴儿调护，提倡母乳喂养，及时添加辅食，多晒太阳，增强体质。早期补充维生素 D。
3. 患儿不要久坐、久站，不系过紧的裤带，提倡穿背带裤，防止发生骨骼畸形。

自学指导

【重点难点】

维生素 D 缺乏性佝偻病以神经精神症状和骨骼改变为主要临床表现，其中以骨骼改变为特征。骨骼改变中又以颅骨改变，前囟晚闭，出牙延迟为多见。同时诊断佝偻病又必须具备血生化和X线骨改变。本病需与其他因素引起的佝偻病如抗D性佝偻病等鉴别。

佝偻病属于中医之五迟、五软、鸡胸、龟背及部分解颅和疳证范畴。辨证中无论其表现如何，脾肾两虚为主要矛盾。临床可分为初期、激期、恢复期和后遗症期。在临床中，无论病在何期，均有脾肾两虚的表现，只是孰轻孰重而已。因此在维生素D缺乏性佝偻病的治疗过程中应以调补脾肾为善，根据症情偏颇，或以健脾为主，佐以补肾；或以补肾为先，佐以健脾；或脾肾双补。并同时配合益气固表，清心养肝之法。单纯中药可作为预防之用。本病的预防尤为重要，预防要从孕妇开始。多晒太阳，调整饮食结构，适时补充维生素D，是简便有效的防治手段。

【复习思考题】

1. 维生素D缺乏性佝偻病如何分期，各期主要临床表现如何?
2. 试述维生素D缺乏性佝偻病的预防措施。

【参考文献摘录】

《诸病源候论·小儿杂病诸候》："齿是骨之所终，而为髓之所养也，小儿有禀气不足者，髓即不能充于齿骨，齿久不生。"

《保婴撮要·五软》："五软者，头项手足肉口是也。源其要，总归于胃。治法必先以脾胃为主，俱用补中益气汤，以滋化源，头项手足三软，兼服地黄丸。凡此证，必须多用二药，仍令壮年乳母饮之，兼慎风寒，调饮食，多能全形。"

《婴童百问·第三十二问》："小儿年大，头颅开解而不合者……，肾气有亏，脑髓不足。"

（虞坚尔）

第三章 传染病

小儿传染病又称时行疾病，多属于温病的范畴。其发病与季节、气候、六淫时邪疫毒有密切关系，都有不同程度的传染性，有的病种起病急骤，病情凶险，是儿科学防治的主要内容之一。

第一节 麻 疹

【目的要求】

1. 了解麻疹的概念及发病情况。
2. 熟悉麻疹的病因病机及转归。
3. 掌握麻疹的诊断要点及顺证证治。
4. 了解麻疹与风疹、丹痧的区别及逆证证治。

【自学时数】

3～6学时。

麻疹是一种由麻疹病毒引起的急性呼吸道传染病，临床以发热、上呼吸道炎症、麻疹粘膜斑及全身斑丘疹为特征。一年四季均可发病，以冬春季多见。麻疹病毒存在于病人的口、鼻、眼部粘膜的分泌物中，通过喷嚏、咳嗽等呼吸道飞沫传播。本病传染性极强，易感者接触后90%以上均发病，以1～5岁小儿发病率最高，在古代属儿科四大要证之一。我国自20世纪60年代广泛应用麻疹减毒活疫苗以来，其发病率已显著下降。近年来，临床上非典型麻疹病例增多，症状较轻，病程较短，麻疹逆证少见，发病有向较大年龄推移的现象，发病者在未接受疫苗的学龄前儿童、免疫失败的学龄儿童和青年人中多见，甚至可形成社区内的流行。本病发病过程中若治疗调护适当，出疹顺利，大多预后良好；反之，调护失宜，邪毒较重，正不胜邪，可引起逆证，危及生命。患病后一般可获终生免疫。

中医学亦称本病为“麻疹”。有关麻疹的古代文献资料，内容极为丰富。宋代以前，麻疹与天花常相提并论，宋代以后才逐渐分开。《小儿斑疹备急方论》是小儿天花、麻疹类第一部专书，书中把麻疹与天花分别论述。《证治准绳·幼科》将麻疹分为“初热”、“见形”、“收没”三期，迄今仍为临床应用。《麻科活人全书》记载：“麻虽胎毒，多带时行，气候暄热，常令男女传染而成。”认为其发病原因主要因感受麻毒时邪，流行传染所致。

【病因病机】

麻毒时邪由口鼻而入，侵犯肺脾。肺主皮毛，司呼吸，开窍于鼻，早期邪犯肺卫，见发热，咳嗽，喷嚏，流涕等与感冒相似的症状，此为疹前期（初热期）。脾主肌肉和四末，麻毒入于气分，正气与麻毒抗争，驱毒外泄，皮疹透发于全身，并达于四末，是为出疹期（见形期）。疹透之后，毒随疹泄，麻疹逐渐收没，热去津伤，故后期常见伤阴之证，此为恢复期（收没期）。这是麻疹发病的一般规律。

麻为阳毒，以外透为顺，内陷为逆。若正虚不能托邪外出，或因邪盛化火内陷，或失治误治、护理不当等均可导致麻疹透发不顺，形成逆证。如麻毒内归，乘虚袭肺，灼津炼液为痰，痰热壅盛，肺气闭郁，则形成麻毒闭肺证；麻毒循经上攻咽喉，疫毒壅阻，咽喉不利，而致热毒攻喉证；若麻毒炽盛，内陷厥阴，蒙蔽心包，引动肝风，则可形成邪陷心肝证；血分热毒炽盛，皮肤可见紫红色斑丘疹。少数患儿因麻毒内陷，正气不足，阳气外脱，可出现内闭外脱之险证。

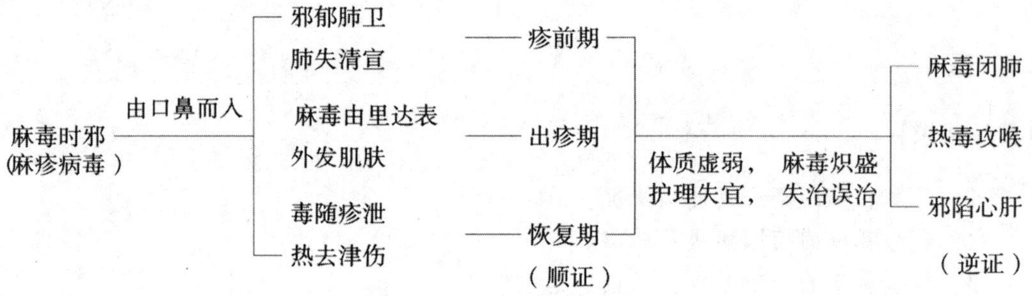

图 3-1　麻疹病因病机示意图

【诊断要点】

1. 有麻疹接触史。

2. 临床表现：发疹前期表现为中度以上发热，有咳嗽、流涕、畏光流泪、咽部充血等卡他症状，口腔两颊粘膜可见“麻疹粘膜斑”。发热 3～4 天后出现皮疹，出疹时体温更高，皮疹开始为稀疏不规则的红色斑丘疹，疹间皮肤正常，始见于耳后、发际，24 小时内向下发展，渐及面部、躯干及四肢，经 3 天左右皮疹出齐。病情严重者皮疹可融合成片，或出现瘀点。出疹 3～4 天后，皮疹开始消退，消退顺序与出疹时相同，疹退后皮肤留有糠麸状脱屑及棕色色素沉着。

3. 实验室检查：发疹前期鼻咽部分泌物找到多核巨细胞及尿中检测出包涵体细胞有助于早期诊断。在出疹 1～2 天时用 ELISA 法检测出麻疹抗体，即可确诊。

【鉴别诊断】

本病疹前期皮疹未现时需与感冒鉴别，感冒以发热、咳嗽、流涕、喷嚏为主症，一般 3～5 天左右热退，口腔粘膜无麻疹粘膜斑，以此可鉴别。见形期应与其他出疹性疾病如风疹、幼儿急疹、猩红热相鉴别，详见表 3-1。

【辨证论治】

麻疹的病情演变主要分顺证与逆证。顺证按麻疹发病的三个阶段进行辨证。疹前期：麻毒时邪侵袭肺卫，症见发热不高，咳嗽咽红，鼻塞流涕，目赤多泪等，病属在表，邪实为主。出疹期：麻毒壅盛，正邪相争，正气抗邪外出，麻毒由表出里，症见壮热神烦，口渴欲饮，皮疹透发，疹稠色暗，舌红苔黄，病属在里，属实证。恢复期：邪退正伤，症见低热久稽，咳嗽少痰，舌红苔少，脉细，为邪少虚多，属虚实夹杂证。逆证出疹期表现为疹出不畅或疹出即没，或疹色紫暗；高热持续不降，或身热骤降，肢厥身凉；或伴见喘咳气急，痰声辘辘，口唇青紫；或声音嘶哑，咳如犬吠；或神昏谵语，惊厥抽风等。

麻疹以透为顺，前人有“麻宜发表透为先，形出毒解便无忧”和“麻不厌透”、“麻喜清凉”之说。麻疹顺证的治疗以透发、解毒、养阴为基本原则，根据不同阶段进行辨证论治。一般疹前期以透为主，见疹后以清为主，恢复期以养阴为主。但须注意透发防耗伤津液，清解勿过犯寒凉，养阴忌滋腻留邪。麻疹逆证总的治疗原则为清热解毒。麻毒闭肺者，佐以宣肺化痰；热毒攻喉者，佐以利咽消肿；邪陷心肝者，佐以熄风开窍。

（一）顺证

1. 疹前期（初热期）

〔证候〕发热，微恶风寒，鼻塞流涕，喷嚏，咳嗽，双眼红赤，泪水汪汪，小便短赤，或大便稀溏，发热第 2～3 天，口腔两颊粘膜近臼齿处见微小灰白色麻疹粘膜斑，苔薄白或微黄，脉浮数。

〔辨证〕本证为麻疹初期，从开始发热到出疹前 3～4 天。麻毒时邪侵袭肺卫，肺失清宣。临床表现类似风热感冒，但有双目红赤，流泪畏光，喷嚏流涕等“麻相”特征。发热第 2～3 天两颊粘膜可见麻疹粘膜斑是早期确诊为本病的重要依据。

〔治法〕辛凉透疹，清宣肺卫。

〔方药〕宣毒发表汤加减。升麻、葛根、荆芥、防风、薄荷、连翘、牛蒡子、竹叶、前胡、甘草。

〔加减〕咽喉红肿者，加山豆根、射干清利咽喉；烦躁口渴者，加知母、石斛清热生津；风寒外束，腠理开合失司，影响透疹者，加麻黄，细辛辛温透表。

2. 出疹期（见形期）

〔证候〕发热持续，起伏如潮，阵阵微汗，疹点先见于耳后、发际，渐及头面，胸背、腹部、四肢，最后手足心与鼻准部见疹，即为出齐。疹点初起细小而稀，渐次加密，疹色先红后暗红，触之稍觉碍手，伴烦躁，嗜睡，口渴，目赤眵多，小便短赤，大便干硬，舌质红，苔黄，脉数。

〔辨证〕本证为麻疹出疹期，皮疹从见点到透齐，3 天左右。麻毒时邪由肺及脾，由表入里，由卫分证进入气分证，正邪相争，驱邪外泄。临床以热势高，起伏如潮，每潮一次，疹随外出，疹点密集融合，皮疹透发同时可见肺胃热盛的气分热证，甚则营血分证为特点。

〔治法〕清热解毒，佐以透发。

〔方药〕清解透表汤加减。金银花、连翘、桑叶、菊花、蝉蜕、葛根、牛蒡子、紫草、浮萍。

〔加减〕咳嗽盛者，加桔梗、桑白皮、杏仁清肺化痰；壮热烦渴者，加生石膏、栀子、知母清热泻火；疹点红赤、紫暗、融合成片者，加丹皮、生地、赤芍清热凉血；齿衄、鼻衄者，加藕节炭、白茅根凉血止血。

3. 恢复期（收没期）

〔证候〕疹点出齐后，发热先退，咳嗽渐轻，胃纳与精神好转，疹点依次渐回，疹退处皮肤呈糠状脱屑，留有色素沉着，舌红，苔薄白，脉细软或细数。

〔辨证〕本证属麻疹恢复期邪退正虚阶段，从疹点透齐至没收3天左右。麻毒已透，邪随疹泄，热去津伤。证候特点为疹没热退，皮肤脱屑及色素沉着。临床若无合并症，常可合理调护而愈。

〔治法〕养阴生津，清解余邪。

〔方药〕沙参麦冬汤加减。沙参、麦冬、天花粉、玉竹、扁豆、桑叶、石斛、甘草。

〔加减〕低热不退者，加银柴胡、地骨皮、白薇清退虚热；大便干结者，加火麻仁、全瓜蒌润肠通便；纳谷不香者，加山药、谷芽、麦芽健脾开胃。

（一）逆证

1．麻毒闭肺

〔证候〕高热烦躁，咳嗽气促，鼻翼煽动，喉间痰鸣，疹点紫暗或隐没，甚则面色青灰，口唇发绀，舌红，苔薄黄或黄腻，脉数。

〔辨证〕本证多见于麻疹见形期及恢复期，属麻疹合并肺炎。麻毒炽盛，疹毒不得透发，闭郁于肺。证候特点为疹出不透，或疹出骤没，或皮疹稠密成片，疹色紫暗，又伴见咳喘气急，鼻翼煽动，唇周发绀等，肺部听诊，可闻及细湿啰音。

〔治法〕宣肺开闭，清热解毒。

〔方药〕麻杏石甘汤加味。麻黄、杏仁、生石膏、前胡、葶苈子、苏子、黄芩、鱼腥草、甘草。

〔加减〕咳剧痰多者，加川贝母、鲜竹沥、天竺黄清肺化痰；口唇发绀者，加丹参、红花活血化瘀；壮热气急，腹胀便秘者，加生大黄、枳实、瓜蒌仁泻火通腑。

2．麻毒攻喉

〔证候〕身热不退，咽喉肿痛，声音嘶哑，咳声重浊，状如犬吠，喉间痰鸣，甚则呼吸困难，胸高胁陷，面唇发绀，烦躁不安，舌红，苔黄腻，脉滑数。

〔辨证〕本证属麻疹合并喉炎。肺胃热毒循经上攻，搏结于咽喉，以咽喉肿痛，声音嘶哑，呼吸不利为主要特征。

〔治法〕清热解毒，利咽消肿。

〔方药〕清咽下痰汤。玄参、射干、桔梗、牛蒡子、金银花、贝母、瓜蒌、荆芥、马兜铃。

〔加减〕腹胀便秘者，加生大黄、芒硝清热泻火通腑；咽喉肿痛者，加六神丸清热利咽。若出现呼吸困难，面色发绀等喉梗阻征象时，应采取中西医结合治疗措施，必要时作气管切开。

3．邪陷心肝

〔证候〕高热不退，烦躁谵妄，皮肤疹点密集成片，色泽紫暗，甚则神昏，抽搐，舌质红绛起刺，苔黄糙，脉数。

〔辨证〕本证属麻疹合并脑炎。麻毒炽盛，正不胜邪，以致麻毒内陷厥阴。以神昏谵语，抽搐惊惕为主要特征。本证在麻疹疾病过程的各个阶段中均可发生，但以出疹期2～6天发病多见。

〔治法〕清热解毒，熄风开窍。

〔方药〕羚角钩藤汤。羚羊角粉、钩藤、桑叶、菊花、川贝、茯神、竹茹、生地、白芍、甘草。

〔加减〕高热，神昏，抽搐者，加紫雪丹清热解毒，镇痉开窍；痰涎壅盛者，加石菖蒲、鲜竹沥清热化痰开窍；大便干结者，加大黄、芒硝泻火通腑。

【其他疗法】

（一）中药成药

1. 银翘解毒丸：用于疹前期或出疹之初。

2. 六神丸：用于热毒攻喉，咽喉肿痛者。

（二）单方验方

1. 芫荽 30 g，浮萍 30 g，西河柳 30 g，葛根 30 g。可任选 1～2 味。水煎，每日 3 次分服。用于麻疹疹前期及疹出未齐者。

2. 鲜芦根 30 g，鲜白茅根 30 g，鲜石斛 30 g。煎汤代茶饮。用于恢复期。

3. 紫草 10 g，甘草 6 g，绿豆 30 g。水煎服。用于预防麻疹。

（三）外治疗法

1. 麻黄 30 g，芫荽 30 g，浮萍 30 g，西河柳 30 g，葱白 30 g，可任选 1～2 味，黄酒 60 g。加水适量煮沸，让药气熏蒸室内，再用毛巾蘸药液擦周身。用于出疹期。

2. 葛根 6 g，牛蒡子 6 g，连翘 6 g，薄荷 2 g，蝉蜕 2 g，荆芥 5 g，桔梗 5 g，前胡 3 g。上药煎液 2～3 次，将药液装瓶，每次取 30～50 mL，作保留灌肠 15 分钟，每日 1～2 次。适用于出疹期。

【预防调护】

1. 按计划接种麻疹减毒活疫苗。麻疹流行期间，未患过麻疹的小儿要避免去公共场所，减少感染机会。若接触麻疹患儿后，可采取被动免疫方法，注射人血丙种球蛋白，预防麻疹发生。

2. 麻疹患儿需要及时隔离并至出疹后第 5 天，如有并发症者宜延长到出疹后 10 天。

3. 卧室空气流通，温度、湿度适宜，避免直接吹风受寒和过强阳光刺激。

4. 保持皮肤、眼、鼻、口腔的清洁，可用生理盐水或 2% 硼酸液清洗。

5. 注意补充水分，饮食富有营养而易于消化。发热期不宜食油腻和有刺激性的食物。

自学指导

【重点难点】

麻疹是由麻疹病毒引起的急性呼吸道传染病，以发热、上呼吸道炎症、麻疹粘膜斑及全身斑丘疹为特征。病因病机为麻毒时邪，从口鼻而入，侵犯肺脾，发于肌肤。本病的经过分为三期，即疹前期，出疹期及恢复期。疹前期，邪在肺卫，类似感冒，麻疹口腔粘膜斑是重要诊断依据，治宜辛凉透表为主；出疹期，邪毒内盛，热入气分，甚则热入营血，以发热持续，起伏如潮，每潮一次，疹随外出为特点，治宜清热透疹为主；恢复期，邪退正虚，临床表现为身热退，疹点依次渐回，皮肤有脱屑及色素沉着，治宜甘寒养阴。麻疹经过这三期，若无合并症，则属于顺证，若因体质虚弱，调护不当，或麻毒炽盛，失治误治等而致麻毒闭肺、麻毒攻喉、麻毒内陷心肝等，则属于麻疹逆证。麻疹逆证病情都较重。其治法多以清热解毒为主，佐以宣肺化痰、利咽消肿、熄风开窍。同时应注意，逆证发生在疹前期或出疹期，应配合透疹治疗；若发生在恢复期，则须配合养阴之剂。由于麻疹逆症病情较危重，应积极配合西医综合治疗。

麻疹的诊断主要依据麻疹接触史，疹前期卡他症状，口腔麻疹粘膜斑，皮疹形态和出现顺序，出疹与发热关系，退疹后皮肤脱屑及色素沉着等特点。疹前期注意与感冒相鉴别，出疹期须与幼儿急疹、风疹、猩红热相鉴别。

20世纪70年代以来，由于麻疹减毒活疫苗的普遍接种，免疫后的不典型麻疹逐渐增多，使临床诊断出现困难，需要用血清学诊断或其他方法予以鉴别。非典型麻疹的临床特点是：①发病向较大年龄推移，大年龄儿童及成人患者增多，小婴儿发病亦增多，但病死率很低。②麻疹的症状、体征不典型，常难以和其他出疹性疾病区别。可无麻疹粘膜斑，皮疹首见于四肢，后蔓延至躯体，疹形有斑丘疹、荨麻疹、水泡疹和瘀点混合存在。严重并发症减少。③实验室检查，出疹1～2天时ELISA法可测出麻疹抗体。临床应掌握以上特点，注意非典型麻疹的诊断。

【复习思考题】

1. 麻疹的诊断要点是什么?
2. 麻疹的顺证与逆证如何鉴别?
3. 麻疹的麻毒闭肺证与肺炎喘嗽的痰热闭肺证治疗有何异同?

【参考文献摘录】

《幼科全书·原疹赋》："毒出于脾，热流于心，脏腑之伤，肺则尤甚。出之太迟，发表为贵，出之太甚，解毒其宜。所喜者身上清凉，可畏者咽中肿痛。似锦而明兮，十有九效；似煤而黑兮，百无一生。"

《麻科活人全书·麻疹骨髓赋》："初起发热，有类伤寒，眼胞肿而泪不止，鼻喷嚏而涕不干，咳嗽，少食，作渴发烦。以火照之，隐隐于皮肤之内；以手摸之，磊磊于肌肉之间，其形似疥，其色若丹。出现三日，渐收为安。随出随收，喘急相干。无咳无汗，陷伏之端。根窠肿兮，麻而兼瘾；皮肤如赤兮，疹尤夹斑；似锦而明兮，不药而愈；如煤之黑兮，百无一痊。"

《医宗金鉴·痘疹心法要诀·疹门》："凡麻疹出，贵透彻，宜先用发表，使毒尽达于肌表。若过用寒凉，冰伏毒热，则必不能出透，多致毒气内攻，喘闷而毙。至若已出透者，又当用清利之品，使内无余热，以免疹后诸证。且麻疹属阳热，甚则阴分受伤，血为所耗，故没后须以养血为主，可保万全。"

（吴力群）

第二节　风　　疹

【目的要求】

1. 了解风疹的临床特征与病因病机。

2．掌握风疹的诊断要点与辨证论治。

【自学时数】

1～2 学时。

风疹是由感染风疹病毒引起的一种常见的急性传染病。临床特征为上呼吸道轻度炎症，发热，皮肤出现红色斑丘疹，枕后、耳后、颈部淋巴结肿大伴触痛。本病多在冬、春季节发病，以 1～5 岁儿童多见，病后可获持久性免疫。本病通过飞沫传播，临床经过良好，合并症少见，预后好。但孕妇妊娠早期患本病，可影响胚胎发育而致各种先天缺陷，称为先天性风疹综合征。

祖国医学称风疹为“风痧”，古医籍有关风疹的记载不多。《金匮要略》等书所载的“风瘾”，可能包括本病在内。到清代一些儿科及麻疹专书中，对本病渐有较明确的记载。《麻科活人全书》指出：“风瘾者，亦有似麻疹……时值天气炎热，感风热而作，此不由于胎毒，乃皮肤小疾，感风热客于脾肺二家所致，不在正麻之列。”指出了风疹与麻疹的不同特征。叶天士《临证指南医案·幼科要略》指出：“疫疠秽邪从口鼻吸入，分布三焦，气血相搏，发于肌肤，而为痧疹。”提出了本病的病因病机。

【病因病机】

本病病机为风热时邪与气血相搏，外泄肌肤所致。风热时邪，自口鼻而入，温邪上受，首先犯肺，时邪郁肺，蕴于肌腠，与气血相搏，邪毒外泄，发于肌肤。邪轻病浅，一般只伤及肺卫，故见恶风，发热，咳嗽等症，皮疹色泽浅红，分布均匀，邪泄之后迅速康复。若邪毒炽盛，内传入里，燔灼气营，或迫伤营血，则可见高热烦渴，疹点鲜红或深红，分布密集。邪毒阻滞，则发为耳后、颈部后及枕后淋巴结肿大。本病邪毒外泄，疹点透发之后，即热退病解。

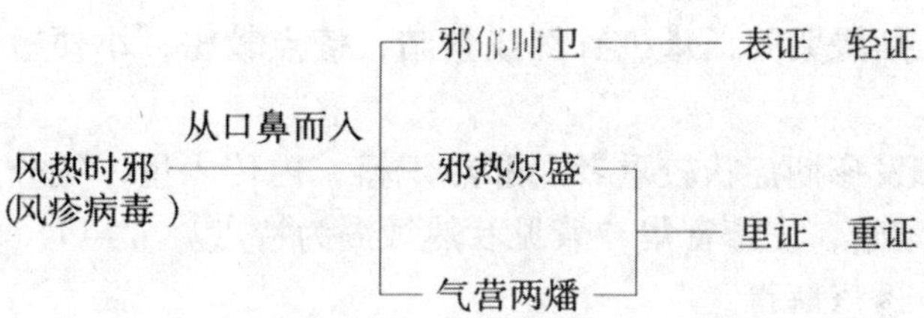

图 3-2　风疹病因病机示意图

【诊断要点】

1．患儿有风疹接触史。

2．临床表现：发病初起类似感冒，发热 1～2 天后，皮肤出现淡红色斑丘疹，皮疹从头面开始，1 天内布满全身，出疹 2～3 天后，发热渐退，疹点逐渐隐退，疹退后极少有脱屑，无色素沉着。全身症状较轻微，但耳后、颈部及枕后淋巴结肿大。

3．实验室检查：外周血象中白细胞总数减少，分类则淋巴细胞相对增多。可用血凝抑制试验检测风疹血清抗体，患儿恢复期较疾病初期血清抗体增加 4 倍以上可确诊。快速诊断风疹病毒感染常检测血清中 IgM 抗体和特异性 IgG 亲和力法。

【鉴别诊断】

本病需与麻疹、幼儿急疹、猩红热等出疹性疾病相鉴别，详见猩红热篇。

【辨证论治】

本病辨证首先应辨识常证，风疹常证首见轻微发热，微恶风寒，鼻塞流涕，咳嗽等感冒症状。发热 1～2 天后出疹，疹点始见于面部，可在 1 天内遍及全身，皮疹呈稀疏红色丘疹，持续 2～3 天，有瘙痒感，同时全身浅表淋巴结肿大，以耳后、颈部、枕后淋巴结肿大明显。皮疹消退后，体温恢复正常，全身症状消失，多无脱屑及色素沉着。其次当分辨证候轻重，轻证：轻微发热，神情自如，食纳正常，疹色淡红，分布均匀，皮疹经过 2～3 天，自然消退，为邪郁在表。重证：壮热烦渴，疹色鲜红或紫暗，分布密集，为邪热炽盛。

风疹治疗原则为疏风清热解毒。邪郁在表者，治以疏风清热；邪毒内盛者，治以清热解毒，佐以清营凉血。

（一）邪郁肺卫

〔证候〕发热恶风，喷嚏流涕，伴轻微咳嗽，胃纳欠佳，疹色淡红，先起于头面，躯干，随即遍及四肢，分布均匀，稀疏细小，有瘙痒感，2～3 天渐见消退，耳后、颈部、枕后淋巴结肿大，舌质偏红，苔薄白或薄黄，脉浮数。

〔辨证〕本证属风疹初起。风热邪毒，袭于肺卫，肺气失宣，邪从外泄，皮疹透发肌表。临床表现类似风热感冒，但热势不高，皮疹稀疏细小，疹色淡红，为本病早期辨证特点。

〔治法〕疏风解表，清热透疹。

〔方药〕银翘散加减。金银花、连翘、竹叶、牛蒡子、薄荷、荆芥、桔梗、甘草。

〔加减〕耳后及枕部淋巴结肿大疼痛者，加夏枯草、蒲公英、玄参清热解毒，消肿散结；咽部肿痛者，加板蓝根、山豆根、僵蚕清热利咽；皮肤瘙痒者，加蝉蜕、白蒺藜祛风止痒。

（二）邪热炽盛

〔证候〕壮热口渴，烦躁哭闹，疹色鲜红或紫暗，疹点较密，小便短赤，大便干结，舌质红，苔黄糙，脉洪数。

〔辨证〕本证为风疹发疹期症状较重者。邪热炽盛，内传入里，气分热盛，内扰营血所致。其辨证以疹色红赤紫暗，皮疹密集，兼见壮热烦渴为特点。

〔治法〕清热凉营，透疹解毒。

〔方药〕透疹凉解汤加减。桑叶、菊花、板蓝根、连翘、牛蒡子、赤芍、蝉蜕、丹皮、紫花地丁。

〔加减〕壮热不退者，加生石膏，寒水石清热泻火；口渴引饮者，加天花粉、石斛、鲜芦根清热生津；疹色紫暗而密者，加生地、丹皮、紫草清热凉血；大便干结者，加大黄、芒硝泻火通腑。

【其他疗法】

（一）中药成药

1. 银翘解毒丸：用于邪郁肺卫证。

2. 清开灵口服液：用于邪热炽盛证。

（二）单方验方

1．板蓝根 30 g，僵蚕 10 g，甘草 10 g。煎水代茶饮。适用于风疹轻证，肌肤瘙痒不安者。

2．芦根 30 g，竹叶 30 g，金银花 20 g。煎水代茶饮。适用于风疹轻证。

【预防调护】

1．发现风疹患儿应立即隔离，隔离期从起病至出疹后 5 天。

2．风疹流行期间，不带易感儿童去公共场所，避免与风疹患儿接触。保护孕妇，尤其妊娠初期 2～3 个月内，避免接触风疹患儿。

3．注意休息，避免直接吹风受凉。发热期间，多饮开水，饮食宜清淡易消化，不吃辛辣、煎炸食物。

自学指导

【重点难点】

风疹是感染风疹病毒所致的一种出疹性传染病，以轻度发热，上呼吸道炎症，皮肤出现红色斑丘疹，枕后、耳后、颈部淋巴结肿大伴触痛为临床特征。风热邪毒从口鼻而入，郁于肺卫，蕴于肌腠，与气血相搏，邪毒外泄，发于肌肤，而成风疹。本病应与麻疹、幼儿急疹、猩红热相鉴别。轻型非典型麻疹在发热、皮疹特点方面与风疹较为相似，容易混淆，临证时应注意鉴别。风疹皮疹有瘙痒感，且有耳后及枕部淋巴结肿大等特点。

辨证当分清表里轻重，初起类似感冒，为邪郁在表，属轻证，治以疏风解表透疹。若感邪炽盛，邪自入里，燔灼气分，或迫伤营血，则属重证，治以清热凉营，透疹解毒。

本病好发于小儿，但成人也可发病。预后良好，患病后可获持久性免疫，但孕妇妊娠早期患本病，可致胎儿先天性缺陷，最常见有白内障、青光眼、心脏病、听力丧失、色素性视网膜炎等，应予重视。

【复习思考题】

1．试述风疹的临床特征。

2．试述风疹邪热炽盛证的证候表现、治法及常用代表方剂。

【参考文献摘录】

《诸病源候论·小儿杂病诸候·风瘙隐疹候》：“小儿因汗，解脱衣裳，风入腠理与血气相搏，结聚起相连成瘾疹，风气只在腠理浮浅，其势微，故不肿不痛，但成瘾疹瘙痒耳。”

《普济方·风瘙瘾疹》：“夫小儿风瘙瘾疹者，由邪风客于腠理，搏于营卫，遂传而为热，熏散肌肉，溢于皮肤，变生瘾疹。”

《麻科活人全书·正麻奶麻风瘾不同》：“风瘾者，也有似于麻疹，乃发在幼孩甫生一月、半周、一岁之间，时值天气炎热，感风热而作，不由于胎毒，乃皮肤小疾，感风热客于脾肺二家所致，不在正麻之列。

……倘身热不退，只须用疏风清热之剂，一服即愈。”

（吴力群）

第三节　幼儿急疹

【目的要求】

1．掌握幼儿急疹的临床特征及发病特点。

2．了解幼儿急疹的病因病机及证治原则。

【自学时数】

1学时。

幼儿急疹是人类疱疹病毒6型导致的婴幼儿时期常见的发疹性疾病，以持续高热3～5天，热退疹出为特征。本病多见于6～18个月小儿，3岁以后少见，春秋季发病较多，无男女性别差异，患病后可获持久免疫力。本病预后良好。

祖国医学称本病为“奶麻”，在明代《万氏家传痘疹心法·疹毒症治歌括》中就有“奶麻子”的记载，并提出本病与麻疹不同。清代《医宗金鉴》、《麻科活人全书》等对奶麻的病因、临床证候、治疗方药、疾病预后等方面均有详细的叙述，为后世认识本病奠定了基础。

【病因病机】

病因为外感风热时邪（疱疹病毒）。风热时邪经口鼻而入，袭于肺卫，邪郁肌表，与气血相搏，外泄肌肤所致。

【诊断要点】

1．多见于2岁以下的婴幼儿。

2．临床表现：起病急骤，突然高热，持续3～5天，除发热外，一般情况良好，热退后疹出，皮疹为红色斑疹或斑丘疹，主要散布在躯干、颈部及上肢，一般在2～3天内消退，无色素沉着及脱屑。

3．实验室检查：外周血可分离出人类疱疹病毒6型。间接免疫荧光法检测特异性抗体在急性期为阴性，恢复期转阳性，且效价升高4倍以上。

【鉴别诊断】

本病除与麻疹、风疹、猩红热等出疹性疾病区别外，还需与肠道病毒感染、药物疹等进行鉴别。

1．肠道病毒感染：肠道病毒感染可出现皮疹，特别是热退后出疹，与幼儿急疹临床鉴别有一定困难。一般肠道病毒感染在出疹时伴有发热、流涕、咽痛、腹泻等症，皮疹为散在性斑疹、斑丘疹，或紫癜样、水泡样皮疹，传染性强，容易造成流行。

2．药物疹：临床多见于用磺胺类、青霉素类及头孢菌素类等药物所引起，可出现皮疹及发热等症状，但瘙痒较重，一般可根据服药史，或停药后皮疹渐消退等帮助鉴别。

【辨证论治】

幼儿急疹起病急骤，突然高热，多为39～41℃，偶见高热惊厥，一般持续3～5天后自然骤降，少数病例呈体温渐降，热退后疹出。

幼儿急疹的治疗原则为疏风清热。热退后，皮疹发出，病渐痊愈，一般只需加强护理，不必因有皮疹而多施药物，可选用单验方加以调理。

邪郁肌表

〔证候〕骤发高热，持续3～5天，一般情况良好，偶有轻微流涕，咳嗽，呕吐，腹泻，烦躁，舌质淡红，苔薄黄，脉浮数。

〔辨证〕本证属幼儿急疹初起，以突然高热，持续3～5天，但一般情况良好为特点。

〔治法〕疏风清热。

〔方药〕银翘散加减。金银花、连翘、薄荷、荆芥、淡豆豉、牛蒡子、桔梗、竹叶、芦根、甘草。

〔加减〕若烦躁哭闹者，加栀子、知母清热除烦；神烦欲惊者，加钩藤、僵蚕、蝉蜕熄风止痉；呕吐频作者，加竹茹、生姜清胃止呕；大便稀薄者加葛根、苍术、扁豆祛湿止泻。

【其他疗法】

（一）中药成药

银黄口服液：用于邪郁肌表证。

（二）单方验方

1．金银花10 g，连翘10 g，蝉蜕6 g。煎水代茶饮。用于邪郁肌表证。

2．菊花10 g，鲜石斛20 g，鲜芦根15 g。煎水代茶饮。用于热退疹出者。

（三）外治疗法

1．桑叶15 g，板蓝根15 g，连翘10 g。水煎去渣取液，以药液熏洗，每次15～20分钟，每日1次。用于邪郁肌表证。

2．浮萍30 g，白鲜皮10 g。水煎去渣，以药液洗浴，每次15～20分钟，每日1次。用于皮疹稠密者。

（四）推拿疗法

推板门200次，清肺金200次，清天河水100次，推六腑100次，推脊100次。用于邪郁肌表证。

【预防调护】

1．避免接触传染，发现患儿及时隔离至出疹后5天。

2．注意避风寒，饮食宜清淡，易消化，多饮水。

3．持续高热者，可作物理降温，温水擦浴，冰袋敷头部，防止高热惊厥。

自学指导

【重点难点】

幼儿急疹是婴幼儿时期常见的一种出疹性传染病，发病年龄以6～18个月多见。临床特点是突发高热，持续3～5天骤降，热退疹出。本病由人类疱疹病毒6型引起。风热时邪经口鼻而入，侵袭肺卫，邪郁肌表，与气血相搏，外泄肌肤而成幼儿急疹。

本病诊断主要依据典型的热退疹出，结合年龄，易作出诊断。但在皮疹未出现以前，诊断较为困难。如患儿除发热外一般情况良好，应考虑本病。本病临证时除与麻疹、风疹、猩红热等出疹性疾病区别外，还需与肠道病毒感染、药物疹等进行鉴别。

本病治疗原则为疏风清热，方用银翘散加减。热退疹出后，可不必用药，加强调护即可。

【复习思考题】

1. 试述幼儿急疹的病因病机。
2. 试述幼儿急疹的诊断要点。

【参考文献摘录】

《万氏家传痘疹心法·疹毒症治歌括》："凡小儿……，遍身红点，俗呼奶麻子是也。此由胎中受热，故生下发见于皮肤，不可作时行疹子论，妄用汤剂，盖脏腑娇脆，气血怯弱，不能胜汤丸也。"

《麻痘定论·分别各麻各样调治论》："凡小儿乳麻瘾疹风热麻，不在正麻之列，不由胎毒而出，是感风热湿热而出，乃皮肤小病，……总无关利害。倘热不退，用荆芥发表汤散之。"

（吴力群）

第四节　猩红热

【目的要求】

1. 了解猩红热的概念及发病特点。
2. 了解猩红热的病因病机。
3. 熟悉猩红热的诊断要点及辨证论治。

【自学时数】

1～2学时。

猩红热是由 A 族乙型溶血性链球菌引起的急性呼吸道传染病，临床以发热、咽炎、杨梅舌、全身弥漫性红色皮疹、疹退后片状脱皮为特征。本病一年四季都可发病，但以冬、春季多见。任何年龄均可发病，尤以 3～7 岁儿童发病率较高，本病人群普遍易感。若早期诊断，及时治疗，一般预后良好，少数患儿病后可并发风湿热或急性肾小球肾炎。

祖国医学称本病为“丹痧”。丹痧病名较早见于清代顾玉峰所著《痧喉经验阐解》一书。丹者，取其疹色红赤如丹；痧者沙也，形容疹点琐碎如沙粒，以皮疹“红晕如尘沙”、“成片如云头突起”为特征而命名。此外还有“烂喉痧”、“喉痧”、“烂喉丹痧”、“疫喉痧”等名称，属温病范畴。《丁甘仁医案》附叶天士烂喉痧医案中记载：“雍正癸丑年间以来，有烂喉痧一症，发于冬春之际，不分老幼，遍相传染。发则壮热烦渴，丹密肌红，宛如锦纹，咽喉疼痛肿烂，一团火热内炽。”指出丹痧的临床表现及强烈的传染性。

【病因病机】

病因为痧毒疫邪乘时令不正，寒暖不调，从口鼻侵入人体，蕴于肺胃二经。

病之初起，痧毒由口鼻而入，首先犯肺，邪郁肌表，正邪相争，而见恶寒发热。咽喉为肺胃之门户，咽通于胃，喉通于肺，温热邪毒，蕴于肺胃，邪热蒸腾，上熏咽喉，而见咽喉肿痛，甚则热毒灼伤肌膜，导致咽喉腐烂。肺主皮毛，胃主肌肉，肺胃之邪毒外泄，则肌肤透发皮疹，色红如丹。舌为心之苗，邪毒内灼，心火上炎，加之热耗阴津，故舌生红刺，舌光无苔，状如杨梅。若邪毒化火入里，传入气营，或内逼营血，则皮疹密布，融合成片，色泽紫暗如瘀点，同时可见壮热烦渴，神昏谵语，舌紫绛。若邪毒炽盛，内陷心肝，则可出现抽搐，昏迷等重症。温邪多从火化，最易伤阴耗津，故后期常见肺胃阴伤之证。

此外，若失治误治，邪热久稽，余毒留滞，可致变证。热毒留滞筋脉关节，则致关节肿痛；留滞心络耗损气阴，则致心悸，脉结代；留滞三焦，内归肺脾肾，水液通调失职，则致水肿，尿血。

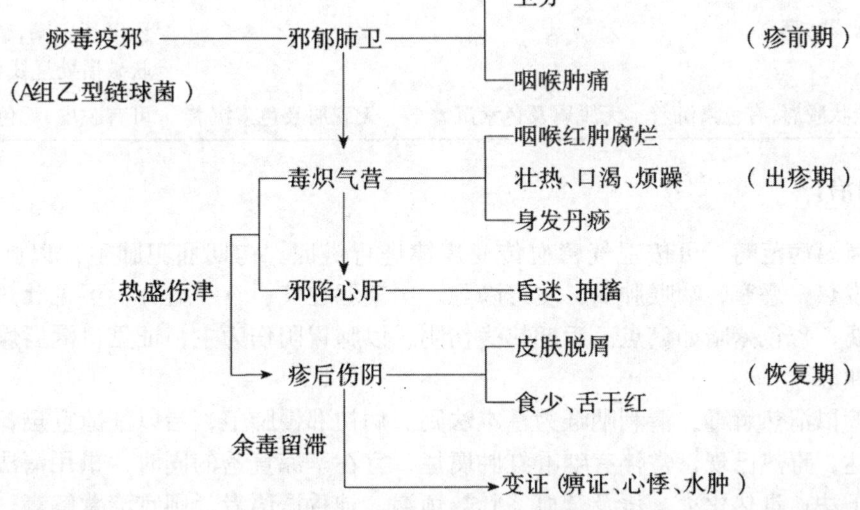

图 3-3　猩红热病因病机示意图

【诊断要点】

1. 可有接触史，接触后潜伏 1～7 天发病。

2. 临床表现：起病较急，发热，咽痛，咽及扁桃体显著充血，扁桃体上可有脓性分泌物，杨梅舌。发热 1～2 天出疹，皮疹先见于颈部、腋下和腹股沟等处，于 24 小时内布满全身，全身皮肤弥漫性发红，有均匀、密集的细小红色丘疹，呈鸡皮样，肘前、腋下等皮肤皱褶处皮疹密集成线状，面部皮肤潮红，而口鼻周围皮肤发白，形成口周苍白圈。疹退 1 周后开始脱皮，脱皮程度与出疹程度一致。

3. 实验室检查：血象白细胞总数及中性粒细胞增高。咽拭子培养有 A 族乙型溶血性链球菌生长。

【鉴别诊断】

本病应与麻疹、风疹、幼儿急疹相鉴别。

表 3-1 四种出疹性疾病的鉴别

	麻疹	风疹	幼儿急疹	猩红热
发热与出疹关系	发热 3～4 天出疹，出疹时发热更高	发热 1～2 天后出疹	持续发热 3～5 天，热退疹出	发热 1～2 天出疹
初期症状	发热咳嗽，鼻塞流涕，泪水汪汪，畏光羞明	发热恶风，咳嗽流涕，枕后淋巴结肿大	突然高热，全身症状轻微	发热，咽红，咽痛，扁桃体炎
皮疹特点	暗红色斑丘疹，疹间有正常皮肤，发疹有一定顺序，约 3 天左右出齐	稀疏淡红色小丘疹，先见于面部，24 小时内遍及全身	红色斑丘疹，主要散布在躯干、颈部及上肢，24 小时内遍及全身	全身皮肤弥漫发红，有均匀、密集的细小红色丘疹，皮疹先见于颈部、腋下、腹股沟，24 小时内布满全身
特殊体征	麻疹粘膜斑	无	无	环口苍白圈，杨梅舌，皮肤皱褶处呈线状疹
恢复期	糠状脱屑，有色素沉着	无脱屑及色素沉着	无脱屑及色素沉着	可有脱皮，无色素沉着

【辨证论治】

猩红热属温病范畴，可按卫气营血传变规律进行辨证。初期邪犯肺卫，以肺卫表证为主，表现为发热，恶寒，咽喉肿痛，皮疹隐隐。中期邪在气、营、血分，可见壮热口渴，咽喉糜烂有白腐，疹色紫暗如瘀点。后期热病伤阴，以肺胃阴伤为主，证见口渴唇燥，皮肤脱屑，舌红少津。

本病治疗以清热解毒，清利咽喉为基本法则。病初邪侵肺卫，治以辛凉宣透，使邪从汗泄。疹将透达，毒热已现，常伴有咽喉红肿腐烂，宜在辛凉宣透的同时，重用清法，如热结阳明，兼施下法；毒热化火，侵及营血，壮热烦渴，神昏谵语者，则宜清营解毒。若因热甚伤阴，舌光无苔者，则宜养阴清热，生津增液。

（一）邪侵肺卫

〔证候〕发热恶寒，头痛，无汗，咽喉红肿疼痛，皮肤潮红，可见皮疹隐隐，舌质红，苔薄白或薄黄，脉浮数有力。

〔辨证〕本证为猩红热初期，即疹前期。邪犯肺卫，肺气失宣。其发热恶寒，头痛，苔薄白或薄黄，脉浮数等症，与一般温病初发邪在卫表相同，但猩红热又见咽喉肿痛，皮肤潮红，皮疹隐现，舌红起刺等症，则与一般温病初起不同。

〔治法〕辛凉宣透，清热利咽。

〔方药〕银翘散加减。金银花、连翘、薄荷、牛蒡子、蝉蜕、淡豆豉、桔梗、竹叶、马勃、甘草。

〔加减〕咽痛甚者，加山豆根、土牛膝、板蓝根清热解毒，利咽消肿；颈部淋巴结肿大者，加夏枯草、蒲公英清热解毒，散结消肿。

（二）毒炽气营

〔证候〕壮热烦躁，面赤口渴，咽喉肿痛，甚者糜烂，皮疹先见于颈部、腋下，继而布满全身，皮疹密布，色红如丹，甚则色紫如瘀点，舌光红起刺，状如杨梅，小便短赤，大便干结，脉数有力。

〔辨证〕本证为猩红热中期，即出疹期。毒热化火入里，邪在气营，毒从外泄，透发皮疹。其表现既有气分热盛的壮热、烦渴等症，又见热入营血的皮疹密布，色红如丹，甚则色紫如瘀点，舌光红起刺等症，此为本证的辨证要点。若病情发展，邪毒内陷心肝，可见昏迷、抽搐等症。

〔治法〕清气凉营，泻火解毒。

〔方药〕凉营清气汤加减。水牛角、赤芍、丹皮、生石膏、黄连、生地、石斛、竹叶、玄参、连翘。

〔加减〕口渴甚者，加天花粉、鲜芦根清热生津；大便干结者，加大黄、芒硝泻火通腑；若邪毒内陷心肝，出现昏迷、抽搐等，可选紫雪丹、安宫牛黄丸清心开窍。

（三）疹后阴伤

〔证候〕皮疹消退，唇口干燥，咽痛减轻，或见低热，干咳无痰，食少纳呆，皮肤脱屑，舌红少津，苔剥脱，脉细数。

〔辨证〕本证为猩红热后期，即恢复期。火热伤津，肺胃阴伤。伤阴是病机关键，一派阴虚内热之象是辨证要点。

〔治法〕养阴生津，清热润喉。

〔方药〕沙参麦冬汤加减。沙参、麦冬、玉竹、天花粉、桑叶、扁豆、生地、知母、甘草。

〔加减〕低热不解者，加银柴胡、鳖甲、地骨皮清退虚热；口干，舌红少津明显者，加玄参、石斛、芦根以增强养阴生津润喉之功；大便干结者，加火麻仁、瓜蒌仁润肠通便。

【其他疗法】

（一）中药成药

1. 双黄连口服液：用于邪侵肺卫证。

2. 清热解毒口服液：用于毒炽气营证。

（二）单方验方

1. 大青叶 15 g，板蓝根 15 g，土牛膝根 15 g。每日 1 剂，水煎服。用于邪侵肺卫证。

2. 紫草 30 g，蒲公英 30 g。每日 1 剂，水煎服。用于毒炽气营。

（三）外治疗法

1. 金银花、山豆根、夏枯草、青果、嫩菊叶、薄荷各适量，煎汤漱口。用于咽喉疼痛者。

2. 选用锡类散、冰硼散、双料喉风散吹喉，每日 2～3 次。用于咽喉肿痛糜烂者。

【预防调护】

1. 控制传染源：对猩红热患儿隔离治疗 7 天，至症状消失、咽拭子细菌培养阴性。对密切接触的易感者，可用青霉素治疗或服中药治疗。

2. 保护易感儿：流行期间，对儿童集体场所及患者所在场所应进行消毒。易感儿可口服清热解毒中药煎剂予以预防。

3. 发热期间：应卧床休息。多饮开水，饮食宜以清淡易消化流质或半流质为主。

4. 注意皮肤与口腔的清洁卫生，用淡盐开水含漱，每日 2～3 次。

自 学 指 导

【重点难点】

猩红热是由 A 族乙型溶血性链球菌引起的急性呼吸道传染病，临床以发热、咽炎、杨梅舌、全身弥漫性红色皮疹，疹退后片状脱皮为特征。中医称之为丹痧。

本病在病因为外感痧毒疫邪。病机为痧毒疫邪由口鼻而入，蕴于肺胃，化热化火上熏咽喉，外泄肌肤。热毒炽盛者，还可由气入营，表现为毒炽气营，甚则内陷心肝。后期火热伤津，表现为肺胃阴伤。若邪毒未清，伤及心气，或流窜筋骨关节，或邪毒内归肺脾肾，可导致心悸、痹证、水肿的变证。

本病依据发热、咽炎、杨梅舌及典型皮疹即可作出临床诊断。咽拭子细菌培养有 A 族乙型溶血性链球菌生长可确诊。本病须与麻疹、风疹、幼儿急疹等出疹性疾病进行鉴别。辨证可按温病的卫气营血传变规律进行。初期邪郁肺卫，治以疏风解表，清热利咽；中期毒炽气营，治以清气凉营，泄火解毒；后期疹出阴伤，治以养阴生津，清热润喉。

本病的病程中，尤其在病后，易并发急性肾小球肾炎、风湿热、心肌炎、心包炎等，应及时诊断治疗。并发症的发生与病情轻重无关，而主要与感染的溶血性链球菌的型别有关。西医治疗首选青霉素，疗程 7～10 天，重症病人应两种抗生素联合应用。临床采用中西医结合治疗本病，疗效显著。

【复习思考题】

1. 猩红热有哪些发病特点及临床特征？

2. 试述猩红热的辨证分型、主证、治法及主方。

3. 说明猩红热后期为什么用沙参麦冬汤治疗。

【参考文献摘录】

《喉痧证治概要》：“……烂喉丹痧者何也？因此症发于夏秋者少，冬春者多。乃冬不藏精，冬应寒反温，春寒犹禁，春应温而反冷，经所谓非其时而有其气，酿成疫证之邪也。邪从口鼻入于肺胃，咽喉为肺胃之门户，暴寒束于外，疫疠郁于内，蒸腾肺胃二经，厥少之火乘势上亢，于是发为烂喉丹痧也。”

《临证指南医案·疫门》：“疫疠秽邪，从口鼻吸受，分布三焦，弥漫神识，不是风寒客邪，亦非停滞里症。故发散消导，即犯劫津之戒，与伤寒六经不大相同，今喉痛、丹疹，舌如朱，神躁暮昏，上受秽邪，逆走膻中，当清血络，以防结闭，然必大用解毒，以驱其秽。”

《疫痧草》：“痧达，痧点透表，神渐安而喉烂渐松者，病退也。若痧虽透，而喉烂犹盛，神机烦躁，舌绛如朱，口渴唇干，脉弦且数，痧点之上，毒泡累累，是疫火极盛，症势非轻，宜重用清化也。若见便闭，兼用下法。舌干且缩，重加育阴。……痧疫火毒未清，以致遗毒，遗毒发于项间腮畔及喉外，四肢为重。痧邪甚者乃遗毒，遗毒之症不可轻视也。”

（吴力群）

第五节　水　　痘

【目的要求】

1．熟悉水痘的临床特征及诊断要点。

2．掌握水痘的辨证论治。

【自学时数】

1～2 学时。

水痘是感染水痘 带状疱疹病毒引起的一种急性出疹性传染病，临床以发热，皮肤分批出现斑疹、丘疹、疱疹、结痂为特征。全年均可发病，主要发生在冬末、初春季节。任何年龄均可发病，幼儿和学龄前儿童发病较多。因其传染性强，容易引起流行。本病并发症少见，一般预后良好，愈后皮肤不留瘢痕。患病后可获终生免疫。

水痘又称“水花”、“水疮”、“水疱”。古代医籍对本病论述较多，宋代《小儿药证直诀》虽未对水痘与天花作出明确区别，但已提出水疱病名及其传染性。《小儿卫生总微论方·疮疹论》中明确提出了水痘病名，“其疮皮薄，如水泡，破即易干者，谓之水痘”。《证治准绳·幼科》指出：“小儿痘疮，有正痘（天花）与水痘之不同。”《痧麻明辨》进一步对水痘与水赤痘在证候上作了辨别。

【病因病机】

本病的病因为外感时行邪毒（水痘–带状疱疹病毒）。时行邪毒由口鼻而入，蕴郁于肺，故见发热、流涕、咳嗽等肺卫症状。邪毒郁于肺脾，肺主皮毛，脾主肌肉，时邪与内湿相搏，外透于肌表，则发为水痘。邪毒尚轻，病在卫表者，则疱疹稀疏，疱浆清亮，全身症状轻微。少数患儿素体虚弱，感邪较重，邪毒炽盛，内犯气营，则见疱疹稠密，色呈紫红，壮热口渴，神志昏迷，甚则抽搐。

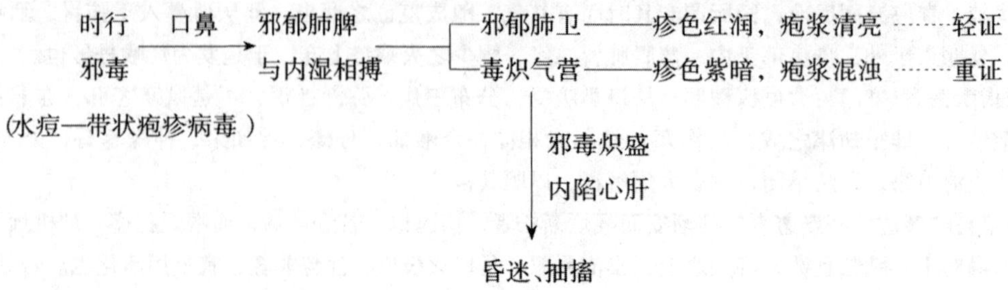

图 3-4　水痘病因病机示意图

【诊断要点】

1．发病 2～3 周前有水痘接触史。

2．临床表现：发热 1～2 天内出现皮疹，皮疹分批出现，在同一时期可查见丘疹、疱疹、结痂等不同类型的皮疹。皮疹呈向心性分布，瘙痒感重，疱疹位置肤浅，囊壁很薄，内含透明液体。口腔粘膜、眼结膜等处也可出现疱疹。

3．实验室检查：周围血白细胞总数正常或偏低。刮取新鲜疱疹基底物，用瑞氏染色检查多核巨细胞。

【鉴别诊断】

1．脓疱疮：多发生于夏天炎热季节，疱疹较大，壁较薄，内含脓液，不透亮，容易破溃，破溃后脓液流溢蔓延附近皮肤而发，多发于头面及四肢暴露部位，躯干部少见。

2．丘疹样荨麻疹：多见于春夏之交季节，可因虫咬过敏所致。皮疹好发于下肢伸面，呈风团样丘疹，疹上可有针尖大小水泡，扪之坚实，不易破损，不结痂，奇痒不舒，多反复发作。

【辨证论治】

水痘病变主要在卫分及气分，重者也可侵及营血。疾病初起，邪郁肺卫，表现为外感风热夹湿征象，如发热、咳嗽、水痘布露等。疾病深入，少数重症患儿，表现为热毒夹湿征象，如高热、烦躁、口渴、痘疹稠密等。

水痘的辨证要点在于分辨证候轻重。皮疹稀疏，疹色红润，疱浆清亮，伴轻度发热、流涕、咳嗽等症状，病在卫气，属水痘轻证；疱疹稠密，疹色紫暗，疱浆混浊，伴壮热、烦渴等症状，病在气营，属水痘重证。

本病治疗以清热解毒利湿为总的原则。轻证以肺卫受邪为主，治以疏风清热解毒，佐以利湿；重证气营受累，治以清热凉营，解毒渗湿。

（一）邪郁肺卫

〔证候〕发热轻微，鼻塞流涕，喷嚏，咳嗽，1～2 天后出疹，皮疹分批出现，此起彼伏，疹点稀疏，疹色红润，疱浆清亮，斑疹、丘疹、疱疹、结痂常同时并见，以躯干为多，瘙痒不舒，舌苔薄白，脉浮数。

〔辨证〕本证见于水痘初起。邪毒郁于肺卫，正气抗邪外出，邪毒夹湿透于肌表。以皮疹稀疏，疱液清亮及伴见风热表证为特点，全身症状轻微。

〔治法〕疏风清热，利湿解毒。

〔方药〕银翘散加减。金银花、连翘、薄荷、牛蒡子、桔梗、竹叶、芦根、车前子、滑石、甘草。

〔加减〕疹密色红者，加当归、赤芍、紫草活血凉营；瘙痒不安者，加地肤子、白鲜皮、蝉蜕祛风止痒；咳嗽有痰者，加杏仁、浙贝母宣肺化痰；头痛者加菊花、蔓荆子疏风清热止痛。

（二）毒炽气营

〔证候〕壮热烦躁，口渴欲饮，面红目赤，疱疹稠密，疹色紫暗，疱液混浊，小便黄赤，大便干结，舌红或舌绛，脉数有力。

〔辨证〕本证为水痘重证。邪毒炽盛，内传气营，与内湿相搏，透发于外。以疱疹稠密，疹色紫暗，疱液混浊，伴见壮热烦渴，舌质红绛为证候特点，全身毒热征象较重。

〔治法〕清热凉营，解毒渗湿。

〔方药〕清胃解毒汤加减。升麻、石膏、黄芩、黄连、生地、丹皮、紫草、栀子、木通。

〔加减〕壮热不退者，加知母、寒水石清热泻火；大便干结者，加生大黄、芒硝泻火通腑；口唇干燥者，加麦冬、石斛养阴生津。

水痘发病过程中，如出现高热、咳嗽、气喘、发绀等症，此为邪毒闭肺之变证，当治以清热解毒、开肺化痰，予以麻杏石甘汤加减；若见壮热不退，神志模糊，口渴烦躁，甚则昏迷、抽搐等症，此为邪毒内陷心肝之变证，治当凉血泻火，熄风开窍，予清瘟败毒饮加减，并吞服紫雪丹、安宫牛黄丸等镇痉开窍之品。

【其他疗法】

（一）中药成药

1. 银翘解毒丸：用于邪郁肺卫证。

2. 清开灵口服液：用于毒炽气营证。

（二）单方验方

金银花 20 g，甘草 6 g。水煎服，每日 1 剂。用于邪郁肺卫证。

（三）外治疗法

1. 苦参 30 g，芒硝 30 g，浮萍 15 g。煎水外洗，每日 2 次。用于痘疹较密，瘙痒明显者。

2. 青黛散麻油调后外敷，每日 1 次。用于疱疹破溃、化脓者。

【预防调护】

1. 发现患儿应立即隔离，直至全部疱疹结痂。被患儿呼吸道分泌物或皮疹内容物污染的被服及用具，应采用曝晒、煮沸、紫外线照射等方法消毒。

2. 水痘流行期间，易感儿应少去公共场所。对免疫缺陷、激素或免疫抑制剂治疗期间接触水痘的患儿，可选用人血丙种球蛋白、带状疱疹球蛋白等肌内注射，预防感染本病。

3. 饮食宜清淡易消化，多饮开水，或选用绿豆、萝卜、荸荠、甘蔗等煎水代茶。

4. 保持皮肤清洁，不宜洗浴，避免搔抓损伤皮肤，继发感染。

5. 正在使用激素治疗的患儿发生水痘，应立即减量或停用激素。

自 学 指 导

【重点难点】

水痘是感染水痘-带状疱疹病毒引起的急性出疹性传染病，临床以发热，皮肤分批出现斑疹、丘疹、疱疹、结痂为特征。病位主要在肺脾两经。病机为邪毒由口鼻而入，郁于肺脾，与内湿相搏，发于肌表。

本病诊断以有水痘接触史与典型的皮疹为依据。水痘皮疹的特点为：①由于水痘皮疹是分批出现，故在同一处皮肤可同时见到丘疹、疱疹、结痂。②疱疹清亮，内含液体，外形如豆。③皮疹呈向心性分布，躯干部多而四肢少。④粘膜亦可见皮疹，如眼结膜、口鼻粘膜等。⑤瘙痒明显。上述典型的水痘皮疹特征对诊断十分重要。临证时注意与脓疱疮、丘疹性荨麻疹相鉴别。

水痘辨证主要分辨证候轻重。轻证皮疹稀疏，疹色红润，疱浆清亮，伴轻度发热、流涕、咳嗽等症状为水痘初起，病在卫气，治以疏风清热，利湿解毒；重证疱疹稠密，疹色紫暗，疱浆混浊，伴壮热，烦渴等症状为水痘极期，病在气营，治以清热凉营，解毒渗湿。水痘传染性很强，发现后应立即隔离，直至全部疱疹结痂。

水痘一般预后良好，愈后皮肤不留瘢痕。患病后可获终身免疫。若是接受肾上腺皮质激素或免疫抑制剂治疗的患儿罹患本病，症状严重，甚至可危及生命，须及时减量或停用。

【复习思考题】

1. 水痘的发病特点及皮疹特征是什么？
2. 水痘分几证，其证候、治法和主方分别是什么？

【参考文献摘录】

《景岳全书·麻疹诠》：“凡出水痘，先十数点，一日后其顶尖上有水泡，二日三日又出渐多，四日浑身作痒，疮头皆破，微加壮热即收矣。但有此疾，须忌发物，七八日乃愈。水痘亦有伤寒之状，身热二三日而出者，或咳嗽，面赤，眼光如水，或喷嚏，或流涕，但与正痘不同，易出易靥，治以清热解毒为主。”

《医宗金鉴·痘疹心法要诀》：“水痘发于脾肺二经，由湿热而成也。初起与大痘相似，面赤唇红，眼光如水，咳嗽喷嚏，唾涕稠粘，身热二三日而始出，其形尖圆而大，内含清水，易胀易靥，不作脓浆。初起荆防败毒散主之，继以加味导赤散治之。”

（吴力群）

第六节　流行性腮腺炎

【目的要求】

1．熟悉流行性腮腺炎的临床特征及发病特点。

2．了解流行性腮腺炎的病因病机。

3．掌握流行性腮腺炎的诊断要点及辨证论治。

【自学时数】

1～2 学时。

流行性腮腺炎是由腮腺炎病毒所致的急性呼吸道传染病。临床以发热、耳下腮部漫肿疼痛为特征。本病一年四季都可发生，多见于冬春季节。好发于年长儿，2 岁以下小儿发病者少见。由于相互传染，容易在幼儿园及小学低年级儿童群体中流行。本病预后良好，患病后可获终生免疫。但本病易出现一些并发症，脑膜脑炎为儿童期最常见并发症，青春期男孩易并发睾丸炎，青春期后女性可并发卵巢炎，合并胰腺炎者也较常见。

本病中医称为“痄腮”。痄腮的病名首见于金代，《疱疡经验全书·痄腮毒》记载：“此毒受在牙根耳聍，通于肝肾，气血不流，壅滞颊腮，此是风毒症。”指出了本病的病因和病机特点。明代《外科正宗》指出了本病具有传染性。清代《疡科心得集》提出“此症永不成脓，过一候自能消散”的临床特征和疾病预后。古代还称本病为“鸬鹚瘟”、“蛤蟆瘟”。

【病因病机】

本病病机为风温邪毒壅阻少阳经脉，与气血相搏，凝滞耳下腮部。邪毒从口鼻而入，侵犯足少阳胆经。胆经起于眼外眦，经耳前耳后下行于身之两侧，终止于两足第四趾端。少阳受邪，毒热循经上攻腮颊，与气血相搏，气血郁滞，运行不畅，凝滞腮颊，故局部漫肿、疼痛。热甚化火，出现高热不退，烦躁头痛。经脉失和，机关不利，故张口咀嚼困难。足少阳胆经与足厥阴肝经互为表里，热毒炽盛，引动肝风，蒙蔽心包，可出现高热不退、抽搐、昏迷等症。足厥阴肝经循少腹络阴器，邪毒内传，引睾窜腹，则可伴有睾丸肿胀、疼痛或少腹疼痛。肝气横逆犯脾，还可出现上腹部疼痛、恶心呕吐等症。

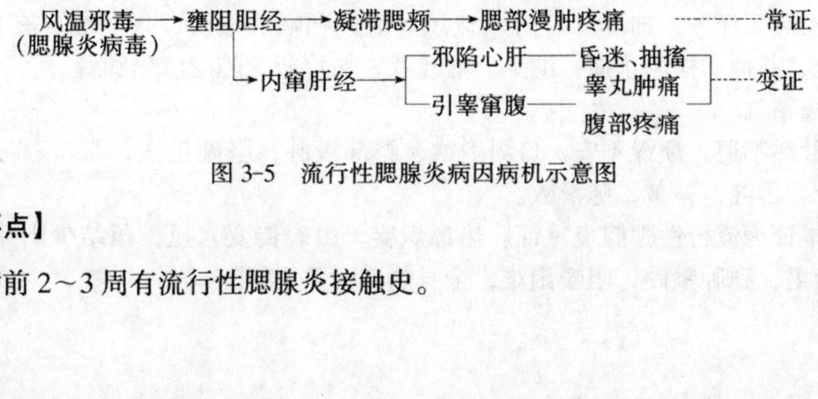

图 3-5　流行性腮腺炎病因病机示意图

【诊断要点】

1．发病前 2～3 周有流行性腮腺炎接触史。

2. 临床表现：发病初期可有发热，继则以耳垂为中心漫肿，边缘不清，局部肤色不红，按压局部疼痛不舒及弹性感，通常一侧先肿，继则可见另一侧肿大。腮腺管口可见红肿，腮腺肿痛持续 4～5 天开始消退，整个病程为 1～2 周。

3. 实验室检查：周围血象白细胞总数正常或降低，淋巴细胞相对增多。血清和尿中淀粉酶可升高。

【鉴别诊断】

1. 化脓性腮腺炎：常继发于热病之后，无传染性，临床表现多为一侧腮部肿痛，表皮发红，腮腺化脓，按压腮部可见口腔内腮腺管口有脓液溢出。

2. 急性淋巴结炎：常继发于急性扁桃体炎、急性咽喉炎等疾病过程中，一般无以耳垂为中心的特点。肿物多局限于颈部或耳前区，局部边缘清楚，压痛明显，有红、肿、热、痛感，表浅者活动良好，无传染性。

【辨证论治】

本病病变过程中，邪毒袭于机体，由于感邪轻重不同，其疾病转归也有差异。疾病初起，发热不高，腮肿不坚硬，咀嚼不舒，为温毒在表，病属轻证；如温毒侵袭，热毒壅盛，蕴结少阳经脉，则见壮热不退，腮肿坚硬，胀痛拒按，咀嚼困难，为温毒在里，病情多重。若热毒炽盛，正不胜邪，可引发变证，或邪陷心肝而致昏迷，抽搐，或毒窜睾腹而致睾丸肿痛，腹部疼痛。

本病治疗，重在清热解毒，佐以软坚散结。疾病初起，温毒在表，治以疏风清热为主。热毒壅结者，治以清热解毒为主。腮肿硬结不散者，治以软坚散结，清热化痰。对于病情严重出现变证，如邪陷心肝，或毒窜睾腹，则治以熄风开窍或清肝泻火。此外，宜结合中药外敷治疗，以提高疗效。

（一）常证

1. 温毒在表

〔证候〕发热不高，微恶风寒，一侧或两侧耳下腮部漫肿疼痛，局部灼热而不红，咀嚼不舒，张口疼痛，或伴头痛，咽痛，舌红，舌苔薄白或薄黄，脉浮数。

〔辨证〕本证为疾病初起，邪犯少阳，温毒在表。以发热不高，腮肿不甚以及伴见的风温表证等为特点。

〔治法〕疏风清热，散结消肿。

〔方药〕银翘散加减。金银花、连翘、牛蒡子、薄荷、桔梗、板蓝根、夏枯草、僵蚕、赤芍、甘草。

〔加减〕发热无汗者，加苏叶、防风疏风解表；咽喉肿痛者，加马勃、玄参清热利咽；头痛者加菊花、蔓荆子祛风止痛；纳少、呕吐者，加竹茹、陈皮清热和胃。

2. 热毒蕴结

〔证候〕壮热不退，烦躁不安，口渴引饮，腮部漫肿，坚硬拒按，张口、咀嚼困难，或伴头痛，呕吐，舌红，苔黄，脉滑数。

〔辨证〕本证为流行性腮腺炎重证。热毒炽盛，由表传变入里，蕴结少阳经脉，发于腮部。以壮热烦渴，腮肿坚硬，咀嚼困难，全身热盛毒重为特点。

〔治法〕清热解毒，软坚散结。

〔方药〕普济消毒饮加减。黄芩、黄连、连翘、板蓝根、升麻、马勃、玄参、柴胡、僵蚕、甘草。

〔加减〕腮部肿胀疼痛甚者，去甘草，加夏枯草、海藻软坚散结；热甚者，加生石膏、知母清热泻火；大便秘结者，加大黄、芒硝通腑泄热。

（二）变证

1．邪陷心肝

〔证候〕高热不退，头痛呕吐，神昏或嗜睡，颈项强硬，反复抽搐，腮部肿胀疼痛，坚硬拒按，舌红苔黄，脉洪数有力。

〔辨证〕本证为腮腺炎合并脑膜脑炎。由邪毒内陷心营，引动肝风所致，故临床表现以既有腮肿疼痛拒按，又有神昏、嗜睡、抽搐等为辨证要点。

〔治法〕清热解毒，熄风开窍。

〔方药〕黄连解毒汤合羚角钩藤汤加减。黄连、黄芩、黄柏、栀子、羚羊角、钩藤、川贝母、生地、白芍、甘草。

〔加减〕神昏不醒者，加菖蒲、郁金祛湿开窍；抽风频繁者，加安宫牛黄丸镇惊开窍；热甚者，加清开灵注射液或双黄连注射液静脉滴注，清热解毒。

2．邪毒引睾

〔证候〕腮部肿胀渐消，一侧或两侧睾丸肿胀疼痛，沉重坠胀，或伴少腹疼痛，舌红，苔黄，脉数。

〔辨证〕本证为腮腺炎合并睾丸炎或卵巢炎。由邪毒内窜厥阴所致。由于足厥阴肝经循少腹络阴器，故以睾丸肿胀疼痛或少腹疼痛为辨证要点。

〔治法〕清热泻火，活血止痛。

〔方药〕龙胆泻肝汤加减。龙胆草、黄芩、栀子、柴胡　黄连、当归、川楝子、郁金、延胡索、荔枝核。

〔加减〕睾丸肿大明显者，加青皮、赤芍、莪术理气活血消肿止痛；少腹痛甚，伴腹胀，便秘者，加大黄、枳壳、木香理气通腑。

3．邪毒窜腹

〔证候〕上腹部疼痛，拒按，严重者呈突发性剧痛，伴恶寒、发热、呕吐、腹胀、腹泻或便秘，舌红，苔黄，脉弦数。

〔辨证〕本证为腮腺炎合并胰腺炎，大都在腮腺肿大一周内发生。由邪毒窜腹，壅滞少阳所致，以上腹部疼痛拒按、发热、呕吐为临床辨证要点。

〔治法〕疏肝理气，解毒通腑。

〔方药〕大柴胡汤加减。柴胡、黄芩、栀子、川楝子、郁金、大黄、枳实、赤芍、半夏。

〔加减〕呕吐重，加玉枢丹降逆止呕，或灌肠给药。

【其他疗法】

（一）中药成药

1．板蓝根冲剂：用于温毒在表证。

2．清热解毒口服液：用于热毒蕴结证。

（二）单方验方

蒲公英 30 g，紫花地丁 30 g。水煎服，每日 1 剂。用于轻证。

（三）外治疗法

1. 青黛散、如意金黄散、紫金锭，任选一种。以醋或水调匀后外敷腮肿处，1 日 2 次。

2. 鲜仙人掌（去刺）、鲜蒲公英、鲜马齿苋，任选一种。捣烂外敷腮肿处，1 日 2 次。

3. 青黛、栀子、荔枝核、皂刺、大黄各等分研末。醋调或鸡蛋清调敷睾丸处，并用丁字托带将肿痛的睾丸托起。

【预防调护】

1. 发现患儿应及时隔离治疗，直至腮肿完全消退。

2. 有接触史的易感儿应隔离观察，可用板蓝根 15～30 g 煎服，或服板蓝根冲剂，每次 1 包，1 日 3 次，连服 3～5 天。

3. 饮食以清淡流质、半流质为主，避免酸性食物。

自 学 指 导

【重点难点】

流行性腮腺炎是由腮腺炎病毒所致的急性传染病，临床以发热、耳下腮部漫肿疼痛为特征，可并发脑膜脑炎、睾丸炎或卵巢炎、胰腺炎等。本病预后良好，但男孩合并睾丸炎者，部分可影响生育力。病因病机为风邪温毒（腮腺炎病毒），从口鼻而入，壅阻少阳经脉，气血郁滞，结于腮部。少阳与厥阴互为表里，病变相互传变。若邪毒炽盛，内陷厥阴心肝，则出现神昏、抽搐。若邪毒内窜厥阴肝经，引睾窜腹，蕴结不散，可致睾丸肿痛。若肝气横逆犯脾，可致腹痛、呕吐。

流行性腮腺炎根据流行史、接触史和腮腺明显肿胀，临床即可诊断。典型症状主要是以耳垂下为中心的腮部弥漫性肿胀疼痛，有弹性，无波动感，边缘不清，同时口腔颊部腮腺管口红肿。以上典型症状可与化脓性腮腺炎、急性淋巴结炎相鉴别。

本病的发生发展转归有较强的规律性，腮腺肿痛常是首发症状，常一侧先肿 2～3 天后，对侧腮腺亦出现肿大，有时肿胀仅为单侧，或同时有颌下腺肿大。肿痛在 3～5 天达高峰，一周左右消退。严重病例可合并脑膜脑炎、睾丸炎（或卵巢炎）、胰腺炎等。临证时应高度重视。

中医辨证分常证与变证，常证中又有轻重之分。温毒在表属轻证，以发热不高，腮肿不甚并伴风温表证为特点，治以疏风清热，散结消肿；热毒蕴结属重证，以壮热烦渴，腮肿坚硬，咀嚼困难为特点，治以清热解毒，软坚散结。出现邪毒内陷心肝或邪毒引睾窜腹的变证时，治以清热解毒，熄风镇痉；清肝泻火，活血镇痛；疏肝理气，解毒通腑。普济消毒饮是治疗本病的常用效方，临床运用时应根据辨证随证加减。外治疗法也是本病的重要治法，腮肿时局部外敷有很好的消肿止痛疗效，临床应灵活运用。

【复习思考题】

1. 试述流行性腮腺炎热毒蕴结的证候、治法及主方。
2. 如何运用外治法治疗流行性腮腺炎？试举例说明之。

【参考文献摘录】

《疡科心得集·辨鸬鹚瘟耳根痈异证同治论》："夫鸬鹚瘟者，因一时风温偶袭少阳，络脉失和。生于耳下，或发于左，或发于右，或左右齐发。初起形如鸡卵，色白濡肿，状若有脓，按不引指，但酸不痛，微寒微热，重者或憎寒壮热，口干舌腻……此证永不成脓，过一候自能消散"。

《温病条辨·上焦篇》："温毒咽痛喉肿，耳前耳后肿，颊肿，面正赤，或喉不痛，但外肿，甚则耳聋，俗名大头温、虾蟆温者，普济消毒饮去柴胡、升麻主之。"

（吴力群）

第七节　百日咳

【目的要求】

1. 了解百日咳的概念及发病特点。
2. 熟悉百日咳的诊断要点及辨证论治。

【自学时数】

2～3 学时。

百日咳是由百日咳杆菌所致的急性呼吸道传染病，临床以阵发性痉挛性咳嗽，阵咳末出现高音调鸡鸣样吼声为特征。本病传染性很强，冬春季节发病较多。患病以 5 岁以下小儿为多，年龄愈小则病情愈重，小婴儿易发生窒息、死亡。病程可长达 2～3 个月，无合并症者，一般预后良好。重症或体弱婴儿易并发肺炎和脑病。自从广泛开展百日咳疫苗接种以来，其发病率已明显降低。

本病的病名，中医称为顿咳，在古代文献中还称为"顿呛"、"顿嗽"、"鹭鸶咳"，因其具有传染性，故又称为"天哮呛"、"疫咳"。本病在古医籍中记载颇多，如《素问·咳论》已有有关症状描述："久咳不已，三焦受之，……此皆聚于胃，关于肺，使人多涕唾而面目浮肿气逆也。"明《幼科金针·卷上·天哮》记载："夫天哮者……盖因时行传染，极难奏效。其症嗽起连连，而呕吐涎沫，涕泪交流，眼胞浮肿，吐乳鼻血，呕衄睛红。治法降火清金，消痰驱风，以启云抱龙丸主之。"更确切地描述了本病的证候，指出了本病的治疗方药及其传染性，至今仍有临床参考价值。

【病因病机】

本病的病因为外感时行邪毒。病机是时行邪毒侵肺，夹痰交结气道，导致肺失清肃，肺气上逆。病初时行邪毒从口鼻而入，侵袭肺卫，肺气失宣，出现形似感冒的咳嗽症状，且有寒热之不同。继而邪毒化火，痰火胶结，气道阻塞，肺失清肃，气逆上冲，咳嗽加剧，以致痉咳阵作，痰随气升，待痰涎吐出后，气道稍得通畅，咳嗽暂得缓解。咳嗽虽然在肺，日久常可影响他脏。邪气犯胃则胃气上逆而致呕吐；犯肝则肝气横逆而见两胁作痛；化火损伤血络则见衄血、咯血、目睛出血；肺与大肠相表里，肺为水之上源，肺逆则治节失司，膀胱、大肠失约，故痉咳时二便失禁。年幼或体弱小儿，正气亏虚，正不胜邪，可导致邪热内陷的变证。若痰热壅盛，闭阻于肺，可合并咳喘气促之肺炎喘嗽；若痰热内陷心肝，则可致昏迷、抽搐。痰火久郁，痉咳日久，灼伤肺之气阴，故后期表现多为肺脾气虚和肺阴不足。

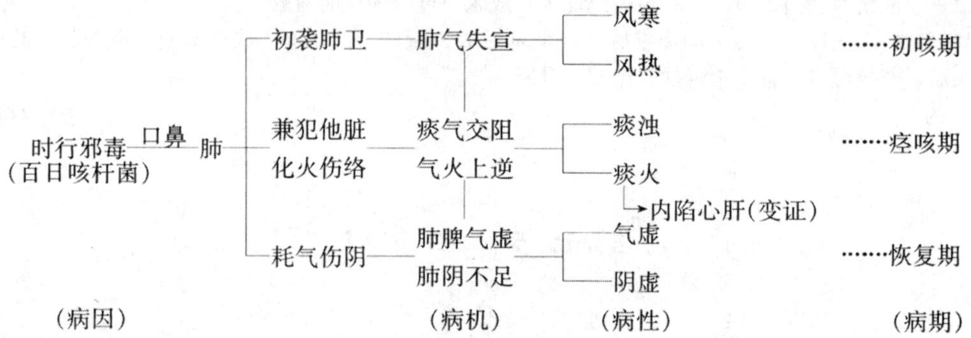

图 3-6　百日咳病因病机示意图

【诊断要点】

1．未接种百日咳疫苗，发病前 1～3 周有百日咳接触史。

2．临床表现：病初类似感冒，热退后咳嗽加重，具有典型的阵发性痉挛性咳嗽，咳后伴高调的鸡鸣样吼声，反复多次，直至咳出大量粘稠痰液，咳嗽暂缓，同时常伴呕吐。由于剧咳可致面部、眼睑浮肿，眼结膜出血，舌系带溃疡。

3．实验室检查：发病 1 周后周围血白细胞总数及淋巴细胞显著增高，白细胞总数可达 $20 \sim 50 \times 10^9/L$，其中淋巴细胞可达 60%～80%，无幼稚细胞。采用鼻咽拭子培养法或咳碟法作细菌培养，有百日咳杆菌生长可确诊。

【鉴别诊断】

本病应与支气管炎、肺炎及气管、支气管异物相鉴别。

1．支气管炎、肺炎：有时也有类似痉咳的阵咳，但无鸡鸣样吼声，常伴有发热，肺部听诊有干性或湿性啰音，胸部 X 光片有炎症改变。

2．气管、支气管异物：有异物吸入史，起病突然，以呛咳为主，无鸡鸣样吼声。

【辨证论治】

百日咳辨证按其病程发展分期进行，可分为初咳期、痉咳期及恢复期三期。初咳期邪在肺卫，类似感冒，属表证，咳嗽痰白者为风寒；咳嗽痰黄者为风热。痉咳期邪郁肺经，属里证，痉咳痰稀为痰浊阻肺；痉咳痰稠为痰火阻肺。恢复期正气虚弱，余邪留恋，呛咳痰少粘稠为肺阴不足；咳而无力，痰液稀薄为肺脾气虚。

本病治疗原则为化痰降逆，清热泻肺。化痰降逆应贯穿本病治疗始终，根据不同时期，分别治以宣肺、泻肺、润肺。初咳期以疏风散邪，宣肺止咳为主；痉咳期以化痰降气、泻肺清热为主；恢复期以益气健脾、养阴润肺为主。本病主证为痉咳不已，但不可妄用止涩之药，以防留邪为患。

（一）初咳期

〔证候〕鼻塞流涕，咳嗽阵作，咳声高亢，2～3天后咳嗽日渐加剧，日轻夜重，痰稀白，量不多，或痰稠不易咯出，苔薄白或薄黄，为时约1周左右。

〔辨证〕本证为疾病初起。时行邪毒，侵犯肺卫，肺失宣肃，邪气与痰浊交阻搏结，肺气上逆。临床表现与感冒咳嗽相类似，但咳嗽日渐加剧，昼轻夜重。痰稀白伴风寒表证者为风寒郁肺；痰稠不易咯出伴风热表证者为风热郁肺。临证以风热多于风寒。

〔治法〕疏风祛邪，宣肺止咳。

〔方药〕桑菊饮或杏苏散加减。偏于风热者，用桑菊饮加减以疏风清热宣肺，常用药：桑叶、菊花、杏仁、桔梗、薄荷、连翘、芦根、桑白皮、甘草。偏于风寒者，用杏苏散加减以辛温散寒宣肺，常用药：杏仁、苏叶、半夏、橘红、前胡、桔梗、枳壳、生姜、百部、甘草。

〔加减〕痰多色白者，加胆南星、全瓜蒌燥湿化痰，理气宽胸；痰黄而粘稠者，加葶苈子、鲜竹沥清化痰热。

（二）痉咳期

〔证候〕一般从发病第2周开始，病程长达2～6周。阵发性痉挛性咳嗽持续，日轻夜重，咳后伴有高音调鸡鸣样吼声，吐出痰涎及食物后，痉咳得以暂时缓解。某些外因，如进食、用力活动、情绪激动或闻刺激气味常易引起发作。轻症昼夜痉咳5～6次，重症多达40～50次，伴有眼睑浮肿，面红目赤，白睛出血，两胁作痛，舌系带溃疡。重者可见涕泪交流，大小便失禁。舌红，苔薄黄，脉数。年幼体虚者可发生痰热闭肺，热陷厥阴的变证。

〔辨证〕痉咳期指从出现典型的痉咳开始至痉咳逐渐消失。邪毒由表入里，邪郁化火，痰火交结，阻塞气道。证候特点为咳嗽持续，每次发作连咳十数声或数十声，咳后有高调鸡鸣样吼声，最后呕吐出痰涎或胃内容物，方才暂止。痰浊者，痰涎较稀薄，面唇苍白，舌质不红，苔白腻；痰火者，痰涎稠粘，面赤唇红，舌红苔黄腻。

〔治法〕泻肺清热，涤痰解痉。

〔方药〕桑白皮汤合葶苈大枣泻肺汤加减。桑白皮、半夏、苏子、杏仁、浙贝母、黄芩、黄连、葶苈子、大枣、甘草。

〔加减〕痉咳频作者，加僵蚕、地龙、蜈蚣祛风解痉止咳；呕吐频繁者，加代赭石、紫石英降逆止呕；咳血、衄血者，加白茅根、仙鹤草、三七凉血止血；面红目赤，白睛出血，加龙胆草清泄肝火；面目浮肿加车前子、滑石、赤芍清热利湿；胁痛者，加柴胡、郁金、桃仁疏肝活血；偏于痰浊阻肺者，可用小青龙汤合三子养亲汤加减，以温肺化痰，行气降逆。合并肺炎者，痰热闭肺，证见发热、咳喘、气促、鼻煽、口唇发绀，选用麻杏石甘汤加味以宣肺平喘，清热化痰。合并脑病者，邪陷心肝，证见高热、神昏、抽搐者，选用安宫牛黄丸、羚角钩藤汤以清心开窍，熄风止痉。

（三）恢复期

1．肺脾气虚

〔证候〕痉咳缓解，仍有咳嗽，咳声无力，痰液稀薄，神倦自汗，食少腹胀，大便溏薄，舌淡，苔薄白，脉细弱。

〔辨证〕本证属百日咳恢复期，多见于素体脾虚者。痰浊阻肺之痉咳缓解后，肺脾气虚，痰湿未尽，以咳声无力，神倦自汗，食少便溏，舌淡脉弱为辨证要点。

〔治法〕益气健脾，化痰止咳。

〔方药〕人参五味子汤加减。人参、白术、茯苓、五味子、甘草、百部、紫菀、杏仁。

〔加减〕自汗者，加黄芪、浮小麦、牡蛎益气敛汗；咳甚痰多者，加款冬花、苏子、白芥子化痰止咳；食少腹胀者，加砂仁、神曲、蔻仁化湿行气。

2. 肺阴不足

〔证候〕干咳无痰或痰少粘稠，咳声嘶哑，面唇潮红，虚烦盗汗，手足心热，口干，舌红，苔少而乏津，脉细数。

〔辨证〕本证为痉咳缓解后，热伤肺阴，余邪留恋。辨证上重点抓住阴虚内热的证候，如潮红盗汗，手足心热，舌红少津，脉细数。此外，尚有干咳少痰，痰稠不爽等余邪未清症状。

〔治法〕养阴润肺，清热化痰。

〔方药〕沙参麦冬汤加减。沙参、麦冬、玉竹、天花粉、桑叶、桑白皮、枇杷叶、百部、地骨皮、甘草。

〔加减〕潮热盗汗者，加银柴胡、白薇、浮小麦清热敛汗；口干明显者，加天花粉、知母养阴生津；声音嘶哑者，加木蝴蝶、通大海、玄参清咽开音；大便干结者，加瓜蒌仁、郁李仁、火麻仁润肠通便。

【其他疗法】

（一）中药成药

1. 鹭鸶涎丸：用于初咳期及痉咳期。

2. 养阴清肺冲剂：用于恢复期肺阴不足证。

（二）单方验方

1. 紫皮大蒜头 500 g。去皮，捣烂，加开水 500 mL 浸泡 10 小时，过滤去渣，再加糖浆 500 mL。每次 10～20 mL，1 日 3 次。用于痉咳期。

2. 新鲜鸡胆汁，加白糖适量，调成糊状，蒸熟内服。1 岁以内，3 天服 1 个，1 岁以上每天服 1 个。如无鸡胆，猪、牛、羊胆均可。

3. 百部 10 g，白前 10 g，白梨 1 个（连皮切碎）。水煎，加适量冰糖，去渣饮汤。用于恢复期。

（三）外治疗法

1. 紫皮大蒜 5～7 瓣：去皮，捣成蒜泥，敷贴涌泉穴，纱布覆盖固定，每晚睡前敷，晨起除去，连敷 4～6 日。用于初咳期、痉咳期。

2. 吴茱萸 10 g，葶苈子 10 g，甘遂 10 g，细辛各 10 g。共研细末，入冰片 1 g 调匀。取 10 g 以鸡蛋清调成糊状，分 3 份，分别敷贴双涌泉穴及神阙穴，每日换药 1 次。用于痉咳期。

（四）针灸疗法

1. 合谷、尺泽、肺俞、曲池、丰隆、内关。泻法，不留针。用于痉咳期。

2. 刺四缝：点刺出粘液，左右手交替，每日 1 次，治疗 7～14 日。用于痉咳期。

（五）推拿疗法

逆运八卦10分钟，退六腑10分钟，推脾经5分钟，揉小横纹10分钟，每日1次。用于痉咳期。

【预防调护】

1．按时接种百白破三联疫苗。

2．发现患儿及时隔离治疗，与百日咳患儿有接触史的易感儿应检疫观察3周，口服红霉素片或中药预防。

3．保证居室空气流通，阳光充足，避免接触异味、辛辣、烟尘等刺激物。

4．小婴儿阵咳时要抱起，轻拍背部，以防呕吐物呛入气管引起窒息。

自 学 指 导

【重点难点】

百日咳中医称之为顿咳，是由百日咳杆菌所致的急性呼吸道传染病，以阵发性痉挛性咳嗽及咳后有高音调鸡鸣样吼声为特征。本病传染性很强，病程长达2～3月。一般预后良好，重症可并发肺炎、中毒性脑病，年龄越小病情越重，小婴儿易发生窒息、死亡。

本病病因为感染百日咳杆菌，中医属外感时行邪毒。病机为邪毒犯肺，夹痰交结气道，导致肺失清肃，肺气上逆。

本病根据流行史、接触史、典型的痉咳症状和病程经过可作出临床诊断，鼻咽拭子及咳喋法培养出百日咳杆菌是确诊的依据。典型的百日咳临床诊断不困难，若临床症状不典型，早期患者不易明确诊断。对于咳嗽长期不愈，有连咳现象，或病程虽短，但咳嗽逐日加重，日轻夜重，按普通咳嗽治疗效果不好者，应高度怀疑本病，须进行实验室检查以确诊。

辨证可按其病程发展的阶段进行，初咳期，邪在肺卫，形似感冒咳嗽，治以疏风祛邪，宣肺止咳；痉咳期辨证要点为阵发性痉咳持续，咳后有鸡鸣样吼声，咯出痰涎而暂停，治以泻肺清热，涤痰解痉；恢复期正虚邪恋，气阴耗伤，偏于肺脾气虚者，治以益气健脾，化痰止咳，偏于肺阴不足者治以养阴润肺，清热化痰。另外，单方、验方、药物外治等疗法均可配合治疗。

【复习思考题】

1．百日咳的发病特点是什么？

2．试述百日咳痉咳期的证候、治法、主方。

【参考文献摘录】

《吴鞠通医案·咳嗽门》：“小儿咳呛，连咳数十日不愈，百药不效者，用苇茎汤加苦葶苈。衄血加白茅根。”

《医学真传·咳嗽》："咳嗽俗名曰呛，连咳不已，谓之顿呛。顿呛者，一气连呛二三十声，少者十数声，呛则头倾胸曲，甚则手足拘挛，痰从口出，涕泪相随，从膺胸而下应于少腹。大人患此，如同哮喘，小儿患此，谓之时行顿呛。"

《幼科金针·天哮》："夫天哮者，上古之书，从无定见方。今治法亦属混淆，其何故也？盖因时行传染，极难奏效。其症嗽起连连，而呕吐涎沫，涕泪交流，眼胞浮肿，吐乳鼻血，呕衄睛红。治法降火清金，清痰驱风，以启云抱龙丸主之。若延久，便当保肺清金，以款冬花膏敛不足之金，此大略也。"

（吴力群）

第八节　传染性单核细胞增多症

【目的要求】

1. 了解传染性单核细胞增多症的概念及临床特征。
2. 熟悉传染性单核细胞增多症的诊断要点及辨证论治。

【自学时数】

2～3学时。

传染性单核细胞增多症简称"传单"，是由疱疹病毒中的EB病毒引起，以侵犯淋巴系统为主的急性或亚急性感染性疾病。临床以发热，咽峡炎，淋巴结肿大，肝脾肿大，周围血象中异形淋巴细胞增多为特征。

本病四季均可发生，以春秋季节多见，主要通过口咽分泌物接触而传染。任何年龄皆可发病，以年长儿及少年多见，6个月以下婴儿较少见。多数病例呈良性经过，幼儿多表现为轻症，甚至是隐性感染。但在年长儿中症状较重，有时发生严重的并发症，如肺炎、脑炎、多发性神经炎等，偶有死亡病例报告。病程长短不一，自数周至数月不等，有并发症者病程较长。患病后一般可获终身免疫。

本病中医古代文献中无此病名及系统论述，从发病和病情经过来看，属中医温病范畴。

【病因病机】

本病的病因为外感温热时邪。温热时邪自口鼻而入，首犯肺胃。邪郁肺卫，则见恶寒，发热，头痛，咳嗽，咽痛；邪犯胃腑，则胃气上逆而见恶心呕吐，食欲不振。温热邪毒极易化热生火，肺胃热盛，则见壮热烦渴；热毒炽盛，炼液成痰，痰火瘀结，上攻咽喉，则见咽喉肿痛溃烂；痰火热毒，流注经络，则淋巴结肿大；热毒内瘀，气血瘀滞，发为腹中痞块，可扪及肝脾肿大；湿热内蕴，肝失疏泄，胆汁外溢，发为黄疸；热入营血，灼伤脉络，迫血妄行，则见皮疹发斑，衄血尿血；热毒内陷心肝，则见昏迷，抽搐；痹阻脑络，可致口眼歪斜，失语，吞咽困难，肢体瘫痪。病程日久，气阴耗损，余邪未清，则低热缠绵，精神萎软，舌红少津，脉细数。

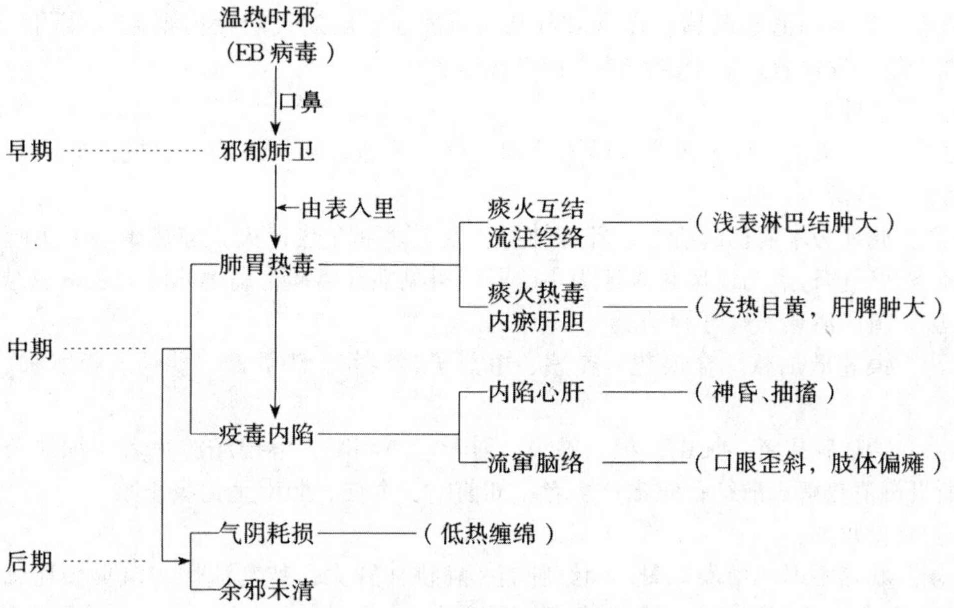

图 3-7　传染性单核细胞增多症的病因病机示意图

【诊断要点】

1．病史：发病前有接触史。

2．临床表现：发热，咽峡炎，颈后及全身淋巴结肿大，肝脾肿大，少数患儿可见皮疹。

3．实验室检查：外周血象淋巴及单核细胞占白细胞总数 50％或以上，异形淋巴细胞＞10％或＞1.0×10^9/L。血清嗜异凝集试验阳性。EB 病毒衣壳抗体 IgG、IgM 阳性。

【鉴别诊断】

本病临床表现复杂多样，须注意与急性咽峡炎、扁桃体炎、急性淋巴细胞性白血病等疾病鉴别。

1．急性咽峡炎、扁桃体炎：溶血性链球菌感染引起的咽峡炎、扁桃体炎有发热、咽部充血、颈淋巴结肿大，但血象中中性粒细胞增多，咽拭子细菌培养可得阳性结果，青霉素治疗有效。

2．急性淋巴细胞白血病：本病常有发热，肝、脾、淋巴结肿大，血象中白细胞数增高，并出现异型淋巴细胞，与传染性单核细胞增多症相似，但急性淋巴细胞白血病骨髓象有白血病改变，且有贫血、出血、骨痛等症，可与传单区别。

【辨证论治】

本病属温病范畴，可按卫气营血传变规律进行辨证。疾病初起邪郁肺卫，症见发热畏寒，咳嗽咽痛，全身不适。继而邪毒化火入里，气分热盛，则壮热烦渴；热毒攻喉则咽喉肿烂；热毒流注则淋巴结肿大、肝脾肿大；热毒外泄则皮疹发斑；严重者热入营血，出现神昏抽搐。后期气阴两亏，正虚邪恋，余邪未清，表现为低热不退，精神萎软等。

本病以清热解毒，化痰祛瘀为治疗原则，根据病变发展的不同阶段，又有所侧重。在卫则疏风清热；在气则清气泄热；在营血分则清营凉血；后期气阴耗伤则益气养阴，兼清余邪。出现严重并发症者，应中西医结合积极救治。

（一）邪郁肺卫

〔证候〕发热头痛，微恶风寒，咳嗽流涕，全身不适，咽红疼痛，扁桃体肿大，淋巴结肿大，舌红，苔薄黄，脉浮数。

〔辨证〕此证为本病初起阶段，邪郁肺卫，温热之邪化热化火，肺热壅盛上熏咽喉，热毒流注经络。证候特点为以风热表证为主，同时可见咽红疼痛，扁桃体肿大及淋巴结肿大。

〔治法〕疏风清热，解毒利咽。

〔方药〕银翘散加减。金银花、连翘、牛蒡子、荆芥、淡豆豉、薄荷、板蓝根、马勃、甘草。

〔加减〕咽喉肿痛者，加山豆根、蝉蜕、射干清热利咽；淋巴结肿大者，加蒲公英、夏枯草、浙贝母清热解毒散结；咳嗽痰多者，加前胡、杏仁、胆南星化痰止咳。

（二）热毒炽盛

〔证候〕壮热不退，烦躁口渴，咽红肿痛，扁桃体肿大，甚则溃烂，口臭便秘，皮疹显露，淋巴结肿大，便秘尿赤，舌红，苔黄，脉洪数。

〔辨证〕此证为本病极期。热毒炽盛，炼液为痰，痰火瘀结，充斥脏腑，上攻咽喉，流注经络。证候特点以壮热烦渴，咽喉肿痛为主证。若邪热内窜心肝，热扰营血，则出现神昏抽搐。

〔治法〕清热泻火，解毒利咽。

〔方药〕普济消毒饮加减。黄芩、黄连、连翘、板蓝根、牛蒡子、玄参、桔梗、僵蚕、生石膏、甘草。

〔加减〕淋巴结肿大者加蒲公英、夏枯草清热软坚散结；便秘者加大黄、芒硝泻火通腑；神昏抽搐者加羚羊角、钩藤，或用紫雪丹、至宝丹以开窍止痉。

（三）痰热流注

〔证候〕不规则发热，颈、腋、腹股沟处浅表淋巴结肿大，以颈部为著，脾肿大，舌质红，苔黄腻，脉滑数。

〔辨证〕此证为本病中后期。热毒壅滞，痰热互结，流注经络。临床以淋巴结肿大、脾肿大为主要表现。

〔治法〕清热化痰，通络散结。

〔方药〕黛蛤散合清肝化痰丸加减。青黛、海蛤粉、海藻、昆布、僵蚕、夏枯草、栀子、连翘、浙贝母。

〔加减〕高热者，去海藻、昆布，加生石膏、板蓝根清热泻火；胁肋胀痛，肝脾肿大者，加柴胡、枳壳、川楝子疏肝理气；淋巴结肿大，质硬无痛者，加桃仁、红花、皂角刺活血化瘀，散结消肿。

（四）热瘀肝胆

〔证候〕发热目黄，胁肋下痞块明显，胸胁胀满，恶心呕吐，食欲不振，小便黄短，大便干结或稀溏，舌红，苔黄腻，脉弦数。

〔辨证〕此证为本病中后期。热毒瘀滞，肝胆疏泄不利，而致肝胆湿热发黄，病位在肝胆。证候特点以身热黄疸，肝脏肿大为主证。

〔治法〕清热利湿，解毒化瘀。

〔方药〕茵陈蒿汤加减。茵陈、栀子、大黄、车前草、郁金、赤芍、虎杖、黄连、甘草。

〔加减〕热偏重者，加龙胆草、蒲公英、败酱草清热解毒退黄；湿偏重者，加泽泻、滑石、苍术利水渗湿；呕吐者加法半夏、生姜、竹茹降逆止呕；腹胀者加槟榔、枳壳、厚朴行气消胀；黄疸已退，肝脾肿大长期不消者，可用血府逐瘀汤活血化瘀，消癥化积。

（五）毒窜脑络

〔证候〕发病急缓不一，发病急者见颈项强直，神志不清，角弓反张，肢体抽动；发病缓者可有半身不遂或截瘫，口眼歪斜，吞咽困难，失语，痴呆，反应迟钝。

〔辨证〕此证属本病并发症。临床表现急缓不一，发病急者，属热毒内陷心肝，以壮热，神昏，抽搐为主证。发病缓者，是热毒阻于经络，而致气血瘀滞，以肢体瘫痪，口眼歪斜为主症。

〔治法〕清热解毒，化痰通络。

〔方药〕犀地清络饮加减。水牛角、丹皮、连翘、赤芍、生地、桃仁、菖蒲、生姜、竹沥。

〔加减〕神昏抽搐者，加羚羊角、钩藤，合用紫雪丹、安宫牛黄丸清心开窍，熄风止痉；肢体瘫痪，肌肉萎缩者，用补阳还五汤益气活血，祛瘀通络。

（六）正虚邪恋

〔证候〕病程日久，发热渐退，或低热不退，精神萎软，口渴少饮，小便短黄，大便干结或稀溏，肿大的淋巴结、肝脾逐渐回缩，舌红绛或淡红，苔少或剥苔，脉细弱。

〔辨证〕此证为本病恢复期。属气阴受伤，余邪未尽。气虚者以神疲气弱、头晕易汗、舌淡脉弱为主证；阴虚者以低热盗汗、五心烦热、舌红绛苔剥、脉细数为主证。

〔治法〕益气生津，兼清余热。

〔方药〕竹叶石膏汤加减。竹叶、生石膏、人参、麦冬、粳米、石斛、知母、连翘、甘草。

〔加减〕气虚邪恋者加黄芪、茯苓增强益气健脾之功；阴虚邪恋者加生地、青蒿、鳖甲滋阴退虚热。

【其他疗法】

（一）中药成药

1. 银翘解毒丸：用于邪郁肺卫证。

2. 六神丸：用于咽喉肿痛溃烂者。

3. 安宫牛黄丸、紫雪丹：用于热毒内陷心肝者。

（二）外治疗法

1. 锡类散或冰硼散适量。喷吹于咽喉部位。用于咽喉红肿溃烂者。

2. 如意金黄散适量。蜂蜜调敷，涂于肿大的淋巴结处，日1次，直至淋巴结消失。适用于淋巴结肿大。

【预防调护】

1. 对急性期患儿应予隔离，口腔分泌物及其污染物要严格消毒。

2. 发病期间应卧床休息，多饮水，进食清淡易消化食物，保证营养供应。

3. 注意口腔清洁卫生，防止口腔、咽部并发感染。

自学指导

【重点难点】

传染性单核细胞增多症是由EB病毒引起的一种急性传染病，以发热，咽峡炎，淋巴结及肝脾肿大，周围血象中异形淋巴细胞增多为特征。幼儿症状轻微，甚或为隐性感染，年长儿症状较重，多数病例呈良性经过，患病后可获得终身免疫。

临证时根据接触史，临床表现以发热、咽峡炎、淋巴结及肝脾肿大为主证时即应考虑本病。实验室检查为确诊依据。本病应与咽峡炎、扁桃体炎、急性淋巴细胞白血病等相鉴别。

本病病因为外感温热时邪（EB病毒）。病机为温热时邪由口鼻而入，侵入肺卫，结于咽喉，并内传脏腑，流注经络，伤及营血。辨证可按温病的卫气营血传变规律进行。病初邪郁肺卫，临床以肺卫风热表证为主，治以疏风清热，清肺利咽；热毒由表入里，热毒炽盛，以壮热烦渴，咽喉肿痛为主证，治以清热泻火，解毒利咽；痰热流注经络，则表现为淋巴结肿大，脾肿大，治以清热化痰，通络散结；热毒瘀滞肝胆，以身热黄疸，肝脏肿大为主证，治以清热利湿，解毒化瘀；痰火流窜脑络，表现为肢体瘫痪，口眼歪斜，治以清热解毒，化痰通络；疾病后期，气阴受伤，余邪未尽，表现为低热不退，精神萎软，治以益气滋阴，兼清余热。

【复习思考题】

1. 传染性单核细胞增多症的发病特点及临床特征是什么？
2. 试述传染性单核细胞增多症的临床分型、辨证要点及治则方药。

（吴力群）

第九节　流行性乙型脑炎

【目的要求】

1. 了解乙脑的概念及发病特点。
2. 熟悉乙脑的诊断要点。
3. 掌握乙脑的辨证论治。

【自学时数】

3～6学时。

流行性乙型脑炎简称乙脑，是因感染乙脑病毒所致，以高热、昏迷、抽搐等为主要临床表现的一种急性传染性疾病。本病发病急骤，变化迅速，易出现内闭外脱，呼吸障碍等危象，重症病例往往留有后遗症，即具有“急、速、危、残”的病变特点，是病毒性脑炎中病情最重而且预后较差的一种急性传染性病。

乙脑的病原体是流行性乙型脑炎病毒,属虫媒病毒,需要蚊虫作为媒介将病毒传入人体,故本病有明显的发病季节,在我国以7月、8月、9月为高峰。发病年龄多在10岁以下,尤以2～6岁的儿童发病率高。近20年来,由于大规模推行接种乙脑疫苗,发病率已明显下降。

乙脑是西医学的病名，根据本病的发病季节及临床证候，主要属于中医温病中小儿暑温的范畴。《温病条辨·暑温》云：“小儿暑温，身热，卒热痉厥。”《幼科要略·受热厥逆》：“夏令受热，昏迷若惊，此为暑厥。”《医宗金鉴·幼科心法》：“暑风抽搐似惊风”，以上各家所述“暑温”、“暑厥”、“暑风”等病证都与乙脑主证相类似。

【病因病机】

夏季暑邪当令，最易伤人，特别是小儿时期神气怯弱，气血未充，脏腑未坚，一旦被温邪疫毒所侵，正不胜邪，则猝然发病。

本病属温病范畴，其病因为外感暑温邪毒。其病理变化不越卫、气、营、血传变规律。暑邪入侵，犯卫则发热头痛无汗，头项强直；入气则高热口渴，有汗热不解，头痛剧烈，神倦或烦躁不安；入营则心肝俱病，神昏痉厥；入血则伤津劫液，耗血动血，吐出咖啡样血液，危重病例出现呼吸不整，内闭外脱。暑为阳邪，易化热化火，伤人最速，且小儿患病，易虚易实，传变迅速。暑温邪毒引起的病证，往往卫分未解，已传气分，出现卫气同病。气分之热未解，又窜营分，而致气营两燔，甚至营病及血，营血同病。本病临床表现为高热、抽搐、昏迷三大症状，其病机演变为热盛生风，风盛生痰，痰盛生惊。而热、痰、风相互转化，互为因果，形成恶性循环。本病后期，正虚邪恋，表现为余热未尽，身热起伏；或阴虚风动，风痰入络，血不养筋而见抽搐不止，肢体强直，吞咽困难；或痰阻心窍，见昏迷不醒或失语，失聪，妄言，谵语。

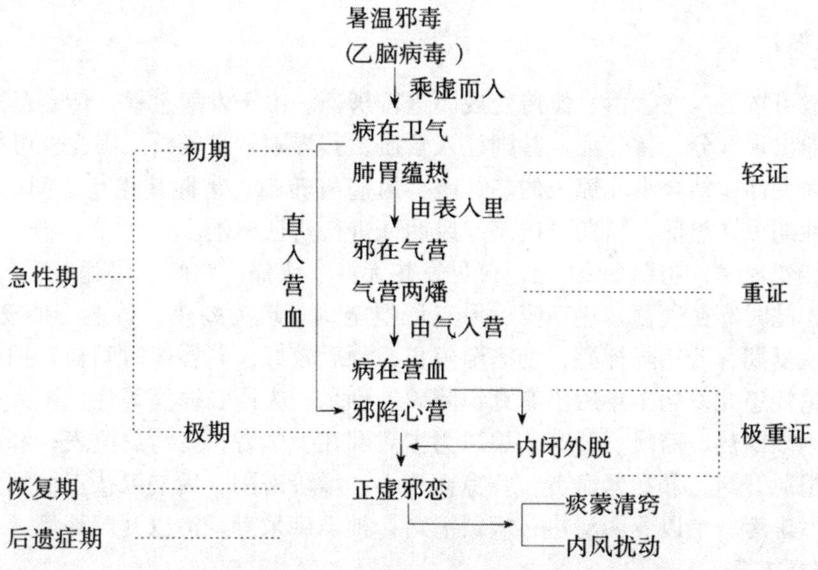

图3-8　乙脑病因病机示意图

【诊断要点】

1．有明显季节性，多发生于盛夏季节。

2．临床表现：

(1) 初期：起病的最初3～4天，发热、头痛、呕吐、嗜睡、烦躁，可有脑膜刺激征。

(2) 极期：病程第4～10天，持续高热，意识障碍加深，甚则昏迷、抽搐，肌张力增强，浅反射消失，有脑膜刺激征。重症者可出现脑疝、呼吸衰竭。

(3) 恢复期：发病后2周左右，可有低热、多汗、语言障碍、多动、抽搐发作等。部分严重病例常须数月始能恢复。

(4) 后遗症期：发病半年至1年后仍留有神经精神症状者为后遗症，表现为失语、痴呆多动、癫痫发作等。

3．实验室检查：

(1) 血象：白细胞总数升高，一般在$(10\sim20)\times10^9/L$，中性粒细胞增至80%以上。

(2) 脑脊液：压力增高，白细胞计数多在$(50\sim500)\times10^6/L$，早期以中性粒细胞为主，4～5天后则转为淋巴细胞为主。蛋白轻度增高，糖与氯化物正常。

(3) 补体结合试验：病后2～3周内阳性；血凝抑制试验病后5天出现阳性，第2周达高峰。

【鉴别诊断】

本病应与临床表现有高热、昏迷、抽搐症状的中毒性菌痢、化脓性脑膜炎相鉴别。

1．中毒性菌痢：详见中毒型细菌性痢疾。

2．化脓性脑膜炎：主要表现为高热、头痛、呕吐、惊厥等症状，如果发生在夏秋季，容易与乙脑相混淆。但本病脑脊液外观混浊，白细胞总数显著增多，大于$1000\times10^6/L$，以中性粒细胞为主，糖含量明显降低，蛋白增高，脑脊液检查有助于鉴别诊断。

【辨证论治】

本病一般可按卫、气、营、血传变规律进行辨证。由于发病急暴，传变迅速，如未现卫分证，已迅即出现气分、营分证，甚则径入营血，其界限较难辨析。因此，可根据高热、昏迷、抽搐三大主症，结合小儿惊风的热、痰、风病机转归，掌握其相互之间的联系和区别，并抓住其急性期重在热证，后期可按痰、风两证进行辨证施治。

本病的传变规律，初期3～4天，仅见发热无汗、头痛、呕吐、嗜睡等卫气症状。4～10天进入极期，此时邪在气营，热、痰、风三证俱全，表现为高热、昏迷、抽搐。发病10天左右，进入恢复期，若热降神醒，抽搐渐停止，预后较好；若昏迷时间长，抽搐不止，则预后差。少数重症患儿发病1年后仍有意识障碍、痴呆、失语、瘫痪等症，则为后遗症。

治疗原则以清热、豁痰、开窍、熄风为主。邪在卫气者，宜清热透表；邪在气营者，宜清气凉营，熄风开窍；邪在营血者，宜凉血清心，增液潜阳。后期以扶正祛邪为原则，余邪未尽，气阴亏虚者，治以养阴清热；痰蒙清窍，神志痴呆者，治以开窍豁痰。

(一) 邪在卫气

〔证候〕突然发热，微恶风寒或但热不寒，头痛无汗或少汗，口渴引饮，常伴恶心，呕吐，神烦或嗜睡，舌红，苔薄白或黄，脉浮数或滑数。

〔辨证〕本证属乙脑初期。邪在卫气，化热化火，暑邪入里，内扰阳明，上扰清空。本证的特点是卫气同病，表里同病，即既有暑邪郁表未解，又有暑邪温毒蕴结气分。临床以发热、嗜睡、头痛、呕吐为辨证要点。

〔治法〕辛凉透表，清热解毒。

〔方药〕新加香薷饮合白虎汤加减。香薷、金银花、连翘、厚朴、扁豆、生石膏、知母、葛根、僵蚕、甘草。

〔加减〕新加香薷饮适用于暑邪在表，卫分症状偏重者，具有辛凉清暑功效。白虎汤适用于气分热重，具有清热泻火生津的功效。表证重者，加荆芥、淡豆豉、菊花解表透热；高热不退者，加大青叶、板蓝根清热解毒；有汗热不解，嗜睡身重者，属暑邪夹湿，轻者加藿香、佩兰、滑石清暑化湿，重者加苍术、厚朴燥湿除满；腹满便秘者，加大黄、全瓜蒌通腑泄热或用凉膈散表里双解。

（二）邪在气营

〔证候〕高热持续不退，头痛剧烈，呕吐频繁，颈项强直，神志模糊或昏迷不醒，烦躁谵妄，四肢抽搐，甚则喉间痰鸣漉漉，呼吸不利，大便秘结，小便短赤，舌红或起芒生刺，苔黄糙或灰腻，脉洪数或弦大。

〔辨证〕本证为乙脑极期。暑邪温毒由卫气传入气营，或因暑邪炽盛直入气营而致气营两燔。本证特点是既有高热不退、烦渴汗出等热炽气分证，又有烦躁、嗜睡、抽搐等气营两燔证。

〔治法〕清气凉营，泻火涤痰。

〔方药〕清瘟败毒饮加减。生石膏、生地、水牛角、黄连、栀子、知母、黄芩、丹皮、连翘、甘草。

〔加减〕高热不退，频繁抽搐者，加羚羊角、钩藤、僵蚕熄风止痉；神情烦躁，昏糊谵语者，加紫雪丹、牛黄清心丸清心开窍；深度昏迷，苔浊腻者，加苏合香丸及天竺黄、胆南星、石菖蒲、郁金开窍泄浊；喉间痰鸣者，加礞石滚痰丸、鲜竹沥以涤痰通下。若高热、抽风、昏迷三症同时并存，舌苔黄糙，脉实有力，宜用调胃承气汤或凉膈散泄热通腑，釜底抽薪。

（三）邪在营血

〔证候〕身热起伏不退，朝轻暮重，尤以夜间为甚，昏迷加深，反复抽搐，双目上视，牙关紧闭，颈项强直，四肢厥冷，二便失禁，舌绛少津，脉沉细数。

〔辨证〕本证属重型乙脑的极期。暑邪化火，深入营分，损伤真阴，热留血分，耗血动血。以身热夜甚，深度昏迷，反复抽搐，舌绛少津为证候特点。

〔治法〕凉血清心，增液潜阳。

〔方药〕犀角地黄汤合增液汤加减。水牛角、生地、丹皮、赤芍、玄参、麦冬、连翘、僵蚕、菖蒲。

〔加减〕昏迷不醒者，加安宫牛黄丸开窍醒神；抽搐不止者，加牡蛎、珍珠母、钩藤潜阳熄风；如突然出现面色灰白发绀，大汗淋漓，四肢厥冷，脉细微欲绝者，则为气阳外脱之征，急以独参汤鼻饲，加用参附龙牡救逆汤以回阳救逆。

（四）邪恋正虚

乙脑一般在2周左右可顺利恢复，但部分患儿尤其重危病证，可留有恢复期、后遗症期症状，必须积极治疗。

1. 余热未尽

〔证候〕低热或不规则发热，面赤颧红，心烦不宁，口干喜饮，小便短少，偶有惊惕，舌红，苔光净。或汗出不温，面色㿠白，精神萎软，小便清长，大便溏薄，舌淡嫩，苔薄，脉细而数。

〔辨证〕本证属乙脑恢复期。急性期经治暑邪渐退，但余邪未尽，气阴亏虚。暑邪伤阴，阴虚内热者，以低热、颧红、舌红、苔光净为主证。暑邪伤气，营卫不和者，以汗出不温，面色㿠白，舌淡嫩为主证。

〔治法〕养阴清热或调和营卫。

〔方药〕青蒿鳖甲汤或黄芪桂枝五物汤加减。

〔加减〕青蒿鳖甲汤适用于阴虚发热证。常用药：青蒿、鳖甲、地骨皮、生地、知母、丹皮、鲜芦根。口干喜饮者加石斛、天花粉养阴生津；惊惕抽搐者加钩藤、珍珠母平肝镇惊；便秘者加全瓜蒌、火麻仁清热润肠。

黄芪桂枝五物汤适用于营卫不和证。常用药：黄芪、桂枝、白芍、生姜、大枣、甘草。汗多者加龙骨、牡蛎、浮小麦敛汗固涩；食欲不振，大便溏薄者，加太子参、白术、山药健脾益气。

2. 痰蒙清窍

〔证候〕意识不清，或痴呆，失语，失聪，吞咽困难，喉间痰鸣；或狂躁不宁，嚎叫哭闹，舌红绛，苔黄腻或无苔。

〔辨证〕本证属乙脑后遗症期，痰浊内闭，蒙蔽清窍。临床表现有痰浊与痰火的不同，痰浊内蒙心包者，以意识不清、痴呆、失聪为主证；痰火内扰心肝者，以狂躁不宁，嚎叫哭闹为主证。

〔治法〕开窍泄浊或泻火宁神。

〔方药〕苏合香丸或龙胆泻肝汤加减。

〔加减〕苏合香丸适用于痰浊内蒙证。喉间痰多者，灌服鲜竹沥清热豁痰；吞咽困难者，加止痉散、半夏搜风化痰。

龙胆泻肝汤适用于痰火内扰证。常用药：龙胆草、山栀、黄芩、当归、生地、泽泻、车前子。虚烦不宁者，加黄连、阿胶、磁石、酸枣仁滋阴清热安神。

3. 内风扰动

〔证候〕肢体震颤或强直性瘫痪，多动，癫痫发作，舌红，苔薄白，脉细数。

〔辨证〕本证见于乙脑后遗症期。属病后肝肾阴虚，筋脉失养，风痰阻络。风邪中络者，以强直性瘫痪为主证；虚风内动者，以肢体震颤为主证。

〔治法〕搜风通络或养血熄风。

〔方药〕止痉散或大定风珠加减。

〔加减〕止痉散适用于风邪中络者。常用药：全蝎、蜈蚣、天麻、僵蚕、红花、地龙、生地、白芍。伴有自汗，面色㿠白者，加黄芪、当归、枸杞补益气血，滋养肝肾；肢体拘急强直者，加桃仁、木瓜、鸡血藤活血化瘀，舒筋通络。

大定风珠适用于虚风内动者。常用药：龟板、鳖甲、牡蛎、生地、白芍、阿胶、麦冬、鸡子黄。体弱多汗，食少形瘦者，加黄芪、党参、山药益气健脾。

【急症处理】

1. 退热：降低室温，放置冰帽、冰袋及温水擦浴等物理降温措施。持续高热的患儿，可采用冬眠疗法。

2. 止惊：药物有地西泮、苯巴比妥、10%水合氯醛、冬眠灵等，依次选用上药一种，观察10～20分钟，抽搐不止者换另一种，惊止者根据情况用维持剂量。

3. 降低颅内压：20%甘露醇、呋塞米等脱水剂静脉注射或滴注，防治脑水肿、脑疝。

4. 纠正呼吸衰竭：应用东莨菪碱、洛贝林、尼可刹米等肌内注射或静脉滴注。如重症呼吸衰竭药物难以控制，即行气管切开术，应用人工呼吸机。

5. 惊厥、面唇发绀者，及时予以吸氧；喉间痰多不能咯吐者，及时吸痰，保持呼吸道通畅。

【其他疗法】

（一）中药成药

1. 小儿羚羊散：用于急性期高热不退者。

2. 清开灵注射液：用于邪在气营证。

3. 紫雪丹：用于邪在气营或邪在营血证。

4. 安宫牛黄丸：用于气营两燔，热迫心神者。

（二）单方验方

1. 板蓝根20 g，大青叶10 g，甘草6 g。水煎服，每日1剂。用于邪在卫气的轻证。

2. 礞石粉2份，月石、芒硝各1份。用鲜竹沥拌和喂服。每次1～3 g，每日3次。用于痰蒙清窍证。

3. 蕲蛇粉，每次3 g，每日3次，开水化服，连服15天。用于内风扰动证。

（三）外治疗法

安宫牛黄丸1粒，大黄苏打片10片，加温水100 mL溶解，作保留灌肠15～20分钟。用于乙脑急性期高热、神昏、抽搐者，具有通腑泄热，止惊开窍作用。

（四）针灸疗法

1. 高热取大椎、曲池、合谷，重用泻法，委中、十宣以三棱针点刺出血。

2. 失语取风池、风府、下关、颊车，强刺激不留针，每日1次或隔日1次。

3. 吞咽困难取天突、廉泉、内庭，合谷，每日1次。

4. 上肢瘫痪取曲池、肩髃、外关、大椎，每日或隔日1次。

5. 下肢瘫痪取阳陵泉、血海、风市、足三里、绝骨、阴陵泉，每日1次。

（五）推拿疗法

对肢体瘫痪、关节僵硬的患儿进行推拿疗法，可用滚、揉、搓、摇等手法，其手法要有节奏、柔和、缓慢，由远端到近端。每次10～30分钟，每日1～2次。

【预防调护】

1. 积极开展爱国卫生运动，消灭蚊子。

2．按时进行乙脑疫苗预防注射。

3．患儿居室应保持凉爽通风，室温控制在20～28℃。密切观察体温、呼吸、脉搏、血压及瞳孔变化。保持口腔清洁，经常变换体位，清洁皮肤，防止褥疮。

4．急性期给予流质，并供给充足水分，必要时鼻饲。恢复期应逐渐增加营养。

5．恢复期的患儿要注意做被动功能锻炼，使其功能尽早恢复。

自学指导

【重点难点】

乙脑是以高热、昏迷、抽搐等为主要临床表现的一种急性传染病。其病变具有“急、速、危、残”的特点，即发病急骤，变化迅速，易出现内闭外脱、呼吸衰竭等危象，重症病例往往留有后遗症。

乙脑属中医温病中小儿暑温的范畴。病因为外感暑温邪毒（乙脑病毒）。发病机制是外感暑温邪毒经肌表而入，按卫、气、营、血规律传变。临床表现可概括为高热、抽搐、昏迷三大症状，即热、痰、风三证。

乙脑的诊断依据发病季节，儿童及青少年，突然起病，有发热、头痛、呕吐、嗜睡、昏迷、抽搐、脑膜刺激征等神经系统症状体征，结合血及脑脊液检查，一般不难诊断。典型乙脑的病变过程可分为初期、极期、恢复期及后遗症期。初期为病初3～4天，以发热和神志改变为临床特征，表现为发热，嗜睡，烦躁，头痛和呕吐，部分患者可有颈强直，克氏征，布氏征及巴氏征阳性。大多数在发病4～10天进入极期，病情突然加重，持续高热，神志改变加重，转入昏迷或半昏迷，频繁抽搐，多为四肢、全身的强直性抽搐，严重者可发生中枢性呼吸衰竭或脑疝。在发病后2周左右，大多数患儿体温渐降至正常，抽搐减轻至停止，神志逐渐清楚，病理反射消失而进入恢复期。少数病例在发病后半年至1年仍有神经系统症状、体征或精神异常，应视为后遗症，多表现为失语、多动、癫痫发作等。本病在临床应注意乙脑与中毒性菌痢、化脓性脑膜炎相鉴别。

辨证按温病的卫、气、营、血传变规律进行，临床分邪在卫气、气营、营血不同阶段，还有内闭外脱之变证，及后期邪恋正虚。治疗上以清热、豁痰、开窍、熄风为主。邪在卫气，治以辛凉透表，清热解毒；邪在气营，治以清气凉营，泻火涤痰；邪入营血，治以凉血清心，增液潜阳；后期余热未尽，治以养阴清热，调和营卫；痰蒙清窍，治以开窍泄浊，泻火宁神；内风扰动，治以搜风通络，养血熄风。

乙脑的治疗迄今尚无特效药物，急症西医处理原则主要以对症和防治并发症为主，包括退热、止惊、降低颅内压、纠正呼吸衰竭及保持呼吸道通畅等方面。

【复习思考题】

1．试述乙脑急性期邪在气营证的证候、治法和方药。

2．试述乙脑的诊断要点，如何与中毒性菌痢进行鉴别？

【参考文献摘录】

《温病条辨·解儿难》:“暑痉，按俗名小儿急惊风者，惟暑月最多，而兼证最杂……如夏月小儿身热头痛，项强无汗，此暑兼风寒者也，宜新加香薷饮；有汗则仍用银翘散，重加桑叶；咳嗽则用桑菊饮；汗多则用白虎；脉芤而喘，则用人参白虎；身重汗少，则用苍术白虎；脉芤，面赤，多言，喘渴欲脱者，即用生脉散；神识不清者，即用清营汤加钩藤、丹皮、羚羊角；神昏者兼用紫雪丹、牛黄丸等；病势轻微者，用清络饮之类。”

《温病条辨·暑温》:“小儿暑温，身热，卒然痉厥，名曰暑痫，清营汤主之，亦可少与紫雪丹”。

（吴力群）

第十节　中毒型细菌性痢疾

【目的要求】

1. 熟悉中毒型细菌性痢疾的概念及发病特点。
2. 了解中毒型细菌性痢疾的病因病机。
3. 掌握中毒型细菌性痢疾的诊断要点及辨证论治。

【自学时数】

1～2 学时。

中毒型细菌性痢疾是由痢疾杆菌引起的急性细菌性痢疾的危重型。其临床特征为起病急骤，突发高热，病情严重，迅速恶化并出现惊厥、昏迷或休克。主要发生于夏秋季节，多见于2～7岁小儿，病死率高，必须积极抢救。

中医称本病为“疫毒痢”、“疫痢”、“时疫痢”。对于痢疾的认识，古代文献记载较多。《内经》称为“肠澼下脓血”。《伤寒论》和《金匮要略》称为“下利脓血”。晋《肘后备急方》称为“天行诸痢”，已认识到痢疾的传染性。对于小儿疫毒痢，历代医家亦有所认识，如明·万全在《幼科发挥·急惊风证》中明确提出“泄痢发搐”，其中还特别指出有“先发搐后泄痢者”，与本病的发病情况甚为相合。

【病因病机】

本病的病因为外感时邪疫毒。病机为时邪疫毒，污染饮食，经口入腹，蕴伏肠胃。夏秋之季，湿热内盛，脾胃受困，加之小儿时期肠胃脆弱，时邪疫毒最易入侵，而致毒聚肠中。其正气尚盛者，与邪相争，则湿从热化，热盛化火，火盛风动，内迫心肝，则出现高热、神昏、抽搐的邪实内闭；若正不敌邪，导致正气内溃，而出现面色苍白，肢厥汗冷，脉微欲绝等内闭外脱证。

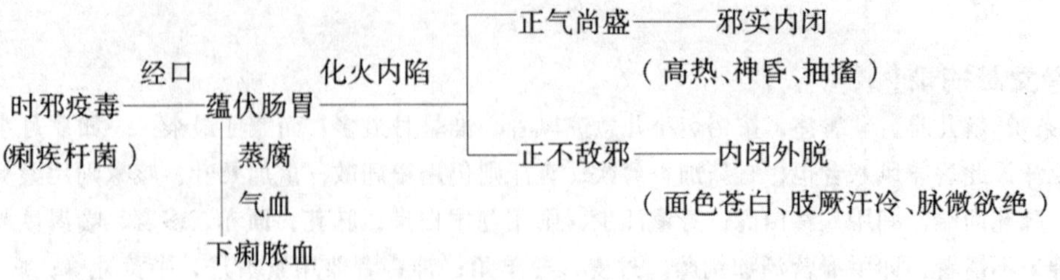

图 3-9　中毒型细菌性痢疾的病因病机示意图

【诊断要点】

1．夏秋季节，2～7 岁小儿，有接触史，或饮食不洁史。

2．临床表现：突起高热，伴有反复惊厥、脑病和（或）休克表现。

3．实验室检查：大便常规检查有大量脓细胞或红细胞，大便培养有痢疾杆菌生长。

【鉴别诊断】

本病应与临床表现为骤起高热、抽搐的流行性乙型脑炎、高热惊厥相鉴别。

1．流行性乙型脑炎：本病也表现为高热、昏迷、抽搐，也发生在夏秋季，但除暴发病例外，多数病例起病 3～4 天出现昏迷、抽搐，多出现呼吸衰竭；而中毒型细菌性痢疾发病更急骤，多在起病的 24 小时内出现抽搐、昏迷，常出现循环衰竭，大便常规和脑脊液检查可资鉴别。

2．高热惊厥：多见于 6 个月～5 岁小儿，常见于上呼吸道感染体温骤升时出现惊厥，病程中发作仅 1～2 次，持续时间短，抽搐停止后，一般情况良好。

【辨证论治】

本病来势急暴，与一般湿热痢之发热、腹痛、里急后重、痢下脓血者不同，往往未见下痢而突然出现高热、神昏、抽搐等毒邪内闭症状。若突然出现面色苍白，四肢厥冷、脉细数无力者，则属内闭外脱证。

辨证方面，重在辨其闭证与脱证。闭为邪实，热毒内闭，陷于厥阴，证见壮热、神昏、抽搐；脱为正不胜邪，阳气暴脱于外，证见冷汗肢厥、息微脉弱。

本病治疗以清热解毒、开闭救脱为原则。闭证重在通腑泻火，开闭逐邪；脱证当固脱救逆。待闭开脱回之后，再治痢证。

（一）毒邪内闭

〔证候〕突然高热，烦躁谵妄，神志昏迷，反复抽搐，或下痢脓血，或虽未见下痢症状，但用肛门指诊或灌肠法取大便送检，可见脓血便，舌质红，苔黄厚或灰糙，脉数有力。

〔辨证〕本证多见于毒邪炽盛，体质较强的患儿。湿热疫毒，内蕴肠胃，化热化火，火盛风动，内迫心肝。证候特点为高热、神昏、抽搐、下痢脓血。

〔治法〕清肠解毒，泄热开窍。

〔方药〕黄连解毒汤加减。黄连、黄芩、黄柏、栀子、连翘、白头翁、秦皮、菖蒲、郁金。

〔加减〕抽搐频繁者，加钩藤、全蝎、僵蚕平肝熄风；壮热狂躁，皮肤紫斑者，加水牛角、丹皮、紫草凉血解毒；神昏痰鸣者，加天竺黄、竹沥豁痰开窍；腹痛拒按，大便不通者，加大黄、枳实、槟榔荡涤腑气，导毒下行，且有急下存阴之功。

（二）内闭外脱

〔证候〕突然出现面色苍白或青灰，四肢厥冷，或见汗出不温，皮肤见有花纹，口唇发绀，呼吸浅促，节律不匀，脉细数无力。

〔辨证〕本证多见于邪盛正虚或素体虚弱的患儿。正不胜邪，热毒郁闭于内，阳气暴脱于外而致内闭外脱证。证候特点为突然出现面色苍白，肢厥汗冷，呼吸不匀，脉微欲绝等虚脱证。

〔治法〕回阳救逆，益气固脱。

〔方药〕参附龙牡救逆汤加减。人参、附子、桂枝、龙骨、牡蛎、白芍、甘草。

〔加减〕如呼吸浅促不匀，可重用五味子、山萸肉以固纳肾气；口唇青紫有血瘀征象者，加用桃红四物汤以活血化瘀。

【急症处理】

1. 降温：综合使用物理、药物降温或亚冬眠疗法。如用冷盐水灌肠，或用冰袋置于枕部、颈部、腋窝及腹股沟等处降温。常用降温药物有复方阿司匹林、对乙酰氨基酚等。

2. 止惊：静脉注射安定或用10%水合氯醛溶液灌肠，或肌内注射苯巴比妥钠。

3. 脱水降颅压：20%甘露醇静脉推注，或与利尿剂交替使用。

4. 防治循环衰竭：①扩充血容量，纠正酸中毒，维持水与电解质平衡。②血管活性药物如东莨菪碱、酚妥拉明、多巴胺等改善微循环。③使用肾上腺皮质激素，如地塞米松。

5. 防治呼吸衰竭：吸氧，保持呼吸道通畅，有呼吸衰竭时及早使用呼吸机。

6. 抗菌治疗：宜选用对痢疾杆菌敏感的抗生素，如氨苄青霉素、丁胺卡那霉素、头孢噻肟钠、头孢三嗪等药物。

【其他疗法】

（一）外治疗法

白头翁 30 g，苦参 30 g，金银花 30 g，黄柏 30 g，滑石 60 g。加清水浓煎成 200 mL，先予以清洁灌肠，再以药液保留灌肠，每天1次，连用3天。

（二）针灸疗法

1. 高热抽搐　先刺人中、百会，再针内关、风池，以中强刺激为宜。

2. 脱证：针刺人中、中冲，采用间歇性刺激法，进针后每隔4～5分钟捻针1次。同时艾灸气海、百会。

【预防调护】

1. 注意饮食卫生，不饮生水，不吃不洁或变质的食物。

2. 注意对痢疾患儿的隔离、消毒。

3. 密切观察面色、呼吸、血压、脉搏、瞳孔等变化。

4. 患病期间给予清淡易消化食物。

5. 对惊厥患儿，按惊风病证护理，进药可以鼻饲；对脱证患儿给予吸氧、保暖等护理。

自 学 指 导

【重点难点】

中毒型细菌性痢疾是急性细菌性痢疾的危重型，以突发高热、昏迷、抽搐，并可迅速出现内闭外脱危象为特征。病因为感染时邪疫毒（痢疾杆菌）。病机为时邪疫毒，污染饮食，经口入腹，蕴伏肠胃，湿热疫毒化热化火，火盛风动，内迫心肝。

中毒型细菌性痢疾潜伏期短，多数为1～2天，短者仅数小时，起病急骤，高热可达40℃以上，少数患儿则表现为体温不升，反复惊厥，迅速发生休克或昏迷、呼吸衰竭，肠道症状多不明显，甚至无腹痛与腹泻；也有在发热、脓血便2～3天后才发展为中毒型。本病诊断依据发病季节，患儿骤起高热，伴有脑病或休克表现，同时出现脓血便即可诊断。若无腹泻时，用冷盐水灌肠，取大便标本，作常规检查，以助鉴别。有时需多次复查大便常规才能确诊。临床应与流行性乙型脑炎、高热惊厥相鉴别。

辨证重在辨其闭证与脱证。闭为邪实，热毒内闭，陷于厥阴，证见壮热、神昏、抽搐，治以清肠解毒，泄热开窍；脱为正不胜邪，阳气暴脱于外，证见面色苍白，冷汗肢厥，息微脉弱，治以回阳救逆，益气固脱。本病病情危重，病死率高，应中西医结合治疗，以提高疗效。

【复习思考题】

1. 中毒型细菌性痢疾的诊断应注意什么？
2. 试述中毒型细菌性痢疾的证候特点、治则、方药。

【参考文献摘录】

《中医儿科医鉴·小儿赤痢》："疫痢为赤痢之重症，夏秋之候甚多。"

《中医儿科医鉴·橘窗书影》："此症俄然而来，遂发大热，或恶寒，手足冷，或发惊、搐搦、天吊、直视、咬牙、噤急，或腹痛、呕吐、呵欠困闷，或泄泻，或洞泄，下痢带恶臭。发时，惊搐吐泻齐来，此为不治之症，若三症俱来，而势尚缓者可治。大热下痢挟惊者，用葛根黄芩黄连汤；昏睡不醒者，重症也，剧烈下痢，亦用葛根黄芩黄连汤；缓者用葛根汤加黄连；大下痢脉沉、微昏睡、下痢多者，用桂枝人参汤加黄连，或黄连理中汤；手足厥冷者，用附子理中汤，或四逆加人参汤。"

（吴力群）

第四章　其他病证

第一节　夏季热

【目的要求】

1．熟悉夏季热的发病特点及病因病机。

2．掌握夏季热的诊断要点和辨证论治。

【自学时数】

1～2 学时。

夏季热是小儿时期特有的一种季节性疾病，临床以长期发热、口渴、多饮、多尿、汗闭为特征。由于本病发生于夏季，故名夏季热。

本病主要见于3岁以下的婴幼儿。在我国南方地区多见，发病有严格的季节性，多集中在6月、7月、8月，与气候有密切关系。南方各地因夏季炎热时间较长，发病较早，病程亦相应延长，其气温愈高，发病率愈高，但在秋凉以后，症状多自行消退。有的患儿可连续发病数年，而次年发病症状一般较上一年为轻，病程亦较短。本病在发病期间一般无兼证，预后多属良好。

祖国医学没有夏季热这一病名，根据其发病季节及症状，多属于暑病范畴。文献报道有“暑热症”、“阴明经热”、“暑热消渴症”等不同的名称。

【病因病机】

发病原因内为体质虚弱，外为夏季暑热亢盛，机体不耐暑气熏蒸。

小儿感受暑气，蕴于肺胃，灼伤肺胃之津，津亏内热炽盛，故发热，口渴多饮。暑易伤气，气虚下陷，气不化水，则水液下趋膀胱而出现多尿。肺主皮毛，司开合，肺津为暑热所伤，化源不足，水液无以敷布，肌腠闭塞，故少汗或汗闭。汗与小便同属阴津，异物同源，汗闭则尿多，尿多则津伤，津伤则饮水自救，因而形成汗闭、口渴多饮、多尿的证候。

由于小儿的体质各异，疾病的发生与转归各有不同。疾病初起，暑热易伤津耗气，多表现为肺胃气阴两伤证；疾病迁延，或素体脾肾虚弱，外为暑气熏蒸，内则真阳不足，而易出现热淫于上，心火偏亢，阳虚于下的“上盛下虚”证。

本病虽发生于夏季,属暑气熏蒸而致,但无暑邪致病而入营入血、内陷心肝的传变规律。

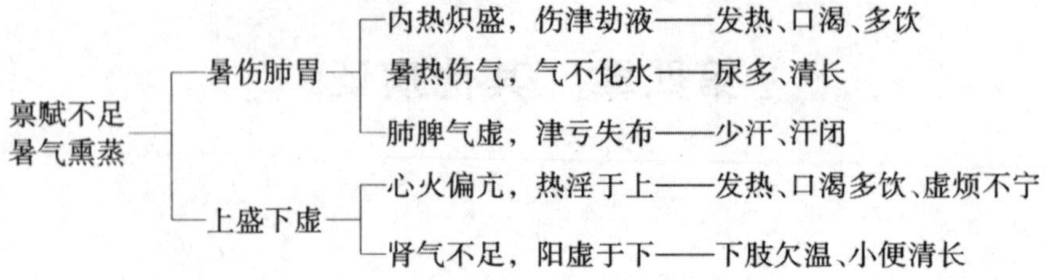

图 4-1　夏季热病因病机示意图

【诊断要点】

1．好发于 3 岁以下的体弱儿童及弱智儿。

2．夏季发病，发病率随气温升高而增加，多见于我国南方地区。

3．入夏以后，长期发热，伴有口渴多饮，多尿，无汗或少汗之症。

4．发热随气温变化而变化，气温愈高发热愈高，气温降低或在阴凉环境下能自行缓解。

5．体征及实验室检查无特殊异常。

【鉴别诊断】

1．暑邪感冒：除发热症状外，伴咽痛，鼻塞，咳嗽，无口渴多饮、多尿症状。

2．疰夏:一般不发热,或有低热,食欲不振,精神倦怠,无汗闭、口渴多饮、多尿症状。

【辨证论治】

本病多渐起发热，无固定热型，一般晨起较低，午后较高，体温常在 38～40℃之间。疾病初期多不显病容，虽有发热，但口渴多饮不甚明显，纳食如常或略有减少。由于发热持续不退，口渴多饮渐明显，气温愈高发热愈盛，口渴多饮汗闭愈甚，食欲渐见减少，伴烦躁不安，舌红，脉数，此为暑伤肺胃；发热日久，身热不扬，朝盛暮衰，精神不振，下肢欠温为上盛下虚。此外，但发热，口渴多饮，纳食如常为实证；发热，口渴多饮，纳呆食少，四肢倦怠，尿多清长为虚证。

本病早中期多以清暑益气为主要治疗原则，后期为上盛下虚者宜温下清上，伴脾虚者佐以健脾化湿。

（一）暑伤肺胃

〔证候〕发热持续不退，午后升高，稽留不退，气温越高，身热亦越高，口渴引饮，无汗或少汗，肌肤干燥，饮食如常或纳食少，四肢乏力，神倦，多尿，舌红，苔薄黄，脉数。

〔辨证〕此型多见于本病的早中期，由暑热耗伤肺胃气阴所致。临床以发热、口渴多饮、无汗或少汗、烦躁、舌红、苔黄、脉数等实热症为主要特点。

〔治法〕清暑益气。

〔方药〕王氏清暑益气汤加减。西洋参、麦冬、知母、甘草、竹叶、黄连、石斛、荷梗、鲜西瓜翠衣、粳米等。

〔加减〕纳呆食少，神倦者，加麦芽、白术健脾消食；烦躁明显者，加莲子心，竹叶清心安神。

（二）上盛下虚

〔证候〕发热日久不退，朝盛暮衰，口渴多饮，尿多清长，甚则频数无度，无汗或少汗，虚烦不安，倦怠思睡，面色萎黄，下肢欠温，大便溏薄，舌淡，苔薄，脉沉细。

〔辨证〕本证多见于体禀虚弱，疾病后期。因命门火衰，不能温养脾土所致。临床以面色萎黄、精神倦怠、虚烦不宁、下肢欠温、大便溏薄为主要特点。

〔治法〕温下清上。

〔方药〕温下清上汤加减。附子、黄连、磁石、蛤粉、天花粉、补骨脂、覆盆子、菟丝子、桑螵蛸、白莲须。

〔加减〕心烦口渴，舌红赤者，加莲子心、玄参清心除烦；口渴不止，小便清长者，也可用白虎加人参汤合金匮肾气丸以清热生津、温补肾阳。

【其他疗法】

（一）中药成药

生脉饮口服液：每次5～10 mL，每日3次。用于暑伤肺胃证。

（二）单方验方

1．蚕茧20只，红枣20枚。1日1剂，煎水代茶饮。用于暑伤肺胃或上盛下虚证。

2．荷叶10 g，西瓜翠衣10 g，地骨皮5 g，生地5 g，五味子5 g，大枣5枚。每日1剂，水煎待冷后滤取药液，加白糖少量，频频饮服。用于暑伤肺胃证。

【预防调护】

1．患儿居室保持空气流通，清洁凉爽。使用电风扇或空调时，风力要柔和适度，不可直接对着患儿吹，以免受凉。

2．饮食宜清淡爽口，富有营养。

3．注意小儿体温变化，常用温水洗浴，可帮助发汗降温。

自 学 指 导

【重点难点】

夏季热是小儿的一种季节性疾病，主要发生于夏暑炎热之时，至秋凉后多自愈，这是其发病特点。其临床主症是长期发热，口渴多饮，多尿，少汗或汗闭，这是诊断本病的要点。其病因主要是小儿体质虚弱，感受暑气而患病，与感受暑邪之暑温不同。按辨证分暑伤肺胃及上盛下虚两证，前者多在疾病初期中期，其治法宜清暑益气；后者多为疾病迁延所致，其治法宜清上温下。故其辨证早期多在肺胃，晚期则涉及心肾。本病虽有高热，却很少化火窜入营血，这也是本病特点。本病防治重点要注意防暑，患儿若能易地避暑，则体温可迅速下降。掌握这些特点，对防治本病有重要意义。

【复习思考题】

1. 夏季热有哪些临床特征?
2. 夏季热的病因病机如何，与暑温相比有何异同?
3. 夏季热分两型，其主证、治法、选方如何?
4. 怎样预防夏季热?

【参考文献摘录】

《近代中医流派经验选集·徐小圃儿科经验简介》:“上盛下虚证，一般称作‘暑期热’，多见于夏季。其特点有长期发热，热势朝盛暮衰，头额干灼而两脚不温，汗少，神倦而躁，口渴多饮，小便清长等症。病势缠绵，形容羸瘦，往往迁延至秋凉后方能向愈。先父早在三十年前发现此病，认为其病主要在元阳虚于下，邪热淫于上，不同于古之消渴症，因名为‘上盛下虚证’。并创清上温下之治法，以附子温下，黄连清上为主，佐以龙齿、磁石潜阳、菟丝复盆等温肾。因于久泻者，加破故纸，益智仁等固涩之味。上焦邪热盛者，加莲子心、玄参心、花粉、蛤粉等清热止渴；初起暑湿闭汗者，参以藿香、佩兰、香薷等芳化祛暑之品；后期阴阳俱虚者，合黄连阿胶汤以潜阳育阴。另以蚕茧、红枣煎汤代茶，以助中气，治渴溺，无汗者加淡豆豉同煎。每值夏令，患者以千计，均用上法加减出入治愈。”

《何世英儿科医案·小儿夏季热》：“在这六例治疗中，何老主要运用了六一散、益元散（兼烦躁者宜之)，鸡苏散（兼发热无汗者宜之)，碧玉散（兼目赤口疮者宜之）加味。”

（韩新民）

第二节　汗　　证

【目的要求】

1. 了解汗证的概念，范围。
2. 熟悉汗证的病因病机。
3. 掌握汗证的辨证论治。

【自学时数】

1～2 学时。

小儿汗证，是指小儿在安静状态下，全身或局部出汗过多为主的病证。多见于婴幼儿和学龄前儿童，尤其是素体虚弱者，亦可见于较大儿童。本病预后一般较好。

小儿汗证，应除外生理性汗多和外界因素引起的汗多两种情况。生理性汗多是指小儿入睡时常头额部位有微汗出，别无所苦，睡眠饮食正常，精神活泼。这是因为小儿体禀“纯阳”，清阳发越所致，是为常态。外界因素引起的汗多，是指因天气炎热、衣着过暖、乳食过急、剧烈活动、恐惧惊吓等，均可导致汗出，亦不为病态。

小儿汗证虽有自汗、盗汗之分，但常自汗、盗汗并见。不分寤寐，无故汗出者称自汗；

睡中出汗，醒时汗止者称盗汗。自汗多为气虚、阳虚；盗汗多为阴虚。本节汗证不包括温热病引起的出汗，以及亡阳大汗。

【病因病机】

汗是人体五液之一，为心所主，由阳气蒸化津液，发泄于腠理而来。故凡阴阳平衡，气血调畅，营卫调和，腠理固密，则津液内敛。反之，若阴阳偏胜，气血失调，心失所养，以及营卫不和，腠理疏泄，则可引起汗液外泄之证。具体来说，产生小儿汗证的病因病机主要有以下几个方面：

（一）表虚不固

小儿肌肤疏薄，若因病邪所侵或病后失调，或先天不足，或发散太过等，致使表气虚弱，卫阳不固，腠理开泄，均可导致津液外泄而时时汗出。也即《灵枢·决气篇》所谓："腠理开泄，汗出溱溱。"《景岳全书·汗证》曰："自汗者属阳虚，腠理不固，卫气之所司也，人以卫气固其表，卫气不固，则表虚自汗，而津液为之发泄也。"

（二）营卫失调

在正常情况下，营卫之行不失其常。营行脉中，以滋阴血；卫行脉外，以固阳气。阳气足，腠理密，则不令汗出。小儿营卫薄弱，易受损伤，若四时杂感，或发散太过，或先天不足，后天失养，致使脏腑失调，均可导致营失所藏，卫失外护，营卫不和，腠理开合失常，而汗液外泄。《小儿卫生总微论方·诸汗论》曰："小儿有遍身喜汗出者，此营卫虚也。"

（三）气阴两虚

小儿气血嫩弱，若因大病久病，或病后失调，或先天不足，后天失养，均可导致气血虚弱。气虚则不能敛阴，血虚则心失所养，心液失藏，汗自外泄。另一方面，气虚则阳不足，阳不足则阴必乘之。《素问·痹论》曰："阳气少，阴气盛，两气相感，故汗出而濡也。"血虚则阴亦虚。《素问·评热病论》曰："阴虚者阳必凑之，故少气时热而汗出也。"因此，气阴两虚所致汗出，其病机一为气血虚弱，自失敛养；二为阴阳两虚，阴乘阳凑。

（四）脾胃积热

小儿体禀"纯阳"，若调护不当，饮食失调，疾病影响，均可导致脏腑积热，热蒸津液，外泄为汗。最常见的有胃肠积滞，湿滞化热。六阳之脉皆上至于头，三阴之经至颈而还，故阳明积热，头颈多汗出。

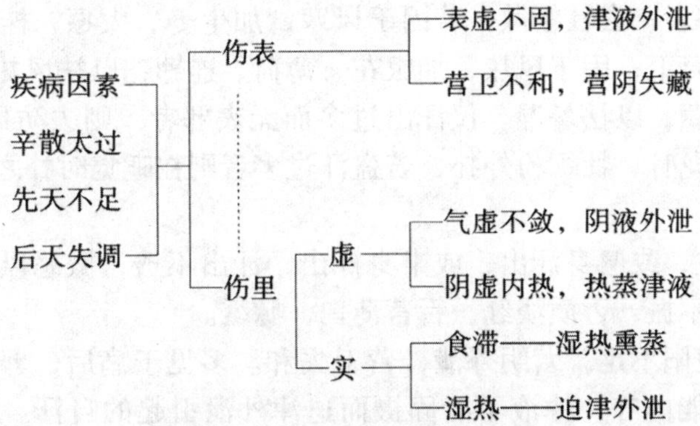

图 4-2　汗证病因病机示意图

【诊断要点】

1. 在安静状态下，白天或夜间全身或某些部位汗出较正常小儿为多。
2. 无其他病证。
3. 排除因环境等因素的影响。

【鉴别诊断】

1. 脱汗：发生于病情危笃之时，出现大汗淋漓，或汗出如油；伴有肢冷、脉微、呼吸低弱，甚至神志不清等。

2. 战汗：在恶寒发热时全身战栗，随之汗出淋漓，或但热不寒，或汗出身凉，过候再作，常出现在热病过程中。

3. 黄汗：汗色发黄，染之着色如黄柏色，多见于黄疸及湿热内盛者。

【辨证论治】

本病的辨证，重点是分清虚实表里、阴阳气血之不同。一般来说，自汗属气虚，又有表气虚、里气虚之不同，更有实热内蒸、迫津外泄者。盗汗属阴虚，又有虚火、实火之别。另外，局部汗出，如半身汗出，多属气血不和，营卫失调；头额汗出，有因阳气发越，或阳明积热，也有因阳气虚脱者；心胸汗多，为心虚，也为胃热；手足心汗出，也有虚实的不同。

汗证以虚为主，补虚是其基本治疗原则。气虚不固者益气固表，营卫不和者调和营卫，气阴两虚者益气滋阴，脾胃积热者清热消积。除内服药外，尚可配合一些外治疗法。

（一）表虚不固

〔证候〕以自汗为主，或伴盗汗，汗出遍身，或以头部、肩背明显，动则益甚，神倦乏力，面色少华，肢端欠温，平时易感冒，舌质淡红，或舌淡，苔少，脉细弱。

〔辨证〕本证多见于先天不足，后天失调，或体质素虚的小儿，以卫气虚为主，卫外不固，腠理疏松，津液外泄，故自汗出。临床以汗出，头、肩、背部明显，动则益甚，平时易感冒为本证特点。

〔治法〕益气固表。

〔方药〕玉屏风散合牡蛎散。黄芪、白术、防风、煅牡蛎、麻黄根、浮小麦。

〔加减〕兼有表邪者，去牡蛎散；若因于风寒，加生姜、大枣、桂枝、荆芥，防风用量宜增，以祛风寒、调营卫；因于风热，加银花、薄荷、连翘，以祛风热；若因于暑湿，加藿香、佩兰、滑石、甘草，以祛暑湿。仅汗出过多而无表邪者，则去防风，牡蛎散用量加重，另外可配合外治，用龙骨、牡蛎粉外扑，若盗汗过多者则在睡觉时扑之，以敛汗潜阳。

（二）营卫不和

〔证候〕自汗为主，或遍身汗出，或半身汗出，汗出不透，微恶风寒，不发热或伴有低热，精神疲倦，胃纳不振，舌质淡红，舌苔薄白，脉缓。

〔辨证〕本证系卫阳不足，营阴外泄，营卫失和。多见于病后，邪虽祛而正气未复，卫气不能外固，营阴不能内守，津液不能固摄而迫津外泄引起的自汗。临床以自汗，汗出不透，微恶风寒为本证特点。

〔治法〕调和营卫。

〔方药〕黄芪桂枝五物汤加减。黄芪、桂枝、白芍、甘草、生姜、大枣。

〔加减〕精神倦怠，胃纳不振，面色少华，加党参、白术、黄芪、山药等健脾益气；伴口渴、尿黄、虚烦不眠，为兼有胃阴受损之证，可加石斛、芦根、柏子仁等酸甘化阴；若汗出不止，加龙骨、牡蛎、浮小麦潜阳敛阴止汗。

（三）气阴虚弱

〔证候〕以盗汗为主，也常兼自汗，汗出较多，形瘦神萎，心烦少寐，口干，手足心热，或伴潮热，气弱声微，口唇淡红，舌淡苔少，脉象细弱，或见剥苔，脉象细数。

〔辨证〕本证多见于热病后气阴受损，或素体气阴两虚者，气虚不能敛阴，营阴难以自守，血虚不能养心，心液失藏而汗出。临床以盗汗，心烦少寐，手足心热为本证特点。

〔治法〕益气养阴。

〔方药〕生脉散。人参、麦冬、五味子。

〔加减〕若气虚偏甚，面色无华、神萎气弱之证较重，其汗时时而出，动则加剧，食少肢冷，加黄芪、白术、炙甘草、浮小麦益气固表；若阴虚偏甚，潮热心烦、手足心热、夜卧不寐、舌质红绛少津、盗汗骨蒸之证较重，合秦艽鳖甲散；阴虚火旺明显时，可用当归六黄汤，以养阴清热；若阴虚内热、火扰心神，而见心烦不寐、夜啼不宁、小便短赤，加酸枣仁、莲子心、石菖蒲、导赤散等，以清心宁神；若气血虚亏，心失所养，面色不华、口唇爪甲淡而失荣、心悸怔忡、夜卧不宁、动则汗出更甚，可合归脾汤加龙骨、牡蛎、浮小麦等，以养心安神。

（四）脾胃积热

〔证候〕自汗盗汗，头额心胸汗多，面黄肌瘦，口臭纳呆，腹胀腹痛，或肚腹胀大，大便或秘或泻，臭秽异常，小便或黄或如米泔，睡卧不宁，龂齿易惊，或夜间潮热，舌苔黄腻，脉滑有力。

〔辨证〕本证为汗证中之属实者，常因食滞化热，湿热蕴蒸所致。临床以汗出，头、胸较多，口臭纳呆，腹胀，大便臭秽为特点。

〔治法〕清热理脾，消积导滞。

〔方药〕枳实导滞丸加减。枳实、黄芩、胡黄连、神曲、茯苓、泽泻、白术、槟榔、大黄。

〔加减〕若性情急躁，好发脾气，加龙胆草、菊花、决明子，以清肝火；苔腻、尿少，加滑石、车前子清利湿热。

【其他疗法】

（一）中药成药

1. 虚汗停：用于虚证汗出。

2. 玉屏风散：用于表虚不固、营卫不和证。

（二）单方验方

1. 黄芪散：牡蛎粉、黄芪、生地各 30 g，共为细末，每服 3～6 g。适用于盗汗。

2. 牡蛎粉、五倍子粉等量，调匀，适量外扑出汗部位。适用手汗较多不止者。

3. 浮小麦 15 g、凤凰衣 10 g、麻黄根 15 g，水煎服。用于表虚自汗。

【预防调护】

1. 积极治疗各种急慢性疾病，注意病后调理。

2．注意饮食调节，合理喂养，避免辛辣、煎炒、油炸等食物，以免辛热助汗。避免肥甘厚味，而致积滞伤脾。

3．减少活动，勤换衣被，勤擦身洗澡，注意个人卫生，保持皮肤干燥。

4．谨防风邪，拭汗时不用湿冷毛巾，以免受凉感冒。

5．多汗易致津耗气伤，应注意多饮开水，可适当加入食盐。

6．慎用或忌用辛散之药和食品，以防开泄腠理，汗漏不已。

自 学 指 导

【重点难点】

小儿汗证在临床上较为常见，产生小儿汗证的病因很多，本节重点讲表虚不固、营卫失调、气阴两虚及脾胃积热这四种常见的证候类型。表虚不固者，治以益气固表，常用玉屏风散合牡蛎散；营卫失调者，治以调和营卫，常用黄芪桂枝五物汤；气阴两虚者，治以益气养阴，常用生脉散；脾胃积热者，多为积滞化热，治以清热导滞，常用枳实导滞丸加减。本病证的护理预防不可忽视，汗证患儿多见于体质虚弱，或大病久病之后，因此，应着重于增强体质、防治疾病、调节饮食、避免感冒和慎用辛散药物。

汗乃津液外泄。产生汗证有虚实二端，因于虚者有气血阴阳虚亏和表卫不固、营卫失调，以致阴津外泄；因于实者有积滞化热、湿热内蕴，以致煎迫津液外泄。因此，在临床上重在辨其虚实。汗证自古以来分盗汗、自汗，一般看法，盗汗属阴虚，自汗属阳虚，但是从儿科临床角度来看，并非尽然，故可不以自汗、盗汗分类证治，应以虚实论治较切实用。本病的治疗原则以治本为主，治标为辅。所谓治本即本其气血阴阳、表里虚实；所谓治标是指敛汗止汗而言。因此，治汗不可见汗止汗，这是在临证时应注意的。

【复习思考题】

1．试述小儿汗证发生的病因病机。

2．小儿汗证分哪几型，如何辨证治疗？

【参考文献摘录】

《幼科类萃·诸汗门》："夫汗者心之所藏，在内为血，发外者为汗。盖汗乃心之液，故人之气血平则宁，偏则病。经云：阴虚阳必凑，则发热而自汗；阳虚而阴必乘，则发厥而自汗，皆由阴阳偏胜而致也。小儿气血嫩弱，肤腠未密，若厚衣温暖，熏蒸脏腑，脏腑生热，热搏于心，为邪所胜，故液不能内藏，熏出肌肤，则为盗汗也。又或伤于冷热，冷热交争，阴阳不顺，津液走泄，亦令睡中汗自出。"

《保婴撮要·盗汗》："多因心肾不交，水火不能既济，肾虚则闭藏之令失守，故有是证，宜用六味丸、十全大补汤。血虚内热者，当归六黄汤。心经有热者，导赤散。肝经虚热者，六味地黄丸。血脱盗汗者，当归补血汤。肝胆风热者，柴胡清肝散。食积内热者，二陈枳实山栀。胃气虚热者，六君子汤及浮麦散。血气俱虚者，人参养荣汤。"

（丛　丽）

第三节　夜　　啼

【目的要求】

熟悉小儿夜啼的病因与治法。

【自学时数】

1～2 学时。

夜啼是指初生婴儿入夜则啼哭不安，或每夜定时啼哭，甚则通宵达旦，但白天如常的一种病症。

本病最早在《诸病源候论》及《颅囟经》中即有记载。如《诸病源候论·夜啼喉》云："小儿夜啼者，脏冷故也。"后世医家对本病多有论述。《普济方·婴孩·夜啼》指出小儿夜啼是一种病态，如不服药"误小儿疾甚多"。说明夜啼是小儿疾病发生的一种征象。《保婴撮要·夜啼》将夜啼分为"脏寒"、"心热"两类。《幼幼集成·夜啼证治》指出夜啼是由"脏寒"、"心热"、"神不安"等原因所致。

总之，医家对夜啼各有论述，但归纳起来，亦不外乎脏寒、心热、惊恐所致。

此外，在日常生活中所引起的啼哭，特别是在晚间哭啼，应该与夜啼加以区别。如《育婴家秘·啼哭》指出："小儿啼哭，非饥则渴，非痒则痛，为父母者，心成求之，渴则饮之，饥则哺之，痛则摩之，痒则抓之，其哭止者，中其心也，如哭不止，当以意度。"说明了在日常生活中，引起小儿啼哭的几种主要原因及处理方法。《幼幼集成·夜啼证治》也指出："凡夜啼见灯即止者，此为点灯习惯，乃为拗哭，实非病也，夜间切勿燃灯，任彼啼哭二三夜自定。"说明了晚间点灯睡眠的习惯也会引起小儿啼哭。

【病因病机】

本病主要因脏寒、心热、惊恐所致。

（一）脏寒

常因孕母素体虚寒，胎儿出生后禀赋不足，或因其母贪凉，喜饮生冷，或护理小儿失慎。腹部中寒，寒冷凝滞，气机不利，夜属阴，脾为至阴，寒为阴邪，三阴相结，故入夜由痛而啼。

（二）心热

常因孕母性情急躁，或平素恣食香燥油炸之物，火伏热郁，内踞心经，移患于胎儿，出生后又吮母乳，内有蕴热，心火上炎，积热上扰，则心神不安。心主火属阳，故入夜心烦而啼。

（三）惊恐

心主惊，心藏神，小儿心气怯弱，智慧未充，若见异常之物，或闻特异声响，而引起突然惊恐，惊则伤神，恐则伤志，致使心神不宁，神志不安，故寐中惊啼。

总之，寒则痛而啼；热则烦而啼；惊则神不安而啼。是以寒、热、惊为本病之因。

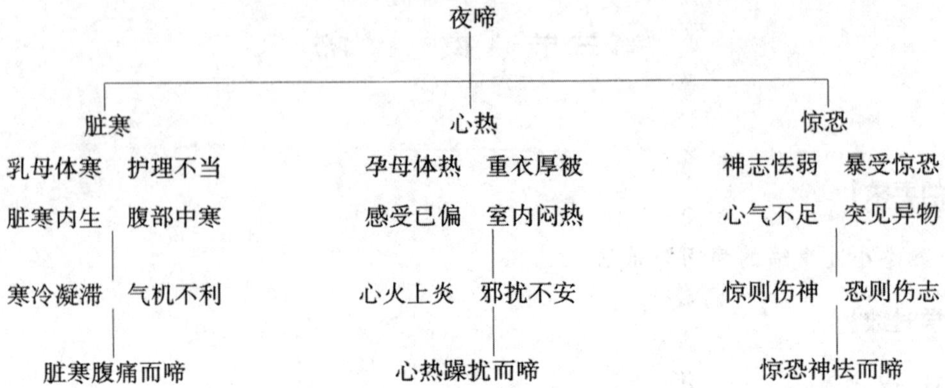

图 4-3　夜啼病因病机示意图

【诊断要点】

1. 入夜定时（多在子时左右）啼哭不止，轻重表现不一，但白天安静。

2. 多无发热、呕吐、泄泻、口疮、疖肿、外伤等表现。

【辨证论治】

根据病因，临床分为脏寒、心热、惊恐三证。因脏腑虚寒者治以温中散寒；因心经积热者，治以导赤清心；因暴受惊恐者，治以镇惊安神。

（一）脏腑虚寒

〔证候〕哭声低弱，睡时踡曲，腹喜摩按，四肢欠温，吮乳无力，大便溏薄，小便较清，面色苍白，唇舌淡红，舌苔薄白，指纹淡红。

〔辨证〕本证多见于小婴儿，以阵发性啼哭为主。推测与腹痛有关，因痛而啼，痛解而安，常伴有脾胃虚寒症状，或也可兼有气滞之象。临床以哭声微弱，时哭时止，四肢不温，便溏为本证特点。

〔治法〕温中散寒。

〔方药〕乌药散。乌药、白芍、香附、高良姜。

〔加减〕大便稀软腹泻者，加党参、白术、茯苓以健脾益气；脏腑寒盛，面色苍白，四肢冷凉，哭声微弱，亦可用附子理中汤治之，温中祛寒，同时注意保暖。

（二）心经积热

〔证候〕啼哭声较响，哭时面赤唇红，烦躁不安，身腹俱暖，大便秘结，小便短赤，舌尖红，苔薄黄，指纹紫。

〔辨证〕本证多见于心火较盛的小婴儿，是由心经积热，扰动神明所致。临床不仅入夜啼哭，而且有烦躁不安，心神不宁，面赤、尿赤、舌尖红等心经火热之象。

〔治法〕清心泻火。

〔方药〕导赤散。生地、木通、甘草、竹叶。

〔加减〕大便不通而烦躁不安者，可加生大黄泻火通便除烦；腹胀，乳食不化者，加麦芽、莱菔子、焦山楂消食导滞。

（三）暴受惊恐

〔证候〕夜间突然啼哭，似见异物状，哭声不已，精神不安，睡中时作惊惕，面色青灰，舌苔多无异常变化，脉来疾数。

〔辨证〕本证系小儿神气怯弱，暴受惊恐所致。本在心气虚，标在遭受惊恐，因惊而啼。临床以突然啼哭，似见异物，时作惊惕，面色青灰为本证特点。

〔治法〕镇惊安神。

〔方药〕朱砂安神丸。黄连、生地、当归、甘草、朱砂、茯神。

〔加减〕睡中时时惊惕者，加钩藤、蝉蜕以熄风镇惊，亦可用琥珀抱龙丸安神化痰。

【预防调护】

1. 保持住室安静，调节室温避免受凉。
2. 乳母注意保养，注意饮食，少吃辛辣厚味不易消化之食物。
3. 脏寒夜啼者注意保暖。
4. 心热夜啼者注意不可过暖。

自学指导

【重点难点】

小儿夜啼证主要见于初生婴儿，其主要特征是入夜啼哭不安，症状有轻有重，重者通宵达旦啼哭，连夜发生，但白天安静如常，故与小儿疾病所引起的啼哭不同。此外，若因伤乳、停食、饥饿、尿布浸湿、衣带过紧、皮肤瘙痒等引起的啼哭者，不属本病范围。本病是因脏寒、心热、惊恐所引起，这是辨证的要点。因脾脏虚寒者，哭声低弱，口中气冷，四肢欠温，宜用温中散寒法治之，并同时要注意保暖。因心经积热者，哭声响亮，口中气热，身腹俱暖，宜用清心导赤法治之，同时要注意衣被不宜过厚；因暴受惊恐者，突然啼哭，时作惊惕，面色青灰，宜用镇惊安神法治之，同时要保持安静。

【复习思考题】

1. 试述小儿夜啼的病因病机。
2. 试述小儿夜啼有哪些证型，各有什么特征，其治法与方药有什么不同？

【参考文献摘录】

《颅囟经·病证》："初生小儿，至夜啼者，是有瘀血腹痛，夜乘阴而痛则啼。"

《保婴撮要·夜啼》："夜啼有二：曰脾寒、曰心热。夜属阴，阴盛则脾脏之寒愈盛。脾为至阴，喜温而恶寒，寒则腹中作痛，故曲腰而啼。其候面青白，手腹俱冷，不思乳食是也。亦曰胎寒，用钩藤散。若见灯愈啼者，心热也，心属火，见灯则烦热内生，两阳相搏，故仰身而啼，其候面赤，手腹俱暖，口中气热是也，用导赤散。若面色白，黑睛少，属肾气不足，至夜阴虚而啼也，宜六味丸。"

《幼幼集成·夜啼证治》："小儿夜啼有数证，有脏寒、有心热、有神不安、有拗哭、此中寒热不同，切宜详辨。脏寒者阴盛于夜，至夜则阴极发躁，寒甚腹痛，以手按其腹，则啼止，起手又啼，外证面青手冷，口不吮乳，夜啼不止，加减当归散。心热烦啼者，面红舌赤，或舌苔白涩，无灯则啼稍息，见灯则啼愈甚，宜导赤散加麦冬、灯心，甚则加川连、龙胆草。神不安而啼者，睡中惊悸，抱母大哭，面色紫黑，盖神虚惊悸，宜安神丸定其心志。有吐泻后及大病后啼，亦由心血不足，治同上。"

（安笑然　丛　丽）

第四节　解　　颅

【目的要求】

1．了解解颅的定义。

2．熟悉解颅的病因病机。

3．掌握解颅的诊断要点与辨证论治。

【自学时数】

1～2 学时。

解颅属小儿难治性病证，以颅缝开解不合，头颅增大，叩之呈破壶音，目珠下垂如落日状为特征。多见于6个月～7岁小儿，有先天性和后天性两种。先天性解颅多与肾精亏损有关，后天性多由于疾病所致。轻者，颅缝开解缓慢，重症则颅缝开解迅速，头颅明显增大，多伴有烦躁、嗜睡、惊厥，预后不良。

隋《诸病源候论·小儿杂病诸候》云："解颅者，其状小儿年大囟应合而不合，头缝开解是也。"并指出是由于肾气不足，以致骨髓不能结成。对于本病症状，宋《小儿药证直诀·解颅》中提出："长必少笑，更有目白睛多，㿠白，色瘦"等。明《普济方》还指出："头骨开大，头重难举，夭殇多矣。"对于本病病因，明代医家万全还提出，伏火上蒸，以致髓热颅解。

本病的疗效和预后多属不佳，明《婴童百问·解颅》云："见得此者，不远千日，其间亦有数岁，乃成废人。"《幼科准绳·解颅》云："次第调理，或可有治；若投药后如故，亦难疗矣。"

【病因病机】

本病病因主要为先天胎禀不足，后天调养不当，或病后失调，也有邪毒外侵，上攻于脑所致者。

先天胎禀不足，则肾气亏虚，肾精不足，不能充养脑髓，脑髓不足则颅骨不能结成，故不合而开解。若为后天失调，或病后影响，如疳之重证，皆可脾虚及肾，肾虚则髓空颅解。

肾虚之后，还可出现水不济火、风水上逆的病理变化。肾阴不足则阳热上亢，即水不胜火，火热上冲，达于脑髓，髓热则致颅解。

若脾阳不足，不能运化水湿，日久成痰成饮，水湿痰浊上泛于脑，充斥其间，阻塞脑络，停聚颅腔，而致颅脑膨大，颅骨开解。

因于感受外邪，多为毒热，滞而不清，也可上攻于脑，毒热壅滞，阻滞脑络，脑络不通，脑水停聚，久则也使颅开不合。

总之，肾主骨，脑为髓之海，解颅一证，主要责之于肾。在临床上以肾虚为多，而其病理传变又有水不济火，水浊上逆两个方面，除进一步加重解颅症状之外，火盛则可引动肝风，痰盛则可蒙闭心窍，产生神昏抽搐之证。若为外感邪毒，上攻于脑者，也可热毒化火，窜扰厥阴，以致风动窍闭之证。

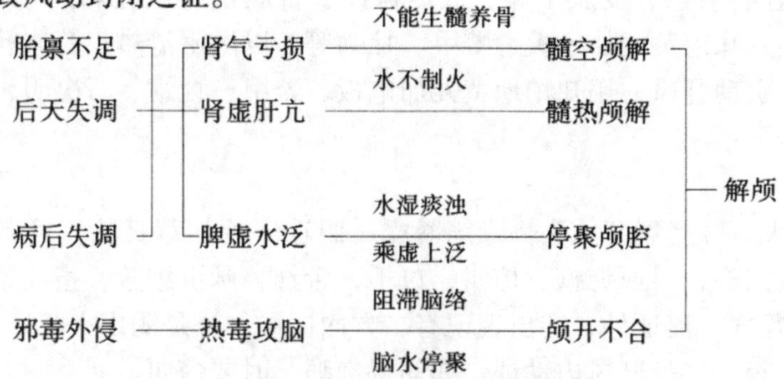

图 4-4　解颅病因病机示意图

【诊断要点】

1．头颅呈普遍均匀性增大，且增长速度较快，骨缝分离，前囟明显饱满而扩大；头皮青筋暴露。头颅叩诊呈破壶音，头重颈肌不能支持而下垂，两目下视。可有烦躁，嗜睡、食欲不振，甚至呕吐、惊厥。

2．CT 检查提示脑实质菲薄，脑组织面积减少，脑室增宽扩大。头颅 X 线摄片可见骨板变薄，颅缝分离，蝶鞍增宽。

3．眼底检查可见视神经萎缩或视乳头水肿。

【鉴别诊断】

1．慢性硬脑膜下血肿：头颅增大较慢，硬脑膜下穿刺可得较多的红色或黄色液体，眼底常有出血。头颅透光试验常见额顶部局部透光。

2．佝偻病：头颅增大多为方形，并无颅缝分离和脑室扩大，主要为颅骨板的中心有软骨堆积。

3．头大畸形：头颅大，增长也快，有明显的智力不足，无眼球下转现象，脑室造影正常。

【辨证论治】

解颅，在临床上以虚证为主，也有实证者。虚证，多为肾虚，治宜补肾填精。又常涉及肝脾，以致虚中夹实。涉及于肝者，水不涵木，相火上亢，治宜滋肾平肝，育阴潜阳；涉及于脾者，水浊上逆，治宜温肾健脾，培土利水。实证，常为热毒内侵，上攻于脑，治宜清热解毒，泻火镇逆。

（一）肾气亏损

〔证候〕囟门逾期不合，反见开解，头颅增大，颅骨不坚，或头软项软，头发稀疏不泽，面色㿠白，神情呆钝，智力不聪，多汗易感，或兼见鸡胸龟背、发育迟缓、五迟五软之证，脉细弱，指纹淡隐。

〔辨证〕本证多见于婴儿，先天胎禀怯弱，肾气亏损，脑髓失充所致。临床以囟大不合，逐渐开解，面色㿠白，神情呆钝为辨证依据。

〔治法〕健脾补肾，充髓壮骨。

〔方药〕补肾地黄丸。熟地、泽泻、丹皮、山萸肉、牛膝、山药、鹿茸、茯苓。

〔加减〕若兼见五心烦热、皮肤干燥、低热盗汗、舌质偏红或光剥无苔，为肾阴不足，虚热内生之证，宜用六味地黄丸加龟板、鳖甲、牡蛎等，以滋阴清热；若兼筋惕肉瞤、舌红口干，为虚火内劫，引动肝风，用知柏地黄丸加龟板、鳖甲、牡蛎、石决明、珍珠母，钩藤之类，以滋肾平肝。

（二）肾虚肝亢

〔证候〕前囟宽大，颅缝裂开，头额青筋暴露，眼珠下垂如落日状，目无神采，神烦不安，手足心热，筋惕肉瞤，时或瘛疭、惊叫，口干，舌红，脉沉细数，指纹紫红。

〔辨证〕本证除肾气亏损证外，突出表现有二方面证候：一是阴虚火旺证，如神烦不安，手足心热，口干舌红等；二是肝风内动证，如筋惕肉瞤、时或惊叫。

〔治法〕滋肾养阴，平肝熄风。

〔方药〕知柏地黄丸合三甲复脉汤加减。熟地、山药、山茱萸、茯苓、泽泻、龟板、鳖甲、知母、黄柏、白芍。

〔加减〕心烦不安加琥珀粉、珍珠母以滋阴潜阳；筋惕肉瞤，时或瘛疭、惊叫者，加天麻、钩藤、僵蚕以平肝熄风；低热者加白薇、地骨皮滋阴清热。

（三）脾虚水泛

〔证候〕头大颅解，头皮光亮，面色㿠白，目珠下垂如落日状，目无神采，形寒便溏，纳少体瘦，小便少，舌淡苔白或厚腻，脉沉细。

〔辨证〕本证为脾肾阳虚，不能制水，水浊上逆，达于脑髓，形成的本虚标实证。以面色㿠白，头大、头皮光亮，目睛下垂，白睛多而目无神采，纳少便溏为辨证要点。

〔治法〕温肾健脾，行气利水。

〔方药〕真武汤合五苓散加减。附子、白芍、白术、泽泻、猪苓、桂枝、生姜、菖蒲、车前子。

〔加减〕食欲不振加炒麦芽、焦神曲以消食开胃；便溏加山药、薏苡仁以健脾止泻；呕吐加姜竹茹、半夏以降逆止呕。

（四）热毒攻脑

〔证候〕颅骨开解，囟门充填高胀，头痛面红，心烦不安，神昏抽搐，发热气促，溲黄便结，脉弦数，或指纹红紫而滞，舌红苔黄糙。

〔辨证〕本证多由温热时邪上攻脑府，灼伤脑络所致。故临床以头痛颅解，囟门重填高胀，心烦，发热，或神昏抽搐为辨证要点。

〔治法〕清热泻火，开结通络。

〔方药〕犀地清络饮加减。犀角、丹皮、连翘、赤芍、生地、桃仁、竹沥、菖蒲、黄连、龙胆草。

〔加减〕抽搐加羚羊角粉、钩藤平肝熄风；若大便秘结、腹胀，加枳实、槟榔、大黄，以通腑攻下泻火。

【其他疗法】

（一）外治疗法

封囟散：柏子仁、南星、防风。以猪胆汁调匀，摊在纱布上，贴囟门，每日一换。

（二）针灸疗法

主穴：百会透四神聪，风府、哑门，风池，大椎。

备穴：三焦俞透肾俞，水分透中极，足三里透阴陵泉，阴陵泉透阳陵泉，三阴交透复溜。以上部位可根据病情，分组轮换。

【预防调护】

1. 因先天不足、后天失调所致之解颅，合并鸡胸龟背之证者，应加强户外活动。多晒太阳，注意营养调理。

2. 出现抽搐时，应及时给予止痉处理。

3. 因水浊上逆所致者，应注意控制水分的摄入。

自学指导

【重点难点】

解颅为小儿特有的疾病，有虚实之分。虚证多因先天不足、后天失调所致，以脾肾不足为主，治以健脾补肾、填精充髓为法。实证多因感受时邪温毒，化火上攻于脑，造成髓囟热开，常伴神昏惊厥，治以清热泻火、开结通络为法。也有因肾虚肝亢，虚风内动；脾肾不足，不能制水所致者，常表现为本虚标实，治以滋阴平肝；利水通络、健脾温肾为法。本病重在辨证，分清虚实。病程日久者，常虚实夹杂，应辨别虚实的偏盛进行治疗。本病的治疗较为困难，不易速愈，日久不愈者预后较差，且因长期不愈影响身体正常生长发育。

【复习思考题】

1. 解颅的临床表现是什么，如何诊断？

2. 试述解颅的病因病机。

3. 解颅的水浊上逆证与热毒攻脑证有何不同，其治疗原则各是什么？

【参考文献摘录】

《育婴家秘》："解颅有二，初生后头骨渐开，此胎气怯弱，肾气不足也。有合而复开者，自颅至印堂有破痕可开一分，又有头四破皮缝者，此皆解颅。由病后肾虚，水不胜火，火气上蒸，其髓则热，髓热则解，而头骨复分开矣。"

《幼幼集成·头项囟》："解颅者，即头缝开解而不合也。是由血气不足，先天肾元大亏。肾主脑髓，肾亏则脑髓不足，故囟为之开解。然人无脑髓，犹树无根，不过千日，则成废人。其候多愁少喜，目白睛多，面色皖白。若成于病后者尤凶。”

《幼科条辨·解颅》：“病后肾虚，火气上蒸；或感受湿热毒邪，上蒸于脑，与水湿搏击，壅聚不化而成本证。在发病前多有发热病史，热退后逐渐出现头颅增大，颅缝裂开，微热或不热，两眼白睛显露，呈落日状，面色潮红，或头面浮肿，舌红赤，苔黄腻，脉细数，指纹赤精，透过气关。治宜清热解毒、化湿利水，佐以补肾。方用普济消毒饮加枸杞、胡麻、滑石、车前子。”

（丛　丽）

第五节　五迟、五软

【目的要求】

1. 熟悉五迟、五软概念、范围。
2. 了解五迟、五软的病因病机。
3. 掌握五迟、五软的辨证论治。

【自学时数】

1～2学时。

五迟，即立迟、行迟、语迟、发迟、齿迟，是指小儿站立、行走、生发、长齿、语言的生长发育迟缓于正常同龄小儿而言。五软，即头项软、口软、手软、脚软、肌肉软，是指小儿筋脉肌肉松软无力之证，主要表现为头项软弱歪倒、口肌咣嚼无力、手脚软废不用、肌肉松弛软弱。两者均属于以小儿生长障碍、发育落后为特征的病证，又称“胎弱”、“胎怯”。

五迟、五软的命名，含有迟缓和痿软之意，临床上五迟以生长发育迟缓为特征，五软则以肌肉痿软无力为主证，两者证候多兼而并见，均为虚弱之证，多因先天不足、后天失养、或病后脏腑受损所致，一般于婴幼儿期发病，也有至年长仍不愈者。其证情重者，往往成为痼疾，预后一般较差。

早在隋代《诸病源候论·小儿杂病诸候》中即有“齿不生”、“数岁不能行”、“头发不生”、“四五岁不能语”诸候，至明·薛己《校注钱氏小儿直诀》中，对钱氏所云：“长大不行，行则脚细；齿久不生，生则不固；发久不生，生则不黑”注为“五迟之症。”清《医宗金鉴·幼科心法要诀》将“五迟”列为一门，叙证论方，即今之谓五迟证。五软证，在宋以前述证未详，也有与迟证并论者。至明《婴童百问·五软》始明确立名“五软”，其云：“五软者，头软、项软、手软、脚软、肌肉软是也。”明·薛己《保婴撮要·五软》则将口软直接归入五软范围，云：“五软者，头项、手、足、肉、口是也。”明·徐春圃《古今医统》提出：“五软证名曰胎怯。”王肯堂《幼科准绳·五软》还认为本证预后不良，“纵使成人，亦多有疾”，“投药不效，亦为废人。”

目前已经明确地认识到五迟、五软的病因除与先天肾精不足、后天脾胃虚弱外，尚与难产、窒息、产伤、遗传代谢以及药物因素有关，包括现代医学的脑性瘫痪、先天性甲状腺功能低下、精神发育迟滞、佝偻病、先天性肌无力综合征、脊肌萎缩症等多种疾病。

五　　迟

【病因病机】

本证的病因，多属于先天胎禀不足，后天失养及病后失调，以致气血不足，肝肾亏损，脏腑失养。

肾主骨，齿为骨之余，肾虚则骨髓空虚，齿无所养，生长迟缓，故见齿迟。肝主筋，脾主四肢，又主肌肉，站立行走均靠筋骨的强壮、肢体肌肉的运动，肝肾不足则筋骨痿弱、支撑无力，脾胃虚损则气血亏虚、肌肉不丰，故见立迟、行迟。发为血余，气血旺盛则毛发荣泽，气血亏虚则毛发生长障碍，故见发迟。语为心声，气血不足则心失所养，言语发育亦见迟缓。语言又是智慧的一种表现，故语迟者，多有智力低下。

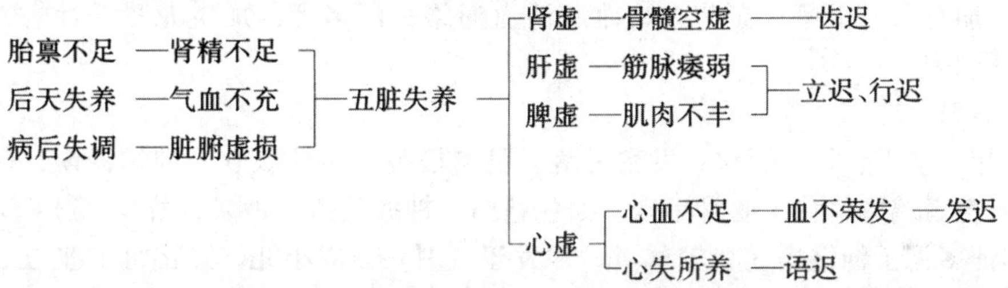

图 4-5　五迟病因病机示意图

【诊断要点】

1．凡小儿生长发育较正常同龄儿迟缓，及超过 12 个月发稀细黄，未见萌牙，不能平衡站立，18 个月尚不能行走，语言障碍，可诊断为五迟。

2．抬头、翻身、抓物、起坐、爬行等动作均可落后于正常同龄儿。

3．常伴肌肉软弱无力，或肢体紧张痉挛、活动不利，智能落后。

4．多有孕母胎养失宜、出生异常或喂养、调护不当病史。

【鉴别诊断】

1．痿证：以下肢不能随意运动，活动受限为主证，多因后天疾病影响所致，与立迟、行迟的发育迟缓有别。

2．五软：以头项、口、手、足、肌肉软弱无力为主证，以运动障碍为特点，常伴五迟。

【辨证论治】

五迟证在临床上可表现为五迟并见，也可单一出现，同时可见头项软弱无力，或肢体紧张痉挛，为气血筋骨失养所致。常见的证候类型有肝肾不足、脾肾虚弱和心血不足。肝肾不足者表现立迟、行迟、齿迟为主；脾肾虚弱者可五迟俱见，且多伴软弱无力；心血不足者表现语迟、发迟为主。本病证的治法，重在健脾补肾、养血填精。立迟、行迟、齿迟以补肾养肝、强壮筋骨为主；语迟以益气补血、养心通窍为主；发迟以滋补气血为主。脾为后天之本，气血生化之源，在运用上述治法治疗时都应注意健运脾胃，滋生化源。

（一）肝肾不足

〔证候〕筋骨痿弱，发育迟缓，坐立行走及牙齿生长均明显迟于正常同龄小儿，甚则四五岁后尚不能行走，面色不华，神倦无力，喜卧懒动，唇舌色淡，苔少或薄白，脉沉细而弱。

〔辨证〕坐、立、行属小儿肢体运动发育，与肝藏血主筋，肾藏精主骨的关系较为密切。若肝肾亏损，气血不足，不能荣养筋骨，每见立迟、行迟，同时患儿抬头、翻身、抓物、起坐、爬行等动作均可落后于正常儿童。辨证以运动功能发育迟缓为要点。

〔治法〕补肾养肝。

〔方药〕补肾地黄丸加减。熟地、泽泻、牡丹皮、山萸肉、牛膝、山药、鹿茸、茯苓、补骨脂、枸杞子、太子参等。

〔加减〕立迟、行迟，可加五加皮、杜仲，以强筋壮骨；齿迟，可加生龙骨、牡蛎、菟丝子、肉苁蓉，以补肾壮骨；头发不荣或疏稀而黄，加当归、何首乌，以养血生发；若见纳少神倦、喜卧懒言较著、肌肉软弱无力者，加黄芪、人参、白术、陈皮，以健脾益气；伴肢体紧张拘挛者，加丹参、川芎、赤芍、鸡血藤活血通络；汗多者，加生龙骨、牡蛎、五味子、黄芪等敛汗固表。

（二）脾肾虚弱

〔证候〕出牙、坐立、行走迟缓，发稀易落，肌肉松弛，多汗肢软，神情淡漠，囟门迟闭，头颅方大，甚者鸡胸龟背，肋骨串珠，面色苍白，神疲乏力，舌淡，苔少，脉细无力。

〔辨证〕本证多见于佝偻病症状较重者，常发于3月～2岁小儿，除出牙、坐立、行走迟缓及发稀易落外，常伴肌肉松软无力。多有喂养及调护不当病史。脾肾虚弱，筋骨肌肉失养，故见运动落后、软弱无力。

〔治法〕健脾益气，补肾填精。

〔方药〕补天大造丸加减。黄芪、人参、白术、茯苓、紫河车、鹿角、枸杞子、当归、熟地黄、龟板等。

〔加减〕汗多者，加生龙骨、牡蛎、五味子等敛汗固表；智力落后者，加远志、石菖蒲开窍益智。

（三）心血不足

〔证候〕智力低下，神情呆滞，语言发育迟缓，或见言语不清，或数岁不语，面色无华，发稀萎黄，舌淡苔少，脉细弱。

〔辨证〕气血不足，不能荣养心神，神气不足，故智力低下，神情呆滞，语言发育迟缓。本证以智力低下、语言发育迟缓为主，伴见面色无华、发稀舌淡等。

〔治法〕养心补血。

〔方药〕菖蒲丸加减。人参、石菖蒲、麦冬、远志、茯神、川芎、当归、白芍、乳香、朱砂等。

〔加减〕若见智力明显低下，可加菟丝子、鹿角胶、山萸肉、熟地黄等，滋肾填精以充脑髓；兼见立迟、行迟、齿迟，可加五加皮、杜仲、牛膝之类，以强筋壮骨。发久不生，或发稀萎黄者，加何首乌、肉苁蓉、黑芝麻等补肾养血以荣发。

五　软

【病因病机】

本病由于先天胎禀不足，后天哺养失调，以及病后影响，以致脾肾虚弱，气血不足，筋骨肌肉失于滋养所致。肾主骨，头为诸阳之会，筋骨失养则天柱骨软，头颈软则倾倒不支；口为脾窍，唇为脾胃所主，又脾主四肢、肌肉，脾胃虚弱，则肌肉失于滋养，故口软、手足软、肌肉软。出生即四肢软弱无力、吮乳困难者，多属先天因素所致，预后较差。

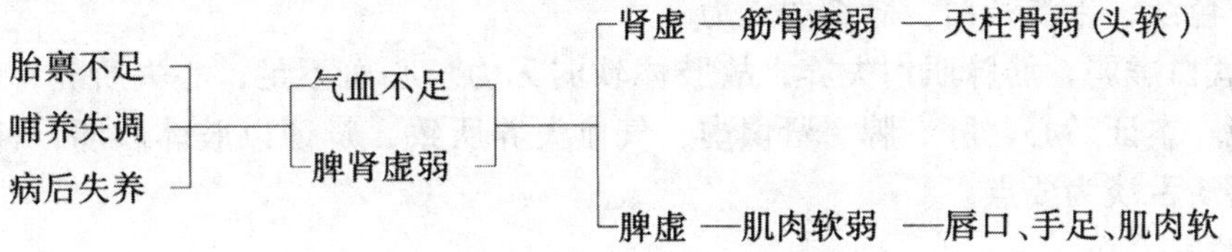

图 4-6　五软病因病机示意图

【诊断要点】

1. 以头项、手、足、口、肌肉部位软弱无力为特征。头软不支，抬头不稳或不能抬举；口软咀嚼无力、流涎；手软则两手无力，不能握举；足软,立、行困难;肌肉软弱,松弛无力。

2. 五软不一定全部出现，或见一二症，或见于局部。

3. 常伴运动、智能落后。

4. 多有药物损害、产伤、窒息、早产史，以及喂养、调护不当史。

【鉴别诊断】

1. 痿证：虽有肢体软弱无力，但以下肢不能随意运动较为多见，多不伴有头项、口等部位的肌肉软弱无力。多因后天疾病影响所致。

2. 五迟：五迟中的立迟、行迟是指发育障碍，站立行走迟缓，与本证之头项、手足软弱无力有别，但两者常相兼并见。

【辨证论治】

五软证在临床上常五软并见，也可单一出现，在婴儿期常因 3、4 个月时仍抬头不稳或头不能抬举而首先引起家长注意。无论因为先天不足，或是因为后天失养、疾病影响均使脾肾虚弱、气血失养而发病。因此治疗大法以健脾补肾为主，气血津液得以充养，则筋骨肌肉强壮。

(一) 脾肾两亏

〔证候〕头项软弱，抬头不稳或不能抬举；口软唇弛，咀嚼乏力，常有流涎；手软下垂，不能握举；足软迟缓，不能站立；肌肉松弛，活动无力。纳少神疲，面色无华，唇舌淡白，苔白或苔少，指纹色淡，脉沉迟无力。

〔辨证〕脾肾虚弱，筋骨肌肉失养，故见五软之证。多有胎养失宜、早产或出生异常等病史。辨证以头项、腰背、四肢软弱无力，面色无华，唇淡苔白为要点。

〔治法〕健脾补肾。

〔方药〕补肾地黄丸合补中益气汤加减。熟地黄、山萸肉、茯苓、山药、党参、白术、黄芪、当归、枸杞子、菟丝子、鹿角胶等。

〔加减〕下肢软弱无力，加杜仲、续断、怀牛膝等强筋壮骨；上肢软弱，手握物无力，加桂枝、桑枝、鸡血藤等以养血通络；精神萎靡、肢冷面白者，鹿茸研粉冲服，加紫河车、红参、附子等温阳益气、固本培元。

（二）气血虚弱

〔证候〕肢体软弱，神情呆滞，智力迟钝，面色苍白或萎黄，形瘦神疲，倦怠乏力，食少不化，唇甲色淡，舌淡苔白，脉细弱无力。

〔辨证〕气血虚弱，筋脉肌肉失养，故肢体软弱无力。心血不足，心失所养，则神情呆滞，智力迟钝。本证乃心、肝、脾、肾俱虚，气血失养所致，辨证以肢体软弱，神情呆滞，形瘦神疲，唇淡舌淡为要点。

〔治法〕益气养血。

〔方药〕八珍汤加减。党参、白术、黄芪、茯苓、山药、当归、熟地黄、白芍、阿胶、大枣、甘草等。

〔加减〕神情呆滞，智力迟钝者，加石菖蒲、远志、女贞子、鹿角胶等养心开窍；血虚心悸者，加麦冬、五味子、生龙骨养心安神；食少不化，加苍术、陈皮、鸡内金、麦芽等运脾消积。

【其他疗法】

（一）中药成药

1．六味地黄丸：用于五迟肝肾不足证。

2．金匮肾气丸：用于五软脾肾两亏证。

3．孔圣枕中丹：用于气血不足、心失所养之证。

（二）单方验方

1．楮实子，研细粉。每次3 g，每日3次。久服可补肾健脾，壮筋骨，充肌肉。用于五软脾肾两亏证。

2．五加皮100 g，研细粉。每次3 g，每日3次，粥引调下。用于行迟。

3．龙眼肉，每次1 g，每日2次，常服能益智、安神，用于五迟、五软之心血不足、气血虚弱证。

（三）针灸疗法

1．灸法：灸足踝各3壮，1日1次，10次为1疗程，用于肝肾不足证。灸心俞穴，每次3壮，每日1次，10次为1疗程，用于气血不足，心失所养证。

2．体针：取内关、合谷、足三里，每日1次。用于气血不足，心失所养证。

3．头针：取百会、四神聪，焦氏头针分区的运动区、感觉区、运用区、语言1区、语言2区。留针30分钟，每日或隔日1次。用于五迟诸证。

4. 耳针：取心、肾、肝、脑干、皮质下。隔日1次。用于肝肾不足证。

（四）推拿疗法

头颈部：平推大椎至神庭，按、揉、摩、点风池、哑门、大椎、脑户、百会、后项、强间。施术时要注意守气，有健脑益髓、壮骨强筋、益智开窍的作用。

腰背部：以按揉足太阳膀胱经诸俞穴及至阳到命门的督脉诸穴为主，有补肾健脾、强筋壮骨的作用。

四肢：以捏、拿、揉、搓四肢诸经循行部位为主。

每次30分钟，每日或隔日1次，30次为1疗程。

五迟证，多用揉法、摩法、穴位点压，伴有肢体痉挛者，手法宜轻柔；五软证，多用拿法、提法、按法，手法宜重，以刺激肌群，提高肌张力。通过按摩，以达舒筋活络，强筋壮骨的作用。

【预防调护】

1. 大力宣传优生优育知识，避免近亲结婚，以防止先天性遗传疾病的发生。
2. 孕妇应注意养胎、护胎，加强营养，保持心情舒畅，多晒太阳，忌用对胎儿有害的药物。
3. 加强围生期保健，避免出生异常。
4. 科学育儿，母乳喂养，及时添加辅食，注意户外活动，重视功能训练，加强智力开发。
5. 积极治疗各种急、慢性疾病，避免疾病影响小儿生长发育。

自 学 指 导

【重点难点】

五迟、五软为小儿生长发育障碍的疾患，多属于虚证。主要因为先天不足、后天失养及病后失调所致。其病理为气血精津不足，脏腑筋骨肌肉失养。五迟、五软证的治疗，重在补气补血、滋肾填精。但由于五迟五软证候的不同，故治疗时又须有所侧重，如立迟、行迟、齿迟，侧重补肾养肝，强筋壮骨；发迟，侧重补血、益气、生发；语迟，侧重养心通窍；五软，侧重于健脾益气、补肾壮骨。但无论何种迟、软之证，皆须健脾益气，滋生化源，使气血渐充，以期促进生长发育。五迟、五软证的预后，一般较差，尤其是先天禀赋不足所致者，多难治愈。

本节的学习重在掌握五迟五软证的含义、病因病机和治疗原则。气血亏虚、五脏失养是它们的共同病机，但由于五迟、五软在临床上表现可多种多样，可单一出现，可兼而并见，因此在辨证时应根据病情分清以何脏病变为主，治疗各有所侧重。然而气血的化生、精微的吸收有赖后天脾胃的健运，因此，治疗五迟、五软还应抓住健运脾胃这一关键。

五迟五软证包括现代医学的营养、神经、肌肉及遗传代谢等多种疾病，病因复杂，轻重不同，预后殊异，临床上应寻证求因，明确诊断。治疗上除药物外，应重视针灸、推拿、理疗、功能训练等综合康复治疗方法的运用。

【复习思考题】

1．五迟五软证的临床表现是什么？
2．试述五迟五软证的病因病机？
3．五迟五软证的治疗法则是什么？

【参考文献摘录】

《医宗金鉴·幼科心法要诀》："小儿五迟之证，多因父母气血虚弱，先天有亏，致儿生下筋骨软弱，行步艰难，齿不速长，坐不能稳，要皆肾气不足之故。先用加味地黄丸滋养其血，再以补中益气汤调养其气。又足少阴为肾之经，其华在发，若少阴之血气不足，即不能上荣于发，苣胜丹（当归、生地、白芍、苣胜子、胡粉）主之。又有惊邪乘入心气，至四五岁尚不能言者，菖蒲丸主之。"

《小儿卫生总微论方》："心气怯者，则性痴而迟语，发久不生，生则不黑。心主血，发为血之余，怯则久不生也。心系舌本，怯则语迟也。"

《保婴撮要·五软》："五软者，头项、手、足、肉、口是也。夫头项软者，脏腑骨脉皆虚，诸阳之气不足也。乃天柱骨弱，肾主骨，足少阴、太阳经虚也。手、足软者，脾主四肢，乃中州之气不足，不能营养四肢，故肉少皮宽，饮食不为肌肤也。口软者，口为脾之窍，上下龈属手足阳明，阳明主胃，舌不能长而常舒出也。夫心主血，肝主筋，脾主肉，肺主气，肾主骨，此五者因禀五脏之气虚弱，不能滋养充达，故骨脉不强，肢体痿弱；源其要，总归于胃。盖胃为水谷之海，为五脏之本，六腑之大源也。治法必先以脾胃为主，俱用补中益气汤，以滋化源。头项、手、足三软，兼服地黄丸。凡此证必须多用二药，仍令壮年乳母饮之，兼慎风寒，调饮食，多能全形。"

附：脑性瘫痪

脑性瘫痪简称脑瘫，是指出生前到出生后1个月以内，由于各种原因引起的非进行性脑损伤综合征。主要表现为中枢性运动障碍及姿势异常，常伴有癫痫、智力低下、语言落后、视听功能异常及行为异常等。症状多在婴儿期出现，是儿童时期一种主要的致残性疾病。脑瘫的发病率，国外报道为活婴中的0.15%～0.5%。我国1997年至1999年部分省市调查，在1～7岁小儿中，患病率为0.12%～0.27%。近年来，由于产科技术、围产医学、新生儿医学的发展，新生儿死亡率、死胎发生率均有明显下降，但脑瘫发生率反有增多趋势。

【病因病机】

脑瘫的病因很多，出生前、围生期及出生后的多种异常因素均可致本症。出生前因素主要有胚胎发育畸形、母孕早期严重营养缺乏、创伤、感染、中毒及其他理化损伤等；围生期因素主要有窒息、核黄疸、早产、产伤、低出生体重等；出生后因素包括新生儿期各种重症感染、窒息、外伤等，以上各种病因造成胎儿在母体内未能得到气血充养，髓海不足；或先天之本不足，肾精无以生髓充脑；或血瘀、痰凝，脑络阻滞，因而导致脑髓不充，失其所用。

脑性瘫痪以肢体瘫痪为主，肢体活动由筋、肉、骨动作产生。肝主筋，脾主肉，肾主骨，肝血不濡，则筋失所养；脾气不足，则肉失所养；肾精不充，则骨失所养。所以病变表现在肢体，病变实质累及脏腑涉及脾、肝、肾。又心及脑窍为五脏六腑之大主，神明在心，灵机出脑，因而肢体动作不能，精神行为异常，与心、脑功能失职有关。

【临床表现】

1. 痉挛型：是脑性瘫痪最常见的类型，约占全部病人的75%，临床特点为肌张力增高，腱反射亢进，肢体有痉挛现象，巴氏征阳性，踝阵挛。

2. 手足徐动型：病儿可表现有舞蹈样动作及手足徐动，常呈现迅速、无目的、不自主运动，不对称姿势，睡眠时消失，在精神紧张时可加重。

3. 强直型：全身肌肉张力增强，四肢被动运动时可感到有均匀的阻抗力，称为“铅管样强直”。若同时伴有震颤，可感到由于震颤引起的阻力节律性时续时断现象，称为“齿轮状强直”，多见于腕、肘关节。若面部表情肌强直，使面部缺乏表情。

4. 共济失调型：可单独出现，主要病变在小脑，临床表现为步态不稳，快变轮换的动作差，指鼻不准，肌张力低下。

5. 肌张力低下型：四肢呈软瘫状，自主运动很少，俯卧位时头不能抬起，仰卧位呈蛙状姿势，腱反射正常或活跃。

6. 混合型：同一个病儿可表现上述2～3个型。

因脑损害并不一定局限于脑的某一部分，瘫痪病儿除运动功能异常外，多伴有其他神经精神改变。常见有不同程度的语言和智力障碍，抽搐或癫痫发作，视觉、听觉的功能障碍，注意力不集中及运动过多，吞咽困难，构音不清，并可伴有面肌麻痹及核上性眼肌麻痹，斜视，脑积水，小头畸形等。

【诊断要点】

1. 中枢性运动障碍：主要表现为运动功能发育落后，如患儿抬头、翻身、坐、立、行走等落后于正常儿童。自主运动困难，动作不协调。

2. 姿势及肌张力异常：表现为肌张力增高、低下，姿势异常，如角弓反张，四肢痉挛，肩关节内收，拇指内收，剪刀样步态等。

3. 神经系统检查有异常反射：包括原始反射延迟消失、异常姿势反射、病理反射等。

4. 合并有精神发育迟缓，视力障碍，或听力障碍，语言障碍，癫痫，情绪及行为异常。

5. 有导致脑瘫的危险因素，如先天性感染，出生时产伤及窒息，新生儿期患有缺氧缺血性脑病、核黄疸、脑炎、脑膜炎、败血症等。

6. 除外遗传代谢性疾病、神经系统变性疾病及一过性运动发育落后。

【鉴别诊断】

1. 智力低下：本病常有运动发育落后、动作不协调，但其智力落后的症状较突出，肌张力正常，无姿势异常 。

2. 运动发育迟缓：小儿的运动发育稍比正常同龄儿落后，但无肌张力及姿势异常，无异常的运动模式，随年龄增长和运动训练后，可在短期内使症状消失。

3. 进行性脊髓性肌萎缩症：多于婴儿期发病，肌无力呈进行性加重，肌萎缩明显，腱反射减退。肌肉活组织检查可助确诊。

此外也需与先天性肌弛缓、先天性马蹄内翻足等病症相鉴别。

【治疗】

（一）早期发现，早期诊断，早期治疗

脑性瘫痪大多于婴儿期出现症状，其临床表现，呈非进行性，若未能引起家长的重视及合理治疗干预，可使患儿运动功能障碍加重，运动模式固定，故早期发现、早期诊断十分重要。脑瘫患儿的大脑病损是静止的，但所造成的神经缺陷却可通过综合康复治疗获得不同程度的改善。因为小儿的中枢神经系统尚未发育成熟，可塑性较大，代偿能力较强，因此早期治疗是脑瘫康复成功的重要条件。

（二）综合运用各种康复治疗方法

1．运动康复治疗：运动疗法是最常用的行之有效的方法，主要是根据生物力学和运动学的原理，促进肌肉、关节活动和改善肌肉营养代谢，其治疗原则为：

（1）对脑瘫患儿的运动障碍宜尽早进行恰当的治疗，采用运动康复为主的综合措施。

（2）根据生物力学、运动学原理、神经生理学的原理和神经发育规律，改变肌张力及运动模式异常，促进肌肉、关节自主运动。

（3）按照婴儿运动发育规律，即自上而下，由近而远，从简单到复杂的程序，逐项训练。

（4）根据患儿的临床分型、病残程度制定康复计划，定期复查和修改计划。

（5）康复训练是一个长期、复杂的过程，要持之以恒，切勿中断。

2．传统康复治疗：中医治疗脑瘫的方法很多，如针刺、按摩、点穴、药物、食疗等。任何单一治疗，都很难在短期内奏效，故这些方法应综合运用。通过推拿按摩治疗，以达舒筋活络、强筋壮骨的作用。针刺疗法可采用体针、头针、耳压等不同方法，针对肢体瘫痪部位取穴，为了加强刺激量，也可以行穴位封闭治疗。

3．手术治疗：手术治疗仅适用于痉挛型脑瘫，目的是矫正畸形，恢复肌力平衡。目前常用的有选择性脊神经后根切除术及矫形手术。

4．药物治疗

（1）中药：参见“五迟五软”进行辨证论治。

（2）西药：早期可运用改善脑细胞营养代谢的药物，如脑活素、胞二磷胆碱、γ-酪氨酸等；对于肌张力偏高患儿可予以氯苯氨丁酸、安定等，以减低肌张力；对手足徐动症可用安坦、左旋多巴；智力低下及运动障碍者可服用谷氨酸等。

脑性瘫痪是儿童时期一种主要的致残性疾病，迄今尚无特效的治疗方法，因该病是非进行性脑损伤，故该病也并非全部都是“不治之症”，因此，经过较长时间康复治疗多能逐渐获得不同程度的功能恢复，轻者可以基本治愈。

【复习思考题】

1．何谓脑瘫，其临床表现常分哪些类型？

2．脑瘫的治疗原则是什么？其中最重要的也是最有效的治疗方法是什么？

3．脑瘫早诊断、早治疗的意义何在？

（马丙祥）

第六节　皮肤粘膜淋巴结综合征

【目的要求】

1. 了解皮肤粘膜淋巴结综合征的概念及病因病机。
2. 掌握皮肤粘膜淋巴结综合征的诊断要点及辨证论治。

【自学时数】

2～3 学时。

皮肤粘膜淋巴结综合征于 1967 年由日本川崎富作医生首次报告，故又称川崎病。临床上以急性发热伴皮疹，指、趾红肿和脱屑，口腔粘膜和眼结膜充血及颈淋巴结肿大为主要特征。本病无明显季节性，但一般夏季较多见。年龄以 5 岁以内的小儿为多见，男孩多于女孩，(男女之比为 1.3～1.5∶1)。该病的冠状动脉并发症成为我国小儿后天性心脏病的主要病因之一。大多数预后良好，复发率为 2%～3%，病死率为 1%～2%。

【病因病机】

根据本病发病急，热度高，有较明显的卫气营血过程，应属中医学温病范畴。本病外因责之于感受温热毒邪，内因责之于小儿脏腑娇嫩，形气未充，抵抗力差。病机主要为温热毒邪，蕴于肌腠，侵犯营血，气营两燔。病位以肺胃为主，累及五脏。初期温热毒邪从口鼻而入，蕴于肺胃，肺胃热炽，上循口咽，旋即出卫到气，邪热充斥内外表里，所以临床上一发病即见高热、口渴、烦躁、皮疹等症状。气分热邪不得及时清解，极易化热化火内传，由气及营，熏蒸营血，热毒随营血走窜流注，可见指、趾红肿，颈部淋巴结肿大，也可内陷于心，或留滞筋脉、关节、肌肉，甚或影响三焦气化而致心、肝、肾等多脏均发生病变。温热毒邪易伤津耗气，故本病热退后正虚或正虚邪恋，均为气阴两伤之候，由于“肺朝百脉”，宗气“司呼吸贯心脉”，故气阴两伤之候以心之气阴亏损、心脉瘀滞之证最为显著，可见面色苍白，口唇青紫，胸闷，心悸，心痛等。

温热毒邪 —口鼻→ [蕴于肺胃（卫气同病）/ 熏蒸营血（气营两燔）] —耗气/伤津→ 气阴两伤，心脉瘀阻

图 4-7　皮肤粘膜淋巴结综合征病因病机示意图

【诊断要点】

1. 持续发热 5 天以上，抗生素治疗无效。
2. 四肢末端变化　急性期：手足硬肿，掌及指趾端红斑；恢复期：指趾甲床皮肤交界处膜样脱皮。
3. 多形性红斑样皮疹，躯干部多见，无水疱及结痂形成。

4．两眼结合膜充血。

5．口唇鲜红，干燥、皲裂、杨梅舌，口咽部粘膜弥漫性充血。

6．颈淋巴结肿大，属急性非化脓性、一过性。

以上 6 条中具备包括发热在内的 5 条，并排除其他疾病，即可诊断本病。

但如果二维超声心动图或冠状动脉造影查出冠状动脉瘤或扩张，则 4 条主要症状也可确诊。

【鉴别诊断】

1．猩红热：猩红热临床以高热，咽痛、扁桃体化脓肿痛，24 小时之内可出现鸡皮样红色皮疹为特征，青霉素治疗有效。

2．败血症：败血症临床可出现发热，皮肤粘膜瘀点瘀斑，脾脏肿大，进行性贫血、黄疸等，实验室检查见血液白细胞计数升高，中性粒细胞增高，血培养阳性，抗生素治疗有效。

【辨证论治】

本病初发多为卫气同病，气分热邪不得及时清解，极易化火内传，熏蒸营血。治疗以清热解毒，活血化瘀为主。热退后多为气阴两伤，则以益气养阴为宜。

（一）卫气同病

〔证候〕起病急骤，高热，不恶寒或微恶风，口渴喜饮，无汗，轻咳，目赤，咽红，手掌足底潮红，面部躯干部皮肤出现皮疹，颈部淋巴结肿大，食少纳呆，大便正常或可有轻度腹泻，小便正常，舌质红，苔薄白或薄黄，脉数，指纹紫。

〔辨证〕本证为疾病初发证候，是由温热毒邪，犯卫入气所致。有的初起卫气同病，有的以气分证为主，症见高热，口渴，烦躁，皮疹。

〔治法〕清热解毒，辛凉透表。

〔方药〕白虎汤加减。石膏、知母、银花、连翘、板蓝根、射干、牛蒡子、蝉蜕。

〔加减〕发热较高加柴胡、黄芩以加强清热解毒之力；口渴喜饮加芦根、葛根，清热生津；大便秘结加大黄，通腑泄热。

（二）气营两燔

〔证候〕壮热不退，昼轻夜重，烦躁不宁或嗜睡，斑疹鲜红，布于全身以躯干部为多，咽红目赤，唇干裂鲜红，颈部淋巴结肿大，手足坚实肿胀，掌跖及指趾端潮红，指纹紫，脉细数。

〔辨证〕本证为该病典型表现阶段，是由温热邪毒，侵犯气营所致。以持续高热不退，咽唇红赤，皮疹，指趾改变为辨证要点。

〔治法〕清热凉血解毒。

〔方药〕清营汤加减。银花、连翘、水牛角、生地、丹皮、赤芍、大青叶、玄参、黄芩、黄连。

〔加减〕若见面色苍白，乏力，口唇青紫，脉结代加丹参、瓜蒌、生脉散，以益气养阴，活血强心。

（三）气阴两伤

〔证候〕发热已退，或有低热，疲乏无力，自汗盗汗，手足硬肿及红斑消退，指趾末端脱皮，口渴喜饮，舌红少津，苔光，脉细数。

〔辨证〕本证为疾病后期表现，是由阴伤气耗，余热未清所致。病至此时，气阴耗伤，指趾脱皮，舌红、苔光少津，脉细数为本证特点。

〔治法〕滋阴清热。

〔方药〕沙参麦冬汤加减。沙参、麦冬、天花粉、芦根、赤芍、玄参、生地、青蒿、竹叶。

〔加减〕若仍有低热者，可加地骨皮，银柴胡以清虚热；食少纳呆加山楂、鸡内金消食助运；心悸乏力加丹参、远志，活血宁心。

【其他疗法】

（一）西医疗法

对症及全身支持疗法。①阿司匹林为首选药物，应根据病期及有无并发症确定剂量及疗程。②大剂量丙种球蛋白静脉滴注。③有心肌损害者给予ATP、辅酶A等。

（二）中药成药

1. 双黄连注射液：用于卫气同病证。

2. 清开灵注射液：用于气营两燔证。

3. 丹参注射液：用于气血瘀阻证。

4. 参脉注射液：用于气阴两伤证。

（三）食疗方药

1. 胡萝卜饮：胡萝卜、番茄各250 g。一并切碎，捣烂，绞取汁液，频频饮用。有清热凉血作用。用于热毒炽盛、斑疹并见证候。

2. 二根番茄饮：鲜芦根15 g，鲜茅根20 g，番茄100 g。将芦根煎水取汁，番茄切块，捣烂取汁并入前汁，分2次饮。有清热养阴，凉血生津作用。用于热毒伤阴证。

【预防调护】

1. 患儿热退后应随访半年至1年，追踪观察心脏情况。有冠状动脉扩张者应长期随访，3～6个月作一次超声心动检查，直至冠状动脉扩张恢复正常。

2. 注意休息，起居，清洁口腔，密切观察病情变化。

3. 补充足够的水分，饮食宜新鲜、清淡、易消化而富于营养。

自 学 指 导

【重点难点】

皮肤粘膜淋巴综合征又称川崎病。以急性发热伴皮疹，指、趾红肿和脱屑，口腔粘膜和眼结膜充血及颈淋巴结肿大为主要临床表现。本病无明显季节性，以5岁以内婴幼儿发病为主。该病的冠状动脉并发症为小儿时期冠状动脉心脏病最常见的病因。根据其急性发热伴皮疹的主要特点，中医学将其归为温病范畴，目前临床上按温病学的卫气营血进行辨证。治疗原则以清热解毒、活血化瘀为主。初期佐以辛凉透表，典型症状表现时配凉血、活血，热退宜益气养阴。本病应中西医结合治疗。西医主要为对症及全身支持疗法。首选阿司匹林抗凝，30～50mg/kg·d；热退后减为3～5mg/kg·d，用药1～3个月至症状消失，血沉正常。丙种球蛋白早期（发病10天内）静脉滴注每日400mg/kg，连用5天，或2 g/kg·d（1日疗法）、1 g/kg·d×2天（2日疗法）。可减少冠状动脉病发生率，缩短发热时间。

【复习思考题】

1. 皮肤粘膜淋巴结综合征的诊断要点是什么?
2. 试述皮肤粘膜淋巴结综合征的临床分型及证治用药?

【参考文献摘录】

《诸病源候论·小儿杂病诸候·患斑毒病候》："斑毒之病，是热气入胃。而胃生肌肉，其热挟毒蕴积于胃，毒气熏发于肌肉，状如蚊蚤所啮，赤斑起，周匝遍体。此病或是伤寒、或时气、或温病，皆由热不时歇，故热入胃，变成毒，乃发斑也。凡发赤斑者，十生一死，黑者，十死一生。"

《诸病源候论·小儿杂病诸候·壮热候》："小儿壮热者，是小儿血气盛，五脏生热熏发于外，故令身体壮热。"

（安笑然）

第五章　新生儿病证

第一节　胎　　黄

【目的要求】

1. 掌握生理性与病理性胎黄的诊断与鉴别。
2. 熟悉胎黄的病因病机。
3. 掌握胎黄的辨证论治。

【自学时数】

1～2 学时。

胎黄亦称胎疸，是指新生儿时期皮肤、粘膜、巩膜发黄为特征的病证。

胎黄有生理性与病理性之分。生理性胎黄大多在生后 2～3 天出现，4～6 天达到高峰，10～14 天消退，早产儿可延至 3～4 周，一般无其他临床症状。缺氧、呕吐、延迟喂养、寒冷、胎粪排出较晚，可加重生理性胎黄。病理性胎黄则在生后 24 小时以内或生后 1 周或数周出现黄疸，2～3 周仍不消退，甚至持续加深，或消退后复现。

西医学称胎黄为新生儿黄疸，包括生理性黄疸及一系列病理性黄疸，如新生儿溶血症、新生儿肝炎综合征、败血症、先天性胆道闭锁等，严重病理性黄疸可导致胆红素脑病，即“胎黄动风。”

【病因病机】

胎黄的发生是因小儿先天禀赋不足，感受湿热、寒湿、疫毒，使脾胃湿邪内蕴，肝胆气机受阻，疏泄失常，胆汁外溢所致。湿热、寒湿、瘀积为主要致病因素，其中以湿热最为常见，病位在脾胃、肝胆。

（一）湿热熏蒸

由于孕母素蕴湿热之毒，遗于胎儿；或初生婴儿感受湿热邪毒所致。《诸病源候论·小儿杂病诸候·胎疸候》云：“小儿在胎，其母脏气有热，熏蒸于胎，至生下小儿体皆黄，谓之胎疸也。”又云：“黄疸之病，由脾胃气实，而外有湿气乘之变生热，……。”指出了湿热熏蒸是导致胎黄的一个重要因素。湿热所致黄疸，其肌肤面目黄色鲜明如橘，属于阳黄。

（二）寒湿阻滞

多由婴儿禀赋不足，脾阳虚弱，于胎内、产时或生后为寒湿所侵，蓄积脾胃，脾阳受困，气机不畅，肝失疏泄，胆汁外溢，而致胎黄。因寒湿为阴邪，故黄色晦暗，属于阴黄。

（三）气滞瘀积

多由婴儿体禀虚弱，湿热或寒湿蕴阻于内，迁延日久，气机不畅，肝胆疏泄失常，以至气滞血瘀，络脉瘀阻，邪瘀蕴结而发黄。其黄色晦暗而滞，面色无华，肚腹胀满，右胁下痞块质硬，也属阴黄范畴。

（四）胎黄动风

湿热或寒湿邪毒炽盛，内陷厥阴，扰乱神明，致黄疸迅速加重的同时，出现神昏抽搐。

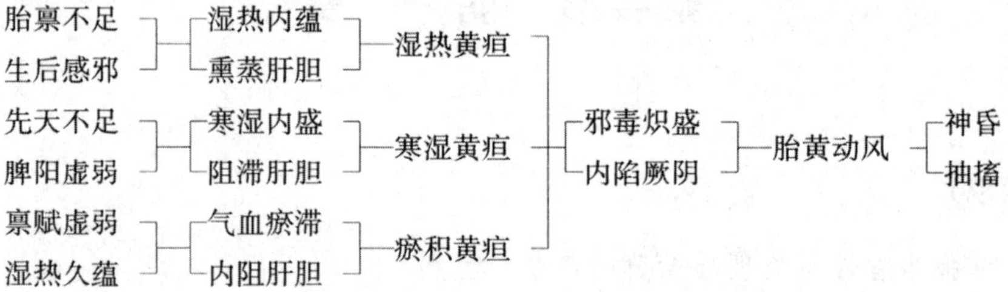

图 5-1　胎黄病因病机示意图

【诊断要点】

（一）生理性黄疸

1．黄疸出现时间：足月新生儿 2～3 天（早产儿 3～4 天）。

2．黄疸持续时间较短：足月儿 10～14 天消退，早产儿可延至 3～4 周消退。

3．黄疸程度较轻：血清胆红素足月儿 < 205.2μmol/L（12mg/dL）；早产儿 < 257μmol/L（15mg/dL）。

4．以未结合血清胆红素为主，结合胆红素 < 25.7μmol/L（1.5mg/dL）。

5．精神、吮乳等一般情况良好，无伴随症状。

（二）病理性黄疸

1．黄疸出现时间较早或过晚：生后 24 小时以内，或生后 1 周或数周出现。

2．黄疸持续时间较长：足月儿 > 2 周，早产儿常 > 3～4 周，或黄疸退而再现。

3．黄疸程度较重：血清胆红素足月儿 > 205.2μmol/L（12mg/dL）；早产儿 > 257μmol/L（15mg/dL）；结合胆红素 > 25.7μmol/L（1.5mg/dL）。

4．黄疸进展快：血清总胆红素每日上升 > 85.5μmol/L（5mg/dL）。

5．均伴有临床症状和体征。

（三）胆红素脑病

1．未结合胆红素增高，超过下述临界值者可致本病：足月儿 > 342μmol/L（20mg/dL）；未成熟儿 > 257μmol/L（15mg/dL）；极低体重儿 > 171μmol/L（10mg/dL）。

2．多在生后 2～12 天出现症状，早期症状轻，有厌食、睡眠差、精神萎靡、拥抱反射减弱、肌张力减低等，病情继续发展，则出现尖叫、呼吸暂停或呼吸困难、心动过缓、惊厥或角弓反张等，甚至死亡。

【辨证论治】

胎黄在临床上要辨病与辨证相结合。首先应辨别是生理性胎黄或是病理性胎黄。一般根据黄疸出现的时间，黄疸的程度，黄疸持续的时间可以明确诊断。

病理性胎黄由于病因不同，禀赋有异，所以病证在发生发展过程中，病程长短不一，病证有寒热虚实之别。湿热熏蒸所致发黄，一般病程较短，多属实证。寒湿阻滞者往往病程较长，中阳不振，多属虚中夹实证。瘀积发黄者，黄疸逐渐加深，伴有腹部胀满，腹部痞块，多属虚实夹杂之证。胎黄动风则多在黄疸迅速加重的过程中发生，多属急危重症，以实证为多。

生理性胎黄能自行消退，一般不需治疗。病理性胎黄以利湿退黄为基本治疗原则。根据湿热、寒湿的不同，分别给予清热利湿退黄和温中化湿退黄。瘀积发黄佐以化瘀消积。胎黄动风佐以平肝熄风。对于某些阻塞性黄疸、溶血性黄疸、新生儿败血症、新生儿肝炎、胆红素脑病及其他感染引起的黄疸等，应中西医结合治疗。

（一）湿热熏蒸

〔证候〕面目皮肤发黄，色泽鲜明如橘，哭声响亮，不欲吮乳，或有发热，大便秘结，小便深黄，舌质红，苔黄腻。

〔辨证〕本证为病理性黄疸常见证候，其起病急，表现为阳黄，全身症状及舌苔均显示湿热之象。新生儿溶血性黄疸、新生儿肝炎综合征、新生儿败血症常见此证型。

〔治法〕清热利湿。

〔方药〕茵陈蒿汤加味。茵陈蒿、栀子、大黄、黄芩、金钱草、郁金、泽泻、车前子。

〔加减〕热重尿赤者，加黄连、黄柏以清热利湿；湿重，苔腻者，加苍术、茯苓以利水渗湿；呕吐者，加半夏、竹茹以化浊降逆；腹胀者，加厚朴、枳实以理气消胀；食积不化者，加神曲、麦芽以消食导滞；证见高热、烦躁、皮肤斑疹、尿赤者，为湿热伤营入血，宜用茵陈蒿汤合犀角散以清热利湿，凉血解毒；伴神昏、抽搐，则可用安宫牛黄丸或紫雪丹清热凉营，熄风开窍。

（二）寒湿阻滞

〔证候〕面目皮肤发黄，色泽晦暗，精神萎靡，四肢欠温，便溏色灰白，小便短少，舌质淡，苔白腻。

〔辨证〕本证多见于黄疸持续较久，或早产儿，起病缓，临床表现为阴黄，伴有四肢欠温，脾胃虚寒之象。阻塞性黄疸如胆管闭锁、胆汁瘀积综合征，多表现此证型。

〔治法〕温中化湿，益气健脾。

〔方药〕茵陈理中汤加味。茵陈蒿、党参、茯苓、薏苡仁、干姜、白术、生麦芽、车前子。

〔加减〕腹胀舌苔厚腻，加苍术、厚朴，以燥湿消胀；小便深黄，加黄柏以清利下焦之湿热。

（三）气滞瘀积

〔证候〕面目皮肤发黄，颜色逐渐加深而晦暗无华，右胁下痞块质硬，肚腹膨胀，青筋显露，或见瘀斑、衄血、唇色暗红，舌见斑点，苔黄，指纹青紫。

〔辨证〕本证多属虚实夹杂之候，关键在于气滞血瘀，肝胆疏泄不畅。临床以阴黄多见，瘀积痞块，黄色深而暗为其特征。

〔治法〕化瘀消积。

〔方药〕血府逐瘀汤加减。柴胡、郁金、枳壳、青皮、桃仁、当归、川芎、赤芍、红花、虎杖、茵陈。

〔加减〕小便短赤，大便干结，加栀子、大黄以清热通腑；黄疸日久，加金钱草、苍术以祛湿退黄；皮肤瘀斑、便血、衄血，加丹皮、仙鹤草凉血止血；纳差加焦山楂、炒谷芽以消食导滞；腹胀加木香、香橼行气消胀。

（四）胎黄动风

〔证候〕面目黄、身黄如金，且逐渐加重，泪水、尿液也黄如橘色，神萎嗜睡，阵阵尖叫，口角抽动或全身抽搐，指纹青紫。

〔辨证〕本证为湿热黄毒炽盛，内陷厥阴所致，病情危重，来势急骤，低出生体重儿，多易发生此证，即西医学所称胆红素脑病。临床上以抽搐、面目皮肤深黄为特点。少数患儿在短期内可出现黄疸脱证之濒危证候。

〔治法〕利湿退黄，平肝熄风。

〔方药〕羚角钩藤汤加减。羚羊角粉、钩藤、天麻、茵陈、生大黄、车前子、石决明、川牛膝、僵蚕、栀子、黄芩。

〔加减〕血虚加当归、白芍、丹参活血养血之品；肝肾两虚，筋脉拘急，加熟地、龟板、补骨脂、鸡血藤滋阴补肾活络。若出现气阳虚脱之证，可用参附汤合生脉散加减以回阳固脱。

本证起病急，病势凶险，临床上应中西医结合积极抢救治疗并配合输血，支持疗法等，降低致残率及死亡率。

【急症处理】

1．发生胆红素脑病时，患儿可出现尖叫、呼吸暂停或呼吸困难、心动过缓、惊厥或角弓反张等，应及时给予吸氧、镇静、止痉药物。

2．对溶血性黄疸应采取综合措施积极治疗，如换血疗法、光照疗法、使用酶诱导剂等，以降低血清胆红素，防止发生胆红素脑病。新生儿肝炎重症者，给予抗感染、激素等治疗。胆道畸形、闭锁者，应考虑手术治疗。

【其他疗法】

（一）蓝光照射

是一个简便而有效的治疗方法，视病情而定。波长为427～457 nm的蓝光照射疗效最好。（每日光疗8～12小时，间歇12～16小时）。光照时，婴儿两眼应用黑色眼罩保护，以免视网膜受损；除会阴、肛门部用尿布外，其余均裸露，持续时间为1～4天。光疗有青铜症、失水、发热、短暂腹泻及皮疹等副作用。

（二）中药成药

茵栀黄注射液，清开灵注射液，双黄连注射液。任选一种，用于湿热熏蒸证。

（三）单方验方

1．茵陈10 g，车前子15 g，水煎服。每日1剂，用于湿热熏蒸证。

2．茵陈10～20 g，郁金、枳实、茯苓、威灵仙各6～10 g，水煎服。每日1剂，1日3～4次，用于湿热熏蒸证。

3．茵陈、丹参、车前子各15 g，甘草3 g，水煎服。每日1剂，1日3～5次，用于瘀积发黄。

（四）外治疗法

黄柏 30 g，煎水去渣，水温适宜时，让患儿浸浴。反复擦洗 10 分钟，1 日 1～2 次，用于湿热熏蒸证。

（五）针灸疗法

胆红素脑病后遗症患儿可配合针灸疗法，1 日 1 次，补法为主。捻转提插后不留针。3 个月为 1 疗程，取穴同慢惊风。

【预防调护】

1．孕期注意饮食卫生，忌酒及辛热之品，避免感染，有肝炎者应积极治疗。

2．新生儿应禁用或慎用某些药物如磺胺等。

3．新生儿应注意护理、保暖、避免寒冷、饥饿、提早喂奶。防止皮肤、臀部及脐部感染。密切观察皮肤颜色的变化，及时了解黄疸出现及消退的时间。

4．密切观察黄疸婴儿的全身症状，如有无精神萎靡、嗜睡、吮吸困难、惊惕不安、两目直视、四肢僵直或抽搐等，以便对重症患儿及早发现、及早治疗。

自 学 指 导

【重点难点】

胎黄是以婴儿出生后全身皮肤、粘膜、巩膜发黄为特征的新生儿疾病。临床上有生理性黄疸与病理性黄疸的不同。首先应区别属于生理性黄疸还是病理性黄疸。如若是病理性黄疸应区分湿热熏蒸、寒湿阻滞、瘀积发黄的不同证候，并进一步鉴别是溶血性黄疸、阻塞性黄疸。诊断黄疸时还应结合婴儿皮肤色泽、全身情况来区分阳黄、阴黄。凡黄疸色泽鲜明如橘，尿黄如橘汁，烦躁多啼，口渴喜饮，舌红苔黄腻，为阳黄。儿科临床中阳黄较多见。黄疸色泽晦暗，日久不退，神疲肢凉，腹胀食少，大便稀薄，舌淡苔薄，则为阴黄。

临床上母乳性黄疸可暂停或减少母乳，再配合中药治疗会很快痊愈。新生儿败血症所致的黄疸、新生儿肝炎综合征采用中西医结合治疗，给予抗感染、保肝，并配合中药治疗，大多可以治愈。胆管闭锁必须手术治疗。溶血性黄疸轻型能很快痊愈，重症或合并胆红素脑病者应积极采用中西医结合的方法救治。重症胆红素脑病临床治疗困难，特别需要重视。重症病理性黄疸针对不同病因，分别给予不同的西医处理，可提高疗效，降低死亡率。

【复习思考题】

1．生理性黄疸与病理性黄疸怎样区别？

2．胎黄发生的病因和病机是什么？

3．胎黄辨证论治的特点是什么？简述其证型、治法、方药。

【参考文献摘录】

《婴童百问·黄疸》："又有初生而面身皆黄，胎疸也。诸疸皆热，色深黄者是也。若淡黄兼白者，胃怯不和也。茵陈汤、栀子柏皮汤、犀角散、连翘赤小豆汤主之。通治黄疸，茵陈茯苓散尤为稳也。"

《幼幼集成·胎病论》："胎黄者，儿生下面目浑身皆如金色，或目闭，身上壮热，大便不通，小便如橘子汁。皮肤生疮，不思乳食，啼哭不止，此胎中受湿热也。宜茵陈地黄汤，母子同服，以退黄为度。"

（安笑然）

第二节　新生儿败血症

【目的要求】

1．了解新生儿败血症的概念及病因病机。

2．熟悉新生儿败血症的诊断要点及辨证论治。

【自学时数】

1～2 学时。

新生儿败血症是新生儿时期一种较严重的感染性疾病，是致病菌进入血循环并在血中生长繁殖，产生毒素，导致全身各系统的严重病变。临床以壮热烦躁，或体温不升，精神萎靡，不吃，不哭，不动，皮肤瘀点，或见黄疸为其特征。本病在新生儿，尤其早产儿、未成熟儿中发病率较高，占活产婴儿的 0.1%～1%。古代医家对本病无系统论述，其症状的描述散见于"胎热"、"胎毒"、"疮毒走黄"或"疽毒内陷"等病证中。

【病因病机】

本病主要因感染邪毒所致。感邪可在胎内、产时或产后。从脐部、皮肤或口腔粘膜侵入，初生小儿如草木之嫩芽，脏腑柔弱，形气未充，表卫不固，极易感邪。感邪之后，邪盛化热化火，可见发热烦躁，哭闹不安；热极生风，邪闭心包，可见抽搐神昏；邪毒入营伤络，可见面色青紫，皮肤、粘膜瘀点；热毒熏蒸内外，可致黄疸；或邪毒伤阳，正气溃败，则见面色苍白，四肢厥冷；或邪毒久留，耗伤真阴，而见潮热虚烦等症。

西医学认为，本病常见的病原菌以葡萄球菌和大肠杆菌等革兰阴性杆菌为主，机会致病菌、厌氧菌和耐药菌株感染有增加趋势。霉菌、病毒也可致病。

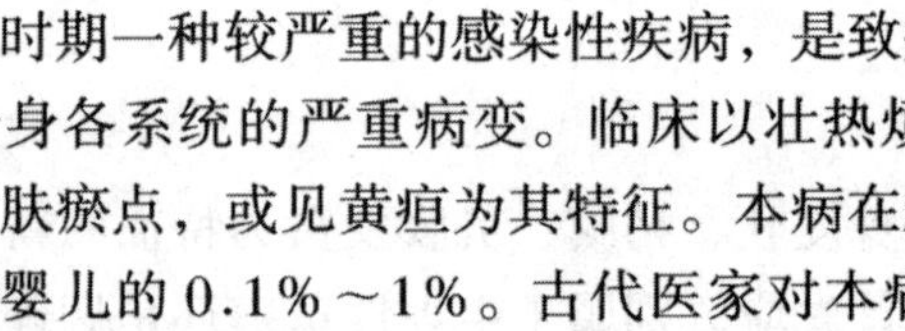

图 5-2　新生儿败血症病因病机示意图

【诊断要点】

1. 起病可见反应低下、嗜睡、不哭、不动，皮肤苍白，发热不退或体温不升，或见皮肤黄疸，常伴有肝肿大，或皮肤瘀点等。

2. 2份血培养为同一细菌，或一次血培养阳性，但从尿液、脑脊液、浆膜腔液或非暴露病灶处分离出或涂片找到同一细菌。

3. 白细胞总数可高可低，在白细胞总数$<5\times10^9$/L或出生3天后$>20\times10^9$/L或每100个中性粒细胞中杆状核细胞≥20%时有诊断价值，如发现中毒性颗粒则更有意义。

4. 具有易发生败血症的病史及其临床表现，C反应蛋白明显增高而无肺炎等其他可使C反应蛋白增高的疾患。

【鉴别诊断】

1. 颅内出血、窒息：与败血症一样，有面色欠佳，烦躁不安，嗜睡，抽搐、前囟凸出等，但颅内出血的窒息发生早，多在生后1～2天起病，有产伤和缺氧病史。

2. 新生儿肺炎、肺透明膜病、肺不张：与新生儿败血症早期一样，有呼吸困难，气急，青紫，但胸部X线片可协助鉴别诊断。

【辨证论治】

本病按其发生发展变化的反应正符合正邪消长的过程，临床上可分为实证、虚证及虚实夹杂。实证为热毒炽盛，治以清热解毒，清营凉血。虚证分阳虚邪陷，治以温阳扶正祛邪；邪热伤阴，治以养阴清热，降火解毒。对于重症患儿，必须采取中西医结合治疗。

（一）邪毒炽盛

〔证候〕起病急骤，壮热烦躁，斑疹隐隐，甚则神昏抽搐。舌质红绛，苔黄，脉数有力，指纹紫滞。

〔辨证〕本病初起，发病迅速，邪毒化火，入营动血，出现斑疹隐隐；邪毒炽盛引动肝风，出现壮热、神昏、抽搐是其特点。

〔治法〕清热凉血解毒。

〔方药〕黄连解毒汤合犀角地黄汤加味。黄连、水牛角片、生地黄、牡丹皮、赤芍、黄芩、栀子、黄柏。

〔加减〕黄疸重者加茵陈、制大黄，解毒祛湿退黄；腹胀加枳壳、木香，行气消胀；惊厥加羚羊角、钩藤、僵蚕平肝熄风止痉。

（二）邪陷阳虚

〔证候〕体温不升，面色苍白或青灰，精神萎靡，哭声低微，不吮乳汁，冷汗不断，四肢厥冷，皮肤花纹，舌淡苔白，脉微弱。

〔辨证〕本证病情危重，由正不胜邪，邪毒内陷，心阳欲脱所致。临床以面色苍白或青灰，多汗，四肢厥冷，皮肤花纹为其特点。

〔治法〕回阳救逆，扶正祛邪。

〔方药〕参附汤加味。人参、附子、干姜、黄芪、丹参、当归、黄连、甘草。

〔加减〕四肢厥冷加桂枝，温经通阳；汗多加龙骨、牡蛎，固涩敛汗。若气阴两竭，加用生脉散或生脉注射液滴注，以回阳救阴，扶正固脱。

（三）邪热伤阴

〔证候〕发热稽留，午后尤甚，烦躁，口干舌燥，神倦，舌质红，苔光，脉细数。

〔辨证〕本症多见于病之后期，温热邪毒伤津耗液所致。临证以发热稽留，午后为甚，舌红无苔为特点。

〔治法〕养阴清热。

〔方药〕知柏地黄汤合青蒿鳖甲汤加减。知母、黄柏、生地黄、玄参、麦冬、竹叶、丹参、青蒿、鳖甲、地骨皮。

〔加减〕身热不退加柴胡清热退热；气阴两虚加太子参、黄芪、石斛，益气养阴。

【其他疗法】

（一）中药成药

1. 清开灵注射液：用于邪毒炽盛证。
2. 参附注射液：用于邪陷阳虚证。
3. 生脉注射液：用于邪热伤阴证。

（二）西医治疗

1. 抗菌治疗：血培养后可根据药物敏感结果，选择有针对性的抗生素。
2. 支持疗法：输入新鲜全血或血浆及丙种球蛋白。
3. 对症处置：控制高热，防止惊厥、休克。

【预防调护】

1. 做好围生期保健，防止宫内及产后感染。
2. 加强护理，注意保护脐部，防止皮肤粘膜损伤。
3. 密切注意观察新生儿的体温、精神状态及吸吮乳汁的情况。

自学指导

【重点难点】

新生儿败血症，为新生儿时期一种较严重的感染性疾病，本病因孕母感染邪毒，以致胎儿受染，或产程过长，脐部、口腔粘膜损伤所致。应强调认真做好孕母产前保健卫生工作，产时加强无菌操作，细心结扎脐带，避免新生儿皮肤损伤。做好预防工作，可防止或减少本病的发生。本病早期症状常不够典型，一般表现为反应低下、嗜睡、不哭、不动、体温不稳等。早产儿常体温不升，足月儿体温可正常或升高。若发现以上症状，应详细询问病史，注意体格检查。本病预后比较危重，应早期发现，及时治疗。败血症总的治疗原则是以祛邪、扶正为主。辨证时分清虚实。临床上在急性期必须采取中西医结合治疗。

【复习思考题】

1. 新生儿败血症发病有何特点？

2. 新生儿败血症分几型，其证治及方药如何？

【参考文献摘录】

《小儿药证直诀·胎热》："生下有血气，时叫哭，身壮热如淡茶色，目赤，小便黄赤，粪稠。"

《活幼心书·胎热》："婴儿生下三朝旬月之间，目闭而赤，眼胞浮肿，常作呻吟，或啼叫不已，时复惊烦，遍体壮热，小便黄色，此因在胎母受时气邪毒，或外感风热，误服汤剂，或食五辛姜面过多，致令热蕴于内，熏蒸胎气，生下固有此症，名曰胎热。"

（安笑然）

第三节　新生儿硬肿症

【目的要求】

1. 了解硬肿症的概念及临床特征。
2. 了解硬肿症的病因病机。
3. 熟悉硬肿症的诊断要点及辨证论治。

【自学时数】

1～2学时。

新生儿硬肿症是由于受寒、早产、感染、窒息等多种原因所引起的皮肤、皮下脂肪硬化与水肿的一种病证。多发生在生后7～10天的小儿，寒冷季节多见，我国北方冬季发病率较高。临床以全身肌肤发凉，肌肉硬肿，或伴哭声低微，吸吮困难为特征。古代医籍中无本病专门记载，据其症状可归属"胎寒"、"寒厥"、"血瘀"、"五硬"等范畴。现代对硬肿症的认识较为深入，认为其病机除阳气虚衰、寒凝血涩外，与"血瘀证"密切相关，治疗用温阳活血的药物取得疗效。中西医结合治疗明显降低了硬肿症的死亡率。

本病单纯因受寒而致者，西医学称新生儿寒冷损伤综合征。

【病因病机】

初生小儿，尤其双胎儿、早产儿，先天禀赋不足，阳气虚弱为其发病之内因，护理不当，感受寒邪为发病之外因，亦有部分患儿因感受温热之邪而致。

硬肿症的病变脏腑在脾肾，阳气虚衰、寒凝血涩为主要病机。

寒为阴邪，易伤阳气。先天禀赋不足之小儿感受寒邪，直中脏腑，伤脾肾之阳，或生后感受它病，致阳气虚衰，寒凝血滞，气血运行不畅，不能温煦肌肤，濡润全身，故四肢肌肤不温而发凉硬肿。阳气虚极，正气不支，致阳气衰亡，可见全身冰冷，气息微弱，脉微欲绝。另有少数患儿因感受温热之邪，耗气伤阴，气阴亏虚，血脉不充，血行涩滞，气血运行不畅，也可致肌肤硬肿。

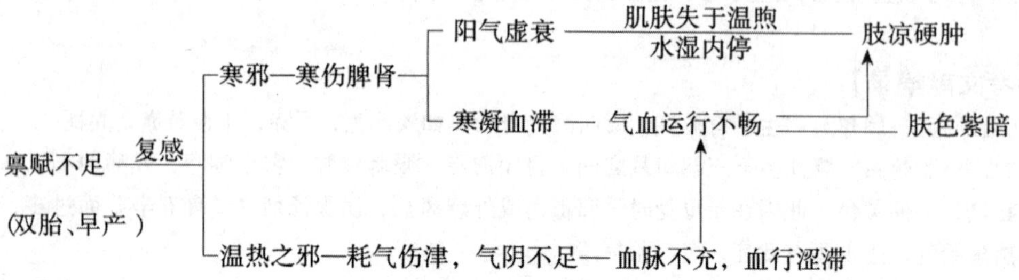

图 5-3　硬肿症病因病机示意图

【诊断要点】

1．发病处于寒冷季节，环境温度过低或保暖不当；或有严重感染史；或为早产儿或足月小样儿；或有窒息、产伤等病史。

2．临床表现：早期哺乳差，哭声低，反应低下。病情加重后体温＜35℃，严重者＜30℃，肛温-腋温差由正值变为负值。硬肿为对称性，依次为双下肢、臀、面颊、两上肢、背、腹、胸部等，严重时肢体僵硬，不能活动。多器官功能损害：早期心音低钝，心率缓慢，微循环障碍，严重时休克，心力衰竭，弥漫性血管内凝血，肺出血，肾功能衰竭等。

3．实验室检查：根据需要检测动脉血气、血糖、钠、钾、钙、磷、尿素氮或肌酐、心电图、胸部 X 线摄片。

【鉴别诊断】

1．新生儿水肿：全身或局部水肿，但不硬，皮肤不红，无体温下降。全身性水肿原因很多，如先天性心脏病，先天性营养不良，先天性脚气病及新生儿溶血病等。

2．新生儿皮下坏疽：多见于冬春寒冷季节。常有难产或产钳产史。在身体受压部位（背和臀部）易于发生。患儿有发热，哭闹，局部皮肤发硬、变红略肿、迅速蔓延、病变中央先硬结后转为软化，暗红色，逐渐坏死，形成溃疡，可融合成大片坏疽。

【辨证论治】

本病首先要区别阳虚与寒实。凡早产儿、体弱儿喂养反应迟钝，哭声低微，气息微弱者，属于阳虚；体质尚可，皮肤硬肿，肤凉、色暗发紫，有冷冻史者属于寒实。阳虚者以益气温阳为主，寒实者以温经通络为主，临床上不论哪种证型，都必须立即给予保暖复温。重症硬肿症病死率高，应中西医结合治疗，及时抢救。

（一）阳气虚衰

〔证候〕体质虚弱，全身冰冷，僵卧少动，昏昏多睡，气息微弱，哭声低微无力，吸吮困难，肢体关节活动不利。局部皮肤肿硬、苍白。舌质淡，苔薄白，指纹淡红或隐伏不现。

〔辨证〕本证多为早产儿，体质虚弱，元阳不振，肌肤失于温煦。患儿全身冰冷，僵卧少动，气息微弱均显示阳气虚衰之象，也是本症的特征。

〔治法〕益气温阳，调和气血。

〔方药〕参附汤加味。人参、制附子、黄芪、桂枝、丹参、当归。

〔加减〕食少气弱者，加白术、陈皮，健脾益气和胃；口吐白沫加石菖蒲、胆南星化痰开窍；大便稀者加诃子、炮姜、山楂炭，温中助运，收涩止泻；血瘀明显者加桃仁、红花活血化瘀；肾阳衰可酌加鹿茸补肾壮阳；小便不利加五苓散通阳利水。

（二）寒凝血滞

〔证候〕面色紫暗，全身不温，四肢肌肤发凉，面颊、臀部、四肢可见硬肿，皮肤板硬不易捏起，颜色暗红，青紫，或红肿如冻伤。严重者口鼻出血。唇色黯红，指纹紫暗。

〔辨证〕本证一般多属轻症，为体弱小儿感受外寒，寒凝气滞，气血运行不畅所致。寒冷冬季多见。临床以全身发凉、四肢末端冰冷、面色紫暗、皮肤硬肿为特征。

〔治法〕温经散寒，活血通络。

〔方药〕当归四逆汤加减。当归、桃仁、红花、白芍、桂枝、细辛、川芎、丹参。

〔加减〕寒甚加制附子、干姜，温阳散寒；硬肿加鸡血藤、郁金，活血消肿；腹胀气滞者加乌药、木香，行气消滞。

【其他疗法】

1. 复温：复温最为重要，但要注意逐渐复温，方法多种，可用热水袋，使包被温暖，但不可直接接触婴儿皮肤以防烫伤。或贴肉紧抱于母怀，使患儿体温缓慢上升。有条件者可用暖箱，暖箱温度自26℃开始，每小时上升1℃为宜，4～6小时内逐渐上升至30～32℃，使体温升到36℃左右。还可用微波、水浴等复温。

2. 喂养：应给足够热量，以帮助疾病恢复。不能吸吮者，可用滴管喂奶，必要时鼻饲，或静脉点滴葡萄糖、血浆等。

【预防调护】

1. 指导孕妇的保健，做好产前检查，尽量避免早产。
2. 加强新生儿护理，特别对早产儿、体弱儿，应做好保暖工作。
3. 耐心喂养，对吸吮力差的新生儿，应采用滴管喂奶或鼻饲，以保证足够的水分及热量。

自学指导

【重点难点】

新生儿硬肿症是一种比较危重的疾病，病死率比较高。本病以生后不久或一周内多见，尤以早产儿及未成熟儿最易发生，寒冬季节发病率高。本病由于先天禀赋不足，阳气虚衰，复感寒邪所致，其中以感受寒邪为主要病因，其病机为阴寒内盛，气阳不足，寒凝血滞。本病分为阳气虚衰证及寒凝血滞证，前者治以益气温阳，后者治以温经通络，配合保暖复温乃治疗中的关键措施。

近年来认为本病的主要病机为气滞血瘀，采用活血化瘀等方法取得了一定的疗效。如用川芎红花注射液（每毫升含生药川芎 1g、红花 0.6g）、复方丹参注射液（每 2mL 含丹参、降香各 2g）、复方桃红注射液（每 20mL 含桃仁、红花各 3g、丹参 9g、当归 6g）等，静脉点滴，可取得较好的疗效。

【复习思考题】

1. 新生儿硬肿症的临床特点是什么？在什么情况下会发生新生儿硬肿症？
2. 新生儿硬肿症病因病机如何？
3. 新生儿硬肿症的证治方药如何？

【参考文献摘录】

《王鹏飞儿科临床经验选·新生儿硬肿症》：王鹏飞老医生认为，此症为小儿先天禀赋不足、胎母湿热侵及小儿引起气血瘀滞、水湿侵入肌肤所致。因此，除用青黛、紫草、寒水石清热利湿外，还须配乳香、白及活血，才能奏效。

《保婴撮要·五硬》："五硬者，仰头取气，难以动摇，气壅作痛，连于胸膈，脚手心冷而硬，此阳气不营于四末也。经曰：脾主四肢。又曰：脾主诸阴。今手足冷而硬者，独阴无阳也，故难治。若肚青筋急者，木乘土位也，急用六君、炮姜、肉桂、柴胡、升麻，以复其真气。"

《医宗金鉴·幼科杂病心法要诀》："五硬者…皆由阳气不营于四末，最为难治。重者以小续命汤疏其风，轻者以乌药顺气散调其气。若肝木乘脾，食少气弱者，加味六君子汤治之。内外交治，而证自日瘥矣。"

（安笑然）

第四节　脐部疾患（脐湿、脐疮、脐血、脐突）

【目的要求】

1. 了解脐部疾患的概念。
2. 熟悉脐部疾患的病因及证治。

【自学时数】

1 学时。

脐部疾患是指小儿出生后因断脐结扎、护理不善而发生的病证。脐部湿润不干者称为脐湿；脐部红肿热痛，或有脓水溢出者称为脐疮；血从脐中溢出者称为脐血；脐部突起者称为脐突，亦称脐疝。脐部疾患发生于新生儿时期，一般预后良好，若脐血由全身血液疾病所致则预后欠佳。

脐部疾患在古代医籍中记载甚多，脐疮首见于《诸病源候论·小儿杂病诸候》："脐疮由初生断脐，洗浴不即拭擦，湿气在脐中，因解脱遇风，风湿相搏，故脐疮久不瘥也。"其后《太平圣惠方》、《活幼心书》、《证治准绳》等书对脐部疾患都有详细记载，都认为脐湿、脐疮、脐血发生与接生断脐不当有密切关系，脐突则与体质因素有关。目前由于普遍推行新法接生，脐部疾患发病率已大大下降。

脐湿、脐疮西医泛指新生儿脐炎，脐部感染；西医学称脐血为脐带出血；西医学称脐突为脐疝或脐膨出。

【病因病机】

（一）脐湿、脐疮

由于断脐后护理不当所引起，婴儿洗浴时，脐部为水湿所浸，或被尿液浸渍，或脐带未干，脱落过早，或被衣服摩擦损伤等，邪毒浸淫皮肤，久而不干者，则为脐湿；邪毒侵入脐部，气血凝滞，阻于肌肉，发为红肿热痛，则为脐疮。若邪毒与正气相搏，内陷厥阴可致神昏，抽搐。

（二）脐血

在断脐时，脐带结扎过松，血渗于内；或结扎过紧伤及血脉；或啼叫过多，迫血外出，导致脐部出血；亦有因胎热内盛，逼血妄行，致断脐不久血从内溢出；或婴儿禀赋不足，中气虚弱，气不摄血而致脐血不止。

（三）脐突

婴儿腹壁肌肉薄弱松弛或先天发育不全，脐孔未全闭合，留有脐环，又因出生之后，啼哭叫扰过多，用力伸引，腹压增加，致小肠脂膜突入脐中，成为脐突。

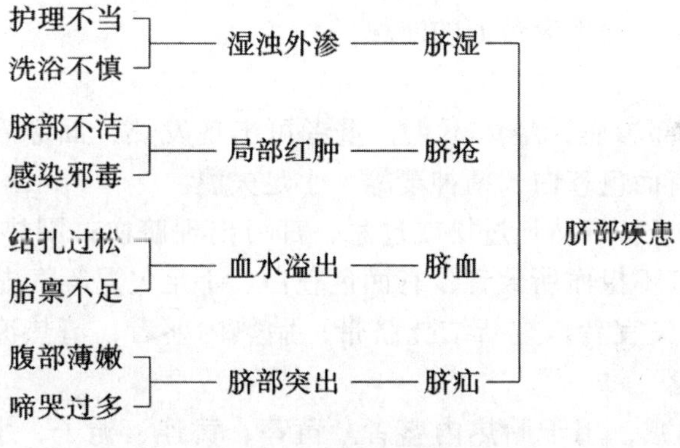

图 5-4　脐部疾患病因病机示意图

【诊断要点】

1．脐带处理不洁，尿液及水湿浸渍脐部，或断脐结扎不当，或经常啼哭叫闹等病史。
2．脐湿：脐部渗出脂水，脐部湿润不干者。
3．脐疮：脐部红肿热痛，或局部糜烂，渗出脓水者。
4．脐血：断脐后脐部有血渗出者。
5．脐突：脐部呈一半球状或囊状突起，虚大光亮，按之可回纳，又称脐疝。

【辨证论治】

脐湿、脐疮、脐血、脐突，临证时可从脐部症状加以区分。对于脐部红肿，或有脓性、血性渗出、高热、啼哭烦躁者，应注意其全身症状，防止发生昏迷抽搐等变证。脐湿、脐疮以清热解毒为主，佐以收敛燥湿之品。脐血的治疗应分辨不同的病因进行处理。因脐部结扎失宜者，应重新结扎；因胎热内盛，迫血妄行者，应清热凉血止血；气不摄血者，应益气摄血等。脐突以外治法为主。凡脐部疾患均可配合外治疗法。

（一）脐湿

〔证候〕脐带脱落仍可见有水液外渗，浸渍不干，或可见红肿。

〔辨证〕新生儿脐带自然脱落后，脐部应干燥，但若见有水液浸渍不干，或红肿应视为脐湿。常有水湿或尿液浸渍病史，是由湿浊蕴结所致。

〔治则〕收敛固涩。

〔方药〕龙骨散。龙骨、枯矾。外用，干撒脐部。

〔加减〕局部红肿者，可用如意金黄散外敷，以清热解毒祛湿。

（二）脐疮

〔证候〕脐部红赤，肿胀疼痛，或可见有脓水流溢，脐周红赤，严重时可发热、烦躁，甚则昏迷抽搐。

〔辨证〕本证是由秽毒侵脐，壅于肌肤，阻滞经络，气血凝滞所致。临床以脐部红赤，脓水流溢为特征。若见有脓水流溢，体温高，一定要防止邪陷厥阴之变证。

〔治则〕清热解毒。

〔方药〕清热消毒散加味。黄连、连翘、栀子、当归、川芎、赤芍、金银花、生地黄、甘草。

〔加减〕脐部红肿明显者，加紫花地丁、蒲公英清热解毒；神昏抽搐者加羚羊角，钩藤平肝熄风；便秘苔腻者，加生大黄通腑泄热。

（三）脐血

〔证候〕断脐后脐部渗血，经久不止，重者可出现发热，面赤唇焦，口干，甚或吐衄，紫斑，便血等，或伴有面色苍白，精神萎靡，手足欠温。

〔辨证〕断脐后由于脐带结扎过松或过紧，都可出现脐血；因热迫血行所致者，有发热面赤等热证特征；因气不摄血所致者，有面色苍白、手足欠温等气虚特点。

〔治法〕断脐结扎失宜者，重新结扎脐带；胎热内盛者，清热凉血止血；气不摄血者，益气摄血。

〔方药〕茜根散加减，用于胎热内盛者。黄芩、黄连、栀子、水牛角、生地黄、茜根、地榆。归脾汤加减，用于气不摄血者。党参、黄芪、白术、甘草、当归、阿胶、茯神、远志、血余炭、侧柏叶、红枣。

（四）脐突

〔证候〕脐部呈半球状或囊状突起，虚大光浮，大如胡桃，以手按之，肿物可推回腹内，啼哭叫闹时复突出。脐部皮色如常。

〔辨证〕此证多为腹壁肌肉薄嫩松弛，啼哭叫闹，气冲于上，则小肠脂膜突入脐中，脐部光浮胀突。

〔治法〕压脐法外治。

先将突出脐部的小肠脂膜推向腹内，再以纱布棉花包裹光滑质硬的薄托，厚垫脐部，外用纱布扎紧，一般可逐步痊愈。若脐突过大，或年龄已逾2岁，压脐法治疗无效者，可考虑手术治疗。

【其他疗法】

（一）中药成药

1. 小儿化毒散：用于脐疮。

2. 云南白药：用于脐血。

3. 十灰散：用于脐血胎热内蕴者。

（二）外治疗法

枯矾、雄黄、龙骨各3g，冰片1.5g，共研细末，外敷脐部。适用于脐湿，脐疮。

【预防调护】

1. 积极推广新法接生，断脐时严格执行无菌操作，断脐后加强护理，密切观察脐部是否有渗血现象，防止脐带结扎过松，必要时重新结扎脐带。

2. 保持脐部清洁、干燥。勿使水湿尿液浸渍，避免污染。

3. 婴儿啼哭过多，应及时检查原因，进行处理，防止发生脐突。

自学指导

【重点难点】

新生儿脐部疾患，脐湿、脐疮、脐血、脐突，均与出生时的断脐结扎及生后护理不当有关。加强执行无菌操作，保持脐部清洁、干燥，防止水湿浸渍。在治疗方面，脐湿治以收敛燥湿，以外治为主；脐疮宜清热解毒，内外合治；脐血以凉血止血，或补气摄血，结扎不牢者，重新结扎。脐突应避免哭闹，同时包压疝环，必要时考虑手术治疗。

【复习思考题】

1. 试述脐湿、脐疮、脐血、脐突病因病机，临床特点及治疗。

2. 怎样预防脐部疾患？为什么预防比治疗更为重要？

【参考文献摘录】

《诸病源候论·小儿杂病诸候·脐疮候》："脐疮由初生断脐，洗浴不即拭擦，湿气在脐中，因解脱遇风，风湿相搏，故脐疮久不瘥也。"

《医宗金鉴·幼科心法·脐突》："婴儿热在腹中，无所发泄，故频频伸引，睡卧不宁，努胀，其气冲入脐间，所以脐忽肿赤，虚大光浮，名曰脐突，此乃胎热所致，非断脐不利之过也。内服犀角消毒饮，外敷二豆散，其肿自消，最忌寒凉之药敷于脐上，恐寒凝毒热，反为害也。"

（丛　丽）

附　篇

附 1：模拟试题及参考答案

模拟试题（一）

一、单项选择题(在备选答案中选择 1 个最佳答案，并把它的标号写在题后的括号内。每题 1 分，共 25 分)

1. 支气管肺炎的诊断中下列哪项是最关键的（　　）
   A. 发热　B. 咳嗽　C. 肺部细湿啰音　D. 发绀
2. 风热感冒的首选治方是（　　）
   A. 银翘散　B. 白虎汤　C. 泻白散　D. 麻杏石甘汤
3. 可继发心悸、水肿、痹证的疾病是（　　）
   A. 麻疹　B. 风疹　C. 幼儿急疹　D. 猩红热
4. 肺炎喘嗽风热闭肺型的首选治方是（　　）
   A. 五虎汤　B. 五虎汤合银翘散　C. 银翘散合麻杏石甘汤　D. 泻白散
5. 百日咳初咳期风热证的首选治方是（　　）
   A. 二陈汤　B. 麻杏石甘汤　C. 三拗汤　D. 桑菊饮
6. 肺炎喘嗽阴虚肺热型的首选治方是（　　）
   A. 石斛夜光丸　B. 麦门冬汤　C. 沙参麦门冬汤　D. 知柏地黄丸
7. “通因通用”适用于哪种疾病（　　）
   A. 肺炎　B. 泄泻　C. 哮喘　D. 病毒性心肌炎
8. 哮喘发作期热性哮喘的首选治方是（　　）
   A. 麻杏石甘汤合定喘汤　B. 小青龙汤　C. 麻杏石甘汤合小青龙汤　D. 五虎汤
9. 患儿 4 岁，8 月 1 日就诊。3 天前始高热，伴头痛，项强，胸闷，呕恶，口渴，嗜睡，二便正常，今日出现反复惊厥。你认为首先应疑诊的疾病是（　　）
   A. 感冒夹惊　B. 中毒性痢疾　C. 流行性乙型脑炎　D. 暑邪感冒
10. 陈飞霞的代表著作是（　　）
    A.《幼科发挥》　B.《幼幼集成》　C.《幼幼新书》　D.《活动便览》
11. 口疮脾胃积热型的首选治方是（　　）

A. 葛根芩连汤　B. 沙参麦门冬汤　C. 加味温胆汤　D. 凉膈散

12. 咳嗽风热型的首选治方是（　）

A. 麻杏石甘汤　B. 银翘散　C. 桑菊饮　D. 泻白散

13. 伤食泄泻的首选治方是（　）

A. 大承气汤　B. 香砂平胃散　C. 保和丸　D. 健脾丸

14. 麻疹粘膜斑出现的时间是（　）

A. 发热1～2天　B. 发热2～3天　C. 发热3～4天　D. 发热4～5天

15. 前囟闭合的时间是（　）

A. 1岁　B. 2岁　C. 1～1.5岁　D. 2～2.5岁

16. 肺炎喘嗽的病理关键是（　）

A. 风寒闭肺　B. 痰热闭肺　C. 肺气闭阻　D. 肺脾气虚

17. 水痘毒炽气营型的首选治方是（　）

A. 大承气汤　B. 清胃解毒汤　C. 凉膈散　D. 白虎汤

18. 观察指纹的适宜年龄是（　）

A. 8岁以上　B. 3岁以下　C. 4岁～5岁　D. 6～7岁

19. 哮喘发作期寒性哮喘的首选治法是（　）

A. 温肺散寒　B. 清肺化痰定喘　C. 温阳散寒定喘　D. 温肺散寒化痰定喘

20. 鹅口疮心脾积热型的首选治方是（　）

A. 凉膈散　B. 导赤散　C. 泻心导赤汤　D. 清热泻脾散

21. 按公式计算2岁小儿的身长应是（　）cm

A. 80　B. 84　C. 90　D. 95

22. 1岁小儿的头围应是（　）cm

A. 34　B. 42　C. 46　D. 48

23. 麻疹疹前期的首选治方是（　）

A. 宣毒发表汤　B. 柴葛解肌汤　C. 解肌透痧汤　D. 透疹凉解汤

24. 尿频脾肾气虚型的首选治方是（　）

A. 补中益气汤　B. 济生肾气丸　C. 缩泉丸　D. 知柏地黄丸

25. 流行性乙型脑炎邪在卫气的首选治方是（　）

A. 新加香薷饮合白虎汤　B. 清瘟败毒饮　C. 清营汤合银翘散　D. 犀角地黄汤

二、多项选择题（在备选答案中有2～5个是正确的，将其全部选出并将它们的标号写在题后的括号内，错选或漏选均不给分。每题1分，共15分）

1. 小儿内伤咳嗽有哪些证型（　）

A. 痰热咳嗽　B. 痰湿咳嗽　C. 阴虚咳嗽　D. 气虚咳嗽　E. 阳虚咳嗽

2. 肺炎喘嗽的变证有哪些证型（　）

A. 肺脾气虚　B. 肺热阴虚　C. 心阳虚衰　D. 邪陷厥阴　E. 痰热闭肺

3. 肺炎喘嗽痰热闭肺型治疗可以选用哪些方剂（　）

A. 五虎汤　B. 泻白散　C. 桑菊饮　D. 葶苈大枣泻肺汤　E. 礞石滚痰丸

4. 泄泻的常证有哪些类型（　）

A. 湿热泻　B. 风寒泻　C. 脾虚泻　D. 伤食泻　E. 脾肾阳虚泻

5. 伤食可导致下列哪些病症（　）

A. 泄泻　B. 呕吐　C. 腹痛　D. 肺炎喘嗽　E. 哮喘

6. 急惊风的治疗原则是（　）

A. 清热　　B. 豁痰　　C. 镇惊　　D. 熄风　　E. 安神

7. 下列哪些表现可以把麻疹初期与感冒鉴别开来（　　）

A. 发热　　B. 咳嗽　　C. 泪多　　D. 麻疹粘膜斑　　E. 颈周围淋巴结肿大

8. 癫痫发作期辨证分型有（　　）

A. 惊痫　　B. 风痫　　C. 痰痫　　D. 瘀血痫　　E. 热痫

9. 佝偻病的临床表现有（　　）

A. 多汗　　B. 烦躁　　C. 枕秃　　D. 夜啼　　E. 囟门迟闭

10. 急性肾衰可见（　　）

A. 尿少尿闭　　B. 呕吐　　C. 酸中毒　　D. 氮质血症　　E. 电解质紊乱

11. 急性肾炎的变证有（　　）

A. 心阳虚衰　　B. 水毒内闭　　C. 邪陷心肝　　D. 水凌心肺　　E. 阴阳两伤

12. 百日咳痉咳期的首选治方是（　　）

A. 大青龙汤　　B. 小青龙汤　　C. 桑白皮汤　　D. 葶苈大枣泻肺汤　　E. 凉膈散

13. 百日咳咳嗽的特征有（　　）

A. 昼轻夜重　　B. 病程长　　C. 阵发性痉挛性咳嗽　　D. 发热　　E. 无痰

14. 遗尿肺脾气虚型的首选治方是（　　）

A. 补中益气汤　　B. 缩泉丸　　C. 龙胆泻肝汤　　D. 四君子汤　　E. 参苓白术散

15. 疳证的兼证有（　　）

A. 眼疳　　B. 口疳　　C. 疳肿胀　　D. 疳嗽　　E. 紫癜

三、名词解释（每题2分，共10分）

1. 稚阴稚阳　　2. 纯阳之体　　3. 脾常不足　　4. 鸡胸、龟背　　5. 口糜

四、填空题（每空0.5分，共15分）

1. 钱乙的代表著作是________。
2. 万全的代表著作是________。
3. 世界免疫学的发展是以我国古代儿科医家发明的________接种法为开端的。
4. 痘疹用温补法的学派创始人是________。
5. 我国古代儿科的四大要证是________、________、________、________，现在儿科重点防治的四大疾病是________、________、________、________。
6. 观察小儿指纹包括观察指纹的________、________、________。
7. 肺炎的变证有________、________。
8. 在小儿年龄分期中，________为胎儿期、________为新生儿期、________为婴儿期、________为幼儿期、________为幼童期、________为儿童期、________为青春期。
9. 小儿治疗用药要中病即止，特别是________、________、________、________和________、________之品更需注意。

五、是非题（正确的打"√"，错误的打"×"。每题0.5分，共5分）

1. 小儿指纹淡红是外感风热。（　　）
2. 溢乳可用消乳丸治之。（　　）
3. 指纹透关射甲一定是疾病危重的表现。（　　）
4. 痰热是肺炎喘嗽的主要病理产物。（　　）
5. 过敏性咳嗽的实质是支气管炎。（　　）

6. 生理性腹泻多见于年长儿。(　　)
7. 地图舌多由于胃之气阴不足所致。(　　)
8. 弄舌可为惊风先兆。(　　)
9. 腹痛时腹部触诊可从痛处开始。(　　)
10. 四诊中望神色即望气色。(　　)

六、简答题(共10分)

1. 感冒夹惊的临床特点有哪些?(3分)
2. 湿热泄泻的临床表现、治法、方药各是什么?(4分)
3. 哮喘的辨证分型有哪些?(3分)

七、论述题(每题5分,共10分)

1. 小儿尿频的辨证论治有哪些规律?
2. 麻疹、风疹、幼儿急疹、猩红热如何鉴别?

八、病案分析题(10分)

女婴,1岁,2天前因感冒在外院口服抗病毒口服液,诸症不见好转,咳嗽更加频繁,高热不退,呛咳气急,呼吸困难,口周发绀,鼻扇,喉间痰鸣,烦躁不安,面色苍白,四肢不温,急来我院就诊。查体:T 38.5℃,P 170次/分,R 60次/分,咽腔(-),两肺可闻及较多的细湿啰音,心音低钝,170次/分,律齐,肝肋下锁骨中线处可及3cm,边钝、质硬,舌质紫,苔白,脉微弱疾数。WBC 4×10^9/L,N 0.40,L 0.60。请写出本病的:

1. 诊断:中医病名:
辨证分型:
西医病名:
2. 证候分析:
3. 治法:
4. 方药:
5. 西医抢救原则:

模拟试题(二)

一、单项选择题(在备选答案中选择1个最佳答案,并把它的标号写在题后的括号内。每题1分,共24分)

1. 疳证疳气型的首选治方是(　　)
A. 肥儿丸　B. 健脾丸　C. 资生健脾丸　D. 八珍汤
2. 麻疹出疹期的首选治方是(　　)
A. 宣毒发表汤　B. 清解透表汤　C. 银翘散　D. 沙参麦门冬汤
3. 风寒感冒的首选治方是(　　)
A. 桂枝汤　B. 荆防败毒散　C. 柴葛解肌汤　D. 华盖散
4. 肺炎喘嗽肺脾气虚的首选治方是(　　)
A. 五虎汤　B. 麻杏石甘汤　C. 银翘散　D. 人参五味子汤
5. 流行性腮腺炎热毒蕴结型的首选治方是(　　)
A. 柴胡葛根汤　B. 普济消毒饮　C. 银翘散　D. 宣毒发表汤

6. 小儿急性肾炎诊断的必备诊断条件是（　　）

A. 高血压　B. 血尿　C. 少尿　D. 水肿

7. 2岁小儿的正常体重按公式推算是（　　）kg

A. 10　B. 12　C. 14　D. 16

8. 哮喘发作期热性哮喘的首选治方是（　　）

A. 麻杏石甘汤定合喘汤　B. 小青龙汤合五虎汤　C. 麻杏石甘汤　D. 五虎汤

9. 乙脑邪在气营型的首选治方是（　　）

A. 清瘟败毒饮　B. 银翘散　C. 白虎汤　D. 犀角地黄汤

10. 刘昉的代表著作是（　　）

A.《幼科发挥》　B.《幼幼集成》　C.《幼幼新书》　D.《活幼便览》

11. 5岁男孩，8月15日就诊，以“发热6小时，伴抽搐2次”为代主诉入院。症见：高热，四肢欠温，抽搐，昏睡，呕吐，无大便，舌质红，苔黄厚腻，脉滑数。为迅速明确诊断，请在下列各项中选出你认为应首先检查的项目（　　）

A. 肛拭子查大便常规　B. 脑脊液检查　C. 血常规　D. 尿常规

12. 患儿5岁，突然出现皮肤瘀点、瘀斑，大小不等，色鲜红，大便鲜血，心烦口渴，舌质红，脉数有力。治疗首选方是（　　）

A. 归脾汤　B. 犀角地黄汤　C. 六味地黄丸　D. 知柏地黄丸

13. 通腑泄热是小儿暑温治疗中非常重要的措施，以下哪个方剂应首选（　　）

A. 大承气汤　B. 调胃承气汤　C. 小承气汤　D. 大陷胸汤

14. 湿热熏蒸型胎黄的首选治方是（　　）

A. 茵陈理中汤　B. 茵陈蒿汤　C. 四君子汤　D. 参苓白术散

15. 前囟闭合的时间是（　　）

A. 1岁　B. 2岁　C. 1～1.5岁　D. 2～2.5岁

16. 肺炎喘嗽的病理关键是（　　）

A. 风寒闭肺　B. 痰热闭肺　C. 肺气闭阻　D. 肺脾气虚

17. 肾病脾肾阳虚型的首选治方是（　　）

A. 五苓散　B. 五皮饮　C. 真武汤　D. 小蓟饮子

18. 夏季热上盛下虚的首选治方是（　　）

A. 补中益气汤　B. 金匮肾气丸　C. 温下清上汤　D. 泻白散

19. 湿热泄泻首选治方是（　　）

A. 葛根芩连汤　B. 白头翁汤　C. 藿香正气散　D. 清热泻脾散

20. 小儿年龄分期中，幼儿期为（　　）

A. 1～3岁　B. 1～2岁　C. 1～4岁　D. 3～7岁

21. 小儿年龄分期中，死亡率最高的年龄组为（　　）

A. 婴儿期　B. 围生期　C. 新生儿期　D. 幼儿期

22. 预防佝偻病最简单的方法是（　　）

A. 补充维生素D　B. 多晒太阳　C. 补充钙剂　D. 多喂牛奶

23. 尿频湿热下注型的首选治方是（　　）

A. 萆薢分清饮　B. 八正散　C. 白虎汤　D. 龙胆泻肝汤

24. 遗尿肝经湿热型的首选治方是（　　）

A. 八正散　B. 龙胆泻肝汤　C. 缩泉丸　D. 知柏地黄丸

二、多项选择题（在备选答案中有2～5个是正确的，将其全部选出并将它们的标号写在题后的括号内，错选或漏选均不给分。每题1分，共15分）

1．肾病综合征的诊断条件是（　　）

A．大量蛋白尿　B．高胆固醇血症　C．低蛋白血症　D．高度浮肿　E．高血压

2．水痘的临床特征是（　　）

A．皮疹如水疱　B．有瘙痒感　C．易侵犯粘膜　D．分批出现　E．向心性分布

3．小儿病后易趋康复的原因是（　　）

A．病因单纯　B．反应敏捷　C．生机旺盛　D．脏腑娇嫩　E．脏器清灵

4．流行性腮腺炎腮肿的特征是（　　）

A．以耳垂为中心的漫肿　B．表面发热不发红　C．边缘清楚　D．触之有柔韧感　E．咀嚼食物时胀痛加重

5．肺炎喘嗽症见发热烦躁，咳嗽气喘，鼻煽发绀，喉间痰鸣，声如拽锯，舌红，苔黄厚，脉滑数。首选治方是（　　）

A．五虎汤　B．银翘散　C．葶苈大枣泻肺汤　D．桑菊饮　E．泻白散

6．可获得持久性免疫力的疾病是（　　）

A．麻疹　B．幼儿急疹　C．猩红热　D．水痘　E．流行性腮腺炎

7．小儿暑邪感冒不应出现哪些表现（　　）

A．高热　B．头痛　C．项强　D．鼻塞　E．口吃不利

8．乙脑邪在营血的首选治方是（　　）

A．白虎汤　B．新加香薷饮　C．增液汤　D．犀角地黄汤　E．银翘散

9．猩红热的体征有（　　）

A．杨梅舌　B．帕氏征　C．环口苍白圈　D．贫血性皮肤划痕　E．皮疹瘙痒

10．急性肾衰可见（　　）

A．尿少尿闭　B．呕吐　C．酸中毒　D．氮质血症　E．电解质紊乱

11　在本教科书中容易出现变证的疾病有（　　）

A．肺炎　B．泄泻　C．佝偻病　D．急性肾小球肾炎　E．流行性乙型脑炎

12．宋代具有代表性的儿科医家是（　　）

A．董汲　B．万全　C．钱乙　D．陈文中　E．刘昉

13．万全五脏有余不足的理论高度概括了小儿发病容易的特点，其主要内容是（　　）

A．脾常不足　B．肺常不足　C．心常有余　D．肝常有余　E．肾常虚

14．小儿病理特点传变迅速的具体表现是（　　）

A．脾常不足　B．肺常不足　C．易虚易实　D．易寒易热　E．稚阴稚阳

15．麻疹逆证有（　　）

A．麻毒闭肺　B．麻毒攻喉　C．邪陷心肝　D．麻毒凌心　E．心阳虚衰

三、名词解释（每题1.5分，共7.5分）

1．五迟、五软　2．透关射甲　3．地图舌　4．积滞　5．疳证

四、填空题（每空0.5分，共15分）

1．泄泻脾虚型的首选治方是________。

2．病毒性心肌炎的主要临床表现有________、________、________、________、________、________。

3．2岁小儿的身长是____ cm、头围是____ cm、收缩压是________ mmHg、舒张压是________ mmHg、乳

牙数是________颗。

4．小儿常见的病理脉象有________、________、________、________、________、________。

5．麻疹的治疗原则，疹前期以________为主，出疹期以________为主，恢复期以____为主。

6．夏季热的临床特征是________、________、________、________、________。

7．急惊风发作时常________、________、________、________四证并见。

五、是非题（正确的打“√”，错误的打“×”。每题0.5分，共5分）

1．语言的发育要比运动的发育受环境因素影响大。（ ）

2．麻疹在出疹初期随着皮疹密度的增加体温渐降。（ ）

3．急性肾小球肾炎的合并症大多在病程的早期出现。（ ）

4．面呈红色皆为实热证。（ ）

5．疳肿胀类似西医营养不良性水肿。（ ）

6．水痘不出现在粘膜上。（ ）

7．流行性腮腺炎和发颐均可致腮肿和化脓。（ ）

8．生理性黄疸多在24小时内出现。（ ）

9．幼儿急疹主要特征之一是热退疹出。（ ）

10．疱疹性咽峡炎不属于上呼吸道感染的范畴。（ ）

六、简答题（共13.5分）

1．生理性黄疸的临床特点有哪些？

2．写出泄泻伤阴型的症状、治法和方药。

3．过敏性紫癜的皮疹特点是什么，皮疹之外有哪些表现？

4．“疳”的含义是什么？

七、论述题（每题5分，共10分）

1．泌尿系感染和白日尿频综合征如何鉴别？

2．肾病本证中脾虚湿困和脾肾阳虚两型如何鉴别？

八、病案分析题（共10分）

男童，4岁，1996年8月11日以“高热3天，惊厥3次”为代主诉入院。

现病史：3天前突然高热，头痛，恶心呕吐，嗜睡，在外院口服抗病毒口服液，诸症不见好转，今晨起出现四肢抽搐，两目上翻，牙关紧闭，每次发作持续约15分钟，共抽搐3次。现在症：发热40℃，神昏，烦躁不安，头痛，呕吐，大便秘结，小便短赤，舌质红绛，舌苔黄燥，脉洪数。

查体：T 40℃，P 130次/分，R 30次/分，咽腔红，皮肤粘膜（-），两肺未闻及干湿性啰音，心音正常，130次/分，律齐，肝肋下锁骨中线处可扪及1cm，边锐、质软。项强，克氏征、布氏征、巴氏征均阳性。血常规：WBC 18×10^9/L，N 86%，L 14%，请写出本病的：

1．诊断：中医病名：

辨证分型：

西医病名：

2．证候分析：

3．治法：

4．方药：

模拟试题（三）

一、单项选择题(在备选答案中选择1个最佳答案,并把它的标号写在题后的括号内。每题1分,共20分)

1. 小儿纯阳之体的含义是（　　）
A. 阳常有余　B. 纯阳无阴　C. 发育迅速　D. 邪易化热
2. 2岁小儿的正常血压应为（　　）
A. 84/56mmHg　B. 90/60mmHg　C. 96/64mmHg　D. 79/53mmHg
3. 发作期寒性哮喘兼阳虚的治则为（　　）
A. 补肾固本　B. 温阳健脾，化痰定喘　C. 温肺平喘，补肾摄纳　D. 温肺化痰
4. 患儿11月份患病，起病即发热伴喘咳，三天来，体温持续40℃，精神差，烦躁，上午10点抽搐二次，抽后，呼之不应，舌红绛。其诊断最大可能是（　　）
A. 惊风，湿热疫毒型　B. 乙脑，气营两燔型　C. 肺炎喘嗽，内陷厥阴型　D. 感冒夹惊
5. 婴儿泄泻，呈稀糊带泡沫便，略臭，肠鸣，阵发哭闹，舌苔白腻，其治方首选（　　）
A. 保和丸　B. 参苓白术散　C. 葛根芩连汤　D. 藿香正气散
6. 腹痛涉及的范围较广，其中特别要注意排除的是（　　）
A. 尿道疼痛的干扰　B. 肠道寄生虫所致　C. 急腹症　D. 腹泻引起的腹痛
7. 积滞的乳食积滞证首选方为（　　）
A. 枳实导滞丸　B. 木香大安丸　C. 保和丸　D. 曲麦枳术丸
8. 引起哮喘的主要原因是（　　）
A. 脾虚失运，痰湿内生　B. 肺气虚弱，卫阳不足　C. 脾肺阳虚，湿痰内蕴　D. 感受外邪，引动伏痰
9. 咳嗽不爽，痰黄粘稠，口渴咽痛，伴发热头痛，舌红，苔薄黄，脉浮数，其治方（　　）
A. 金沸草散　B. 桑菊饮　C. 银翘散　D. 清宁散
10. 水肿病，邪陷心肝的主证，那项不对（　　）
A. 头痛眩晕　B. 视物模糊，烦躁　C. 高热不退甚或昏迷　D. 严重者抽搐昏迷
11. 小儿感冒临床尤其注意鉴别的是（　　）
A. 夹惊　B. 夹痰　C. 夹滞　D. 急性传染病的早期
12. 麻疹患儿，壮热烦躁，耳后、颈、面、躯干可见分布密集、均匀的暗红色皮疹，舌红，苔黄，其最合适的治法为（　　）
A. 清热解毒，佐以透发　B. 透发为主，佐以清热解毒　C. 清热解毒透疹并用　D. 清热解毒佐以养阴
13. 患儿持续高热3天，第4天全身出现玫瑰红色疹点，出疹时，体温37℃，皮疹1天之内布满全身，其诊断为（　　）
A. 麻疹　B. 风疹　C. 幼儿急疹　D. 猩红热
14. 水痘毒炽气营的治方为（　　）
A. 清营汤　B. 清胃解毒汤　C. 清瘟败毒饮　D. 黄连解毒汤
15. 患儿3岁，两年来，形体渐消瘦，面色萎黄，毛发稍稀，厌食，精神欠佳，易发脾气，大便时秘，舌苔薄，其首选治方（　　）
A. 保和丸　B. 参苓白术散　C. 曲麦枳术丸　D. 资生健脾丸
16. 小儿感冒夹惊的主要病理是（　　）
A. 神气怯弱　B. 纯阳之体，易于化热　C. 热扰心肝　D. 邪陷厥阴

17. 患儿出生后一周，出现小腿、臀部、面颊等处皮肤僵硬，四肢发凉，面色灰暗，唇色暗红，其治方应为（　　）

A. 参附汤　B. 补阳还五汤　C. 当归四逆汤　D. 金匮肾气丸

18. 夜啼的病因那项不对（　　）

A. 血瘀　B. 脾寒　C. 心热　D. 惊恐

19. 新生儿病理性黄疸，最常见的证型为（　　）

A. 湿热熏蒸　B. 寒湿阻滞　C. 瘀积发黄　D. 湿热内陷营血

20. 慢惊风的病变部位主要在（　　）

A. 心肝肾　B. 脾肾肝　C. 心脾肝　D. 心脾肝肾

二、多项选择题（在备选答案中有2～5个是正确的，将其全部选出并将它们的标号写在题后的括号内。错选或漏选均不给分。每题1.5分，共22.5分）

1. 培元补肾法，主要适用于下列那些疾病（　　）

A. 五迟五软　B. 解颅　C. 遗尿　D. 慢性腹泻　E. 哮喘

2. 肺炎喘嗽后期多见那些证型（　　）

A. 阴虚肺热　B. 营卫不和　C. 表虚不固　D. 气阴两虚　E. 肺脾气虚

3. 肺炎喘嗽内陷厥阴的症状有（　　）

A. 壮热神昏　B. 抽搐，昏迷　C. 汗出肢厥　D. 口唇发绀　E. 舌质红绛

4. 下列哪项属于百日咳咳嗽的范围（　　）

A. 生后百日以内的咳嗽　B. 顿咳　C. 乳嗽　D. 胎嗽　E. 疫嗽

5. 小儿厌食的主要病因是（　　）

A. 饮食不节　B. 长期偏食　C. 喂养不当　D. 疾病影响　E. 药物攻伐

6. 口疮的临床分型有（　　）

A. 脾胃积热　B. 心脾积热　C. 心火上炎　D. 虚火上炎　E. 外感风热

7. 小儿泄泻常证的治方有（　　）

A. 葛根芩连汤　B. 藿香正气散　C. 参苓白术散　D. 附子理中汤合四神丸　E. 木香大安丸

8. 腹痛腹部中寒型的主证有（　　）

A. 阵发腹痛，得温则舒　B. 面色苍白　C. 痛甚则唇色紫暗，肢冷　D. 腹胀拒按　E. 腹痛欲泻

9. 猩红热的病程中及病后可致（　　）

A. 邪毒内陷心肝　B. 心悸　C. 水肿　D. 痹证　E. 喉痹

10. 流行性腮腺炎病变涉及的脏腑有（　　）

A. 肝　B. 脾　C. 心　D. 胆　E. 肾

11. 五迟的病因多属（　　）

A. 先天胎禀不足　B. 肝肾亏虚　C. 后天失养　D. 气血亏虚　E. 脾肾两亏

12. 小儿遗尿常选用的方剂有（　　）

A. 菟丝子散　B. 补中益气汤　C. 缩泉丸　D. 龙胆泻肝汤　E. 八正散

13. 紫癜的特征是（　　）

A. 皮肤可见瘀点瘀斑，压之不褪色　B. 可伴腹痛　C. 可伴衄血、尿血、便血　D. 可伴关节肿痛　E. 多见于婴幼儿

14. 小儿出生后囟门闭合的时间哪项是对的（　　）

A. 后囟2～4个月内　B. 后囟4～6个月内　C. 前囟12～18个月内　D. 前囟10～16个月内　E. 后囟大多在出生后即闭合

15. 鹅口疮白屑的特点是（　　）

A. 白屑先起于口腔两颊及舌上　B. 可蔓延于牙龈，口唇，软硬腭等处　C. 重者可蔓延至鼻道，咽喉，食管　D. 甚至白屑叠叠，阻塞气道　E. 易于清除，但随拭随生

三、名词解释（每题1.5分，共7.5分）

1. 五硬　2. 夜啼　3. 鸡胸　4. 囟填、囟陷　5. 积滞

四、填空题（每空0.5分，共10分）

1.《麻科活人全书》的作者是清代的________；《小儿斑疹备急方论》的作者是北宋的________。
2. "易寒易热"是说在疾病的过程中，由于"________"，故易呈阴伤阳亢，表现热的证候；又由于"________"，机体脆弱，而出现阴寒之证。
3. ________是小儿时期不同于成人最根本的生理特点。
4. 小儿年龄共分________期，胎儿期是从________到分娩，共________周。整个孕期，尤其在胎内________月，若遭不利因素影响，往往可致流产，死胎，先天畸形。
5. 按公式计算，12个月婴儿的体重为________ kg，身高为________ cm，牙齿约为________颗，头围________ cm。
6. 鹅口疮可分为________、________两型，其治方分别选用________和________。
7. 麻疹顺证三期的治疗：疹前期以________为主，见疹后以________为主，恢复期以________为主。

五、是非题（正确的打"√"，错误的打"×"。每题1分，共10分）

1. 小儿死亡率最高的是围生期。（　　）
2. 新生儿出生后24小时内，可任其安眠，不必喂乳。（　　）
3. 水肿水毒内闭的主要临床特征是头晕、头痛、心悸气急、恶心、呕吐等。（　　）
4. 小儿内伤咳嗽临床分为痰热、痰湿、阴虚、气虚等四个证型。（　　）
5. 患儿形体明显消瘦，肚腹鼓胀，易烦躁激动，此属疳证的疳气阶段。（　　）
6. 急慢惊风常热、痰、惊、风四证并出。（　　）
7. 幼儿急疹于发热1～2天热退伴疹出。（　　）
8. 患乙脑后，语言不清，虚烦不宁，夜寐不安，舌红少苔，适用最合适的方剂为青蒿鳖甲汤。（　　）
9. 小儿预防接种开始的时间在1岁以后。（　　）
10. 尿频属脾肾气虚的治方为缩泉丸。（　　）

六、简答题（每题4分，共8分）

1. 急性肾炎与肾病综合征的中医临床分型各有何特点？
2. 如何鉴别新生儿生理性、病理性黄疸？

七、论述题（每题6分，共18分）

1. 如何理解小儿病理"易虚易实"的特点，举例说明。
2. 如何鉴别过敏性紫癜与血小板减少性紫癜？
3. 写出肺炎喘嗽心阳虚衰型的主证、治则和方药。

八、病案分析题（9分）

患儿，李×，男，4岁，1990年8月3日就诊。

现病史：患儿于昨日中午食人未洗甜瓜半个，夜间出现恶心、呕吐、腹痛，晨起6点半发现发热、精神不振，家长自给“退热片”一片口服，1小时后，体温继续升高，烦躁不安，急来医院求治，途中患儿狂躁谵语，呼之不应，抽搐2次，发病后未解大便。

查体：T41℃，R36次/分，HR140次/分，BP120/85mmHg。

发育正常，营养可，呈急性重病容，神志不清，时而烦躁谵语，阵发性四肢抽搐，全身皮肤无皮疹、出血点及黄染，浅表淋巴结不大，肺部听诊无异常，心律齐，无病理杂音，腹软，稍胀，肝脾未触及，肠鸣音稍亢进。舌质红，苔黄厚腻，脉弦数。

周围血象：白细胞 $20.0\times10^9/L$，中性粒细胞85%，淋巴细胞10%，大单核细胞3%。

肛拭子取大便送常规检查：白细胞++，脓细胞++，红细胞+++，粘液++

1．诊断：中医病名：

　　　　辨证分型：

2．证候分析：

3．治法：

4．方药：

参考答案

模拟试题（一）

一、单项选择题

1．C	2．A	3．D	4．C	5．D	6．C	7．B	8．A
9．C	10．B	11．D	12．C	13．C	14．B	15．C	16．C
17．B	18．B	19．D	20．D	21．B	22．C	23．A	24．C
25．A							

二、多项选择题

1．ABCD	2．CD	3．ADE	4．ABCDE	5．ABC	6．ABCD
7．CD	8．ABCD	9．ABCDE	10．ABCDE	11．BCD	12．CD
13．ABC	14．AB	15．ABCDE			

三、名词解释

1．“阴”是指体内精、血、津液等物质；“阳”是指体内脏腑的各种生理功能活动；稚：幼稚、不完善之意。稚阴稚阳说明小儿无论在物质基础与生理功能上，都是幼稚和不完善的。

2．“纯阳”古文原意为四季更换的时令之首，喻其生机旺盛之意。纯阳之体是指小儿在生长发育的过程中，生机旺盛，蓬勃发展，好比旭日初生，蒸蒸日上，欣欣向荣。纯阳只指小儿生长发育迅速，并非有阳无阴的独阳或阳气独亢的盛阳。

3．脾常不足是由于小儿脏腑娇嫩，脾胃功能尚未完善，运化力弱；同时由于小儿生长发育迅速，对水谷精微的需要特别迫切，这样就加重了脾胃的负担，再加之饮食不知自节，饥饱不知自调，护理上稍不注意，就容易出现泄泻、积滞、疳证等脾胃病症。前人把这一现象概括为脾常不足。

4．胸骨高凸者为鸡胸；脊柱高凸，按之不痛者为龟背。

5．满口糜烂，色红作痛者为口糜。

四、填空题

1．《小儿药证直诀》

2．《育婴家秘》

3．人痘

4．陈文中

5．麻疹　天花　惊风　疳证　肺炎　腹泻　佝偻病　贫血

6．部位　颜色　浮沉

7．心阳虚衰　邪陷心肝

8．从受孕到分娩　出生到生后28天　生后28天～1岁　1～3岁　3～7岁　7～12岁　12～18岁

9．大苦　大寒　大辛　大热　有毒　攻伐

五、是非题

1．×　2．×　3．×　4．√　5．×　6．×　7．√　8．√　9．×　10．×

六、简答题

1．答：感冒夹惊的临床特点有：①多发生于半岁至3岁的小儿，4岁以后明显减少，6岁以后极少发生。②抽搐多在发热后24小时内出现；一般只抽搐一次，很少反复抽搐；抽搐持续时间短，容易被控制；抽后神志清醒。③神经系统无异常体征。

2．答：湿热泄泻的临床表现有：大便水样，或如蛋花汤样，泻下急迫，量多，日行10余次，气味秽臭，纳差食少，神倦乏力，心烦不安，口渴引饮，小便短赤，苔黄腻，脉滑数。治法是清热解毒，化湿和中。方用葛根芩连汤。

3．答：哮喘的辨证分型有：发作期分为寒性哮喘、热性哮喘、寒热夹杂、虚实夹杂四种证型。缓解期分为肺气虚弱、脾气虚弱和肾气虚弱三种证型。

七、论述题

1．答：尿频的辨证，关键在于虚实，虚实辨证主要依据病程、病势、小便情况以及全身症状。病程短，起病急，小便频数短赤，尿道灼热疼痛，或见发热恶寒，烦躁口渴，恶心呕吐者，多为实证，湿热下注所致；病程长，起病缓，小便频数，淋漓不尽，但无尿热、尿痛之感，或伴神疲乏力，面白形寒，手足不温，眼睑浮肿者，多为虚证，脾肾气虚所致。病久之后，若见低热，盗汗，颧红，五心烦热等症，则为阴虚内热之证。

本病治疗要分清虚实，实证宜清热利湿，虚证宜温补脾肾或滋阴清热，病程日久或反复发作者，多为虚实夹杂之候，此时要分清虚实之孰多孰少，或以补为主，或以清为主，分清主次，标本兼顾，攻补兼施。治疗要标本兼顾，攻补兼施。但要注意尿频的形成与湿热密切相关，临床上阴虚内热之时，也往往湿热留恋不去，此时的治疗一般较难掌握，滋阴之品，容易滞湿留邪，清利之品，又易耗伤阴液。在临床应用时，应仔细辨别虚实的孰轻孰重，斟酌应用。

2．答：麻疹、风疹、幼儿急疹、猩红热的鉴别如下：

	麻疹	风疹	幼儿急疹	猩红热
发热与出疹关系	发热3~4天出疹，出疹时发热更高	发热1~2天后出疹	持续发热3~5天，热退疹出	发热1~2天出疹
初期症状	发热咳嗽，鼻塞流涕，泪水汪汪畏光羞明	发热恶风，咳嗽流涕，枕后淋巴结肿大	突然高热，全身症状轻微	发热，咽红，咽痛，扁桃体炎
皮疹特点	暗红色斑丘疹，疹间有正常皮肤，发疹有一定顺序，约3天左右出齐	稀疏淡红色小丘疹，先见于面部，24小时内遍及全身	红色斑丘疹，主要散布在躯干、颈部及上肢，24小时内遍及全身	全身皮肤弥漫发红，有均匀、密集的细小红色丘疹，皮疹先见于颈部、腋下、腹股沟，24小时内布满全身
特殊体征	麻疹粘膜斑	无	无	环口苍白圈，杨梅舌，皮肤皱折处呈线状疹
恢复期	糠状脱屑，有色素沉着	无脱屑及色素沉着	无脱屑及色素沉着	可有脱皮，无色素沉着

八、病案分析题

1. 诊断：中医病名：肺炎喘嗽
   辨证分型：心阳虚衰
   西医病名：肺炎合并心衰
2. 证候分析：肺气闭郁血行不畅，血液瘀滞，故咳喘、呼吸困难、发绀；肝主藏血，血瘀于肝，故肝脏肿大；心阳不能运行敷布全身，故面色苍白、四肢欠温；心阳虚衰，鼓动无力，故脉微弱疾数。
3. 治法：温补心阳　救逆固脱。
4. 方药：参附龙牡救逆汤（人参、附子、龙骨、牡蛎、白芍）。
5. 西医抢救原则：保持呼吸道通畅、吸氧、镇静、强心、血管活性药物的应用、利尿。

模　拟　试　题（二）

一、单项选择题

1. C　2. B　3. B　4. D　5. B　6. D　7. B　8. A　9. A　10. C　11. A　12. B　13. B　14. B　15. C　16. C　17. C　18. C　19. A　20. A　21. B　22. B　23. B　24. B

二、多项选择题

1. ABCD　2. ABCDE　3. ABCE　4. ABDE　5. AC　6. ABDE　7. CE　8. CD　9. ABCD　10. ABCDE　11. ABD　12. ACDE　13. ABCDE　14. CD　15. ABC

三、名词解释

1. 五迟是指立迟、行迟、发迟、齿迟、语迟而言；五软是指头项软、口软、手软、脚软、肌肉软而言，属于小儿发育障碍，成长不足的疾患。
2. 小儿指纹透过风、气、命三关而直向指甲为透关射甲，多表示病情危重。
3. 小儿舌苔花剥，经久不愈，状如地图，称为地图舌，多为胃之气阴不足所致。
4. 积滞是由于乳食积滞，停聚不化，气滞不行所形成的一种胃肠疾患，临床以不思乳食，食而不化，腹部胀满，大便不调为特征。

5. 疳证是由于喂养不当或因多种疾病的影响，使脾胃受损，气液耗伤，而致全身虚弱羸瘦，面黄发枯的小儿常见慢性疾患。

四、填空题

1. 参苓白术散
2. 神疲乏力　面色苍白　心悸　气短　肢冷　多汗
3. 84　48　84　56　18～20
4. 浮　沉　迟　数　有力　无力
5. 透　清　养
6. 发热　口渴多饮　多尿　汗闭　秋凉自愈
7. 热　痰　惊　风

五、是非题

1. √　2. ×　3. √　4. ×　5. √　6. ×　7. ×　8. ×　9. √　10. ×

六、简答题

1. 答：生理性黄疸的临床特征是：①一般情况好，精神、食欲、大便正常。②生后2～3天出现，4～7天明显，10～14天消退，未成熟儿可延长到3～4周。③血清胆红素水平<220.59 μmol/L（12.9mg/dL）。
2. 答：泄泻伤阴型的症状有：泻下无度，神萎不振，四肢乏力，眼眶、囟门凹陷，甚则腹凹如舟，皮肤干燥，消瘦，心烦不安，啼哭无泪，口渴引饮，小便短赤，甚则无尿，唇红而干，舌红少津，苔少或无苔，脉细数。治法是酸甘化阴。方用连梅汤。
3. 答：过敏性紫癜的皮疹特点是：大小不等的出血点，压之不褪色，初起鲜红，后转为暗红，好发于四肢远端的伸侧面，呈对称性分布。除紫癜外，还可出现腹痛、便血、关节肿痛、血尿或蛋白尿。
4. 答：疳的含义有二：①疳者甘也，从病因言，是指小儿恣食肥甘厚腻，损伤脾胃形成疳证。②疳者干也，从病机、主证言，是指气液干涸，形体羸瘦。

七、论述题

1. 答：泌尿系感染和白日尿频综合征均有自身的不同特点：

   (1) 泌尿系感染：①病史：有外阴不洁或坐地嬉戏等湿热外侵病史。②症状：起病急，以小便频数，淋漓涩痛，或伴发热、腰痛等为特征，病程较长者可见正虚的表现。需要指出的是小婴儿往往尿急、尿痛等局部症状不突出而仅表现为高热，临证时需要注意。③尿常规：白细胞增多或见脓细胞，可见白细胞管型。肾盏乳头炎或膀胱炎时可见多少不等的红细胞。尿蛋白较少或无蛋白。④中段尿培养：尿细菌培养阳性，但要排除污染，可参考菌落计数，培养菌落数在10^5/L以上可以确诊，若菌落数在10^4～10^5/L为可疑，在10^4/L以下为污染。若经膀胱穿刺取样培养阳性即可确诊，不必参考菌落计数。

   (2) 白日尿频综合征：①年龄：多发生在婴幼儿时期。②症状：醒时尿频，次数较多，甚者数分钟一次，点滴淋漓，但入眠消失。反复发作，无其他痛苦，精神、饮食均正常。③实验室检查：尿常规、尿培养无阳性发现。
2. 答：肾病本证中脾虚湿困和脾肾阳虚两型可以从以下几个方面来鉴别：第一，两者水肿的特点不同：前者水肿较轻，多见于四肢，或无浮肿；后者水肿较重，按之深陷难起，腰腹下肢尤甚，并可出现胸水、腹水。第二：全身症状不同：前者伴有面色萎黄，倦怠乏力，纳少便溏，或胸闷腹胀等脾虚湿困，运化失常，气机不畅之证；后者伴有面色㿠白，畏寒怕冷，四肢不温，小便短少等脾肾阳虚，温煦无权，气化无力之证。第三，蛋白尿轻重程度不同：前者明显，后者较轻。

八、病案分析题

1．诊断：中医病名：小儿暑温
　　辨证分型：邪在气营
　　西医病名：流行性乙型脑炎
2．证候分析：暑邪化火入营，气营同病，气分热重则高热不退。邪入营分则心肝受病，心主神明，肝主筋，邪入心包，故昏迷不醒；邪入肝经，引动肝风，故反复惊厥。头痛、呕吐为热毒上攻，胃失和降所致。大便秘结、小便短赤为气分热甚，津液被灼之候。舌脉均为邪在气营之象。
3．治法：清气凉营，泻火涤痰。
4．方药：清瘟败毒饮加减（生石膏　知母　犀角　生地　丹皮　黄连　黄芩　栀子　大青叶　淡竹叶　薄荷　连翘　菖蒲）。

模 拟 试 题（三）

一、单项选择题

1．C　2．A　3．C　4．C　5．D　6．C　7．C　8．D　9．B　10．C　11．D
12．A　13．C　14．B　15．D　16．C　17．C　18．A　19．A　20．B

二、多项选择题

1．ABCDE　2．AE　3．ABDE　4．BE　5．ABCDE　6．ACDE　7．ABCD　8．ABC
9．BCD　10．AD　11．ABCDE　12．ABCD　13．ABCD　14．ACE　15．ABCD

三、名词解释

1．五硬是指小儿头项硬、口硬、手硬、足硬和肌肉硬。
2．小儿夜间哭闹不安为夜啼。
3．胸骨高突为鸡胸。
4．囟门高凸称囟填。囟门下陷如坑为囟陷。
5．积滞是指小儿内伤乳食，停聚不化，气滞不行所形成的一种胃肠疾患。临床以不思乳食，食而不化，腹部胀满，大便不调等为特征。

四、填空题

1．谢玉琼　董汲
2．稚阴未长　稚阳未充
3．生长发育
4．7　受孕　40　前3个
5．9.6　75　6～8　46
6．心脾积热　虚火上炎　清热泻脾散　知柏地黄丸
7．透　清　养阴

五、是非题

1．✓　2．×　3．×　4．✓　5．×　6．✓　7．×　8．×　9．×　10．✓

六、简答题

1. 答：急性肾炎多属阳水范畴，临床以风水相搏和湿热内侵型比较多见。肾病综合征则属阴水的范畴，临床以肺脾气虚及脾肾阳虚两型较多见。
2. 答：生理性黄疸的临床特征是：出生后 2～3 天出现黄疸，10～14 天消退，一般情况良好。食欲尚可，二便正常，且无其他临床症状。

病理性黄疸的特征是：生后 24 小时内或至 1 周后出现黄疸，2～3 周后不消退，甚至继续加深，或退而复现，且伴精神萎靡，食欲不振，大便颜色异常等临床症状。

七、论述题

1. 答："易虚易实"是指小儿一旦患病，则邪气易实而正气易虚。实证可迅速转化为虚证，或出现虚实并见，错综复杂的证候。如偶患感冒，可很快转为肺炎喘嗽，出现咳嗽、气急、鼻煽，涕泪俱无等肺气闭塞之象。若不及时处理则可迅速出现正虚邪陷，心阳不振，气滞血瘀，虚中有实之象。又如婴幼儿泄泻，原为外感时邪或内伤乳食的实证，但常易迅速出现液脱阴伤或阴竭阳脱的危候。
2. 答：过敏性紫癜与血小板减少性紫癜均以皮肤紫癜为主要表现，但两者的病因病理、紫癜形态、分布、伴随症状及实验检查结果均有不同，其鉴别如下：

   过敏性紫癜：皮肤紫癜呈对称性分布，分批出现，大小不等，高出皮面，可伴痒感，伴随症状有腹痛、便血、尿血、关节肿痛。实验室检查：血小板计数正常。

   血小板减少性紫癜：紫癜分布广泛，不对称，无明显分批性，不高出皮面，无痒感，常伴鼻衄，齿衄，球结膜下出血，严重者可致颅内出血。实验室检查：血小板计数减少。
3. 答：主证：突然面色苍白而青，口唇发紫，呼吸浅促，额汗不温，四肢厥冷，虚烦不安，右胁下并可出现瘀块，舌苔薄白，质略紫，脉象微弱疾数。

   治法：温补心阳，救逆固脱（温阳救逆，或回阳救逆均可）。

   方药：参附龙牡救逆汤（参附汤也可）：人参　附子　龙骨　牡蛎　白芍　甘草。

八、病案分析题

1. 诊断：中医病名：疫毒痢

   辨证分型：毒邪内闭型
2. 证候分析：患儿食入不洁之食物，使邪毒内蕴肠胃，扰乱胃腑，气逆上冲则恶心呕吐；气机阻滞不通则腹痛；毒邪无下泄之机，化热化火，内窜营分，蒙闭心包，引动肝风则症见高热，狂躁谵语，神昏，抽搐。
3. 治则：清肠解毒，泄热开窍。
4. 方药：黄连解毒汤为主加味治疗。黄连　黄芩　黄柏　栀子　白头翁　生大黄　枳实。

（翟文生）

附 2：中西医结合儿科病历和体格检查特点

住院病历是病人在医院中的档案，是用于记载病人在住院过程中的生活习性、病情、诊断、治疗及预后等中西医医疗实践的案卷。它为医疗、教学、科研提供第一手资料。病历书写直接反映医疗及护理质量的水平，是临床工作者必须掌握的基本功。一份好的病历，必须真实客观地反映患儿的病情发展和诊疗的全过程，体现整体观念和处方用药的合理性。按中、西医两套方法（望、闻、问、切及视、触、叩、听）记录，并根据医技科室检查结果，进行合理的分析，得出正确结论。

一、问诊

小儿多不能自述病史，应由家长或保育人员代诉，所以要注意其可靠性。可根据需要加以必要的提示、追问和引导，但不能暗示。危重病儿应边检查边询问，以便及时进行抢救，待病情稳定后再详细询问病史。

1. 一般记录：患儿的姓名，性别，实足年龄，出生年、月、日，出生地，民族，家庭住址，邮政编码，入院时间，病史采集时间，病史陈述者及其陈述的可靠程度，发病节气（记录急性疾患发病或慢性疾患急性发作的节气），病案号。

2. 主诉：为最主要的症状、体征发生的部位及持续时间。文字应简明，尽量不超过 20 个字。

3. 现病史：是病历的重要部分。引申主诉，记录发病到就诊之前疾病发生、发展及诊治的详细过程。询问时用通俗易懂的语言，记录时用医学术语。其内容包括：发病情况，主要症状的特点及发展变化，入院前检查，诊断结果及治疗经过，治疗反应，伴随症状，发病以来精神、饮食、二便、睡眠等变化情况（结合中医“十问”要求加以记录）。

4. 既往史。

5. 个人史。

6. 过敏史。记录药物、食物及其他过敏情况。

7. 家族史。

既往史、个人史、家族史的问诊内容详见四诊概要。

二、望、闻、切诊

1. 神色形态：包括神态、精神、体态及气色。

2. 声息气味：包括语言、呼吸、咳喘、呕恶、太息、呻吟、腹鸣及各种气味。

3. 皮肤毛发：毛发的疏密、色泽、分布，肌肤温度、湿度、弹性以及有无斑疹、疮疡、瘰疬、肿块、浮肿等。

4. 舌象：舌体（形、态），舌质（色、瘀点、瘀斑），舌苔（苔形、苔色、津液），舌底脉络（颜色、形态）。

5. 脉象：寸口脉，必要时切人迎脉、趺阳脉。3 周岁以下小儿察指纹（风、气、命三关定位、色泽、形态、沉浮）。

头面五官、颈项、胸腹部、腰背、四肢爪甲、前后二阴及排泄物的内容描写术语详见四诊概要。

三、体格检查

1. 一般测量：包括体重、身长（高）、头围、胸围等以及体温、呼吸、脉搏和血压的测量。

（1）体温的测量：应在安静、未进食进水状态下测量。方法有：

①口表：适用于较大儿童。但在儿科已很少应用。

②腋表：方法简单，易为小儿接受，试表时间不应少于 5 分钟，正常腋温为 36～37℃。

③肛表：较准确，且需时较短，但对小儿有一定刺激，并应注意清洁消毒问题。正常肛温为 36.5～37.5℃。

④半导体体温计：于颈动脉处试表，约半分钟即可得结果。

（2）脉搏、呼吸的测定：婴幼儿易受各种因素影响，如哭闹时脉搏加快，故应在安静合作的情况下计数。

（3）血压的测量：测血压袖带应为上臂长度的 2/3，若过宽测得数据偏低，过窄则偏高。不同年龄小儿的血压正常值可用下列公式大致推算：

收缩压（mmHg）＝80＋（年龄×2）

舒张压（mmHg）＝收缩压×2/3

2．一般外表：在整个检查过程中注意小儿营养状况、病容、表情、体位、哭闹、发热及发绀等。

3．皮肤：应在明亮自然光线下检查。首先观察皮肤颜色，有无黄染、皮疹、紫癜、色素沉着、瘢痕等，注意皮肤弹性和皮下脂肪的厚薄，皮下有无结节及水肿等。

4．淋巴结：触诊浅表淋巴结（颌下、耳后、枕部、颈部、腋窝及腹股沟），注意其大小、硬度、活动度、有无压痛等。

5．头部：注意头颅大小、形态，囟门及骨缝是否闭合。眼部有无浮肿、充血、黄染及瞳孔的形态、大小、对光反射等。鼻部有无异常分泌物及鼻翼扇动。耳部有无脓性分泌物及疖肿，乳突有无压痛。唇周有无发绀及口唇色泽。口腔注意粘膜、牙齿、舌和咽部的情况及扁桃体有无肿大渗出物等。

6．颈部：注意有无颈强直、畸形及颈静脉充盈等。

7．胸部：注意形态有无异常，如鸡胸、漏斗胸、桶状胸、串珠肋、郝氏沟、肋缘外翻等。

（1）肺部：注意观察呼吸的频率、深度、节律及有无呼吸困难及三凹征；触诊注意双侧语颤有无增强、减弱及摩擦感；叩诊是否为清音，有无浊音及实音；听诊有无呼吸音增强或减弱，有无干、湿性啰音及胸膜摩擦音。

（2）心脏：注意有无心前区隆起，心尖搏动是否弥散，心脏搏动的性质及位置。叩诊可粗略估计心界的大小。叩诊时应注意：①用力要轻；②小儿一般只叩左右界；③在判断结果时需结合年龄特点（见下表）。听诊注意心音的强弱，心率的快慢和心律是否整齐。心脏有杂音时，注意杂音的性质、响度、部位及传导方向等。

小儿各年龄的心界

年龄	左界	右界
1 岁以内	左乳线外 1～2cm	沿右胸骨旁线
1^{+}～5 岁	左乳线外 1cm	右胸骨旁线与右胸骨线之间
5^{+}～12 岁	乳线上或乳线内 0.5～1cm	接近右胸骨线
12 岁以后	乳线内 0.5～1cm	右胸骨线

注：胸骨旁线即胸骨线与乳线之间的中线

8．腹部：除一般内科要求的项目外，新生儿应检查脐部，观察有无出血、炎症、渗出物或脐疝等。检查时应设法取得小儿的合作，且检查者的手应温暖，手法轻柔，以避免因刺激引起哭闹，判断有无压痛，应密切注意病儿的表情。正常婴幼儿肝脏可在肋缘下触及 1～2cm，柔软而无压痛，4 岁以后则渐缩入肋下，少数人在右肋线下仍能触及，一般不超过 1cm。在婴儿期偶可摸到脾脏边缘。

9．脊柱及四肢：注意有无畸形及躯干、四肢比例是否失调，有无佝偻病的体征。

10．肛门及外生殖器：有无隐睾及鞘膜积液、包皮过紧，尿道有无分泌物，有无畸形及疝等。

11．神经系统：检查各种生理及病理反射，如腹壁反射、提睾反射、巴氏征、布氏征、克氏征等。

四、实验室检查

记录入院时已取得的各种实验室检查结果及特殊检查结果。

五、四诊摘要

将四诊所得资料进行全面、系统、扼要的归纳。包括起因、病程、症状概述及有关阳性体征。

六、辨证分析

以四诊摘要为依据，要求从四诊、病因病机、证候分析、病证鉴别、病势演变等方面连行书写。要求思路清晰，有理有据，明确病位、证候属性、标本缓急、虚实程度，要有辨证结论。一般可按诊断、鉴别诊断、病因病机、证候分析、病位病性、标本虚实、辨证结论、预后转归顺序书写。如为证型鉴别，则应放在辨证结论之后书写。

七、西医诊断依据

指主要疾病的诊断依据。一般应包括病史、症状和体征，有关实验室及其他检查结果。

八、入院诊断

中医诊断：有几个病（证）写几个病（证），病名及证候诊断要准确。

西医诊断：写在中医诊断的下方，有几个病写几个病，病名应规范。凡超过两种以上疾病诊断者，应按主次顺序排列。

九、治则治法方药

治则是治疗的指导原则，治法是指具体的治疗方法。

方药：运用成方要写出方名及加减，自拟方可不写方名。处方药物要求每行写四味药，药物名称右上角注明特殊煎服法，右下角写剂量，必要时写明煎法与服法。

十、辨证调护

指医师对护理级别、调养、给药、饮食等方面的具体要求。

（任献青）

附 3：7 岁以下儿童体重、身高、头围、胸围正常参考值

年龄	体重(kg)		身高(cm)		头围(cm)		胸围(cm)	
	男	女	男	女	男	女	男	女
初生	3.21	3.12	50.2	49.6	33.9	33.5	32.3	32.2
1 月～	4.90	4.60	56.5	55.6	37.8	37.1	37.3	36.5
2 月～	6.02	5.54	60.1	58.8	39.6	38.6	39.8	38.7
3 月～	6.74	6.22	62.4	61.1	40.8	39.8	41.2	40.1
4 月～	7.36	6.78	64.5	63.1	42.0	40.9	42.3	41.1
5 月～	7.79	7.24	66.3	64.8	42.8	41.8	43.0	41.9
6 月～	8.39	7.78	68.6	67.0	43.9	42.8	43.9	42.9
8 月～	9.00	8.36	71.3	69.7	45.0	43.8	44.9	43.7
10 月～	9.44	8.80	73.8	72.3	45.7	44.5	45.6	44.4
12 月～	9.87	9.24	76.5	75.1	46.3	45.2	46.2	45.1
15 月～	10.38	9.78	79.2	77.9	46.8	45.8	47.1	45.9
18 月～	10.88	10.33	81.6	80.4	47.4	46.2	47.8	46.7
21 月～	11.42	10.87	84.4	83.1	47.8	46.7	48.4	47.3
2.0 岁～	12.24	11.66	87.9	86.6	48.2	47.2	49.4	48.2
2.5 岁～	13.13	12.55	91.7	90.3	48.8	47.7	50.2	49.1
3.0 岁～	13.95	13.44	95.1	94.2	49.1	48.1	50.9	49.8
3.5 岁～	14.75	14.26	98.5	97.3	49.6	48.5	51.7	50.6
4.0 岁～	15.61	15.21	102.1	101.2	49.8	48.9	52.3	51.2
4.5 岁～	16.49	16.12	105.3	104.5	50.1	49.2	53.0	52.0
5.0 岁～	17.39	16.79	108.6	107.6	50.4	49.4	53.8	52.4
5.5 岁～	18.30	17.72	111.6	110.8	50.6	49.6	54.6	53.2
6～7 岁	19.81	19.08	116.2	115.1	50.9	50.0	55.8	54.1

附 4:常见传染病的潜伏期、隔离期和检疫期参考表

病名	潜伏期(常见)	隔离期	接触者检疫期
水痘	10～21 日(13～17 日)	隔离至全部皮疹干燥、结痂、脱落为止,不得少于发病后 2 周	医学观察 21 日
麻疹	6～12 日(10～21 日)	隔离至出疹后 5 日,合并肺炎者延长隔离至出疹后 10 日	易感者医学观察 21 日
风疹	5～25 日(10～21 日)	隔离至出疹后 5 日	不检疫
流行性腮腺炎	8～30 日(14～21 日)	隔离至症状和体征消失为止或发病后 10 日	医学观察 21 日
流行性感冒	数小时～4 日(1～2 日)	隔离至症状消失为止或热退后 2 日	大流行期间,集体机构人员应检疫 4 日
猩红热	1～7 日(2～4 日)	隔离至接受治疗后 7 日	医学观察 7 日
白喉	1～7 日(2～4 日)	隔离至症状消失后咽拭子培养 2 次阴性为止或症状消失后 14 日	医学观察 7 日
百日咳	2～21 日(7～10 日)	隔离至发病后 40 日或痉咳后 30 日	医学观察 21 日
流行性脑脊髓膜炎	1～7 日(2～3 日)	隔离至症状消失后 3 日或发病后 7 日	医学观察 7 日
流行性乙型脑炎	4～21 日(10～14 日)	隔离至体温正常为止	不检疫
脊髓灰质炎	3～35 日(5～14 日)	隔离期不少于发病后 40 日	集体机构儿童检疫 35 日
病毒性肝炎	甲型 15～40 日(3～4 周)　乙型 2～6 月(60～160 日)	隔离自发病日起不少于 30 日	密切接触者检疫 40 日
细菌性痢疾	数小时～7 日(2～4 日)	隔离至症状消失后粪便培养连续 3 次阴性为止	医学观察 7 日
阿米巴痢疾	4 日～1 年(7～14 日)	隔离至症状消失后粪便检查连续 3 次阴性为止	不检疫
伤寒	5～40 日(7～14 日)	隔离至体温正常后 15 日为止,或症状消失,停药 3 日后大便培养连续 3 次阴性为止	医学观察 25 日
副伤寒	2～15 日(6～8 日)	同伤寒	医学观察 15 日

续表

病名	潜伏期(常见)	隔离期	接触者检疫期
霍乱、副霍乱	数小时～7日(1～3日)	隔离至症状消失后,大便培养连续3次阴性为止,或自发病日起至少2周	医学观察5日,并大便培养3次阴性
流行性斑疹伤寒	5～21日(10～14日)	彻底灭虱,或体温正常后12日解除隔离	彻底灭虱,医学观察15日
恶性疟疾	7～15日(12日)	不隔离,住室内应防蚊、灭蚊	不检疫
间日疟、卵形疟	10～20日(13～15日)(长潜伏期原虫可达6个月以上)	不隔离,住室内应防蚊、灭蚊	不检疫
三日疟	14～45日(21～30日)	不隔离,住室内应防蚊、灭蚊	不检疫
流行性出血热	4～60日(7～14日)	隔离至急性症状消失为止	不检疫
布氏杆菌病	3日～1年(14日)	隔离至临床症状消失为止	不检疫
钩端螺旋体病	3～28日(10日)	隔离治疗至痊愈为止	不检疫
肺鼠疫	数小时～3日(1～3日)	隔离至症状消失后痰液培养3次阴性	
狂犬病	10日～1年以上(12～99日)	病程中隔离治疗	不检疫,被可疑狂犬咬伤后注射疫苗

附 5:预防接种程序参考表

免疫制剂名称	接种对象	接种方法及剂量	初种和复种时间	免疫期	备注
卡介苗	初生婴儿及结核菌素试验阴性儿童	皮内注射每次 0.1mL	初种:出生 24~48 小时 复种:3~4 岁、7~8 岁、11~12 岁(结核菌素试验阴性者)	3 ~ 4 年	
脊髓灰质炎减毒活疫苗	2 足月龄~7 足岁	先服Ⅰ型糖丸 1 粒,间隔 1 月后再同时服Ⅱ、Ⅲ型各一粒	初服:2 足月龄婴儿 加服:1、2、7 足岁时剂量同初服	3 年以上	切忌用热开水吞服
百日咳菌苗、白喉类毒素、破伤风类毒素三联	3 足月龄~4 足岁	皮下注射 0.25 ~ 0.5mL,共 3 次,每次间隔 1~3 个月	初种:3 足月龄婴儿 复种:第 2 年、4 足岁时各加强 1 次		如为 5 足月龄开始全程,则第 1 次加强在 3 足岁
麻疹减毒活疫苗	8 足月龄以上易感儿童	皮下注射 0.35mL	初种:8 足月婴儿 复种:小学一年级学生	4 ~ 6 年以上	丙球注射后至少间隔 1~3 个月才能注射本疫苗
流行性乙型脑炎灭活疫苗	1 足岁以上儿童	皮下注射 2 次,间隔 7~10 天,学龄前儿童全程和加强均为 0.5mL, 小学生为 1.0mL	初种:1 足岁开始 加强:次年,小学一、四年级各加强 1 次	1 年	
伤寒、副伤寒甲乙三联死菌苗	疫点周围人群(2 岁以上儿童)	皮下注射全程 3 次,每次间隔 7~10 天,剂量 2~6 岁分别为 0.2、0.4、0.4mL;7~14 岁的量为 0.3、0.6、0.6mL; 15 岁以上 0.5、1.0、1.0mL	每年加强 1 次,连续 3 年(加强剂量为 2~6 岁 0.4mL, 7 ~ 14 岁 0.6mL, 15 岁以上 1.0mL)	1 年	可采用皮内注射法,剂量均为 0.1mL 加强时每年 1 次,连续 2 年
霍乱死菌苗	疫区儿童	皮下注射 2 次,间隔 7~10 天,剂量 6 岁以下 0.2、0.4mL,7~14 岁 0.3、0.6mL;15 岁以上 0.5、1.0mL	每年加强 1 次(加强剂量为 6 岁以下 0.4 mL, 7~14 岁 0.5mL,15 岁以上 1.0mL)	3 ~ 6 个月	要求在流行前 1 月完成

续表

免疫制剂名称	接种对象	接种方法及剂量	初种和复种时间	免疫期	备注
流行性斑疹伤寒死疫苗	疫区儿童	皮下注射全程3次，每次间隔5～10天，剂量14岁以下0.3～0.4、0.6～0.8、0.6～0.8mL，15岁以上0.5、1.0、1.0mL	每年加强1次(加强剂量为14岁以下0.6～0.8mL，15岁以上1.0mL)	1年	
狂犬病死疫苗	被狂犬、疑似狂犬的动物咬伤、抓伤者	肌内注射全程10针，即被咬伤后0、1、2、3、7、10、14、20、30、90天各1次，每次1支疫苗			和抗狂犬病血清40U/kg联合应用(将抗血清先作过敏试验，再于伤口滴注，局部浸润注射，剩余的血清可肌内注射)可提高预防效果。伤口及早处理
冻干流行性脑脊髓膜炎多糖体疫苗(A群)	与患者密切接触的3～14岁儿童	皮下注射0.5mL		1年左右	作应急接种用的制剂用稀释液稀释
精制白喉抗毒素	与白喉患者密切接触而锡克反应阳性的体弱儿	皮下或肌内注射1000～2000U		3周	可和白喉类毒素0.5mL分别注射，达到联合预防作用。注前先作过敏试验
精制破伤风抗毒素	受伤后有发生破伤风可能者	5年内未经破伤风类毒素全程免疫者，皮下或肌内注射1500～3000U，伤口严重者加倍量		3周	可和破伤风类毒素0.5mL同时分别注射，注前先作过敏试验

附6：正常小儿临床检验参考值

（一）小儿各年龄血液细胞参考值（均数）

测定项目	第1日	2～7日	2周	3月	6月	1～2	4～5岁	8～14岁
白细胞（$\times10^9$/L）	20	15	12	…	12	11	8	
中性粒细胞	0.65	0.40	0.35	…	0.31	0.36	0.58	0.55～0.65
嗜酸与嗜碱粒细胞	0.03	0.05	0.04	…	0.03	0.02	0.02	0.02
淋巴细胞	0.20	0.40	0.55	…	0.60	0.56	0.34	0.30
单核细胞	0.07	0.12	0.06	…	0.06	0.06	0.06	0.06
未成熟白细胞	0.10	0.03	0	…	0	0	0	0
红细胞（$\times10^{12}$/L）	5.7～6.4	5.2～5.7	4.2	3.9	4.2	4.3	4.4	4.5
有核红细胞	0.03～0.10	0.03～0.10	0	0	0	0	0	0
网织红细胞	0.03～	…	0.003	0.015	0.005	0.005	0.005	…
红细胞平均直径（μm）	8.0～8.6	…	7.7	7.3	…	7.1	7.2	…
血红蛋白（g/L）	180～195	163～180	150	111	123	118	134	139
红细胞压积	0.53	…	0.43	0.34	0.37	0.37	0.40	0.41
红细胞平均体积（MCVfl）	35	…	34	29	28	29	30	31
红细胞平均血红蛋白浓度（MCHC）	0.32	…	0.34	0.33	0.33	0.32	0.33	0.34
血小板（$\times10^9$/L）	150～250			250	250～300			

（二）小儿脑脊液正常参考值

测定项目		法定单位	旧单位
压力	新生儿	290～780Pa	30～80mmH_2O
	儿童	690～1765Pa	70～180mmH_2O
细胞数			
红细胞	<2周	675×10^6/L	675/mm^3
	>2周	$0～2\times10^6$/L	0～2/mm^3
白细胞（多为淋巴细胞）	婴儿	$0～20\times10^6$/L	0～20/mm^3
	儿童	$0～10\times10^6$/L	0～10/mm^3
蛋白			
定性（Pandy 试验）		阴性	阴性
定量	新生儿	200～1200mg/L	20～120mg/dL
	儿童	＜400mg/L	＜40mg/dL
糖	婴儿	3.9～4.9mmol/L	70～90mg/dL
	儿童	2.8～4.4mmol/L	50～80mg/dL
氯化物	婴儿	111～123mmol/L	111～123mEq/L
	儿童	118～128mmol/L	118～128mEq/L

（三）尿液检查正常参考值

测定项目		法定单位	旧单位
蛋白	定性	阴性	阴性
	定量	<40 mg/24h	<40 mg/24h
糖	定性	阴性	阴性
	定量	<2.8 mmol/24h	<0.5 g/24h
尿胆原	定性	阴性或弱阳性	阴性或弱阳性
	定量	<6.72 μ mol/24h	<4 mg/24h
酮体	定性	阴性	阴性
	定量	0.34～0.85 mmol/24h	20～50 mg/24h
比重		1.010～1.030	1.010～1.030
渗透压		婴儿 50～700 mmol/L	50～700 mOsm/L
		儿童 300～1400 mmol/L	300～1400 mOsm/L
氢离子浓度		0.01～32 μ mol/L	4.5～8.0 pH
		（平均 1.0 μ mol/L）	（平均 6.0）
沉渣			
白细胞		<5 个/HP	<5 个/HP
红细胞		<3 个/HP	<3 个/HP
管型		无或偶见	无或偶见
Addis 计数			
白细胞		<100 万/12h	<100 万/12h
红细胞		0～50 万/12h	0～50 万/12h
管型		0～5000/12h	0～5000/12h
尿液化学检测			
钠		95～310 mmol/24h	2.2～7.1 g/24h
钾		35～90 mmol/24h	1.4～3.5 g/24h
氯		80～270 mmol/24h	2.8～9.6 g/24h
钙		2.5～10 mmol/24h	100～400 mg/24h
磷		16～48 mmol/24h	0.5～1.5 g/24h
镁		2.5～8.3 mmol/24h	60～200 mg/24h
肌酸		0.08～2.06 mmol/24h	15～36 g/24h
肌酐		0.11～0.132 mmol/24h	12～15 mg/(kg·24h)
尿素		166～580 mmol/24h	15～36 g/24h
淀粉酶		80～300 U/h(somogyi 法)	<64U(温氏)
17-羟类固醇		婴儿 1.4～2.8 μ mol/24h	0.5～1.0 mg/24h
		儿童 2.8～15.5 μ mol/24h	1.0～5.6 mg/24h
17-酮类固醇		<2 岁<3.5 μ mol/24h	<1 mg/24h
		2～12 岁 3.5～21 μ mol/24h	1～6 mg/24h

（四）血液生化检查正常参考值

测定项目	法定单位	法定→旧	旧单位
总蛋白(P)	60～80 g/L	×0.1	6～8 g/dL
白蛋白(P)	34～54 g/L	×0.1	3.4～5.4 g/dL
球蛋白(P)	20～30 g/L	×0.1	2～3 g/dL
蛋白电泳(S)			
白蛋白	0.55～0.61	×100	55%～61%
α_1 球蛋白	0.04～0.05	×100	4%～5%
α_2 球蛋白	0.06～0.09	×100	6%～9%
β球蛋白	0.09～0.12	×100	9%～12%
γ球蛋白	0.15～0.20	×100	15%～20%
纤维蛋白原(P)	2～4 g/L	×0.1	0.2～0.4 g/dL
α_1-抗胰蛋白酶(S)	1.5～2.5	×100	150～250 mg/dL
C反应蛋白(S)	68～8200 μg/L	×1	68～1800 ng/dL
免疫球蛋白 A(S)	140～2700 mg/L	×0.1	14～270 mg/dL
免疫球蛋白 G(S)	5～16.5 g/L	×0.1	500～1650 mg/dL
免疫球蛋白 M(S)	500～2600 mg/L	×0.1	50～260 mg/dL
补体 C_3(S)	600～1900 mg/L	×0.1	60～190 mg/dL
铜蓝蛋白(S)	0.2～0.4 g/L	×100	200～400 mg/dL
转铁蛋白(S)	2～4 g/L	×100	200～400 mg/dL
铁蛋白(S)	7～140 μg/L	×1	7～140 ng/ml
红细胞原卟啉	<0.89 μ mol/LRBC	×56.26	<50 μg/dL
葡萄糖(空腹 B)	3.3～5.5 mmol/L	×18	60～100 mg/dL
胆固醇(P·S)	2.8～5.2 mmol/L	×38.7	110～200 mg/dL
甘油三酯(S)	0.23～1.24 mmol/L	×88.54	20～110 mg/dL
血气分析(A·B)			
氢离子浓度	35～50 nmol/L	……	7.3～7.45 pH
二氧化碳分压	4.7～6 kPa	×7.5	35～45 mmHg
二氧化碳总含量	20～28 mmol/L	×1	20～28 mEq/L
氧分压	10.6～13.3 kPa	×7.5	80～100 mmHg 新生儿 60～90 mmHg
氧饱和度	0.91～0.97 mol/mol 0.6～0.85(V)	×100	91～97% 60～85%
标准重碳酸盐	20～24 mmol/L	×1	20～24 mEq/L
缓冲碱	45～52 mmol/L	×1	45～52 mEq/L
碱剩余	−4～+2 mmol/L 婴儿−7～−1mmol/L	×1	−4～+2 mEq/L −7～−1 mEq/L
二氧化碳结合力	18～27 mmol/L	×2.24	40～60 Vol%
阴离子间隙	7～16 mmol/L	×1	7～16 mEq/L
血清电解质、无机盐和微量元素			
钠	135～145 mmol/L	×1	135～145 mEq/L

续表

测定项目	法定单位	法定→旧	旧单位
钾	3.5～4.5 mmol/L	×1	3.5～4.5 mEq/L
氯	96～106 mmol/L	×1	96～106 mEq/L
磷	1.3～1.8 mmol/L	×3.1	4～5.5 mg/dL
钙	2.2～2.7 mmol/L	×4.0	8.8～10.8 mg/dL
镁	0.7～1.0 mmol/L	×2.43	1.8～2.4 mg/dL
锌	10.7～22.9 μmol/L	×6.54	70～150 μg/dL
铜	12.6～23.6 μmol/L	×6.355	80～150 μg/dL
铅	<1.45 μmol/L	×20.7	<30 μg/dl
铁	9.0～28.6 μmol/L	×5.58	50～160 μg/dL
铁结合力	45～72 μmol/L	×5.58	250～400 μg/dL
尿素氮(B)	1.8～6.4 mmol/L	×2.8	5～18 mg/dL
肌酐(S)	44～133 μmol/L	×0.0113	0.5～1.5 mg/dL
氨(B)	29～58 μmol/L	×1.7	50～100 μg/dL
总胆红质(S)	3.4～17.1 μmol/L	×0.059	0.2～1.0 mg/dL
直接胆红质(P)	0.50～3.4 μmol/L	×0.059	0.03～0.2 mg/dL
凝血酶时间(P)	15～20 s	……	15～20 s
凝血酶原时间	12～14 s	……	12～14 s
凝血酶原消耗时间(S)	>35 s	……	>35 s
抗溶血性链球菌素 O	……	……	<500 U
血清酶			
脂肪酶	18～128 U/L	×1	18～128 U/L
淀粉酶	35～127 U/L	×1	35～127 U/L
γ-谷氨酰转肽酶	5～32 U/L	×1	5～32 U/L
谷丙转氨酶(赖氏)	<30 U/L	×1	<30 U/L
谷草转氨酶(赖氏)	<40 U/L	×1	<40 U/L
乳酸脱氢酶	60～250 U/L	×1	60～250 U/L
碱性磷酸酶(金氏)	106～213 U/L	×1	106～213 U/L
酸性磷酸酶(金氏)	7～28 U/L	×1	7～28 U/L
肌酸磷酸酶	5～130 U/L	×1	5～130 U/L
血清激素			
促肾上腺皮质激素	25～100 μg/L	×1	25～100 Pg/mL
皮质醇(口服 8 am)	138～635 nmol/L	×0.0362	5～23 μg/dL
	8 pm 为 8 am 值的 50%		
C-肽(空腹)	0.5～2 μ g/L	×1	0.5～2 ng/mL
胰岛素(空腹)	7～24 mU/L	×1	7～24 μ U/L
三碘甲状腺原氨酸(T_3)	1.2～4.0 nmol/L	×65.1	80～260 ng/dL
甲状腺素(T_4)	90～194 nmol/L	×0.078	7～15 μ g/dL
促甲状腺激素(TSH)	2～10 mU/L	×1	2～10 μ U/mL
抗利尿激素(血渗透压正常时)	1～7 ng/L	×1	1～7 Pg/mL

注:(A)指动脉血;(B)全血;(P)血浆;(S)血清

附 7：儿科常用中成药

二画

十灰散 大蓟炭 小蓟炭 牡丹皮炭 侧柏叶炭 大黄炭 茜草炭 陈棕炭 荷叶炭 栀子炭 白茅根炭

十全大补丸 党参 白术 茯苓 甘草 当归 川芎 白芍 熟地黄 黄芪 肉桂

儿康宁糖浆 党参 山药 大枣 黄芪 薏苡仁 焦山楂 白术 麦冬 炒麦芽 茯苓 制何首乌

三画

三金片 金樱根 金刚刺 海金砂

小儿生血糖浆 皂矾 黄芪 阿胶 山楂 大枣等

小儿化毒散 牛黄 珍珠 雄黄 大黄 黄连 甘草 天花粉 川贝母 赤芍 乳香 没药 冰片

小儿香橘丹 苍术 白术 茯苓 甘草 山药 白扁豆 薏苡仁 莲子肉 泽泻 陈皮 砂仁 木香 法半夏 香附 枳实 厚朴 六神曲 麦芽 山楂

小儿抗痫胶囊 石菖蒲 胆南星 天麻 陈皮 半夏 川芎 神曲 沉香 枳壳等

小儿羚羊散 羚羊角 水牛角浓缩粉 人工牛黄 黄连 银花 连翘 西河柳 葛根 牛蒡子 浮萍 紫草 赤芍 天竺黄 川贝 朱砂 冰片 甘草

小青龙汤口服液 麻黄 桂枝 白芍 干姜 细辛 甘草 半夏 五味子

小柴胡冲剂 柴胡 黄芩 党参 半夏 甘草 生姜 大枣

四画

云南白药 参三七等

元胡止痛片 醋制元胡索 白芷

午时茶 藿香 防风 白芷 羌活 柴胡 前胡 陈皮 苍术 枳实 川芎 连翘 山楂 六曲 干姜 甘草 厚朴 紫苏 桔梗 红茶

牛黄解毒片 牛黄 雄黄 石膏 大黄 黄芩 桔梗 冰片 甘草

牛黄清心丸 牛黄 当归 川芎 甘草 山药 黄芩 苦杏仁 大豆黄卷 大枣 白术 茯苓 桔梗 防风 柴胡 阿胶 干姜 白芍 人参 六神曲 肉桂 麦冬 白蔹 蒲黄 麝香 冰片 水牛角浓缩粉 羚羊角 朱砂 雄黄

六神丸 人工牛黄 蟾酥 珍珠粉 冰片 麝香 雄黄粉 百草霜

六君子丸 人参 白术 茯苓 甘草 陈皮 半夏

六味地黄丸 熟地黄 山茱萸 牡丹皮 山药 茯苓 泽泻

双黄连口服液（粉针剂） 黄芩 银花 连翘

五画

玉屏风冲剂 黄芪 白术 防风
左归丸 熟地 山药 枸杞 牛膝 山茱萸 菟丝子 鹿角胶 龟板胶
龙牡壮骨颗粒 党参 白术 茯苓 龙骨 牡蛎 龟板 黄芪 山药 五味子 麦冬等
生脉注射液（口服液） 人参 麦冬 五味子
龙胆泻肝丸 龙胆 柴胡 黄芩 栀子 泽泻 木通 车前子 当归 地黄 甘草
归脾丸 党参 白术 黄芪 甘草 茯苓 远志 酸枣仁 龙眼肉 当归 木香 大枣
半夏露 半夏 陈皮 紫菀 麻黄 桔梗 远志等

六画

至宝丹 犀牛角（水牛角代） 朱砂 雄黄 玳瑁 琥珀 麝香 龙脑 金箔 银箔 牛黄 安息香
贞芪扶正冲剂 黄芪 女贞子
安宫牛黄丸 牛黄 水牛角浓缩粉 麝香 珍珠 朱砂 雄黄 黄连 黄芩 栀子 郁金 冰片
曲麦枳术丸 神曲 麦曲 枳实 白术

七画

医痫丸 白附子 天南星 半夏 猪牙皂 僵蚕 乌梢蛇 蜈蚣 全蝎 白矾 雄黄 朱砂
补中益气丸 黄芪 党参 甘草 白术 当归 升麻 柴胡 陈皮
附子理中丸 附子 党参 白术 干姜 甘草
杞菊地黄丸 生地黄 山茱萸 茯苓 山药 丹皮 泽泻 枸杞子 菊花
启脾丸 人参 白术（炒） 茯苓 甘草 陈皮 山药 莲子（炒） 山楂（炒） 六神曲（炒） 麦芽（炒） 泽泻

八画

板蓝根冲剂 板蓝根
肾康宁片 淡附子 黄芪 山药 茯苓 锁阳 丹参 益母草 泽泻
肾炎消肿片 苍术 陈皮 南五加皮 茯苓 淡姜皮 大腹皮 西瓜皮 泽泻 黄柏 椒目 益母草
肾炎清热片 白茅根 连翘 杏仁 大腹皮 蒲公英 泽泻 茯苓皮 桂枝 车前子 蝉蜕 赤小豆 生石膏
肥儿丸 肉豆蔻 木香 六神曲 炒麦芽 胡黄连 槟榔 使君子仁
参麦注射液 红参 麦冬
参附注射液 人参 附子
金匮肾气丸 附子 肉桂 熟地 山药 丹皮 山茱萸 茯苓 泽泻
知柏地黄丸 生地黄 山茱萸（制） 茯苓 山药 丹皮 泽泻 知母 黄柏
鱼腥草注射液 鱼腥草

九画

枳实导滞丸 枳实 大黄 黄连 黄芩 六神曲 白术 茯苓 泽泻
茵栀黄注射液 茵陈 栀子 黄芩甙
栀子金花丸 栀子 黄连 黄芩 黄柏 天花粉 知母 金银花 大黄
保和丸 山楂 神曲 半夏 茯苓 陈皮 连翘 莱菔子 麦芽
济生肾气丸 熟地黄 山茱萸 牡丹皮 山药 茯苓 泽泻 肉桂 附子 牛膝 牛前子
急支糖浆 鱼腥草 金荞麦 四季青 麻黄 紫苑 前胡 枳壳 甘草
香砂枳术丸 木香 枳实（麸炒） 砂仁 白术（麸炒）
养阴清肺冲剂 地黄 白芍 麦冬 牡丹皮 玄参 薄荷 川贝母 甘草

十画

哮喘冲剂 大青叶 平地 前胡 桑白皮 半夏 旋覆梗 炙甘草 麻黄 白果
蛇胆川贝液 蛇胆汁 川贝母

十一画

银黄口服液 银花 黄芩提取物
银翘解毒丸（胶囊） 银花 连翘 薄荷 荆芥 淡豆豉 牛蒡子 桔梗 淡竹叶 甘草
清开灵注射液 水牛角 黄芩甙 珍珠粉 栀子 板蓝根 银花 胆酸
清热解毒口服液 生石膏 金银花 玄参 生地黄 连翘 栀子 地丁 黄芩 龙胆草 板蓝根 知母 麦冬
羚羊角粉 羚羊角

十二画

紫雪丹 石膏 寒水石 滑石 磁石 玄参 木香 沉香 升麻 甘草 丁香 芒硝 硝石 水牛角浓缩粉 羚羊角 麝香 朱砂
强肾片 鹿茸 人参茎叶皂甙 熟地 山药 山茱萸 茯苓 丹皮 泽泻 补骨脂 杜仲 枸杞子 桑葚子 益母草 丹参
集神口服液 党参 黄芪 茯苓 白术 枣仁 远志 石菖蒲 五味子

十三画

雷公藤多甙片 雷公藤甙类

十四画

缩泉丸 益智仁 乌药 山药
静灵口服液 熟地 山药 女贞子 五味子 茯苓 丹皮 泽泻 龙骨 远志

十五画以上

藿香正气丸 广藿香 苏叶 白芷 茯苓 陈皮 半夏 厚朴 茯苓 桔梗 甘草

大腹皮　生姜　大枣

藿香正气水　苍术　陈皮　白芷　厚朴　茯苓　大腹皮　生半夏　甘草浸膏　藿香油　苏叶油

鹭鸶涎丸　鹭鸶涎　牛蒡子　栀子　生石膏　天花粉等

附 8：方剂索引

二画

二陈汤（《和剂局方》） 陈皮 半夏 茯苓 甘草 生姜 乌梅

二至丸（《证治准绳》） 旱莲草 女贞子

人参乌梅汤（《温病条辨》） 人参 乌梅 木瓜 山药 莲子肉 炙甘草

人参五味子汤（《幼幼集成》） 党参 白术 茯苓 五味子 麦冬 炙甘草 生姜 大枣

八正散（《太平惠民和剂局方》） 木通 萹蓄 车前子 瞿麦 滑石 甘草梢 大黄 栀子

八珍汤（《正体类要》） 当归 川芎 白芍 熟地 人参 白术 茯苓 炙甘草

三画

三拗汤（《太平惠民和剂局方》） 麻黄 杏仁 甘草

三子养亲汤（《韩氏医通》） 苏子 白芥子 莱菔子

三甲复脉汤（《温病条辨》） 炙甘草 麻仁 白芍 干地黄 麦冬 阿胶 生牡蛎 生鳖甲 生龟板

三黄石膏汤（《伤寒总病论》） 石膏 黄连 黄芩 黄柏 香豉 栀子 麻黄

千金龙胆汤（《千金要方》） 柴胡 黄芩 生甘草 钩藤 赤芍 大黄 龙胆草 蜣螂 赤茯苓 大枣肉 桔梗

大补阴丸（《丹溪心法》） 黄柏 知母 熟地黄 龟板 猪脊髓

大青龙汤（《伤寒论》） 麻黄 桂枝 甘草 杏仁 生姜 大枣 石膏

大定风珠（《温病条辨》） 白芍 阿胶 龟板 地黄 麻仁 五味子 牡蛎 麦冬 炙甘草 鳖甲 鸡子黄

小青龙汤（《伤寒论》） 麻黄 桂枝 芍药 细辛 半夏 干姜 五味子 甘草

小蓟饮子（《济生方》） 生地黄 小蓟根 滑石 木通 炒蒲黄 淡竹叶 藕节 栀子 甘草 当归

小建中汤（《伤寒论》） 桂枝 白芍 甘草 生姜 大枣 饴糖

己椒苈黄丸（《金匮要略》） 防己 椒目 葶苈子 大黄

四画

王氏清暑益气汤（《温热经纬》） 西洋参 石斛 麦冬 黄连 竹叶 荷梗 知母 甘草 粳米 西瓜翠衣

五皮饮（《中藏经》） 生姜皮 桑白皮 陈橘皮 大腹皮 茯苓皮

五虎汤（《证治汇补》） 麻黄 杏仁 石膏 甘草 桑白皮 细茶

五味消毒饮（《医宗金鉴》） 野菊花 银花 蒲公英 紫花地丁 紫背天葵子

六君子汤（《医方考》） 人参 白术 茯苓 甘草 陈皮 半夏

六一散（《伤寒标本》） 滑石 生甘草
六味地黄丸（《小儿药证直诀》） 熟地 山茱萸 山药 茯苓 泽泻 丹皮
止痉散（经验方） 全蝎 蜈蚣 天麻 僵蚕
少腹逐瘀汤（《医林改错》） 小茴香 炒干姜 延胡索 没药 当归 川芎 肉桂 赤芍 蒲黄 五灵脂
牛黄清心丸（《痘疹世医心法》） 牛黄 黄芩 黄连 栀子 郁金 朱砂
乌药散（《小儿药证直诀》） 乌药 白芍 香附 高良姜

五画

龙胆泻肝汤（《太平惠民和剂局方》） 龙胆草 黄芩 栀子 泽泻 木通 车前子 当归 生地黄 柴胡 甘草
玉屏风散（《世医得效方》） 黄芪 白术 防风
甘麦大枣汤（《金匮要略》） 甘草 小麦 大枣
左归饮（《景岳全书》） 熟地黄 山药 枸杞 炙甘草 茯苓 山茱萸
四物汤（《和剂局方》） 白芍 当归 熟地黄 川芎
四神丸（《内科摘要》） 补骨脂 五味子 肉豆蔻 吴茱萸
归脾汤（《济生方》） 白术 黄芪 龙眼肉 茯神 酸枣仁 党参 当归 木香 远志 炙甘草 生姜 大枣
龙骨散（验方） 龙骨 枯矾等份，共研细末。
左归丸（《景岳全书》） 熟地 山药 枸杞 川牛膝 山茱萸 菟丝子 鹿龟胶 龟板胶
右归丸（《景岳全书》） 熟地 山药 枸杞 山茱萸 菟丝子 鹿龟胶 附片 肉桂 杜仲 当归
石斛夜光丸（《原机启微》） 天冬 麦冬 人参 茯苓 熟地 生地 牛膝 杏仁 枸杞子 草决明 川芎 犀角 白蒺藜 羚羊角 枳壳 石斛 五味子 青葙子 甘草 防风 肉苁蓉 川黄连 菊花 山药 菟丝子
瓜蒌薤白半夏汤（《金匮要略》） 瓜蒌 薤白 半夏 白酒
白虎汤（《伤寒论》） 石膏 知母 甘草 粳米
白头翁汤（《伤寒论》） 白头翁 秦皮 黄芩 黄柏
生脉散（《内外伤辨惑论》） 人参 麦冬 五味子
失笑散（《太平惠民和剂局方》） 五灵脂 蒲黄

六画

当归四逆汤（《伤寒论》） 当归 桂枝 芍药 细辛 甘草 通草 大枣
朱砂安神丸（《兰室秘藏》） 朱砂 黄连 生甘草 生地黄 当归
血府逐瘀汤（《医林改错》） 当归 生地黄 牛膝 红花 桃仁 柴胡 枳壳 赤芍 川芎 桔梗 甘草
全鹿丸（《古今医统大全》） 全鹿 人参 白术 茯苓 炙甘草 当归 川芎 生地黄 熟地黄 黄芪 天门冬 麦门冬 枸杞 杜仲 牛膝 山药 芡实 菟丝子 五味子 锁阳 肉苁蓉 补骨脂 巴戟天 葫芦巴 续断 覆盆子 楮实子 秋石 陈皮 川椒 小茴香 沉香 青盐
导赤散（《小儿药证直诀》） 生地黄 竹叶 木通 甘草
防己茯苓汤（《金匮要略》） 防己 黄芪 桂枝 茯苓 甘草

防己黄芪汤（《金匮要略》） 防己 黄芪 白术
华盖散（《和剂局方》） 麻黄 杏仁 甘草 桑白皮 紫苏子 赤茯苓 陈皮
羊肝丸（《类苑方》） 羊肝（煮）四两 夜明砂（淘净） 蝉衣 木贼（去节） 当归各一两。共研细末，将羊肝去筋膜，水煮捣烂为丸。
竹叶石膏汤（《伤寒论》） 淡竹叶 生石膏 半夏 麦冬 人参 甘草 粳米

七画

杏苏散（《瘟病条辨》） 杏仁 苏叶 橘红 半夏 桔梗 枳壳 前胡 茯苓 甘草 生姜 大枣
连翘败毒散（《医方集解》） 黑荆芥 炒防风 银花 连翘 生甘草 前胡 柴胡 川芎 枳壳 茯苓 薄荷 生姜 羌活 独活
苏合香丸（《外台秘要》） 朱砂 青木香 苏合香 诃子肉 荜茇 沉香 生香附 麝香 犀角（水牛角） 檀香 丁香 冰片 白术 安息香 熏陆香
附子理中汤（《和剂局方》） 人参 白术 炮姜 甘草 附子
牡蛎散（《太平惠民和剂局方》） 煅牡蛎 黄芪 麻黄根 浮小麦
沙参麦冬汤（《瘟病条辨》） 沙参 麦门冬 玉竹 甘草 桑叶 白扁豆 天花粉
补中益气汤（《脾胃论》） 黄芪 人参 白术 甘草 当归 陈皮 升麻 柴胡 生姜 大枣
补天大造丸（《吴球方》） 紫河车 鹿茸 虎骨 龟板 补骨脂 生地黄 怀山药 山茱萸 枸杞 当归 茯苓 泽泻 茯苓皮 天门冬 麦门冬 五味子 菟丝子 牛膝 杜仲 肉苁蓉
补肾地黄丸（《医宗金鉴》） 熟地 泽泻 丹皮 山茱萸 牛膝 山药 鹿茸 茯苓

八画

苓桂术甘汤（《金匮要略》） 茯苓 桂枝 白术 甘草
肾气丸（《金匮要略》） 地黄 山药 山茱萸 泽泻 茯苓 丹皮 桂枝 附子
固真汤（《证治准绳》） 人参 白术 茯苓 炙甘草 黄芪 附子 肉桂 山药
知柏地黄丸（《医宗金鉴》） 干地黄 牡丹皮 山茱萸 山药 泽泻 茯苓 知母 黄柏
炙甘草汤（《伤寒论》） 炙甘草 大枣 阿胶 生姜 人参 生地 桂枝 麦冬 麻仁
泻心导赤散（《医宗金鉴》） 生地 木通 黄连 甘草梢
实脾饮（《重订严氏济生方》） 厚朴 白术 木瓜 木香 草果仁 大腹皮 附子 白茯苓 干姜 甘草 生姜 大枣
参附汤（《世医得效方》） 人参 附子
参附龙牡汤（验方） 人参 附子 龙骨 牡蛎
参附龙牡救逆汤（验方） 人参 附子 龙骨 牡蛎 白芍 炙甘草
参蛤散（《济生方》） 人参 蛤蚧
参苓白术散（《和剂局方》） 人参 白术 茯苓 甘草 薏苡仁 桔梗 山药 扁豆 莲子肉 砂仁 大枣汤下
金沸草散（《南阳活人书》） 金沸草 前胡 荆芥 细辛 半夏 茯苓 甘草 生姜 大枣
青蒿鳖甲汤（《温病条辨》） 青蒿 鳖甲 生地 知母 丹皮
定喘汤（《摄生众妙方》） 麻黄 白果 黄芩 半夏 款冬花 桑白皮 甘草 杏仁

苏子

肥儿丸（《医宗金鉴》） 人参 茯苓 白术 黄连 胡黄连 使君子 神曲 麦芽 山楂 芦荟 甘草

泻白散（《小儿药证直诀》） 桑白皮 地骨皮 甘草 粳米

九画

枳实导滞丸（《内外伤辨惑论》） 大黄 枳实 黄芩 黄连 神曲 白术 茯苓 泽泻

茜根散（《景岳全书》） 茜草根 黄芩 阿胶 侧柏叶 生地黄 甘草

茵陈蒿汤（《伤寒论》） 茵陈 栀子 大黄

茵陈理中汤（《张氏医通》） 茵陈 党参 干姜 白术 甘草

独参汤（《十药神书》） 人参

宣毒发表汤（《痘疹仁端录》） 升麻 葛根 枳壳 防风 荆芥 薄荷 木通 连翘 牛蒡子 竹叶 甘草 前胡 桔梗 杏仁

保和丸（《丹溪心法》） 山楂 六曲 半夏 茯苓 陈皮 连翘 莱菔子 麦芽汤下

荆防败毒散（《摄生众妙方》） 荆芥 防风 羌活 独活 柴胡 川芎 枳壳 茯苓 甘草 桔梗 前胡 人参 生姜 薄荷

香砂平胃散（《医宗金鉴》） 香附 苍术 陈皮 厚朴 砂仁 山楂肉 神曲 麦芽 枳壳 白芍 甘草

钩藤异功散（验方） 钩藤 人参 茯苓 白术 甘草 陈皮

养脏散（《医宗金鉴》） 当归 沉香 木香 肉桂 川芎 丁香

养胃增液汤（验方） 石斛 乌梅 北沙参 玉竹 甘草 白芍

十画

桃红四物汤（《医宗金鉴》） 当归 川芎 桃仁 红花 芍药 地黄

真武汤（《伤寒论》） 茯苓 芍药 白术 生姜 附子

透疹凉解汤（经验方） 桑叶 甘菊 薄荷 连翘 牛蒡了 赤芍 蝉蜕 紫花地丁 黄连 藏红花

都气丸（《医宗已任篇》） 地黄 山茱萸 山药 丹皮 茯苓 泽泻 五味子

桂枝甘草龙骨牡蛎汤（《伤寒论》） 桂枝 甘草 牡蛎 龙骨

桑菊饮（《温病条辨》） 桑叶 菊花 杏仁 连翘 薄荷 甘草 桔梗 芦根

桑白皮汤（《景岳全书》） 桑白皮 半夏 苏子 杏仁 贝母 黄芩 黄连 栀子

益脾镇惊散（《医宗金鉴》） 人参 白术 茯苓 朱砂 钩藤 炙甘草 灯心

健脾丸（《医方集解》） 人参 白术 陈皮 麦芽 山楂 枳实 神曲

资生健脾丸（《缪仲淳方》） 白术 薏苡仁 人参 桔梗 山楂 神曲 山药 麦芽 枳实 茯苓 黄连 豆蔻仁 泽泻 枳壳 藿香 炙甘草 莲肉 扁豆

凉膈散（《太平惠民和剂局方》） 大黄 芒硝 甘草 栀子 黄芩 薄荷 连翘 竹叶 白蜜

凉营清气汤（《喉痧证治概要》） 犀角尖 鲜石斛 生石膏 鲜生地 蒲荷叶 生甘草 黄连 焦栀子 牡丹皮 赤芍药 玄参 连翘壳 鲜竹叶 茅根 芦根 金汁

消乳丸（《证治准绳》） 香附 神曲 麦芽 陈皮 砂仁 炙甘草

射干麻黄汤（《金匮要略》） 射干 麻黄 细辛 半夏 紫菀 款冬花 五味子 生姜 大枣

十一画

理中汤（《伤寒论》） 人参 干姜 白术 甘草

菖蒲丸（《医宗金鉴》） 人参 石菖蒲 麦冬 远志 川芎 当归 乳香 朱砂

黄芩滑石汤（《温病条辨》） 黄芩 滑石 通草 茯苓 猪苓 大腹皮 白豆蔻

黄芪建中汤（《伤寒论》） 桂枝 甘草 大枣 芍药 生姜 饴糖 黄芪

黄连温胆汤（《六因条辨》） 半夏 陈皮 竹茹 枳实 茯苓 炙甘草 大枣 黄连

黄连解毒汤（《肘后方》） 黄连 黄柏 黄芩 栀子

黄芪桂枝五物汤（《金匮要略》） 黄芪 桂枝 白芍 大枣 生姜

菟丝子散（《医宗必读》） 菟丝子 鸡内金 肉苁蓉 牡蛎 附子 五味子

银翘散（《温病条辨》） 银花 连翘 豆豉 牛蒡子 荆芥 薄荷 桔梗 甘草 竹叶 芦根

麻杏石甘汤（《伤寒论》） 麻黄 杏仁 石膏 甘草

麻黄连翘赤小豆汤（《伤寒论》） 麻黄 连翘 赤小豆 杏仁 生梓白皮 生姜 大枣 炙甘草

清金化痰汤（《统旨方》） 黄芩 栀子 桑白皮 知母 瓜蒌仁 贝母 麦冬 桔梗 甘草 橘红 茯苓

清营汤（《温病条辨》） 犀角（水牛角） 生地 玄参 竹叶 银花 连翘 黄连 丹参 麦冬

清热泻脾散（《医宗金鉴》） 栀子 生石膏 黄连 黄芩 生地 赤芍 灯心

清热解毒散（《证治准绳》） 黄连 栀子 连翘 当归 芍药 生地 银花 川芎 甘草

清胃解毒汤（《痘疹传心录》） 当归 黄连 生地黄 天花粉 连翘 升麻 牡丹皮 赤芍药

清咽下痰汤（经验方） 玄参 桔梗 甘草 牛蒡子 贝母 瓜蒌 射干 荆芥 马兜铃

清解透表汤（经验方） 西河柳 蝉衣 葛根 升麻 紫草根 桑叶 菊花 甘草 牛蒡子 银花 连翘

清瘟败毒饮（《疫疹一得》） 生石膏 生地黄 水牛角 黄连 栀子 桔梗 黄芩 知母 赤芍 玄参 连翘 甘草 丹皮 鲜竹叶

清燥救肺汤（《医门法律》） 桑叶 石膏 党参 甘草 胡麻仁 阿胶 麦冬 杏仁 枇杷叶

羚角钩藤汤（《通俗伤寒论》） 羚羊角 桑叶 川贝母 生地 钩藤 菊花 生白芍 生甘草 竹茹 茯神

十二画

紫雪丹（《太平惠民和剂局方》） 滑石 石膏 寒水石 磁石 羚羊角 木香 犀角 沉香 丁香 升麻 玄参 甘草 朴硝 硝石 辰砂 麝香 金箔

温下清上汤（验方） 附子 黄连 磁石 蛤粉 天花粉 补骨脂 覆盆子 菟丝子 桑螵蛸 白莲须

葛根黄芩黄连汤（《伤寒论》） 葛根 黄芩 黄连 甘草

猴枣散（验方） 猴枣 羚羊角 贝母 天竺黄 礞石 伽楠香 飞月石 麝香

普济消毒饮（《东垣试效方》） 黄芩 黄连 连翘 玄参 板蓝根 马勃 牛蒡子 僵蚕 升麻 柴胡 陈皮 桔梗 甘草 薄荷

琥珀抱龙丸（《活幼新书》） 琥珀 天竺黄 檀香 人参 茯苓 粉草 枳壳 枳实 朱砂 山药 胆南星 金箔

葱豉汤（《肘后备急方》） 葱白 豆豉

葶苈大枣泻肺汤（《金匮要略》） 葶苈 大枣

黑锡丹（《太平惠民和剂局方》） 沉香 附子 葫芦巴 阳起石 茴香 补骨脂 肉豆蔻 金铃子 木香 肉桂 黑锡 硫黄

犀地清络饮（《重订通俗伤寒论》） 犀角（水牛角代） 生地 丹皮 芍药 连翘 桃仁 竹沥 生姜 菖蒲

十三画以上

新加香薷饮（《温病条辨》） 香薷 银花 鲜扁豆花 厚朴 连翘

缩泉丸（《朱氏集验方》） 山药 乌药 益智仁

黛蛤散（验方） 青黛 海蛤壳

藿香正气散（《太平惠民和剂局方》） 藿香 苏叶 白芷 桔梗 白术 厚朴 半夏曲 大腹皮 茯苓 陈皮 甘草 姜枣汤下

增液汤（《温病条辨》） 玄参 麦冬 生地黄

镇惊丸（《医宗金鉴》） 茯神 麦冬 朱砂 远志 石菖蒲 枣仁 牛黄 黄连 钩藤 珍珠 胆南星 天竺黄 犀角（水牛角代） 甘草

礞石滚痰丸（《丹溪心法·附余》） 礞石 沉香 大黄 黄芩

图书在版编目（CIP）数据

中医儿科学／丁樱主编．—3版．—长沙：湖南科学技术出版社，2010.6（2024.12重印）
（全国高等中医药院校成人教育教材）
ISBN 978-7-5357-0035-3

Ⅰ．①中… Ⅱ．①丁… Ⅲ．①中医儿科学—成人高等教育—教材 Ⅳ．①R272

中国版本图书馆CIP数据核字（2014）第167552号

全国高等中医药院校成人教育教材
中医儿科学
委托修订：国家中医药管理局人事教育司
主编单位：河南中医学院
主　　编：丁　樱
责任编辑：石　洪　黄一九　邹海心
出版发行：湖南科学技术出版社
社　　址：长沙市芙蓉中路一段416号泊富国际金融中心
网　　址：http：//www.hnstp.com
邮购联系：本社直销科　0731-84375808
印　　刷：长沙鸿和印务有限公司
（印装质量问题请直接与本厂联系）
厂　　址：长沙市望城区普瑞西路858号
邮　　编：410200
经　　销：新华书店
版　　次：2010年6月第3版
印　　次：2024年12月第40次印刷
开　　本：787mm×1092mm　1/16
印　　张：19.5
字　　数：470千字
书　　号：ISBN 978-7-5357-0035-3
定　　价：33.00元